Inhaltsverzeichnis

T. Liem, T. K. Dobler

Leitfaden Osteopathie

Leitfaden Osteopathie

Parietale Techniken

Autoren: Torsten Liem, Hamburg
Tobias K. Dobler, Gerlingen

Lektorat: Dr. med. Stefanie Gräfin v. Pfeil

Unter Mitarbeit von: A. Abehsera, P. Blagrave, P. Delaunois, T. K. Dobler, C. Fossum, G. Fryer, G. Lamb, T. Liem, N. Marcer, N. Mitha, J. Parsons, A. Reeve, U. Senger, P. Sommerfeld, D. Taylor, S. Tempelhof, L. H. Vincent

Reihenherausgeber: Dr. med. Arne Schäffler, Ulrich Renz

Fotos: Karsten Franke, Hamburg

Graphiken: Ebner & Spiegel GmbH, Ulm

Abbildung Vorsatz: Sobotta, Atlas der Anatomie des Menschen, 21. Auflage, Hrsg.: R. Putz und R. Pabst, München – Jena 2000

Abbildung Nachsatz: Gerda Raichle, Ulm

URBAN & FISCHER
München · Jena

Zuschriften und Kritik an:
Urban & Fischer, Lektorat Ganzheitsmedizin, Karlstraße 45, 80333 München

Wichtiger Hinweis für den Benutzer
Die Erkenntnisse in der Medizin unterliegen laufendem Wandel durch Forschung und klinische Erfahrungen. Die Autoren dieses Werkes haben große Sorgfalt darauf verwendet, daß die in diesem Werk gemachten therapeutischen Angaben (insbesondere hinsichtlich Indikation, Dosierung und unerwünschten Wirkungen) dem derzeitigen Wissensstand entsprechen. Das entbindet den Nutzer dieses Werkes aber nicht von der Verpflichtung zu überprüfen, ob die gemachten Angaben in diesem Buch korrekt sind, und seine Verordnung in eigener Verantwortung zu treffen.

Die Deutsche Bibliothek – CIP-Einheitsaufnahme
Ein Titelsatz für diese Publikation ist bei der Deutschen Bibliothek erhältlich.

ISBN 3-437-55780-7

1. Auflage, Juni 2002

02 03 04 05 06 5 4 3 2 1

Lektorat: Dr. med. Stefanie Gräfin v. Pfeil, Jena
Herstellung: Marion Kraus, München
Layout: Carsten Tschirner, München, Marion Kraus, München
Satz und Reproduktion: Ebner & Spiegel GmbH, Ulm
Druck und Bindung: Bosch-Druck GmbH, Landshut/Ergolding
Umschlagillustration: Christian Weiß, München
Umschlaggestaltung: X-Design, Idee & Konzept, München
Gedruckt auf 90g mattgestrichen Bilderdruck

Aktuelle Informationen finden Sie im Internet unter der Adresse:
Urban & Fischer: http://www.urbanfischer.de

Has not nature's God been thoughtful enough to place in man all theelements and principles that the word „remedy" means? To obtain good results, we must blend ourselves with and travel in harmony with Nature's truths.

He (the osteopath) should never dally with the effects but ever go back to the cause which when corrected results in a disappearance of the effect.

Der *Leitfaden Osteopathie* stellt eine Zusammenfassung der Arbeiten von Osteopathen aus unterschiedlichen Ländern und Perioden der osteopathischen Entwicklung dar. Er vereinigt in einem Band die Entwicklung und Behandlung des gesamten Muskel-Skelettsystems.
Die Kapitel über die Geschichte und Philosophie sowie die Beschreibung der somatischen Dysfunktion sind eine wichtige Ergänzung für die deutsche Literatur über Osteopathie. Weitere Kapitel über Anamnese, Differentialdiagnostik und Untersuchungsmethoden bilden die Basis für die Anwendung einer Vielzahl osteopathischer Techniken, die detailgetreu beschrieben werden.
Der Hauptteil des Buches befaßt sich mit den HVLA-Techniken, MET und Artikulationstechniken. Jede einzelne Technik wird sorgfältig beschrieben. Allen artikulären Strukturen werden Techniken systematisiert zugeordnet. Der Aufbau macht es einfach, die Praxis der Osteopathie nach ihrer Technik oder ihrer Region zu lernen oder nachzuschlagen.
Der Technikteil beinhaltet außerdem auch die Allgemeine Osteopathische Behandlung von J. Martin Littlejohn, der A.T. Stills Ideen nach Europa brachte. Diese ausgesprochen nützlichen Techniken sind schwer in der Literatur zu finden. Zu weiteren beschriebenen Techniken gehören die Arbeiten von William G. Sutherland, D.O., der zusammen mit Still studierte, die von Peter Blagrave, D.O., entwickelten Blagrave-Techniken und die vom englischen Osteopathen Tom Dummer mitentwickelte „Specific Adjustment Technique“.
Dieses Buch dient als Handbuch und als Lehrbuch. Die Technik für eine spezielle Körperregion kann schnell einzeln nachgeschlagen werden oder es kann mehr Zeit damit zugebracht werden, um osteopathische Philosophie oder das Work-Up eines Patienten mit einem speziellen Problem zu erlernen. Es wird für osteopathische Studenten und erfahrene Praktiker nützlich sein.
Zum ersten Mal traf ich Torsten Liem in den Vereinigten Staaten bei einem Kongreß der American Academy of Osteopathy. Wir hatten Gelegenheit, die Entwicklung von Sutherlands Annäherung an den Patienten mit Thomas Schooley, D.O., zu diskutieren. Dieser studierte mit Dr. Sutherland und war für mehrere Jahre Mitglied der Fakultät der Sutherland Cranial Teaching Foundation. Daneben war er Leiter der Abteilung für osteopathische Prinzipien und Praktiken an der West Virginia School of Osteopathic Medicine in den Vereinigten Staaten.
Torsten Liem hat in Deutschland unermüdlich an der Verbreitung der Osteopathie gearbeitet. Seine harte Arbeit führte zu der Gründung der Osteopathie Schule Deutschland. Aufgrund seiner Bemühungen werden die Studenten durch viele führende Osteopathen Europas und der Vereinigten Staaten unterrichtet. Dieses Buch ist ein weiteres Kapitel in seinen Bemühungen, daß die osteopathische Anwendung bei der Behandlung der Patienten zunimmt.

John Glover, D.O. November 2001
Präsident der American Academy of Osteopathy, Leiter der Sektion osteopathische manipulative Medizin an der Oklahoma State Universität

Im Bereich der Osteopathie ist die Veröffentlichung des *Leitfadens Osteopathie* originell, und das aus mehreren Gründen. Es kommen verschiedene Osteopathen, jeder Spezialist in seinem Gebiet, zur Sprache. Verschiedene allgemeine Aspekte der Osteopathie werden somit aufgegriffen. Dies erlaubt jedem Spezialisten, seine Sichtweisen relativ kurz vorzustellen. So eine Präsentation hat zwei wichtige Vorteile: Sie ermöglicht erstens, Ideen von Autoren zu verbreiten, ohne daß diese selbst ein ganzes Buch schreiben müssen, und zweitens, dem Leser Zugang zu neuen Ideen in Form einer Synthese zu erlauben. Gezielte Ideen kommen so zum Ausdruck und der Leser hat einfach und schnell Zugriff zu verschiedenen Ansichten auf dem Gebiet der Osteopathie. Der Osteopath kann seine Kenntnisse vertiefen, der Student einen guten Überblick der Osteopathie im allgemeinen oder auch im Hinblick auf spezifische Probleme und Fragestellungen zum Bewegungsapparat zu bekommen. Beide Punkte werden mit Torsten Liems und Tobias Doblers Veröffentlichung durch die Vielseitigkeit der aufgeführten Kapitel unterstützt. Aspekte der Osteopathie werden unter verschiedenen Gesichtspunkten dargestellt. Historische, philosophische, physiologische und klinische Ansätze, ein großer Praxisteil nach Gelenken gegliedert, dazu Beschreibungen von nicht so verbreiteten Techniken, erlauben den Zugang zu aktuellen Ideen, aber auch Kritiken innerhalb der Osteopathie.
Der *Leitfaden Osteopathie* unterscheidet sich deutlich von anderen Praxisbüchern der Osteopathie, und seine Veröffentlichung erringt meines Erachtens besonderen Wert durch die Art, wie die meisten Aspekte aufgeführt werden: So wird z.B. die Geburt der Osteopathie nicht einfach nur der Person A.T. Still zugesprochen und mit der Erwähnung des 22. Juni 1874 abgehandelt. Es wird ausführlich dargestellt, daß es sich um eine Entwicklung, um einen Prozess handelt, der somit klar durch die damaligen wissenschaftlichen und besonders medizinischen Kenntnisse geprägt ist. Dazu werden zusätzlich soziale, religiöse, ökonomische und sogar psychologische Aspekte aufgeführt. Es handelt sich daher um eine hermeneutische Problemstellung, die klar angibt, daß Prinzipien, die vielleicht im 19. Jahrhundert Gültigkeit hatten, nicht ohne weiteres ins heutige Zeitalter übertragen und vorteilhaft angewandt werden können.
Osteopathie ist und soll eine Praxis sein, die Entwicklung, Fortschritt und Anpassung erlaubt. Eine Idee, eine Technik darf nur durch ein einziges Ziel gerechtfertig sein und somit aufrechterhalten bleiben: Es muß dem Patienten geholfen werden können. Und dies im Hinblick auf zwei Aspekte: Möglichst maximal helfen, z.B. zeitlich gesehen, und zugleich mit minimalstem Risiko und geringsten möglichen Nebeneffekten. Prinzipien dürfen nicht für sich selbst und noch weniger, weil jemand sie aufgeführt hätte, aufrecht erhalten werden.
Die Bedeutung der Darstellung der geschichtlichen Entwicklung besteht u.a. darin, solche Aspekte klar darzustellen und aus dem geschichtlichen Verständnis dogmatische oder schon fast sektenähnliche Einstellungen und nicht Zeitgemäßes in der Osteopathie aufzudecken und in Frage stellen zu können.

In diesem Zusammenhang ist das Erscheinen des *Leitfadens Osteopathie* von großer Aktualität. Die verschiedene Autoren, die zu Wort kommen, sind von der Vielseitigkeit geprägt: Sie stammen aus verschiedenen europäischen Ländern, haben die Osteopathie auf unterschiedliche Art und Weise erlernt und vermitteln verschiedene Ansätze in der Osteopathie. Ein anderer Aspekt dieser Vielseitigkeit ist, daß sich hier als Autoren verschiedene Generationen von Osteopathen treffen. Der eine war vielleicht Schüler vom anderen, oder hätte es potentiell sein können. In der heutigen Kultur bemerkt man, daß es oft der Schüler ist, der alte Ideen, wenn nötig, abstaubt und neue wissenschaftliche experimentelle Kenntnisse integriert. Wissenschaftliche Erkenntnisse führen nicht immer zu direktem Fortschritt. Indirekt können sie helfen, Fehlwege zu erkennen und somit neue Fragestellungen zu erlauben sowie anzuspornen. So eine epistemologische Überlegung stellt eine Voraussetzung für die Ermöglichung von Fortschritt dar. Man darf sich nicht einfach auf die Tradition berufen, um Prinzipien oder sogar Ansätze aus der Biomechanik aufrecht zu erhalten. Ein ganz typisches Merkmal, das die Osteopathie, aber nicht nur die Osteopathie, von der allopathischen Medizin unterscheidet, ist das Kriterium des Individualismus im Gegensatz zur Universalität. Unter letzterem Begriff versteht man, daß bei gleichem pathologischen Befund im Prinzip die gleiche Therapie eingesetzt wird. Bei einem Paradigma des Individualismus wird versucht, die Behandlung dem Patienten anzupassen und nicht in erster Instanz dem kausalen Faktor. Dieser wird natürlich nicht ausgeschlossen. Das Kausalitätsprinzip wird weder verworfen noch ignoriert, sondern in der Osteopathie wird versucht, möglichst auch andere Faktoren zu berücksichtigen. Dies äußert sich z. B. bei der osteopathischen Diagnostik im Versuch der primären Dysfunktionsfindung, ebenso wie in der Ansicht, der Osteopath müsste die Gesamtfunktion des Körpers verstehen. Selbst wenn sich so ein Paradigma höchstwahrscheinlich spätestens im Moment seiner praktischen Anwendung als Utopie erweist, ist es nicht von vornherein verwerflich. Aus dem Versuch heraus, die Behandlung dem Patienten anzupassen, resultiert, daß ein Osteopath zwei hypothetische Patienten mit gleichem klinischem Befund nicht gleich behandeln wird. Ob dieses Vorgehen wirklich eine bessere Therapie darstellt und in welchen klinischen Situationen es optimaler wäre als eine andere Behandlungsform oder letztere auch nur unterstützen würde, kann nur anhand gezielter klinischer Studien mit ausgereifter Methodologie beantwortet werden. Über dies hinaus kann man nun aber auch im Inneren der Osteopathie Fragen stellen, wie z. B. über die Rechtfertigung von Begriffen wie „Gesetz" oder sogar „Prinzipien", auch wenn sie von fast mythologischen Großvätern der Osteopathie formuliert wurden. Ein Gesetz ist eben dadurch ein Gesetz, weil sich jedes Individuum diesem unterordnen muß oder wenigstens soll. Das aber stellt eine Strategie der Universalität dar.

Von einem philosophischen Standpunkt aus gesehen kann es zu Widersprüchen im Inneren eines Paradigma, wie das der Osteopathie, führen. Stehen zudem

wissenschaftliche experimentelle Untersuchungen im Gegensatz zur althergebrachten Lehrmeinung, ist die Fragestellung und sogar die Infragestellung unausweichlich und notwendig. So eine Entwicklung spricht schlußendlich für die Gesundheit der Osteopathie.
Meinens Erachtens nach stellt der *Leitfaden Osteopathie* eine Wende in diesem Sinne in der Osteopathie dar. Möge dieses Buch dem Leser soviel Spaß und Vergnügen, aber auch Zuversicht geben, wie es mir gab, und durch die umfangreiche Praxisanleitung ein Weggefährte in der täglichen Praxis werden.

Prof. Dr. Paul Klein, D.O.
Université libre de Bruxelles

März 2002

Vorwort

Als Urban & Fischer 1998 die Idee zu einem Leitfaden Osteopathie hatte, stellte sich die Frage, ob hierfür ein Bedarf bestand, waren doch bereits viele gute Bücher in deutscher Sprache auf diesem Gebiet erhältlich.
Bei näherer Betrachtung der Fachliteratur, der Diskussion mit Kollegen und Reflexion der eigenen Zeit als Student sowie als praktizierender Osteopath kamen jedoch viele Ideen zu einem Fach- und Praxisbuch über die parietalen Techniken zusammen. So beschäftigt sich kaum ein Buch mit den philosophischen und geschichtlichen Grundlagen der Osteopathie, der somatischen Dysfunktion, dem Allostasemodell und Erklärungsmodellen der Muskel-Energie-Techniken. Auch das breite Spektrum an Thoraxtechniken, die Techniken nach Sutherland, die „Specific Adjustment Technique", die „Allgemeine Osteopathische Behandlung" („General Osteopathic Treatment") sowie die Blagrave-Techniken waren bisher kaum oder gar nicht beschrieben worden.
Bei der Entwicklung des Leitfadenkonzepts wurde klar, daß die alleinige Beschreibung und Darstellung von Techniken nicht den lebendigen philosophischen, wissenschaftlichen und kreativen Grundzügen der Osteopathie gerecht werden konnte. Es erschien uns daher unerläßlich, ein umfassenderes Bild der Osteopathie darzustellen. Denn nur im Verständnis ihrer Entwicklung, geschichtlichen Einordnung und philosophischen Grundgedanken wird der Therapeut in die Lage versetzt, auf den jeweiligen Patienten und dessen individuelle Situation bei der Behandlung einzugehen. Die Behandlung verlangt nicht das unreflektierte, routinemäßige Anwenden von Techniken, sondern das selbständige, verantwortungsbewußte und flexible Umsetzen der osteopathischen Denkweise mit dem Ziel, Heilungsreaktionen beim Patienten auszulösen.
Das breite Spektrum der Osteopathie spiegelt sich auch im Autorenteam wider. Die von uns sehr hochgeschätzten Kollegen verfügen allesamt über das große theoretische und praktische Wissen, von dem dieses Buch lebt.
Es wurde schnell klar, daß dieses Projekt auch mit Unterstützung der European School of Osteopathy verwirklicht werden sollte, mit der wir als Osteopathie Schule Deutschland eng kooperieren, denn es wäre eine verpaßte Chance gewesen, auf deren jahrzehntelange Erfahrung zu verzichten.
Wir wünschen uns, daß der Leser durch dieses Buch einen tieferen Einblick in die Osteopathie erhält und durch Anwendung der Prinzipien in der Praxis in seiner therapeutischen Erfahrung wächst.

Torsten Liem, D.O., Osteopath GOsC, und
Tobias K. Dobler, D.O., B.Sc. (Hons) Ost./Univ. of Wales — März 2002

Danksagung

Besonderer Dank gilt Alain Abehsera, Pierre Delaunois, Christian Fossum, Gary Fryer und Nicholas Marcer. Ihre Beiträge ermöglichen ein tieferes Verständnis der Osteopathie und die Einbindung der Technikbeschreibungen in die Philosophie und Konzepte der Osteopathie. Christian Fossums umfangreiche Beiträge für dieses Buch und seine große innovative Unterstützung möchten wir besonders hervorheben.

Daß wir Gez Lamb als Autor für die Specific Adjustment Technique gewinnen konnten, ist ein besonderes Geschenk für uns, denn er hat diese Technik direkt von Tom Dummer übermittelt bekommen.

Ganz besonderer Dank gilt auch Peter Blagrave, der sich nicht nur als ehemaliger Präsident der European School of Osteopathy und vorzüglicher Dozent einen Namen machte, sondern auch spezielle Techniken entwickelte (Blagrave-Techniken), sowie seinem langjährigen Assistenten Johnathan Parsons.

Anna Reeve schrieb die Einleitung für die Allgemeine Osteopathische Behandlung. Sie erlernte diese von John Wernham, dem Nachfolger von J.M. Littlejohn, der die AOB entwickelte.

Noori Mitha, Uwe Senger, Peter Sommerfeld, Dominik Taylor, Dr. Siegbert Tempelhof und Luc Henry Vincent gebührt unser großer Dank für die sehr praxisnah geschriebenen Kapitel und die Stunden der Kontemplation aus ihrem großen Repertoire, die Techniken auszuwählen, die am Patienten den größten Erfolg zeigen.

Bei Renzo Molinari, Direktor der European School of Osteopathy, möchten wir uns für seine große Unterstützung bedanken.

Ein herzliches Dankeschön auch an Karsten D. Franke für die großartige Arbeit und freundliche Atmosphäre bei der Erstellung der Photographien.

Auch Joachim Braun, Katja Hinz, Rud Öyvind und Jenny Parkinson sei für ihre hervorragende Übersetzungsarbeit gedankt.

Herzlich bedanken möchten wir uns bei Dr. Sabine Schmidt, deren Beharrlichkeit dieses Projekt ins Leben rief.

Ganz besonders möchten wir uns bei Urban & Fischer bedanken und bei Dr. Stefanie Gräfin von Pfeil als verantwortlicher Lektorin für die überaus große Unterstützung bei der Bewältigung der Herausgeberaufgaben. Frau Dr. Gräfin von Pfeil hatte stets ein offenes Ohr für uns und stand uns jederzeit mit Rat und Tat zur Seite.

Autorenverzeichnis

Alain Abehsera, 14 Traverse du Tonkin, 13010 Marseille, Frankreich, emmalk1@matav.net.il

Peter Blagrave, 7 Flaghead Road, Poole, Doaret BH13 7JN, England

Pierre Delaunois, 80. Avenue du Mistral, 1200 Brüssel, Belgien

Tobias K. Dobler, Bettäckerstr. 12, 70839 Gerlingen, dobler@praxisdobler.de

Christian Fossum, Tronesveien 14, 4307 Sandnes, Norwegen, osttrond@online.no

Gary Fryer, School of Health Science, Victoria University, 301 Flinders Lane, Melbourne 3001, Australia, gfryer@netcon.au

Gez Lamb, 21 West Moreland Road, Harrow, Middlesex HA1 4PL, England

Torsten Liem, Eimsbütteler Chaussee 37, 20259 Hamburg, OSD@osteopathie-schule.de

Nicholas Marcer, Boulevard de Perolles 26, 1700 Fribourg, Schweiz, nicholas.marcer@bluewin.ch

Noori Mitha, Glindweg 17, 22303 Hamburg, noori@thinking-fingers.de

Jonathan Parsons, 62 Bower Mount Road, Maidstone, Kent ME16 8AT, England, JSP@aol.com

Anna Reeve, 6 Ashford Road, Tenterden, Kent TN30 6QU, England

Uwe Senger, Dessauerstr. 24 b, 38444 Wolfsburg

Peter Sommerfeld, Karl Bodingbauerstr. 23/4, 2100 Korneuburg, Österreich, peter.sommerfeld@utanet.at

Dominic Taylor, Rheinstr. 3, 80803 München, dominictaylor2000@yahoo.com

Dr. med. Siegbert Tempelhof, Dornierstr. 2, 86343 Königsbrunn, s.tempelhof@t-online.de

Luc Henry Vincent, Bergstr. 5, 72525 Münzingen

Die Schwierigkeit, die Osteopathie präzise zu beschreiben, drückt sich auch in der Problematik aus, der Osteopathie in einem Buch gerecht zu werden. Sie ist keine Ansammlung von Techniken, die je nach Bedarf ausgesucht und angewandt werden können. Sie ist eine Denkensweise, die sich durch die Anwendung spezieller Techniken ausdrückt. Von daher ist es unerläßlich, sich mit den osteopathischen Grundgedanken vertraut zu machen, bevor osteopathische Techniken verwendet und Osteopathie genannt werden.

Das Buch wird aber dem Titel „Leitfaden" gerecht, indem es ein Wegweiser sein soll im Erlernen der osteopathischen Denkweise und Kunst des Behandelns. Es ist an das Bedürfnis eines praktisch orientierten Therapeuten angepaßt, bei der täglichen Arbeit ein Nachschlagewerk zur Erinnerung oder Erweiterung des zum effektiven osteopathischen Diagnostizieren und Behandeln notwendigen Wissens zu haben.

Der Leitfaden Osteopathie bietet einen Überblick über **Geschichte, Philosophie** und einige **Erklärungsmodelle** (☞ Kap. 1), zeigt einen Weg der **Diagnosefindung,** diagnostische **Grundlagen** und stellt die verschiedenen Techniken vor (☞ Kap. 2).

Die **Technikkapitel** (☞ Kap. 3 18) sind nach Gelenken geordnet und gegliedert in spezifische Anamnese, Untersuchung (Inspektion, Palpation, Bewegungsprüfung), Differentialdiganostik, osteopathische Beziehungen und Beschreibungen Schritt für Schritt zahlreicher Techniken mit Fotos.

Der Abschnitt der **osteopathischen Beziehungen** erhebt keinesfalls den Anspruch einer umfassenden Darstellung. Dies ist durch die mannigfaltigen direkten und indirekten Verbindungen jeder Struktur und die damit verbundenen potentiellen wechselseitigen Einflüsse nicht möglich. Er dient als Unterstützung und Anregung, die Strukturen des Bewegungsapparates in dynamischer Wechselbeziehung zu den Funktionen und Strukturen des Gesamtorganismus zu verstehen.

Die beschriebenen **Techniken** sind eine Auswahl der Vielzahl, die von Osteopathen angewendet werden. Es gibt immer Variationen, die auch teilweise dargestellt werden oder auf die verwiesen wird. Jeder Osteopath hat seine Vorliebe für bestimmte Techniken und ist imstande, diese an den Patienten anzupassen je nach Ziel der Behandlung und abhängig von praktischen Umständen wie z.B. Größe oder Gewicht des Patienten und Ort der Behandlung.

In weiteren Kapiteln (☞ Kap. 19–22) werden Techniken dargestellt, die nicht nach Gelenken geordet, sondern im Zusammenhang der spezifischen Anwendung (z.B. bei der Allgemeinen Osteopathischen Behandlung) oder der Anwendungsweise (z.B. Sutherland-Techniken) beschrieben werden. Sie bieten zudem mit Erklärungen zu Anwendung und Prinzipien eine weitere Möglichkeit, die Theorie in die Praxis umzusetzten.

Somit kann das Buch sowohl ein tieferes Verständnis der Osteopathie vermitteln als auch als Nachschlagewerk zum Erlernen oder Wiederholen von Techniken

verwendet werden. Zum weiteren Studium verweisen wir auch auf **Literatur** zur Osteopathie (☞ 23.2) und die **Ausbildungsstellen,** die die Prinzipien und Praxis der Osteopathie unterrichten (☞ 23.5).
Es werden viele gebräuchliche Abkürzungen verwendet (☞ Abkürzungsverzeichnis S. XV). Osteopathische Spezialbegriffe sind im Glossar (☞ 23.1) erläutert. Pfeile in den Abbildungen stellen die Zug- bzw. Druckrichtung dar.

☞ verweist auf Abschnitte oder Abbildungen, in denen das Stichwort ausführlich dargestellt wird oder Ergänzungen stehen.

> ! Tips und Hinweise sind durch einen rot umrandeten Kasten mit Ausrufezeichen gekennzeichnet.

Warnhinweise sind mit diesem Symbol gekennzeichnet.

Die Autoren haben sich bei den angegebenen Arbeitsanweisungen um größte Sorgfalt bemüht. Eine qualifizierte Ausbildung, Anleitung und praktische Erfahrung sind zur sicheren und effektiven Anwendung der Techniken jedoch unerläßlich und können durch keine Publikation ersetzt werden.

Abkürzungen

A.	Arteria
AOB	Allgemeine Osteopathische Behandlung (= GOT)
AIL	Angulus inferior lateralis
Art.	Articulatio
BWK	Brustwirbelkörper
BWS	Brustwirbelsäule
bzw.	beziehungsweise
C	cervical
EMG	Elektromyographie, -gramm
ERS	Extension-Rotation-Seitneigung
FRS	Flexion-Rotation-Seitneigung
GOT	General Osteopathic Treatment (= AOB)
HWS	Halswirbelsäule
HVLA	high velocity low amplitude
inf.	inferior
ISG	Iliosakralgelenk
L	lumbal
L/L	links/links
L/R	links/rechts
Lig.	Ligamentum
LWS	Lendenwirbelsäule
MET	Muskel-Energie-Technik
Min.	Minute
N.	Nervus
Nll.	Nodi lymphatici
NSR	Neutrale Position, Seitneigung, Rotation
PBLT	point of balanced ligamentous tension
Proc.	Processus
R/L	rechts/links
R/R	rechts/rechts
Sek.	Sekunde(n)
SIAS	Spina iliaca anterior superior
SIPS	Spina iliaca posterior superior
s.u.	siehe unten
sup.	superior
Th	thorakal
u.a.	unter anderem
V.	Vena
vgl.	vergleiche
Z.n.	Zustand nach

Geschichte, Philosophie und wissenschaftliche Grundlagen der Osteopathie

1

Inhalt

Autor: A. Abehsera (1.3), P. Delaunois (1.2, 1.4), C. Fossum (1.1, 1.5), N. Marcer (1.6)

1.1 Die allgemeine Entwicklung der Medizin und Osteopathie

Manuelle „Techniken" sind wahrscheinlich so alt wie die Menschheit selbst und entwickelten sich ohne Zweifel durch die instinktiven Versuche, das eigene Leiden zu lindern. Obwohl die medizinische Kunst ihre Wurzeln sicherlich im **Nil-Tal**, im Lande des Rätsels und der Ruhe, vor mehr als 6000 Jahren hat, ist der Anfang der Medizin schlecht dokumentiert. Die ersten archäologischen Funde sind Schädel aus dem Neolithikum mit unverkennbaren Zeichen einer Trepanation, die ein deutlicher Beweis dafür sind, daß diese schwere Operation bereits im frühen Steinzeitalter versucht wurde. Schriftliche Grundlagen moderneren medizinischen Denkens können allerdings erst in Griechenland gefunden werden.

1.1.1 Hippokrates

Die erste geschriebene Schilderung über das Praktizieren von manuellen Techniken wird auf **Hippokrates** (460 – 377 v. Chr.) datiert, dem man die erste wirkliche Entwicklung der Medizin zuschreiben muß. In seinen gesammelten Werken, dem **Corpus Hippocraticum**, die von Wissenschaftlern aus Alexandria zusammengestellt wurden, gibt es nur wenige, die tatsächlich aus den Händen von Hippokrates stammen. 638 n. Chr. griffen die Mohammedaner Alexandria an und verbrannten große Teile ihrer hervorragenden Bibliothek, so daß fast alle über Medizin geschriebene Werke verloren gingen. Übrig blieben „Peri Arthron" und „Mochlikon" (Methode der Reposition). Hippokrates benutzte Traktion, direkten Druck und Manipulation, um offensichtliche Kurvenabweichungen der Wirbelsäule zu korrigieren.

Vor Hippokrates wurden sowohl magische und mesmerische Mitteln als auch Medikamente und Operationen eingesetzt. Heilen war eng mit Religion und Okkultismus verbunden. Hippokrates stellte dieses Herangehen in Frage und war der erste, der diese mysteriöse Kraft als **„Natur"** betrachtete. Er wollte wissen, was für eine Rolle die „Natur" im Heilungsprozeß spielte. Er sah die Natur als heilende Kraft (vis medicatrex naturae), wodurch der Grundstock zum modernen, medizinischen Denken und Lehren gelegt wurde. Dieser Grundgedanke wurde erst wieder durch den englischen Arzt Thomas Sydenham (1624 – 1689) und später durch Dr. Andrew Taylor Still (1828 – 1917), den Vater der Osteopathie, aufgegriffen. Still war der erste, der ein ganzes Behandlungssystem auf diesem Prinzip gründete.

1.1.2 Galen

Nach Hippokrates war es **Galen** (131–201 n. Chr.), der bedeutende Beiträge zur Medizin leistete. Er konnte als Anatom und Physiologe einige der Behauptungen der hippokratischen Schule widerlegen. Außerdem konnte er den vorhandenen Kenntnissen eine beträchtliche Zahl von wichtigen Fakten durch Sektionen und Vivisektionen hinzufügen. Trotz seines Beitrags zum biologischen Wissen tat Galen wenig, um die Ursache oder Behandlung einer Krankheit zu verstehen. Er machte allerdings einige Beobachtungen, sie sehr eng mit den grundlegenden Prinzipien der Osteopathie verbunden sind. Er erklärte, daß jede **Läsion** eines Organs eine **Veränderung** dessen **Funktion** verursache. Dies war die erste Hinführung zu dem Fakt, daß die Struktur die Funktion steuert und daher eine normale Struktur für eine normale Funktion notwendig ist. Still betrachtete veränderte Beziehungen von Struktur und Funktion, über die sich andere bis dahin keine Gedanken machten. Es gab eine Phase, in der er der Meinung war, alle Erkrankungen seien Ergebnis einer veränderten Beziehung zwischen Struktur und Funktion.

1.1.3 Mittelalter

Seit Galen und während des gesamten **Mittelalters** bis zum 15. Jahrhundert wurden in keiner Wissenschaft Fortschritte gemacht, die mit der Heilkunst verwandt sind. Auch während dieser Periode wurde das **Knocheneinrenken** als heilende Kunst praktiziert, allerdings von Laien und vollkommen aus dem medizinischen Kreis entfernt. Sie wurde immer noch streng auf Behandlung von orthopädischen und rheumatologischen Störungen begrenzt.

1.1.4 Renaissance

Die nächste Periode, die die Medizin und später auch das osteopathische Denken beeinflußt hat, war die **Renaissance**. In dieser Epoche sehen wir sowohl eine Wiederaufnahme einiger Prinzipien von Hippokrates und Galen als auch definierte Unterschiede von medizinischen Gedanken.

Iatro-chemische Schule

Paracelsus (1493–1541) wird oft der erste moderne Arzt (oder der letzte des Mittelalters) genannt. In der Renaissance war er der Erste, der sich vehement gegen abergläubische Annahmen wandte. Er entwickelte eine Wissenschaft über das Leben und Leiden des Organismus. Er äußerte seine tiefgründige

1

Verachtung gegenüber der alten „Wissenschaft" und bestand darauf, daß Wissen subjektiv und individuell gewonnen werden müsse. Er formulierte eine Theorie der Natur, die alles auf **Erfahrung und Beobachtung** von **natürlichen Phänomenen** basierte. Drei seiner Annahmen, die mit der Beobachtung von natürlichen Phänomenen verbunden sind, werden in der osteopathischen Philosophie von Still und auch Sutherland reflektiert. Erstens ist die ganze Natur eine Einheit, zweitens ist sie nie komplett und drittens ist sie ein Makrokosmos, der Mensch ein Mikrokosmos. Die Krankheitstheorie von Paracelsus, die man durch seine alchemistische Vorgeschichte erklären kann, besteht darin, daß der Mensch ein chemisches Lager ist. **Krankheit** ist die **Folge von Veränderungen und Ungleichheiten des Lagers**. Diese Theorie bildete eine der grundlegenden Richtlinien der **iatro-chemischen Schule**, von der Paracelsus ein leitender Befürworter war. Nicht nur die Fehlfunktion, sondern auch die Pathologie wurde auf chemische Veränderungen und ein Ungleichgewicht des Körpers zurückgeführt. Interessant ist zu beobachten, daß die führenden Kräfte dieser Schule nicht nur Chemiker, sondern auch respektierte Anatomen waren, zu denen auch Sylvius (1614–1672) und Willis (1622–1666) gehörten, nach denen einige anatomische Strukturen (z.B. „Circulus arteriosus Willisii", „Arteria Sylvii", „Aquaeductus Sylvii" und „Fissura Sylvii") benannt sind.

Iatro-mechanistische Schule

Der Ursprung der **iatro-mechanistischen Schule** ist dem französischen Mathematiker und Philosophen Rene **Descartes** (1596–1650) zuzuschreiben. Sein Essay „De Homine" (1662) wird historisch oft als das erste Physiologiebuch erwähnt. Philosophisch gesehen war Descartes ein Rationalist und seine dualistische Betrachtungsweise des Menschen hat die Medizin und Psychologie allgemein und bis heute beeinflußt. Die Rationalisten, die durch Philosophen wie Platon, Spinoza, Schelling und Hegel vertreten wurden, glaubten daran, die Wahrheit ohne den Umweg über Erfahrung zu finden. Die Menschen wären auf diese Welt mit Antworten auf alle Fragen gekommen, wenn sie sich Zeit zum Denken und Argumentieren nehmen würden. Descartes verstand zudem **Körper und Seele als getrennte Einheiten** und lehnte den Gedanken ab, daß sie sich gegenseitig beeinflussen. Dagegen glaubten die Anhänger des Vitalismus an eine Lebenskraft („elan vital"), die dem Organismus Leben und Funktion durch eine konstante Fluktuation im Körper gibt. Der Geist war zentral bei diesem Geschehen und unterschied lebendige Materie grundlegend von anderen Substanzen. Die Vertreter des Mechanismus meinten, daß das Leben mit den gleichen physikalischen und chemischen Gesetzen zu verstehen war, die auch für nicht lebendige Materie galten. Nur die Ignoranz gegenüber diesen Kräften leite den Menschen zum Geist. Die Debatte zwischen den Vertretern der zwei Gruppen war ein Hauptthema der Biologie im 17. und 18. Jahrhundert.

Descartes sah den menschlichen Körper sehr mechanisch. Der **Körper** sei ähnlich einer **Maschine** mit Zahnrädern, Riemen, Hebeln und Drehangelpunkten organisiert. Auch Still bestand darauf, daß man den menschlichen Körper mit einer Maschine vergleichen kann, deren Funktion primär von der Integrität der unterschiedlichen Teile abhängig war. Diese Analogie mit der Maschine wird in seinen Schreiben wiederholt verwendet. [Page 1927] Die gleichen, physikalischen Gesetze der nicht lebendigen Materie (anorganische Natur) wurden in der iatro-mechanistischen Schule auf den menschlichen Körper angewendet. Der Italiener **Borelli** (1608–1657) benutzte systematisch das galenische Modell in seinen **Berechnungen von Kraft und Bewegung im muskuloskelettalen System**. Er betonte die gleiche Vorstellung vom menschlichen Körper wie Descartes (und später Still). Seine Idee von Muskelkontraktion ist auch erwähnenswert. Die Nerven beinhalten Flüssigkeit, die sehr schnell das Bindegewebe des Muskels durchdringen. Die Folge war ein Anschwellen der Muskulatur, das eine Kontraktion provozierte. Es war damals normal zu glauben, daß die Nerven Flüssigkeit beinhalten. Diese Idee ist auch in den Schreiben von Still und Sutherland zu finden. Der Forscher und Physiologe Dr. Irvin M. Korr bewies 1960, daß die Nerven tatsächlich Flüssigkeit beinhalten, Motilität und eine trophische Funktion besitzen. Faktoren, die den Flüssigkeitstransport gefährden, können das Wachstum des angesteuerten Organs oder Gewebes beeinflussen. Dies wurde von Elliot Hix PhD am Kirksville College of Osteopathic Medicine in den späten 1960er bewiesen.
Baglivi, ein Student von Borelli, war ein weiterer Iatro-Mechanist. Seine Ideen von Flüssigkeitstransport im Körper sind fast identisch mit denen von Still und Sutherland. Seine Vorstellung von Gewebedifferenzierung war begrenzt, weil zu dieser Zeit keine embryologischen Kenntnisse zur Verfügung standen. Er war der Meinung, daß der Körper aus **zwei Gewebetypen** bestünde. Elastische, fleischige Fasern entstünden aus dem Herzen und formten das ganze Gewebe im muskuloskelettalen System. Fibröse (membranöse) Fasern wären der Ursprung von allen anderen Geweben des Körpers. Jedes Gewebe würde in Flüssigkeiten gebadet, ersteres mit dem Herzen als Pumpe, zweiteres mit den rhythmischen Kontraktionen der Meningen und des Gehirns als pumpendem Mechanismus. Diese Gedanken entstanden fast 250 Jahre vor Sutherlands Entwicklung des kranialen Konzepts.

Die Vitalisten

Die Mechanisten teilten Körper und Seele in zwei voneinander unabhängige Teile. Die Befürworter des **Vitalismus** kehrten zur **Synthese von Verstand, Geist und Materie** zurück. Das Vitale (auch wenn nicht immer so genannt) war bereits seit prähistorischen Zeiten überall ein vorherrschendes Konzept des Lebens. Es war eng mit der Idee von Sokrates und Platon von übernatürlichen „Formen“ oder „Idealen“ verbunden, von der alle greifbaren Objekte und Kreaturen ihre individuellen Merkmale herleiteten. Hippokrates übernahm diese Idee und postulierte eine „anima“ als der Grundlage des Lebens. Diese Ideen wurden von Jean Baptiste **van Helmont** (1577–1644) wieder aufgegriffen. Er wird als der erste Vitalist der Renaissance angesehen. Ein anderer bekannter Vitalist, Theophile **de Bordeu**, behauptete, daß die Mechanisten mit ihrer maschinellen Vorstellung des Körpers die integrativen Mechanismen völlig übersahen. Es ist wichtig zu bemerken, daß der Vitalismus nicht nur eine Fortsetzung des antiken Erbes, sondern auch eine kreative Reaktion auf die dogmatischen Modelle der Mechanisten und Chemiker war.

1.1.5 19. Jahrhundert, A. T. Still

Still sagt: „Mein Ziel ist, daß der **Osteopath philosophisch denkt und die Ursache sucht**.“

Osteopathie ist eine Philosophie. **Philosophie** wird direkt übersetzt als eine **„tiefe Liebe zur Weisheit“**. Diese Bezeichnung wurde erstmals mit „filosofos“ von Heraklit aus Ephesus benutzt. „Filosofos“ ist derjenige, der der wahren Natur der Dinge nachgeht. Wie sind die verschiedenen philosophischen Strömungen mit der Entwicklung der Osteopathie verbunden?

Für Still war die **Erfahrung** als Fundament des Wissens wichtig. Er besaß Bücher („Ich habe alles gelesen was zu lesen ist.“), ging für sein Hauptstudium aber zum großen Buch der Natur zurück. Er zitiert den englischen Verfasser Alexander Pope (1688–1744) aus seinem „Essay on man“ in seiner Autobiographie von 1897: „Das beste Studium vom Menschen ist der Mensch.“ Er studierte, reflektierte und sezierte über Jahre. Dies ist der deduktive Teil des osteopathischen Konzepts. Was ist mit dem induktiven?

Während des Bürgerkriegs Ende der 50er Jahre, in dem Still als Chirurg arbeitete, traf er auf Major **Abbot**, der ihm seine Meinung über die Medizin mitteilte. Er schilderte eine medikamentenfreie Zukunft und redete über Konzepte, die sich mit der **„heilenden Kraft der Natur“** befassen würden, ohne nur symptomatisch zu denken. Diese Worte hinterließen einen starken Einfluß auf Still, und je mehr er darüber nachdachte, desto klarer wurde ihm, daß er diese Gedanken in ein neues und besseres System für die Menschheit einfügen mußte. Später sagte Still über Major Abbott: „Er brachte die osteopathische Idee in meinen Kopf und erinnerte mich an die Wissenschaft des Heilens ohne Medikamente.“ [Booth 1905]

Eine gute Vorstellung von Stills Welt bekommt man, wenn man die Geschichte von Huckleberry Finn und besonders den Bauernprediger Silas Phelps betrachtet. In den Büchern von Mark Twain kann man lesen, wie selbstverständlich Sklaverei auch dort war, wo die Familie von Still lebte. Still hatte kulturelle Interessen und **verteidigte die individuelle Freiheit** und das Stimmrecht der

Frauen. So war die American School of Osteopathy in Kirksville die erste medizinische Einrichtung in den vereinigten Staaten, in der Frauen zugelassen waren. Diese natürliche **Unabhängigkeit des Geistes**, die Still ausstrahlte, war wahrscheinlich eine treibende Kraft bei seinen Bemühungen, die Osteopathie in der Medizin zu etablieren.

Die Tatsache, daß Still angeblich über gründliche Kenntnisse der Schriften von Herbert **Spencer** verfügte, erklärt seine sozialen Interessen. Spencer, von dem die Aussage „Überleben des Stärksten" stammt, die oft dessen Zeitgenossen Charles Darwin zugeschrieben wird, betonte, daß der **Mensch eine Maschine** und die **Funktion** des Organismus **von mechanischen Regeln abhängig** sei. Dieser Gesichtspunkt ist in der osteopathischen Ursachenforschung grundlegend. Man sagt, daß Still von Spencer und seinen Gedanken stark beeinflußt wurde. [Trowbridge 1991] So erschienen z. B. Spencers „First Principles" (1862) und „Principles of Biology" (1864–1867) in der frühen Entwicklungszeit der Osteopathie.

Im 19. Jahrhundert wurde die medizinische Literatur auf die **Beteiligung des Rückenmarks** bei pathologischen Zuständen aufmerksam. Seit Galen wurde dies als ein passives System, als „Dirigent" von ZNS und Zielgewebe verstanden. 1820 wurden die Gesetze von Bell und Magendie bekannt, 1830 der Reflexmechanismus von Marshall Hunt, 1840 die Veröffentlichung des Deutschen Benedict Stilling über das autonome Nervensystem und die reflexbasierten Mechanismen in Verbindung mit sensorischen und vasomotorischen Nerven, mit denen er versuchte, Gewebekongestion zu erklären. Einige von diesen Arbeiten wurden später von Claude Bernard und Edward Brown-Sequard bestätigt. Es herrscht kein Zweifel daran, daß Still diese Ideen teilweise kannte, weil sie sehr gut mit der osteopathischen Theorie seiner Zeit übereinstimmten. Er sagt über Krankheit: „Die Ursache ist eine partielle oder komplette Unfähigkeit der Nerven, die Flüssigkeiten des Lebens richtig zu leiten." Es wird zudem vermutet, daß eine „Abhandlung über Irritation der Spinalnerven" von 1843 von J. Evans Riadore als eine Informationsquelle für die ersten Osteopathen diente. Ein anderer englischer Arzt namens Hilton betonte die Verbindung zwischen anatomischer Struktur und physiologischer Funktion, die Verbindung zwischen der Funktion des autonomen Nervensystems und übertragenem Schmerz. Sein Buch „In Rest and Pain" (1879) wird in der frühen osteopathischen Literatur oft zitiert.

Still sagte 1910: „Hauptziel der Osteopathie ist eine Erleichterung der Blockierung." Er betrachtete das **Nervensystem** und die **Irritation der Nerven** als eine **Reaktion**. Die Ursache war etwas anderes. Eine Informationsquelle für die Anfangsideen der Osteopathie soll die „Abhandlung über Irritation der Spinalnerven" von J. Evans Riadore aus dem Jahre 1843 gewesen sein [McPartland 1993] „Das Gesetz der Arterie" war laut Still vorrangig und erklärte, wie die physiologische Funktion verändert wurde und dadurch pathologische Prozesse ausgelöst wurden.

Im **Gegensatz** zu den **Chiropraktikern** sprach Still nicht von „Subluxation" und „Kompression der Nerven". Nebenbei bemerkt spricht vieles dafür, daß sich D. Palmer bei der Begründung der Chiropraktik von der Osteopathie mehr als nur inspirieren ließ, wobei selbst dies bestritten wird. So besuchte er Still in Kirksville und ließ sich zudem dort von dem Osteopathen Obie Stother in Manipulationstechniken unterweisen, kurz bevor er die Chiropraktik begründete. [Gibbons 1977]

1.1.6 Die Entwicklung eines therapeutischen Konzepts durch Still

Es wurden einige der medizinischen und philosophischen Strömungen vor Still zusammengefaßt und gezeigt, wie einige Zeitgenossen und deren Ideen diesen möglicherweise beeinflußten und wie seine eigenen Erfahrungen die Entwicklung von osteopathischen Theorien einleiteten. Zwei zentrale Fragen bleiben aber offen [Abehsera 1999]:

- Hat Still **zuerst die Prinzipien** entwickelt, aus denen dann Techniken entstanden, **oder**
- hat er **zuerst die Techniken** entwickelt und dann erst später die Prinzipien, um die Technik zu rechtfertigen?

Da es Knocheneinrenker schon lange vor Still in den USA gab, liegt die Vermutung nahe, daß er die Techniken kannte, bevor er das osteopathische Konzept entwickelte. Z. B. schrieb Waterman Sweet schon 1829 ein Buch über die Wissenschaft des Knocheneinrenkens. Still sah die Techniken als ein Werkzeug, um die theoretische und philosophische osteopathische Entwicklung praktisch zu manifestieren. Seine Techniken unterschieden sich deswegen deutlich von denen der Knocheneinrenker. Er baute die Techniken in seine Philosophie der Behandlung von allen Erkrankungen und Leiden ein, und nicht nur die „Reposition" von Knochen, um Schmerzen zu reduzieren.

Zu Stills Zeit und in seiner Umgebung wurde die **Medizin schlecht praktiziert**. Als George Washington 1799 im Sterben lag, waren einige der besten Ärzte Amerikas an seinem Bett versammelt. Nach heftigen Diskussionen über medizinische Ethik und Wissenschaft entschieden sie sich, den Patienten zu schröpfen. Da keine Erholung eintraf, wurde noch einmal geschröpft und noch einmal. Man war der Meinung, daß er eine hohe Darmspülung brauchte. Diese wurde an einem Tag einige Male vorgenommen. Letztlich sagte der Patient zu seinen beunruhigten Ärzten: „Nichts mehr, meine Herren". Kurz darauf starb er, trotz – oder vielleicht wegen – der besten Bemühungen seiner Ärzte. [Basmajian 1993]

1864 erlebte die USA eine **Meningitis-Epidemie**, die auch Stills Familie nicht verschonte. Still machte die schreckliche Erfahrung, drei Kinder dadurch zu verlieren. Weder Priester noch Ärzte konnten seine Familie retten. Viele hätten sich

nach einer solchen Tragödie von Gott abgewandt. Still aber kam zu der Vorstellung, daß Gott von Perfektion und Wahrheit war. Er hatte den Menschen als eine perfekte Maschine entwickelt, und so kam er zu dem Schluß, daß die erste Pflicht eines Arztes in der Versorgung dieser Maschine liege. So weit er sehen und fühlen könne, solle er für eine perfekt arbeitende Ordnung sorgen.
Still wurde wie nie zuvor wachgerüttelt und verlor den Glauben an die Wirksamkeit von Medikamenten völlig. Er kam nicht nur zu dem Schluß, daß „die Arterien die Väter der Lebensflüsse seien", sondern durch die Todesfälle in seiner Familie auch dazu, daß ein allwissender Schöpfer der Erschaffer unseres Körpers und Geistes sei. Daher sei der menschliche Körper eine perfekte Maschine. Still hatte die Vorstellung, daß Gott keine Erkrankungen im Körper entstehen ließ, die Medizin und Heilmittel von außen heilen konnten. Seine intensiven Anatomiestudien führten ihn zu der Ansicht, der Zustand des Körpers sei zuerst durch vorsichtige **Palpation** einzuschätzen und die normale Funktion durch vorsichtige **Manipulation** wieder herzustellen.
Es ist sehr schwierig, die Entwicklung genau zu erklären. Obwohl ähnliches medizinisches und philosophisches Denken über die Osteopathie sowohl vor **Still** als auch zu seiner Zeit existierte, war er tatsächlich **der Erste**, der diese eher antagonistischen Ideen zusammenbrachte und daraus eine **praktische, medizinische Therapie entwickelte**.
Die Rechtfertigung der osteopathischen Theorie basiert auf den **Erkenntnissen** durch Lesen, frühere Erfahrungen als Arzt und das, was er von der Natur lernte. Still war im Wesentlichen ein **Pragmatiker**. Wenn er eine bestimmte Therapieform beurteilte, stellte er stets die Frage: „Funktioniert es?". Er war aber **weitblickend** und immer bestrebt, einen **besseren Weg** zu finden. Diese Eigenschaften motivierten ihn, seine eigene medizinische Arbeit und darüber hinaus den ganzen medizinischen Berufsstand zu verbessern. Zusätzlich war er ein philosophischer Denker, der wissenschaftliche Abhandlungen über die osteopathischen Ideale schrieb. Jetzt war es die Aufgabe von Stills Schülern, diese neue Therapie in eine Disziplin zu formen, den Inhalt aufzuteilen und zu unterrichten, um das Interesse der Nachfolger zu wecken. [Hawkins 1981]
Es ist schwierig, Osteopathie zu **definieren**. Andrew P. Davis (ein Mitglied der ersten Graduieren der American School of Osteopathy 1894, der schon früher seinen Doktorgrad hatte) sagt, daß Osteopathie eine Bezeichnung sei, die bei besonderen Heilungsprozessen angewandt wird. Betrachtet man aber die zwei Teile des Wortes genau, könnte man die Definition besser verstehen. Das Wort „osteon" heißt Knochen, „pathos" ist die Fähigkeit, Sympathie, Emotion, Leidenschaft, Leiden und Gefühle zu erregen. D. L. Tasker schreibt in „Principles of Osteopathy" 1916: „Es gibt viele Definitionen von Osteopathie. Jede hat die Tendenz, sich selbst einzugrenzen. Eine Definition limitiert immer die Sache, die definiert wird. Deswegen ist keine Definition von Osteopathie komplett. Wir reden über ein Prinzip, nämlich über das Universelle, das niemand kennt." Littlejohn

soll gesagt haben: „Du sollst nicht fragen, ob es ein Fall für die Osteopathie ist, sondern, was die Osteopathie für diesen Fall machen kann.“ [Tasker 1916]

1.1.7 Der osteopathische Weg

Im Hinblick auf die Entstehung der Osteopathie sieht man, daß Still mehr als ein „leuchtender Knocheneinrenker“ und die **Osteopathie** keine Schule der manuellen Medizin war. Sie ist eine **Philosophie** der medizinischen Arbeit, die durch die richtige Anwendung **zu allen Methoden** eines Osteopathen passen würde. Osteopathische Manipulationstechniken sind keine Besonderheit nur bei Problemen des Bewegungsapparates, sondern ein integrierter Teil der praktischen Arbeit, basierend auf dieser Philosophie.

Still versuchte, mit seinen Methoden den Menschen und der Natur näherzukommen, wurde allerdings unberechtigt wegen seiner religiösen und poetischen Art kritisiert. Still meinte: „Sag mir das Alter unseres Gottes, und ich sage dir das Alter der Osteopathie.“ Am Anfang des 20. Jahrhunderts entwickelte sich die Philosophie der Phänomenologie als kreative Reaktion auf die Sprache der Wissenschaft. Die von Edmund Husserl gegründete **Phänomenologie** ist die Schilderung der Phänomene, die keinen Anfang, kein Ende und keine Tiefe zum Visuellen aufweisen. Husserl war besorgt, daß die Wissenschaft die alltäglichen Erfahrungen der Menschen ignorierte. Wissenschaftliche Abstrakte setzten sich fort. [McKone 2000] In seiner eigenen, verfügbaren Sprache beschrieb er die Osteopathie durch selbst erlebte Ereignisse und vergangene Erfahrungen, die seine Sinnesorgane bereicherten.

Der norwegische Autor und Philosoph Jostein Gaarder machte eine treffende Aussage, die Ziele und Philosophie von Still beschreibt: „In den Schulen wird zu viel Wert auf Wissen und zu wenig auf Einsicht gelegt.“

Für mich ist Osteopathie das **Verstehen von Wissen** und die Einsicht, den Menschen entsprechend den **osteopathischen Prinzipien** zu begreifen. Bei der Arbeit muß man in der Lage sein, diese Philosophie zugunsten der Patienten anzuwenden. Es ist keine statische Sache, sondern ein ständig wechselnder, **dynamischer Prozeß**.

Kenntnis kann man durch Lesen erreichen, die Einsicht nur durch Reflektieren und daraus folgende Anwendung und Verständnis. Still sagte: „Ich unterrichte Prinzipien, so wie ich sie verstehe, und keine Regeln.“ Ein guter Weg, den Reichtum der osteopathischen Philosophie zu verstehen, ist, Stills Arbeiten zu lesen. Ich glaube auch, daß Osteopathie die eigentliche Entwicklung der Medizin darstellt, da sie auf verschiedene existierende, medizinische Ereignisse zurückdatiert werden kann. Dies wird offensichtlich, wenn man die Geschichte und Entwicklung der Medizin und Philosophie zusammenfaßt. Wo steht die allopathische Medizin bei diesem Vergleich?

Quellen:
Abehsera A.: Traite de Medicine Osteopathique. OMC, Maloine, 1986
Abehsera A.: Persönliche Gespräche 1999–2000
Baer H. A.: Divergence and convergence in two systems of manual medicine – osteopathy and chiropractic in the United States. Medical Antropological Quarterly 1 (2), June 1987
Booth E. R.: History of osteopathy and 20th century medical practice. Caxton Press, Cincinatti, 1905
Christiensen C., Lid J.: Verket om virkelighetens eventur, Vol. 1–4. Aschehoug & Co, Oslo, 1952
Cyriax J., Schiøtz E.: Manipulation – past and present. Balliere & Tindall, London, 1975
Dege J. T.: Den europeiske filosofi. Universitetsforlaget, Oslo, 1970
Dew K.: Scientific concept within osteopathy. Maidstone College Yearbook, 1997
Eriksen T. B.: Vestens tenkere, Vol. 2, Frau Descartes til Nietzsche. Aschehoug & Co, Oslo, 1998
Friedell E.: Vår tids kulturhistorie, Vol. 1–3. Aschehoug & Co, Oslo, 1934
Jones B. E.: The difference a D.O. makes – osteopathic medicine in the 20th century. Times Journal, 1978
Gibbons R. W.: Chiropractic in America – the historical conflicta of cultism and science. Journal of Popular Culture 10, S. 720–731, 1977
Harris J. D., McPartland J. M.: Historical perspectives in manual medicine. Clinics of North America – Phys.Med. & Rehabilitation, November 1996
Hawkins P. J.: A textbook of osteopathic diagnosis. Tamor Pierston Publishers, London, 1985
Hildreth A. G.: The lengthening shadow of A. T. Still. American Academy of Osteopathy, Indianapolis. Reprint of 1938
Hulett G. D.: A textbook of the principles of osteopathy. 5. Auflage, American Osteopathic Association, Los Angeles, 1922
Lomax W.: Manipulative therapy – a historical perspective from ancient times to the modern era. In: Goldstein M.: Research Status of Spinal Manipulative Therapy. Bethesda, Maryland, 1975
Tasker D. L.: Principles of Osteopathy. 4. Auflage, American Osteopathic Association, Los Angeles, 1916
Schnucker R.: Early osteopathy in the words of A. T. Still. T. Jefferson, Kirksville, 1991
Schiller F.: Spinal irritation and osteopathy. Bulletin of the history of medicine 45, S. 250–266, 1970
Still C. E.: The life and times of A. T. Still. Yearbook American Academy of Osteopathy, Indianapolis, 1995
Still A. T.: Autobiography. Reprint of 1897, American Academy of Osteopathy, Indianapolis
Still A. T.: Philosophy of Osteopathy. Reprint of 1899, American Academy of Osteopathy, Indianapolis
Still A. T.: Philosophy and Mechanical Principles of Osteopathy. Reprint of 1902, American Academy of Osteopathy, Indianapolis
Still A. T.: Osteopathy – research and practice. Reprint of 1910, Eastland Press, Seattle
Sutherland W. G.: The Cranial Bowl. Mankato Press, Minnesota, 1939
Sutherland W. G.: The withering field. Journal of Osteopathic Cranial Association, 1948
Trowbridge C.: Andrew T. Still's philosophy – implications for education, practice and reserch. American Academy of Osteopathy Yearbook, Indianapolis, 1995

1

Wardwell W. I.: Differential evolution of the osteopathic and chiropractice profession in the US. Perspectives in Biology and Medicine, Vol. 37, Sommer 1994
Woodall P.: Osteopathy – the science of healing by adjustment. American Osteopathic Association, Orange, N.J., 1905
Young R. M.: The development of Herbert Spencer's concept of evolution. X[th] Congress of the History of Science, Warschau 1965

1.2 Die persönliche Entwicklung von A. T. Still

1.2.1 Religiöse und philosophische Wurzeln Stills

Das Leben von Andrew Taylor Still wurde von zahlreichen angelsächsischen Autoren sehr detailliert beschrieben. Hier geht es weniger um Anekdoten als vielmehr um Stills „ideologischen" Werdegang, der zur Begründung der Osteopathie führte. Was war der Schauplatz der Ereignisse, welche Rolle spielten bestimmte Personen bei der Entwicklung dieses sehr spezifischen Systems von Diagnostik und Therapie? Dieser Aufsatz ist ein Versuch, eine Antwort auf diese Fragen zu finden.

Am **6. August 1828** geben der methodistische Pfarrer Abraham Still und seine Ehefrau Martha Langham Moore mit großer Freude die Geburt ihres dritten Kindes **Andrew Taylor Still** in Lee County, Virginia, bekannt.

Von Gründerzeit und europäischer Romantik ist im Westen Amerikas nichts zu spüren. Dort herrscht ein spartanischer Geist und der Kampf ums Überleben gehört zum Alltag. Stills Jugend ist von Naturverbundenheit und harter Landarbeit geprägt. Sein Vater, ein „Diener des Körpers und des Geistes", war sein Hauslehrer und gab ihm später auch die Grundlagen der Medizin weiter.

Still war ein Anhänger des Philosophen **John Wesley** (1703–1791). Von ihm stammt die These, vor dem Sündenfall habe es weder Krankheit noch Tod gegeben. Das Seelenheil resultiert nach Wesley aus der **Einheit von Körper und Geist**. Die Wiederherstellung der Gesundheit ist Ergebnis eines natürlichen Gleichgewichts. Vor Alkohol und Drogen zu warnen, die Gemeinde zu Bewegung, Hygiene und ausreichend Erholung anzuhalten, sind wichtige Aufgaben eines Geistlichen. Still bleibt diesen Prinzipien ein Leben lang treu. Auch Medikamente waren für ihn „Drogen", denen er eine schwächende Wirkung zuschrieb. Dieser rigorose Standpunkt muß jedoch in seinem historischen Kontext gesehen werden: Während des amerikanischen Bürgerkriegs gehörten Whisky und Brandy zu den am meisten verwendeten „Arzneimitteln", häufig wurden Kranke mit Quecksilber und anderen giftigen Metallverbindungen „behandelt".

Ein entscheidender Faktor in der Entwicklung von Still ist sein **Glaube**. Er ist der Prüfstein, in den die philosophischen Grundlagen dieser Alternativmedizin eingehämmert wurden, und insofern auch für uns von Interesse. Nach dem Neuen Testament wohnt Gott nicht mehr in einem realen Tempel, sondern hat seinen Sitz in jedem einzelnen Gläubigen. Alle Christen bilden eine Einheit, den **„Leib Christi“**. Dieser mystische Leib hat **drei Merkmale**, die für die Entstehung der osteopathischen Wissenschaft von entscheidender Bedeutung sind:

- Der Leib Christi ist eine **untrennbare Einheit**, denn er wird vom Lebensatem des Urgeistes zusammengehalten und genährt. Daraus folgt: wenn ein Körperteil erkrankt, leiden auch alle anderen.
  Da alle Menschen derselben Quelle entstammen und von demselben Lebensatem belebt werden, ist es zwingend, daß **alle Menschen gleich** sind. In dieser Gemeinschaft der Gläubigen sind weder die Juden noch die Christen „das auserwählte Volk“.
  Nach dem Wissen um den mystischen Körper ist der nächste Schritt die Verteidigung der **persönlichen Freiheiten** – so Stills Überzeugung, die er mit Nachdruck verkündete. Seine Haltung während des amerikanischen Bürgerkriegs, der auch die methodistische Kirche in zwei Lager spaltete, ist also nur konsequent: Er schloß sich den Nordstaatlern an, die für die Abschaffung der Sklaverei kämpften.
  Für Still war es außerdem selbstverständlich, daß Frauen dieselben intellektuellen Fähigkeiten besitzen wie Männer. Als Dr. William Smith, der Begründer der American School of Ostopathy (ASO), Kirksville verließ, wurde die frei gewordene, bedeutende Stelle des Dozenten für Anatomie mit der Osteopathin Nettie Bolles besetzt. Bereits 1910 waren ein Fünftel aller D.O.'s Frauen.
- So wie der mystische Körper sein Leben von Gott erhält, besitzt auch der menschliche Körper diesen Lebensatem. Der geistige Körper ist in der Lage, sich gegen die Sünde zu schützen. Der menschliche Körper besitzt die **Lebenskraft** und damit die Fähigkeit zur **Selbstverteidigung, -regulation und -heilung**. Diese drei Facetten der Vitalität erlauben dem Körper, seine Unversehrtheit und Homöostase aufrechtzuerhalten.
- Der Mensch und sein Körper befinden sich auf der Erde, um dort zu wirken. Im Alten Testament ist alles Tun und Handeln bis ins Letzte geregelt. Diese Restriktionen schränken die Freiheit und die Möglichkeiten des Gläubigen erheblich ein. Die Ankunft Christi reduziert dieses „Gesetz“ auf seine einfachste Ausdrucksform, die **Nächstenliebe**. Die Liebe ist die spirituelle Achse, um die sich alle anderen Funktionen in völliger Freiheit anordnen.
  Im Unterschied zum Calvinisten ist der Methodist nicht an sein Schicksal gebunden. Das theologische Konzept von **„Gesetz und Freiheit“** ist der Ursprung des osteopathischen Prinzips von der Wechselbeziehung zwischen **Struktur und Funktion**. Dieses Prinzip ist unsere Eigenart. Seine materielle Achse sind die festen Strukturen, die uns eine enorme Bewegungsfreiheit im Großen wie im Kleinen geben.

1

1.2.2 Familiäre Einflüsse

Kein Leben verläuft ohne **Schicksalsschläge**. Bei Still prägen diese Erlebnisse seine schöpferische Arbeit und formen mit der Zeit sein Werk.
Im Alter von zehn Jahren entdeckt Still seine **erste osteopathische Technik**. Er hat Kopfschmerzen, und um sich Linderung zu verschaffen, spannt er ein Seil in einigen Zentimetern Höhe zwischen zwei Bäumen auf und legt seinen Nacken darauf. So wird die Hypotonie im suboccipitalen Bereich ausgeglichen, das Blut kann wieder frei im Kopf zirkulieren.
1849 heiratet Still Mary Vaughan. Zehn Jahre später **stirbt seine Frau** im Kindbett, und Still bleibt als Witwer mit drei Kindern zurück. Der Schmerz des 31jährigen ist unermeßlich. „Mary war schön, freundlich, aktiv, liebevoll und einfühlsam", schreibt er später über sie. In dieser Zeit sucht er den Austausch mit Laiengruppen, die sich an einer Philosophie der Naturgesetze orientieren und von der Wissenschaft und ihren neu entstehenden Technologien geradezu besessen sind.
1855 macht Still die Bekanntschaft von Major **James Burnett Abbott**. Er ist ein angesehener Naturalist und überzeugt, daß die Behandlung mit Medikamenten eines Tages durch eine andere Therapieform ersetzt werden wird. Diese Theorie beeindruckt Still und beeinflußt seine Gedankengänge. Er schließt sich ihr an und verbindet sie mit seiner **Ablehnung von „Drogen"** aller Art.
In den Kriegsjahren geht Stills Wandlung zum Verfechter einer alternativen Medizin noch intensiver vor sich. Mit Entsetzen lesen wir heute, was die Arzttasche eines Armeechirurgen jener Zeit enthielt: Calomel, Chinin, Whisky, Opium, Tücher und ein Skalpell. Im amerikanischen Bürgerkrieg starben mehr Menschen an Infektionen und anderen Erkrankungen als in den Kämpfen – ein Zeugnis der medizinischen Armut jener Zeit. Gründe genug für unseren „Revolutionär", durch geistige Aktivität das **Reine vom Unreinen zu trennen**.
1860 heiratet Still Mary Elvira Turner. Vier Jahre später schlägt das Schicksal erneut zu: Drei seiner vier Kinder sterben an Spinalmeningitis. In seinem Schmerz verzweifelt der gläubige Christ: „Läßt Gott uns in einer Krankheit denn ganz allein, ohne jede Quelle der Kraft?" Sein Glaube und seine ärztliche Kunst können diese Frage nicht beantworten. Einige Jahre später wird er jedoch sagen: „Gott hat uns nicht allein gelassen. **Das Heilmittel befindet sich im Kranken selbst, und der Organismus ist die Apotheke Gottes.**" Heute würden wir es anders ausdrücken: „Wenn Luft, Wasser und Nahrungsmittel nicht belastet sind, besitzt der Organismus das gesamte therapeutische Arsenal, das er für seine Heilung braucht; er ist sein eigener Apotheker." Mit der Lösung dieses Rätsels hatte Still einen Schritt nach vorn getan. Wie der Philosoph Spinoza hatte er Gott depersonalisiert, der Natur gleichgesetzt. Damit war Still zum Pantheisten geworden.

Erschüttert vom Tod seiner Kinder versucht Still 1865 auf fragwürdige Weise, mit ihnen Kontakt aufzunehmen. Er beginnt, sich mit **Spiritismus und Magnetismus** zu beschäftigen. Im „North Missouri Register“, einer Zeitschrift jener Zeit, findet sich eine Anzeige von „A. T. Still, Magnetheiler“ und eine Wegbeschreibung zu seiner Praxis.
1870 macht Still in Baldwin die Bekanntschaft des schottischen Arztes **John M. Neal**. Dieser bestärkt ihn in seinem tiefen Glauben an die **Selbstheilungskräfte des Körpers**. Medikamente sind für Neal „Köder für Dumme“.
Nach Europa zurückgekehrt läßt Neal Still das Buch von Spencer über die **Evolutionstheorie** zukommen. Spencer hat Darwins Theorie vereinfacht und die Konzepte von Ursache und Wirkung sowie Struktur und Funktion einem breiten Publikum zugänglich gemacht. Sehr wichtig ist ihm das ganzheitliche Funktionieren des Organismus. Das Buch wird zum Lieblingsbuch Stills. Die Evolutionstheorie bringt das Gesetz von Ursache und Wirkung und die theologische Freiheit mit der Wissenschaft in Einklang. Still ordnet seine Biomechanik dem Gesetz von **Ursache und Wirkung** zu, das sowohl Krankheit als auch Gesundheit erklärt. Während Spencer von Materie, Bewegung und Kraft spricht, ersetzt Still den Begriff „verborgene Kraft“ durch „Geist“. Von nun an kann der **Geist als „ursprüngliche und einzige Quelle“** die Materie beeinflussen. Es ist die Vernunft, die Darwins Evolutionstheorie verständlich werden läßt. Für Still ist die Vernunft göttlichen Ursprungs. Er verdeutlicht diesen Begriff mit Hilfe des Zusammenhangs von Raum und Zeit.
Mit der **Anatomie** kommt Still während des Bürgerkriegs als Chirurg im neunten Kavallerie-Regiment in Berührung. Bereits 1853 hatte er erste Kenntnisse bei den Shawnee-Indianern erworben. Möglicherweise beherrschte er die Techniken des bekannten „bonesetting“ zum „Einrenken“ von Knochen. Wahrscheinlich hat er auch das berühmte Buch „On bone-setting (so-called), it’s relationship to the treatment of joints crippled by injury, rheumatism, inflammation etc.“ des Paget-Schülers Hood gelesen. Seine Logik und Kenntnisse der Biomechanik bringen ihn zu der Schlußfolgerung, daß **Krankheit** nichts anderes als die **Folge einer Störung in der mechanischen Struktur** ist.
Am Ende dieser langen Reise voll Leidenschaft, Grausamkeit und sozialer, sprich finanzieller Schwierigkeiten, war es geradezu zwingend, daß Still die Osteopathie entdeckte, so wie ein Bach auf verschlungenen Wegen das Meer erreicht.

1.2.3 Die Geburtsstunde der Osteopathie

Am 22. Juni **1874** sprudelt die neue Wissenschaft hervor wie Öl aus einem Bohrloch: Still verkündet die **Osteopathie**, eine Alternative zur amerikanischen Medizin. Still ist ein „Kultur-Nationalist“ und bereits seit langem ein begeisterter Anhänger der Deklaration Emersons (1803–1882), in der die „intellektuelle Unabhängigkeit“ der Vereinigten Staaten ausgerufen wird. „Wir haben den aristokratischen Litaneien aus Europa viel zu lange zugehört“, war Emersons Standpunkt. Still, der seiner pragmatischen Philosophie immer treu blieb, hat niemals eventuelle europäische Quellen seiner Lehre erwähnt.

Im Herbst nach der Begründung der Osteopathie wird Still mit einer Epidemie von **Durchfallerkrankungen** konfrontiert. Sie äußert sich vor allem in erhöhter Temperatur, Kopfschmerzen und Blutverlust. Es gelingt ihm, insgesamt 17 Patienten zu heilen. Bei diesen Patienten beobachtet er eine erhöhte Spannung in der Lendenregion, die zudem auch ungewöhnlich warm ist und schmerzt. Dagegen ist der Bauch kalt. Still nimmt an, daß die eingeschränkte Beweglichkeit der Lenden die nervale Versorgung und Blutzirkulation im Darmtrakt erheblich behindert. Nur ein kleiner gedanklicher Schritt ist notwendig, um den Zusammenhang zwischen Ursache und Wirkung zu erkennen. Still stellt daraufhin die Beweglichkeit der Muskeln auf natürliche Weise wieder her und dämpft die Muskelspannung. Das Ergebnis: Die Patienten werden wieder gesund. Das ist der **erste große Erfolg** in der Geschichte der Osteopathie. Mit Hilfe der Selbstheilungskräfte des Organismus hat Still das Hindernis beseitigt, das der Genesung im Wege stand.

Still wird immer bekannter. Einige Jahre später beginnt er, sich mit dem Gedanken zu tragen, sein Wissen weiterzugeben. Nach einigen Anfangsschwierigkeiten gründet er 1892 offiziell die **„American School of Osteopathy“** (ASO). Zu diesem Zeitpunkt ist Still bereits 64 Jahre alt, aber immer noch mit Leidenschaft bei der Sache. Denn der Kampf mit der orthodoxen Medizin ist noch nicht zu Ende. 1914 muß er viel Energie aufwenden, um seine Kurse den Anforderungen des Flexner-Berichts anzupassen. Flexner ist für die medizinische Lehrpläne in den U.S.A. verantwortlich.

Am 12. Dezember 1917 stirbt der „alte Doktor“ Still an einem Schlaganfall. Am 7. März desselben Jahres hatte ein brillanter Schüler des Meisters in London die „British School of Osteopathy“ (BSO) gegründet und damit die Osteopathie in der alten Welt eingeführt.

1.2.4 Osteopathie in Europa

Ein Schüler Stills war Dr. John Martin **Littlejohn**, der im Vergleich zu Still eine beeindruckende akademische Ausbildung erhalten hat, zu der auch das Studium der Anatomie unter McKendrick und Vorlesungen von Sir James McKenzie gehörten.

1892 wanderte Littlejohn in die USA aus, um dem feuchten Klima von Nordirland zu entfliehen. Aus Verzweiflung über sein vermeintlich unheilbares Halsleiden suchte er Still in Kirksville auf. Nach seiner Genesung blieb Littlejohn als Schüler bei Still.

Littlejohn ist begeistert von der Physiologie. Er wird Dozent für dieses Fach an der ASO und schließlich sogar ihr Dekan. 1900 verläßt er Kirksville und gründet in Chicago das **„American College of Osteopathy and Surgery".** Doch das ist ihm nicht genug. Er beginnt ein Medizinstudium und erwirbt den Doktortitel am „Duham and Hering Medical College". Dort lernt er den Direktor kennen – es ist kein Geringerer als der berühmte homöopathische Mediziner Kent.
Die Osteopathie Littlejohns ist vor allem eine **mechanische Theorie** über das Entstehen von Krankheit. Diese vektorielle Studie verbindet den Einfluß der Schwerkraft mit seinem respiratorischen Gegengewicht. Dieser Ansatz wurde von Littlejohns Schüler John Wernham weitergeführt. Über lange Jahre war er die traditionelle Grundlage des Unterrichts an der European School of Osteopathy (ESO).

1.3 Strukturelle und funktionelle Osteopathie

1.3.1 Die Teilung der Osteopathie

Seit ungefähr 100 Jahren wird der osteopathische Berufsstand immer wieder heimgesucht von Auseinandersetzungen zwischen den „Strukturellen" und „Funktionellen", wie die beiden Lager sich selbst und gegenseitig bezeichnen. Als **funktionell** werden hierbei **indirekte Techniken** bezeichnet, die z.B. eine Dysfunktion verstärken oder übertreiben, **strukturell** wird mit **direkten Techniken** gleichgestellt, mit denen z.B. eine Dysfunktion durch Manipulation „durchbrochen" wird. Die Öffentlichkeit wurde in diese Auseinandersetzung mit hineingezogen. Patienten, die Manipulationen gewöhnt sind, fühlen sich durch das „Handauflegen" kranialer Therapeuten betrogen. Andererseits fühlen sich Patienten, die von nur mit ihren Händen „horchenden" Therapeuten behandelt werden, durch Manipulationen stark bedroht.
Der Beginn des Konflikts kann symbolisch auf den Tag datiert werden, an dem Still Littlejohn, den ersten Dekan der American School of Osteopathy, aus Kirksville herauswarf. Der Gründer der **Amerikanischen Osteopathie, Still,** glaubte, daß die **Struktur die Funktion regiere**, der Gründer der **Europäischen Osteopathie, Littlejohn,** hielt diese Idee für absurd und behauptete, die **Funktion regiere die Struktur**. Mit solch gegensätzlichen Paradigmen konnten Still und Littlejohn nicht mehr unter dem selben Dach lehren und mußten auseinandergehen. Nach den Briefen zu urteilen, die sie austauschten, verlief diese Trennung recht unschön. Sehr wenige erkannten damals, wie bedeutend diese Trennung für die Osteopathie werden würde. H. H. Fryette, ein Meister der strukturellen Osteopathie, sagte einmal: „Als Littlejohn ging,

1

nahm er alles Hirn mit aus Kirksville." Er behielt jedoch insoweit Recht, daß die amerikanische Osteopathie viel ihrer Funktion verlor und in ihrer Struktur verblieb.

Nach seiner Abreise aus den USA entwickelte **Littlejohn** in England seine sogenannte **„Allgemeine Osteopathische Behandlung"** (☞ Kap. 19), die nach außen hin sehr strukturell wirkt, in der Tat aber sehr funktionell ist. Mit ihr **mobilisierte** er alle Flüssigkeiten, Gewebe und Gelenke des Körpers mit einem beständigen Rhythmus, ohne Impulstechniken zu verwenden. Er integrierte und „justierte" die Gewebe in ihr positionales und funktionales Optimum zurück. Zwei seiner Studenten, H. H. Freyette, der als „strukturell", und W. G. Sutherland, der als „funktionell" bekannt ist, hielten zudem das Feuer in Amerika am Brennen. Dort wurden später auch Hoovers „Funktionelle Technik", Mitchells „Muskel-Energie-Techniken" oder L. H. Jones „Strain-Counterstrain" entwikkelt, die zu den funktionellen Techniken gezählt werden. Alle diese Herangehensweisen stellen verschiedene Mischungen von Prinzipien dar, die von Still und Littlejohn vertreten wurden, und die meisten wurden über die Jahre sehr bekannt und in die Lehrpläne der Osteopathie integriert.

Die Osteopathie ist in dieser Teilung nicht alleine. Die Frage nach der gegenseitigen **Beziehung zwischen Struktur und Funktion** wird auch in vielen anderen Wissenschaften diskutiert, einschließlich Physik, Chemie, Philosophie, Kunst, Geschichte oder Psychologie. In all diesen Disziplinen herrschten im letzten Jahrhundert große Auseinandersetzungen.

1.3.2 Die kraniale Osteopathie

Die **„kraniale Osteopathie"** wurde nie vom „strukturellen" Establishment anerkannt. Zur Zeit Sutherlands wurde sie nur belächelt. Damals wurde sie als eine von vielen exzentrischen Richtungen in der Osteopathie eingeschätzt. Über viele Jahre waren ihre Schriften einigen wenigen Auserwählten vorbehalten und die Verbände funktionierten wie „Geheimgesellschaften". Anders als bei allen anderen **„funktionellen Techniken"** wird scheinbar keine bekannte physische Kraft oder Physiologie angewandt. Gegenüber der regulären Osteopathie, die tief in den Gesetzen der klassischen Physik verwurzelt ist, hat die kraniale ihren offiziellen wissenschaftlichen Standpunkt noch nicht gefunden. Strukturelle Therapeuten lehnen sie als ineffektive Technik ab, die als demagogische Mischung aus Mystizismus und Wissenschaft vermarktet wird. Kraniale Osteopathen ignorieren diese Vorwürfe. Sie fühlen sich ebenso „wissenschaftlich" wie die strukturelle Osteopathie und betrachten diese als einen im Schwinden begriffenen, verbliebenen Dinosaurier. Impulse werden als Gewalteinwirkung eingestuft und sind damit nutzlos oder gar gefährlich. In den Augen kranialer Therapeuten sollte ein Osteopath nicht mit dem Gewebe reden. Er ist da, um zu horchen. Sie

betrachten sich selbst als die einzigen Therapeuten, die mit ihren Händen in der Lage sind, die Stimme der Lebenskraft zu hören.
Parallel zu dieser recht esoterischen **Sprache** hat die kraniale Osteopathie über die Jahre hinweg eine rationale Erklärung ihrer selbst entwickelt, die auf „ungewöhnlichen" anatomischen und physiologischen Fakten beruht. Ansonsten aber, wenn sie sich nicht auf die „ätherischen Dimensionen der Realität" bezieht, verwendet sie den identischen Wortschatz der „strukturellen" Osteopathie. Die Biomechanik des Schädels z. B. ist recht ähnlich in Bezug auf die der Halswirbelsäule. Die „Strukturellen" akzeptieren die Invasion ihrer Prinzipien nicht. Sie sind entsetzt über den „kranialen" Gebrauch von Begriffen wie „side-bending" oder „Torsion" bei Betrachtung der Synostosis sphenobasilaris. Die zusätzliche Aussage, solch mikrometrische Bewegung habe irgendeine klinische Signifikanz, wird als Karikatur der rationalen osteopathischen Kunst angesehen.
Heutzutage ist die kraniale Osteopathie zur Hauptbedrohung des etablierten osteopathischen Berufes geworden. Unter vielen anderen Namen erwächst „kraniosakral" zu einem konkurrierenden Beruf. Die Definition, **wer nun Osteopath ist**, versagt hier. Die, die **Hand auflegen**, oder die, die **mobilisieren**? Wer wird in der Zukunft als wahrer Erbe von Stills Ideen gelten? In dieser Schlacht bedarf es Hilfe aus anderen Quartieren. Die „Kranialen" reiten auf der Welle des holistischen New Age. Die „Strukturellen" ziehen es vor, sich den Verbindungen zur konventionellen und rationalen Medizin anzuschließen, nach dem Motto „der Feind von gestern".

1.3.3 Die Geschichte des Heilens

Schon Jahrhunderte vor Still hatten Ärzte und Laien mit dem Begriff „Heilung" gespielt. Manche verwandten ihn in rein medizinischem Sinn, andere betrachteten ihn als eine religiöse Erfahrung. Berühmte Ärzte verwendeten ihn. Im 17. Jahrhundert z. B. betrachtete J. B. van Helmont, der „Hippokrates" seiner Zeit, sie als die reine Essenz medizinischer Kunst. Die **Heilung** fand ihren Prinzen im 18. Jahrhundert mit Franz Anton **Mesmer**. Der österreichische Arzt gab der „Magnetischen Heilung" ihre eigenen Prinzipien. Nach ihm wurden Heiler dann auch „Magnetiseur" oder „Mesmeriseur" benannt und viele Jahre war Still einer von ihnen. Das Studium der Prinzipien und Praktiken von Mesmer entspricht daher auch dem Studium der Techniken und Überzeugungen von Still zu Beginn seiner Karriere.
Mesmer und nach ihm alle Heiler glaubten an die Existenz einer Kraft, die das ganze Universum erfüllt, das **„Fluidum"** oder die **„Lebenskraft"**. Alle Objekte und Subjekte dieses Universums, Bäume, Sterne, Menschen und Tiere sind sogenannte „Kristalle" aus diesem Fluidum, denn alles besteht daraus. Durch viele vor ihm inspiriert beschrieb Mesmer die einzigartigen Eigenheiten dieser noblen

Substanz. Erstens, die Lebenskraft **korrigiert sich selbst**, d.h. sie balanciert sich wieder aus, wenn ihr Gleichgewicht gestört wurde. Zweitens, das Fluidum **verbindet alles mit allem** anderen, Sterne und Pflanzen mit Menschen, Menschen mit allen anderen Menschen. Diese „Verbindungsfähigkeit" erklärt, warum ein Therapeut einen Patienten behandeln kann. Beide sind durch das Fluidum verbunden. Drittens, das Fluidum **fluktuiert spontan**. Alle Objekte dieser Welt fluktuieren mit vielen Rhythmen, langsam oder schnell. Diese „Gezeiten der Wirklichkeit" sind absolut überall vorhanden. Innerhalb des Körpers lösen sie ein periodisches Anschwellen und Zusammenziehen der Gewebe aus. Mesmer zufolge können Heiler ihre Hände auf den Patienten legen oder aber in geringem Abstand halten, um diese Gezeiten zu spüren.

Sie glaubten und glauben auch weiterhin, daß Gesundheit und Krankheit von der Qualität der **Zirkulation des universalen Fluidums** in den Geweben abhängt. Demnach würden sie mit ihren Händen die „noble Substanz" um und innerhalb ihrer Patienten **„dirigieren"** und „balancieren", bis das Gleichgewicht wieder hergestellt ist. Um dies zu erreichen, schlägt eine Hand dem Fluidum eine Richtung vor. Die andere Hand empfängt es auf Gegenseite des Körpers. Es findet keine Bewegung der Hände während dieser Vorgänge statt, sie wird eher gedacht als ausgeführt, denn niemand kann das Fluidum zu irgend etwas zwingen. Aber wenn das Fluidum die kranken Teile erreicht, wird die Gesundheit wieder hergestellt, denn diese nobelste aller Substanzen kann nur Gesundheit bringen. Jemanden zu heilen bedeutet deshalb, das Fluidum in bestimmte Bereiche des Körpers zu „denken".

Hier liegt das fundamentale Paradigma von „Heilung" und, wie wir sehen werden, der Osteopathie. Es gibt keinen substantiellen Unterschied zwischen Ursächlichkeit und den Aktivitäten des Bewußtseins. **Denken** bedeutet, die **Wirklichkeit zu verändern**, auch physisch. Die letzten Seiten des letzten Buches von Still, seinem Testament, erzählen auf wunderschöne Weise von der Kraft des Zusammentreffens von Bewußtsein und Lebensursache. Heiler sind diejenigen, die ihr Denken in Bezug auf Gesundheit und Krankheit der Menschen trainiert haben. Sie denken ihre Patienten durch ihre Hände, Augen und Ohren und erreichen, Schicht für Schicht, die Tiefen des Körpers.

1.3.4 Eine Medizin ohne Werkzeug

Still experimentierte und spielte viele Jahre mit dem **„Mesmerisieren"**. Er identifizierte sich mit jedem einzelnen der Prinzipien. Sie waren sehr theologisch und das war es, was für ihn zählte. Einige Jahre lang warb er für sich als „Magnetiseur". Bis zum Ende seines beruflichen Daseins redete er wie ein solcher, indem er sogar behauptete, seine ersten diagnostischen Informationen aus der „Aura" seiner Patienten zu gewinnen. In diesem unbestimmten Raum um den Körper

trifft das interne auf das externe Fluidum, ein sehr privilegiertes Aufeinandertreffen.
Still war ein **Autodidakt** in der **Medizin**. Er hatte die „reguläre“ medizinische Ausbildung für einige Monate ausprobiert, hielt es aber nicht aus und brach sie ab. Er war abgestoßen von dem Autoritätsdenken und den Medikamenten, aber war weiterhin fasziniert von der Wissenschaft. Von allen Bereichen der Medizin betrachtete er die Chirurgie als die „wissenschaftlichste“. Ihre Logik war unfehlbar. Risse sollten genäht, Abszesse entleert, Verengungen geweitet und Löcher geschlossen werden. Stills unbestrittene Liebe zu dieser Logik wird in seinem Lieblingsnamen für die **Osteopathie** offenkundig: **Chirurgie ohne Messer**.
Außer der wissenschaftlichen Überzeugung brachten die Medizin und Chirurgie der Osteopathie jedoch wenig. Still **lehnte** eisern ihre **Medikamente, Messer, Kräuter und Nadeln ab**. „Probiert es zuerst mit Chirurgie ohne Messer“, sagte er, „und nur sehr selten mit der Messerversion“. Er hatte gute theologische, wissenschaftliche und emotionale Gründe, diese Prozeduren abzulehnen. Er suchte nach der Medizin, die für diese Welt von Gott gewollt war. War es möglich, fragte er, daß Gott Gifte und Messer im Sinn hatte, als er uns die Fähigkeit zu heilen gab? Wenn Gott gut ist – und Still ist überzeugt, daß Gott gut ist – dann hat er sicherlich die **Heilmittel im Körper** plaziert, wo er auch die Krankheiten plaziert hat. Ebenso sicher sollte eine gute Medizin nicht mehr benötigen als frisches Wasser, gutes Essen, was die Hände tun können und der Mund sprechen kann.
Um die späten 1860er wußte Still, was er wollte: Eine **Medizin ohne Werkzeug**. Da Still kein großer Anhänger von Psychologie oder Diätetik war, blieb ihm das, was seine **Hände** zu tun vermochten.
Zur Zeit von Still gab es zwei Schulen, die als Therapie keine Medikamente, Kräuter, Diät, Übungen oder psychologische Manipulation verschrieben. Sie hießen **„Heiler“** und **„Knocheneinrenker“**, waren geheim oder öffentlich in jedem Bezirk und in jeder Stadt verfügbar. Beide Disziplinen behandelten andere Pathologien und hatten ihre **eigenen Praktiken und Prinzipien**. Eigentlich hatten sie sehr wenig gemeinsam außer der Tatsache, daß ihre Hände ihre einzigen Werkzeuge waren.
Sein Student W. G. Sutherland, der selbst ein Heiler war, behauptete, er könne seine „V-spread-Technik“, bei der ein energetischer Fluß zur Heilung von Geweben eingesetzt werden soll, einige Meter von seinen Patienten entfernt durchführen. Still und Sutherland diagnostizierten und behandelten aus der Entfernung. In der frühen Osteopathie war **Entfernung kein Problem**. Die Nabelschnur, welche die frühen Meister mit Heilung verband, war zu stark.
Still und Sutherland erfuhren die Kontinuität zwischen ihrem Denken und der lebenden Materie ihres Patienten. Der Gründer der kranialen Osteopathie nannte diese Fähigkeit **„denkende Finger“**. Er meinte damit, daß unsere Gedanken „Finger“ haben, die stark genug sind, nach der Realität zu greifen und sie unabhängig von der Entfernung zu bewegen. Ein kranialer Osteopath sagt, daß

1

er mit den Händen am Kopf des Patienten die Füße erreichen kann. Er meint damit natürlich, daß seine „denkenden Finger" bis zu den Füßen reichen und nach ihnen greifen können. Genau das meint Still, wenn er sagt, daß er mit dem gleichen Druck seiner Hände den Harnleiter, die Nieren, den Darm oder die Leber befreien könne. Den Unterschied zwischen der Behandlung des Darms oder der Leber liege eben in der „Visualisierung" des Therapeuten und nicht an der Position der Hände.

In der frühen Osteopathie war ebenso wichtig, was das „Denken" mit dem Gewebe macht, wie das, was die Hände taten. Ob der Therapeut nun Druck auf das Gewebe ausübt oder nicht, ist immateriell. Was wirklich zählt und eine Behandlung spezifisch macht, sind die inneren Bilder, das **„Visualisieren"**. Genauso wie es Heiler seit Hunderten von Jahren gemacht hatten, legten Still und Sutherland ihre Hände aufs Gewebe und visualisierten, „schwangen" sich in den Puls des Fluidums ein und waren bereit, die Gezeiten der Lebenskraft zu dirigieren und auszubalancieren.

Man sollte diese Worte und Ideen nicht belächeln. Sie sind weit davon entfernt, tote Überreste der Vergangenheit zu sein. Moderne Ärzte sagen heute „Fluktuation des Raumes" zu dem, was Mesmer, Still und Sutherland „die Gezeiten des vitalen Prinzips" genannt haben. Die Altertümlichen und die Modernen sprechen von der gleichen Realität, jedoch mit unterschiedlichen Worten und anderem Aufklärungsgrad.

Heilen oder Manipulieren

Sowohl Knocheneinrenker als auch Heiler arbeiteten mit **bloßen Händen**. Sie erfüllten seit Jahrtausenden die orthopädischen Bedürfnisse der Bevölkerung auf effektive Weise. Ihr System war so logisch wie Chirurgie oder Maschinenbau. Ein verdrehter Knochen mußte begradigt, eine Verkürzung gelockert, ein verschobenes Gelenk oder eine Fraktur reponiert werden. Die Heilkräfte der Gewebe würden den Rest erledigen. Keiner würde die Echtheit ihrer Praktiken in Frage stellen, solange sie richtig indiziert sind und gut ausgeführt werden. Im Gegensatz zum **Heilen**, bei dem von einer fluiden und unsichtbaren Realität die Rede war, verkörperte das **Knocheneinrenken** Solidität und logischen Verstand. Wenn es funktionierte, kamen Ergebnisse zustande wie bei keiner anderen Therapie. Die Lahmen konnten wieder normal laufen, die Verdrehten konnten wieder gerade stehen. Still wurde mit der Zeit bei den Manipulationen so perfekt und schnell, daß seine Patienten ihm den Spitznamen „the lightning bonesetter" („Blitzeinrenker") gaben.

Still lernte zu differenzieren. Manchmal arbeitete er wie ein **Heiler**. Er „horchte", um dann das „Fluidum" in die Tiefen des Körpers zu „lenken". Dann arbeitete er wieder wie ein **Knocheneinrenker**. Dabei mobilisierte er jedes Gelenk, Band oder jeden Muskel mit kraftvoller Genauigkeit. Immer seltener verschrieb er Medikamente, je mehr sein System reifte. Seine **gleichzeitiges Kön-**

nen als Heiler und Knocheneinrenker war ungewöhnlich. Diese beiden sehr unterschiedlichen Berufe, die er ausführte, zogen viele verschiedene Patienten und Therapeuten an. Sowohl ihre Prinzipien als auch ihre Techniken waren unterschiedlich. Man kann die „sanfte“ Vorgehensweise mit der „gewaltsamen“ des Einrenkens nicht miteinander vergleichen. Still jedoch kümmerten solche Glaubenssätze überhaupt nicht. Er wandte das an, was ihm für den jeweiligen Patienten das Richtige erschien, und lernte, für jede Pathologie die passende Technik auszuwählen.
Zu seiner Zeit wurde „Heilen“ bei „nervlichen“ und „mentalen Störungen“ als indiziert betrachtet, „Knocheneinrenken“ wiederum bei allen orthopädischen Leiden. Beide waren jedoch **nutzlos**, wenn es um die schlimmsten Erkrankungen dieser Zeit ging, nämlich die **Infektionskrankheiten**. Es gab hier einfach keine Lösung, weder bei der Schulmedizin noch bei den alternativen Behandlungsverfahren, so daß Keuchhusten, Masern, Pest und Cholera ungehindert Tod verbreiteten. Auch Stills Familie war betroffen und er selbst erlag beinahe solch einer Krankheit.
Die Behandlung von Infekten war eine Besessenheit von Still, wobei er nicht an externe Faktoren wie Erreger und Keime glaubte. Der Feind war eine Schöpfung des Menschen, nicht Gottes. Still war sich sicher, daß Krankheiten und Gegenmittel im Körper selbst vorkommen. Die Probleme müssen direkt neben den Antworten sein. Die Frage war: wie können wir diese internen Probleme und Lösungen nur durch unsere Hände finden?

1.3.5 Die Suche nach der Integration

„Heiler“ haben eine sehr respektvolle Einstellung zur Lebenskraft. Sie mischen sich in die geheimen Abläufe weder durch physische noch durch chemische Einwirkungen ein. Wenn sie die Lebensenergie in einen kranken Bereich lenken, forcieren sie nichts, sondern bitten den Körper demütig, seine **Selbstheilung** vorzunehmen. Symptome werden meistens als Zeichen betrachtet, daß der Körper um Heilung ringt. Fieber, Juckreiz oder Ausschlag stellen einen Teil der Anstrengung des Körpers dar, Krankheit zu eliminieren und sollten niemals künstlich unterdrückt oder verschlimmert werden.
Heiler hatten also einfache Ziele. Ihr eigenes Konzept hielt sie davor ab, sich zu sehr auf Krankheit einzulassen. Ein Fieber sollte auf mittlerem Niveau gehalten werden, nicht zu hoch, aber auch nicht zu niedrig. Sie konnten und wollten den Kurs und die Substanz der Lebenskraft nicht gewaltsam verändern. Sie warteten, bis der Körper eliminierte, was notwendig war, und oft war es die Seele, die heilte. Heiler konnten aufgrund ihrer eigenen Prinzipien die Wirklichkeit nicht vergewaltigen. Wie Mesmer oder auch der junge Still stellten die „Magnetiseure“ Fragen ans Gewebe und horchten auf die Antwort. Dieses Frage-Antwort-Spiel

1

wurde von ihren „denkenden Fingern“ durchgeführt. Verglichen mit „Knocheneinrenken“ oder herkömmlicher Medizin ist „Heilen“ eine bescheidene, höfliche und **harmlose Technik**. Es beinhaltet einen solchen Respekt vor der „Wirklichkeit“, daß die meisten Heiler es noch nicht einmal wagten, Geld von ihren Patienten zu nehmen. Behandelten sie nicht mit dem Fluidum, der von Gott im Überfluß geschenkten, tiefsten Substanz unserer Seele? Wie könnte man dafür Geld verlangen? Könnte irgend jemand ernsthaft Geld für die Luft zum Atmen verlangen? Ebenso kostenlos wie die Luft ist das Fluidum.

Knocheneinrenker arbeiteten ganz anders. Ohne zu zögern schoben sie die zwei Enden eines gebrochenen Knochens zusammen oder einen Femurkopf zurück in seine Pfanne, wobei sie den Patienten überraschten und oft starke Schmerzen verursachten. Dann überließen sie es der Lebenskraft (bzw. ihrer Version davon), den Rest zu tun. Sie mußten ihre Arbeit **schnell** erledigen. Bauern und Dörfler hatten nur begrenzt Geld und Zeit, und es ging darum, sie schnell wieder arbeitsfähig zu machen. Als Bezahlung für ihre Dienste nahmen sie alles, Geld, eine Torte oder fette Gans. Bis zum heutigen Tag verfahren diese Therapeuten auf dem Lande Frankreichs oder Englands nach wie vor so, die Einheimischen einmal, selten zweimal zu behandeln. Ihre goldene Regel lautet: Finden, einrichten und dann in Ruhe lassen („Find it, fix it and leave it alone“).

Wo auch immer die Grenzen dieser Techniken liegen, Still glaubte an sie und ihre zugrunde liegenden Prinzipien. Er wendete sie stets an, einzeln oder gemischt. In der gleichen Sitzung renkte er einen Kochen ein und „horchte“ am Fluidum, wodurch die Behandlungen zu einer sehr ursprünglichen Erfahrung für seine Patienten wurden. Aber er konnte mit seiner Behandlung **kein Fieber dauerhaft senken**, weder Heilung noch Knocheneinrenken boten eine Lösung. Wenn sie mit Fieber konfrontiert waren, konnten die Heiler nur noch beten, denn sie hatten Angst, wider Gott und dem Fluidum zu handeln. Knocheneinrenker machten sich erst gar nicht die Mühe zu kommen. Welches Gelenk sollten sie auch einrichten, um Pest oder Cholera zu behandeln?

Stills Glaube an Gottes Gnade war jedoch stärker als sein Vertrauen in seine menschlichen Lehrer. Er wußte, daß es eine **Lösung** geben mußte. Als sehr intelligenter Mann erwog er, ob nicht „etwas“ in den Modellen von Heilung und Knocheneinrenken fehlte. Zwar hatte er keinen Zweifel daran, daß beide ein großes Stück „endgültiger Wahrheit“ innehatten, und es sich selbst in hunderten von Fällen bewiesen, als er eingerenkt und geheilt hatte. Die Techniken waren gut, die Prinzipien waren gut und heilsam, was konnte also falsch sein? Warum konnten sie Infektionen nicht heilen? Warum war Heilung bei Rückenschmerzen unwirksam und Einrenken bei Ängstlichkeit? Warum half das eine nur der Seele und das andere dem Körper? Waren Körper und Seele nicht eins?

Jahrelang manipulierte Still und stellte sich immer wieder diese und andere Fragen. Während dieser Jahre legte er die Hände einmal als Heiler und einmal als Knocheneinrenker auf und fragte sich: Was mache ich oder denke ich falsch?

Oder besser gesagt: Was wird von meinen Händen als Knocheneinrenker nicht getan und was fehlt meinem Bewußtsein, wenn ich als Heiler arbeite? In Wahrheit suchte Still nach einer **neuen Bedeutung für alte Fertigkeiten** und nicht nach einer neuen Medizin.

1.3.6 Behandlung durch Visualisierung

Geschichtlich betrachtet war Stills Osteopathie in Bezug auf Technik oder Prinzipien kaum neu. Zu seiner Zeit existierten bereits die grundlegenden Prinzipien und Techniken, die wir unter „kranial" oder „strukturell" verstehen. Für uns ist es einfach und wichtig herauszufinden, was ihn inspiriert hat. Seine Modelle liegen unerkannt hinter jeder modernen osteopathischen Manipulation, egal ob kranial oder strukturell. Außerdem ist es sicher interessant, die **erste erfolgreiche osteopathische Behandlung** des alten Doktors noch einmal mitzuerleben. Wir wollen das erste Mal erfahren, als er seinen Intuitionen folgte und Erfolg hatte, wo alle anderen versagt hatten.

Es passierte an einem Tag im Jahre **1874**. Still ging gerade mit einem Freund eine Straße in Macon entlang, als sie einer Frau mit drei Kindern auf dem Gehsteig begegneten. Sie waren offensichtlich arm und die Kinder litten an **Ruhr**. Aus Mitleid bot Still an, ein **Kind** zu tragen, und fing dann spontan an, **Rücken und Bauch zu reiben**. Ihm fiel dabei die ungleiche Verteilung von Wärme und „Vitalität" zwischen dem Rücken und dem Abdomen des Kindes auf. Entlang der heißen und kalten Gebiete fühlte er Knoten und Schwellungen, die wie Inseln im Meer standen, und während er lief, entschied er sich etwas zu tun, da er sich sagte, daß es nichts zu verlieren gäbe. Herkömmliche Medikamente waren den Reichen vorbehalten und sowieso unwirksam; sie machten das Sterben nur zu einer teuren Angelegenheit.

Stills heilerische Instinkte berieten ihn. Er dirigierte und **balancierte die Vitalenergie** zwischen seinen Händen und führte sie von den heißen zu den kalten Gebieten. Als Knocheneinrenker war es sein Bestreben, die Schwellungen und Knoten, die sich in den Muskeln und Sehnen von Rücken und Bauch befanden, zu glätten und zu lösen. Der Arzt in ihm überlegte, welche Medikamente er verordnen könne. Als Chirurg wußte er zwar, daß es hier nichts zu operieren gab, doch hätte er trotzdem gerne ins Innere des Abdomes hinein gereicht, um die Öffnungen zu schließen. Dies waren jedoch nur Hoffnungen, denn er wußte eigentlich, daß das Kind sterben mußte, weil weder der Heiler noch Knocheneinrenker, weder der Arzt noch Chirurg die Lösung anzubieten hatte. Doch Still war bereit zu kurieren, egal wen, wo oder von welcher Erkrankung auch immer.

Bei diesem Kind während des Herbstes 1874 **führte Still das zusammen, was bis dahin getrennt** gehalten worden war. Er sah die Schwellungen und Knoten wie Hindernisse im Fluß der Vitalkraft. Er verstand aufgrund der Temperaturunterschiede, daß es das Fluidum von alleine nicht schaffte, zwischen vorne und hinten zu zirkulieren. Still entschied, daß das **Fluidum einen ernsthaften Anstoß** brauchte, woran ein Heiler niemals gedacht hätte. Seine Massage „beseitigte" die Schwellungen und schob das Fluidum an. Er „setzte" die Vitalenergie so wie Knocheneinrenker ein blockiertes Gelenk einrichteten. Am Ende der Behandlung, die nicht länger als der Fußmarsch nach Hause dauerte, war die Hitze ausgeglichen. Die Vitalkraft erreichte wieder die Tiefen zwischen Rücken und Abdomen und die Selbstheilung konnte fortfahren. In diesem Moment, an der Türschwelle des Hauses, erkannte das Still nicht. Am Ende des Spazierganges nicht wissend, daß er das Kind tatsächlich **geheilt** hatte, bat er die Frau, am nächsten Tag zu kommen, um sich kostenlos Medikamente abzuholen, die gegen Ruhr verschrieben wurden. Am nächsten Tag jedoch hatte das Kind aufgehört zu bluten. Still war verblüfft. Er hatte in den Augen der damaligen Ärzte, Heiler und Knocheneinrenker, das Unvorstellbare getan. Er hatte Gewalt in die ruhige Welt der Heilung, Ruhe in die „gewalttätige" Welt der Knocheneinrenker gebracht und natürliche Medikamente produziert. Still hatte es gewagt, die Vitalenergie durch den Körper hindurch zu manipulieren, ihr Befehle gegeben und dabei alle Hindernisse aus dem Weg geräumt. Still hatte einen Zustand der Balance herbeigeführt und nicht einfach darauf gewartet.

Die erste offizielle osteopathische Heilung, die eigentliche Gründung dieses Berufs, bestand aus dem **Formen der Vitalenergie** eines Kindes, das an Ruhr erkrankt war. Keine Rückenschmerzen, keine Impulse und kein Handauflegen. Das hatte in der Tat sehr wenig mit der Osteopathie der damaligen Zeit gemeinsam.

Was war so einzigartig an dieser Manipulation? Mit einfachem Walken des Gewebes hatte der Meister Ergebnisse erzielt, die ebenso gut waren wie moderne Antibiotika. Es hatten schon vor Still viele den Rücken und Bauch ihrer fiebernder Patienten massiert und im besten Fall einen entspannenden Effekt erzielt. Hätte man Still an diesem Tage beobachtet, so wäre sicherlich nichts Neues in seiner Vorgehensweise zu erkennen gewesen. Er hatte einfach zehn Minuten lang normal massiert. Wo also lag der Unterschied? Ich glaube an folgende Antwort: Die **Vorgehensweise** war **die gleiche**, aber die **Vorstellung** dabei war **eine andere**. Das Modell, welches er anwandte, hatte sich verändert, und dieser Unterschied hatte das Kind gerettet. Seit diesem Tag ist es der tiefe Glaube der Osteopathie, daß die Vorstellung genauso behandelt wie der Druck der Hände.

An diesem Tag im Herbst 1874 hatte Still gleichermaßen **Kraft und Gedanken** dort angewandt, wo Knocheneinrenker hauptsächlich Kraft und Heiler hauptsächlich Gedanken eingesetzt hatten. Seine Hand und Bewußtsein hatten sich verbündet und zusammen massierten sie die Oberfläche und Tiefe. Heutzutage nennen die Osteopathen diese Fähigkeit **„Visualisation"**. Still war darin besonders begabt. Er glaubte, die Organe unter der Haut „sehen" zu können, was ihm ermöglichte, den Harnleiter, die Blase oder den Darm mit der gleichen Handstel-

lung oder Handverschiebung zu „bewegen". Man sollte sich darüber im Klaren sein, was „Visualisation" in der osteopathischen Tradition bedeutet. Visualisieren bedeutet, an die direkte Verbindung zwischen Bewußtsein des Therapeuten und lebender Materie des Patienten zu glauben. Die Gedanken des Therapeuten vollziehen sich im Patienten. Wahr ist, daß Still diese „Vision" von den „Heilern" übernommen hat, aber er veränderte die Vorstellungen seiner Lehrer grundlegend.
Nachdem sich in der Stadt Macon die Wunderheilung herumgesprochen hatte, wurden siebzehn weitere Kinder mit Ruhr zu Still gebracht, die nach seinen Angaben alle geheilt wurden. Zum ersten Mal in seinem Leben – und vielleicht zum ersten Mal in der westlichen Welt überhaupt – hatte ein Mann mit bloßen Händen siebzehn erfolgreiche Schlachten gegen eine Infektionskrankheit gewonnen. Er hatte dieselben Werkzeuge wie alle anderen eingesetzt, nämlich seine Hände, aber er hatte die **Motivation verändert**, die diese Werkzeuge bewegten. Seine Hände hörten auf, Hämmer zu sein, die den Patienten bearbeiteten, sondern wurden zu konkreten Verlängerungen seiner Gedanken. Sie konnten so tief fühlen, wie sein Bewußtsein visualisieren konnte.

1.3.7 Die Vision

Was vorher eine vage Intuition gewesen war, überwältigte am 22. Juni **1874** um 10.30 Uhr die Seele und den Körper von Still, eine, wie er es nannte, **Offenbarung**. Genau in diesem Moment fühlte Still, daß ihm die endgültige Wahrheit über das Universum mitgeteilt worden war. Alles paßte plötzlich zusammen, seine Vergangenheit sowie seine aktuellen Fragen. In dieser einzigen Minute sah er jedes Teil der Natur um ihn und in ihm als immense und perfekte Maschine zusammenarbeiten, welche die einzelnen Teile der Wirklichkeit ans Licht bringt. Überall sah er Ordnung und Bedeutung. Seine Augen konnten sie zwar nicht sehen, aber sein Herz konnte die Präsenz fühlen. Er wußte, daß er lebend den Workshop vom großen Architekten und obersten Maschinenbauer des Universums betreten hatte. Still hob seine Augen und sah Gottes Landkarten des Universums ausgebreitet auf immensen Tischen, jede so groß wie unsere Galaxie. Niemand, da war er sich sicher, war je dort gewesen, wo er sich in jenem Augenblick befand. Er fühlte sich wie Columbus, denn er sichtete eine neue Welt. Er würde es der Menschheit sagen müssen.
Auf einem der Tische konnte er die geheimen Karten des **menschlichen Körpers** sehen. Es war pure **Anatomie**. Dies waren die Pläne Gottes und dies war seine heiligste Wissenschaft. Er sah, wie die menschliche Maschine Luft und Nahrung hinein und hinaus beförderte, sich fehlerfrei bewegte und seine Pumpen und Zahnräder in perfektem Rhythmus arbeiteten, langsam und schnell. Als er demütig beobachtete, fühlte er wieder die Anwesenheit des Ingenieurs in der

1

Maschine. Alles schien zu fließen. Er erkannte das **Fluidum**. Es war die ganze Zeit da gewesen und er hatte es noch nie gesehen. Er sah, daß es jedes Stück unserer Anatomie tränkte, so wie frisches Wasser gute Erde tränkt. Er sah es in jede Ecke fließen, wie viele kleine Flüsse, um mit Gütern, Ziegeln und Mörtel beladen alles nach Plan aufrechtzuerhalten. Er streckte beinahe seine Hände aus, um das Fließen zu fühlen. In diesem Augenblick wußte er, was Osteopathie sein würde. Bis zu dem Tag, an dem seine Seele den Körper verlassen würde, sollten seine Hände ergeben der **Zirkulation des Fluidums** dienen. Sie würden da sein, überall, um zu gewährleisten, daß jeder Halm der Maschine das Wasser des Lebens erhält. Überall würden sie die Herrschaft der Hauptschlagader verkünden. An diesem Tag sah er keine Krankheiten, jedoch waren deren Ursachen offensichtlich. Diese konnten nichts anderes als eine Hemmung des heiligen Flusses zu den Geweben sein. Alles war so einfach zu verstehen. Gesundheit und Leid waren zusammen, im gleichen Moment, am gleichen Platz, und seine Hände konnten sie erreichen. Gott hatte das Medizinbuch offen gelassen, damit er darin lesen konnte. Aber auch die Einfachsten der Einfachen konnten darin lesen. Er sah eine wahrhaftig gute Medizin, nicht etwa eine für die Reichen und Intelligenten und auch nicht beschrieben mit lateinischen Namen oder mit Goldstücken bezahlt. Rein, einfach, frei.

Vormittags um 10.30 Uhr sah Still auf und beobachtete, wie sich seine Vergangenheit, Gegenwart und Zukunft zu einem einzigen Smaragd kristallisierten. All seine **Erfahrungen**, Vorlieben, Interessen, Hoffnungen, sein Glaube und seine Täuschungen **wurden eins**. Er sah und keiner kann wirklich sagen, was er sah. Er versuchte, es zu erklären, und viele Jahre später können auch wir nur zu erklären versuchen. Der **Ingenieur** in ihm sah die perfekteste Maschine. Der **Bauer** sah die Felder des Lebens, die die reichhaltigste Ernte trugen. Der **Prediger** sah die Gnade Gottes. Der **Philosoph** sah die Bedeutung des Universums. Der Arzt, Chirurg, Knocheneinrenker und Heiler sahen Gesundheit in ihrer reinsten Pracht und Krankheit in ihren tatsächlichen Wurzeln. Jeder sah andere wunderbare Dinge.

Der **Heiler** sah die formlosen Gezeiten, mit denen er gearbeitet hatte, zu behutsam umrissenen Organen werden, und flüssige Kristalle bildeten sich aus dem Fluidum. Er sah jedes Gewebe mit jedem Herzschlag pulsieren und sich dabei mit Wohlbefinden füllen. Mit seinen Augen konnte er den Rhythmus des Fluidums berühren. Er sah, wie die Nabelschnur jedes Organs, Knochens und Gewebes Fülle gewährleistete. Der Heiler sah all dies und mehr und verstand, warum er erfolgreich war und warum er versagt hatte.

Der **Knocheneinrenker** öffnete seine Augen und sah die harten Knochen, mit denen er gearbeitet hatte zu Ton werden, weich und schön, mit Intelligenz getränkt, demselben Ton, mit dem Gott Adam erschaffen hatte. Er konnte es atmen und pulsieren sehen. Er verstand unmittelbar, daß dieser Ton unzerstörbar war, daß es sofort jeden Schaden reparieren würde, der ihm zugeführt würde. In die-

sem Moment erkannte er, daß er kein normaler Knocheneinrenker bleiben würde, denn alle Gewebe waren aus diesem Ton und konnten gerichtet, gebildhauert und modelliert werden.
Der **Arzt** in ihm sah Arzneien, millionenfach, in allen erdenklichen Farben und Formen. Dabei weder auf entfernten Feldern noch in dunklen Geschäften, sondern innerhalb des Körpers waren sie fein säuberlich auf Fließbändern angeordnet, bereit zum sofortigen Einsatz. Er sah die Maschine arbeiten und sich dabei selbst erhalten, indem sofort die notwendigen Arzneien an verbrauchte Teile ausgeschüttet wurden. Diese heiligen Arzneien waren so wohlriechend und wohlschmeckend wie Lavendel, Thymian und Safran, vor allem waren sie kostenlos.
Der **Chirurg** öffnete seine Augen. Er sah das Messer Gottes, das heilige Schwert Excalibur. Er sah es in die Gewebe eindringen und reparieren, entfernen, schneiden, entleeren, absaugen und vernähen, alles ohne Narben und Blut. Wie wundervoll, dachte er, wenn ich dieses Schwert haben könnte.
Bevor die Vision endete, hörte das verängstigte Kind in ihm die Stimme und sah den Finger. Sie sprach mit ihm und deutete auf ihn. Plötzlich fühlte er, wie sich seine Sinne schärften. Seine Augen waren vom Stahl geblendet, dem Stahl mit seinem eigenen Namen. Als er sie wieder öffnete, sah er, daß seine **Seele zu einem Schwert geworden** war, tief in dem Felsen seines Körpers eingebettet. Die Stimme sprach und sagte: „Erhebe das Schwert, denn nur du kannst es aus dem Griff deines Fleisches befreien. Mit deinem Scharfsinn wirst Du öffnen, reparieren, erneuern, absaugen und vernähen, ohne das Blut der Unwissenden zu vergießen."
Still erwachte verwirrt und geblendet von seiner Vision. Vor ihm hatten andere solche Visionen gehabt und davon erzählt. Heiler, Knocheneinrenker, Ärzte, allesamt vertrauenswürdige Männer, waren in Teile des Puzzles eingeweiht worden. Einige hatten das Fluidum gesehen, andere die Maschine und wiederum andere die Arzneien oder das Messer. Er aber hatte **das Ganze gesehen**. Er war der erste Mensch, der die Maschine und die Fährte des Ingenieurs, die Felder und den Bauern, die Pläne und den Architekten gesehen hatte. Die Vision endete, aber Still vergaß sie nie. Was am 22. Juni passierte, war nur der Anfang einer langen Offenbarung, die sich über zwanzig Jahre erstreckte. Seine Bücher berichten unaufhörlich von diesen Visionen.

1.3.8 Das Gleichgewicht der Kräfte

Mit den Jahren **integrierte** er immer mehr medizinisches Wissen – hauptsächlich **Anatomie** – in seine anfänglichen Eingebungen. Er begann mit der Zirkulation, dann erweiterte er das noch recht primitive Modell um das Nervensystem und schließlich um die Faszien.

Noch viele Jahre lang **ergänzten und widersprachen sich** jedoch das **Heilen** und das **Knocheneinrenken** in Stills Kopf, wobei er die Anatomie immer wieder zurate zog. Er nannte sich weiterhin „Magnetiseur" und „Knocheneinrenker", solange seine internen Kämpfe anhielten. Zehn Jahre saß Still alleine in seiner Ecke und ging durch die gleichen Kriege, die heute weltweit den gesamten osteopathischen Beruf betreffen. Er ging als einzelner durch den Scheidungsprozeß, den wir kollektiv erfahren. Jahrelang zerrte sein Heilen, Knocheneinrenken, seine Medizin und Chirurgie an seiner Seele. Am Ende **erfand** er eine **Osteopathie**, die **von außen betrachtet** wie **Knocheneinrenken** aussah. Wir nennen sie jetzt **„strukturelle" Technik**. Sie ist schnell, kraftvoll und manchmal schmerzhaft. **Von innen** betrachtet könnte man sie jedoch genauso gut auch als **„funktionelle"** Vorgehensweise bezeichnen, denn wäre der Betrachter innerhalb des Körpers eines Patienten von Still, hätte er gefühlt, wie die Hände des Meisters die tiefsten Gewebeschichten erreichen.
Knocheneinrenker außen, Heiler innen. Das ist die Antwort Stills auf das widersprüchliche Zerren und Schieben, das seine Seele so lange beeinflußt hatte. Das ist seine Osteopathie. Der Heiler war in den Untergrund gegangen und würde nie wieder an die Oberfläche zurückkehren, oder zumindest fast nie. Was aber soll die Antwort auf das widersprüchliche Zerren sein? Welches Gleichgewicht soll man wählen? **Strukturelle und funktionelle Manipulationen** sind, wenn sie dem Gesetz des Gleichgewichts folgen, immer gute Nachrichten für leidendes Gewebe. **Beide** Wege sind **reine und gute Osteopathie**.

Die Integration

Die zarte Wissenschaft der **Osteopathie** wurde nach 1885 stetig umfangreicher, je mehr sie Anatomie und Physiologie der Marke Still aufnahm. Das System wurde so ausgefeilt und **verschieden vom Heilen und Knocheneinrenken**, daß Still es vergaß, deren Beitrag zu erwähnen. Der Geschichte eher trotzig gegenüber eingestellt war er sogar bereit, demjenigen einhundert Dollar zu geben, der herausfinden würde, wer oder was ihn in der Erfindung der Osteopathie beeinflußt hatte. War das nicht irgendwie arrogant? War das nicht unfair, sogar gelogen, wenn man bedenkt, daß jede Seite seiner Bücher aus Heilen und Knocheneinrenken bestand?
Still hatte eine andere Ansicht über die Bedeutung des Wortes „Verpflichtung", insbesondere wenn es um seine persönlichen ging. Er war ein praktischer Mann. Mit seiner Osteopathie konnte er Leiden kurieren, die andere Verfahren nie kurieren konnten, er hatte hundertfach das erreicht, wovon die anderen nur träumen konnten. Er hatte dort **Erfolg**, wo seine Vorgänger zwar immer Versprechungen gegeben, aber nie erfüllt hatten. In der Medizin, im Geschäft, in der Landwirtschaft zählen Ergebnisse, nicht Theorien. Still war effektiv und rettete Menschenleben. War das nicht genug, um zu beweisen, das sein „Baby" anders war und einen anderen Namen verdiente?

Still trennte sich nicht einfach so von der Vergangenheit. Er suchte nicht nach persönlichem Ruhm. Er dachte nie daran, seine Erfindung Still-Technik zu nennen, so wie es viele getan haben und noch tun. Er war der Entdecker der Medizin, die Gott gemeint hatte. Seinen eigenen Namen zu benutzen, wäre ihm wie Blasphemie erschienen. Bis 1890 nannte sich Still alternativ **„Magnetiseur"** und **„Knocheneinrenker"**, wie Visitenkarten und Praxisschilder belegen. Um 1885 scheint er, den Begriff „Osteopathie" erfunden zu haben, wagte es aber nicht, ihn zu verwenden, denn das hätte endgültig bedeutet, die Nabelschnur zu Medizin, Chirurgie, Heilen und Knocheneinrenken zu durchtrennen. Vier Jahre lang überlegte sich dieser vorsichtige Mann, ob er denn wirklich etwas anderes machte als seine Vorgänger und Lehrer. Er konnte sehen, daß er manipulierte wie ein Knocheneinrenker und Chirurg und daß er dachte wie ein Heiler und Arzt. Er konnte sehen, daß er gleichzeitig anders und gleich war. Um **1890** machte er weniger beeindruckt von seinen „neuen" Prinzipien als durch die Ergebnisse, die er erzielte, den Sprung und nannte sich **Osteopath**. In diesem Jahr verstarben Stills Eltern und er beerdigte sie. Dies muß für Still so einschneidend gewesen sein, daß er danach die Osteopathie eine „Offenbarung" nannte und einen Gewinn von hundert Dollar dem Detektiv in Aussicht stellte, der es schaffte, sein Geheimnis zu lüften. Jetzt sollte jedoch die Wahrheit gesagt werden. Osteopathie wurde von einem zu gleichen Teilen gemischten **Cocktail aus den Prinzipien und Praxis** der **Medizin**, der **Chirurgie**, des **Knocheneinrenkens** und des **Heilens** geboren.

1.3.9 Der Zerfall

Als **Still starb**, **zerfielen** die Prinzipien und die Praxis, die er zusammengefügt hatte in ihre ursprünglichen Einzelteile. Die **amerikanische Osteopathie** erbte vor allem **Medizin** und **Chirurgie** gewürzt mit winzigen Mengen Knocheneinrenken und Heilen. Doch sollte natürlich keiner den amerikanischen D.O.`s das Recht absprechen, sich Osteopathen zu nennen, obwohl sie kaum manipulieren. Immerhin verwenden sie über fünfzig Prozent der Zutaten, die Still benutzte, als er die Osteopathie „kochte". Der Rest besteht aus ein paar Amerikanern und allen **Europäern**, die in zwei Lager aufgeteilt sind, die dann die **„Strukturellen"** und die **„Funktionellen"** genannt wurden oder in ihrer modernen Form diejenigen, die mit **Impulsen** arbeiten, und die **kranialen** Osteopathen. Hinter all diesen Namen sind die alten medizinischen Praktiken leicht zu erkennen, die mit Still und seinen peinlichen Visitenkarten begraben wurden.
Stills Nachfolger hatten es mit der Beisetzung eilig. Es gab viel Aufruhr und viele Tränen. Stills Lieblingslied „Oh Happy Day" wurde gesungen. Statuen wurden errichtet, sein Blockhaus wurde mumifiziert. Alle waren wirklich tief berührt. Ein Jahr nach seinem Tod kamen die **Ängste** hoch. Die Direktoren der ASO entließen Charles Still aus all seinen Funktionen, den letzten Sohn von A. T. Still, der

etwas mit der Schule zu tun hatte. Der Vater war eines natürlichen Todes gestorben, jetzt wurde er umgebracht.
Stolz auf ihren neuen Doktortitel **reinigten** die Nachfolger Stills den Beruf **von jeglicher Erinnerung an das Heilen oder Knocheneinrenken** ihres Vaters. Bis zum heutigen Tag kann einen Osteopathen, der fünf oder zehn Jahre studiert hat, nichts mehr verärgern, als ihn mit Heilern oder Knocheneinrenkern zu vergleichen, die nie studiert haben.

Der Widerspruch

Die Geschichte spricht anders. **Kraniale Osteopathen** verhalten sich sehr wohl wie **Heiler**, mögen sie auch noch so sehr widersprechen und auf ihre ausgearbeitete Biomechanik verweisen, um den Unterschied zu beweisen. Ihre Techniken und Prinzipien sind ebenso alt wie das Heilen. Auch die „Strukturellen", die wirklich wie Knocheneinrenker handeln, nehmen für sich in Anspruch, ihre Griffe mit ihrer eigenen Biomechanik angereichert zu haben. Wo Still noch von „einen verdrehten Nacken begradigen" gesprochen hatte, reden moderne Osteopathen von Dysfunktionen in Flexion/Seitneigung/Rotation der Halswirbelsäule. Die Wörter mögen sich verändert haben, doch sollte man dabei die grundlegenden Techniken und Annahmen von kranial und strukturell nicht vergessen, die es bereits vor Still, Fryette oder Sutherland gab: das Fluidum, die Rhythmen, V-spread, Impulse und Weichteiltechniken.
Muß man dann etwa Sutherlands „kranialen" und Fryettes „strukturellen" Ansatz als Rückschritt, als Rückkehr zu den Quellen, die Still inspiriert haben, betrachten? Offensichtlich nicht. Die Studenten des Meisters haben jeder auf seine Art die **„fusionierte" Botschaft** integriert. **Strukturelle** Osteopathen **nehmen** einige Prinzipien des **Heilens auf**, insbesondere den ganzheitlichen Ansatz und den Glauben an die Existenz der Selbstheilungskräfte des Körpers. Selbst diejenigen unter ihnen, die am meisten der Orthopädie zugewandt waren, glauben an die Relevanz z.B. der Artt. atlantoaxiales im Hinblick auf die Behandlung einer Ischialgie oder der des Fußgewölbes in Bezug auf die Funktion des Schultergürtels. **Kraniale** Osteopathen **integrieren** die Prinzipien und Techniken des **Knocheneinrenkens**. Ihre Bücher beschreiben eine Vielzahl von Gelenkmobilisationen, wenn auch sehr kleine, und haben eine sehr komplexe Biomechanik, um diese zu beurteilen. Dies entspricht nicht den Prinzipien des Heilens, daher kann ihr Handeln als Knocheneinrenken der „kraniosakralen Sphäre" definiert werden.
Beide Richtungen brachten eine einzigartige Möglichkeit hervor, die menschliche **Anatomie** und **Physiologie** zu **interpretieren**. Die kraniale Betrachtungsweise sieht z.B. Knochengewebe als rein räumliche „Vektoren". Ihre Richtungen können durch das Bewußtsein des Therapeuten verändert werden. Gewebebewegungen seien direkt durch die Gedanken des Osteopathen beeinflußbar, was wiederum ein Grundsatzprinzip des Heilens darstellt. Strukturelle Therapeuten

suchen nach dem soliden Aspekt des Gewebes. Gewicht, Widerstand gegen Bewegung, Hebel, Fulcrum und Anheftungen sind die verschiedenen Masken, die die vitalen Flüssigkeiten am Fließen hindern können.
Mit der Zeit **verstärkten sich** die **Spaltung und Entfremdung** zwischen den beiden Schulen. Sie entwickelten jeweils ihre eigenen Wissenschaften, Zeitschriften, Verbände und Jargons. Nach der gegenwärtigen osteopathischen Literatur zu urteilen, scheinen sich viele Osteopathen weit vom Zentrum entfernt zu haben und fast ausschließlich einer reinen Form von Knocheneinrenken oder Heilen verschrieben zu haben. Die Heiler beziehen sich kaum auf Anatomie und brauchen keine Manipulationen. Viele Knocheneinrenker haben aufgehört, sich mit der Globalität des Körpers, der Struktur und Funktion zu befassen. Beide führen weiterhin den Namen „Osteopath" und manchmal leider den Namen „einzig wirklicher Osteopath".
Mit den Jahren werden Ansichten zu unerschütterlichen Glaubenssätzen. Wie **schwierig** wird es sein zu überzeugen, daß kraniale Osteopathie bei einer Ischialgie nicht hilft, weil sie das Zygoma über zehn Angströmeinheiten bewegt, und daß Impulse beim Lösen von Verwachsungen nicht funktionieren?

1.3.10 Quantenosteopathie

Es wurde ein kurzer Rückblick über den historischen Hintergrund der hundertjährigen **Auseinandersetzungen zwischen den „Strukturellen" und „Funktionellen"** gegeben. Wir dürfen nicht vergessen, daß wir nicht alleine diese Schlachten schlagen. Osteopathen sind auf einer der viele Frontlinien in der Auseinandersetzung zwischen Struktur und Funktion stationiert.
Auf einer anderen Front hatten auch die klassische Physik und die Quantenphysik in den letzten hundert Jahren ihre Kämpfe. **Wie die strukturelle Osteopathie** betrachtet die **klassische Physik** die Welt als eine Zusammensetzung von Partikeln und diskreten Punkten, die gewogen, positioniert und datiert werden können. **Quantenphysik** beschreibt, ähnlich **wie die funktionelle Osteopathie**, Ursache-Wirkungs-Beziehungen, die nicht wiegbar, positionierbar und datierbar sind, wie Wellen oder virtuelle Partikel.
Wir können die Auseinandersetzung zwischen Struktur und Funktion an vielen anderen Plätzen zur Kenntnis nehmen. Sie hat auch in den letzten hundert Jahren in der Kunst gewütet in Bezug auf die **klassische Malerei**, in der jedes Objekt festgelegte Konturen hat, und die **impressionistische und abstrakte Malerei**, in der Objekte wie Wellen ineinander übergehen.
Sicher würde es keiner wagen zu behaupten, ein Aspekt der Realität sei richtiger als der andere. Könnte jemand sich auf den Standpunkt stellen und sagen, daß klassische Physik „wahrer" als Quantenphysik oder daß klassische Malerei „passender" als Impressionismus sei?

1

Die „funktionellen" und „strukturellen" Modelle sind nicht allein unsere. Sie sind auch globale Modelle der Realität und stehen nicht in Konkurrenz zueinander. **Keines** von beiden ist **über- oder untergeordnet**, **effektiver** oder **realistischer**. Solche Einschätzungen sind aus historischer, physischer, klinischer und philosophischer Sicht bedeutungslos. Die Osteopathie braucht **zwei Paradigmen**, wie auch die Wirklichkeit zwei physikalische Paradigmen braucht. Keiner kann leugnen, daß der Körper aus Partikeln und Wellen besteht, örtlich gebunden und ungebunden ist, in Raum und Zeit real und virtuell erscheint.

Kranial und **strukturell** sind **komplementäre** Interpretationen derselben anatomischen Wirklichkeit. Die Trennung zur Zeit Stills war es, die eine Entwicklung und Ausprägung der beiden Richtungen zuließ. Sutherland transformierte den unspezifischen Schub der Vitalenergie, was traditionell dem Heilen entsprach, zu der anatomisch definierten V-spread-Technik. Das „Einrenken" der Wirbelsäule, typisch für das Knocheneinrenken, wurde zur ausgefeilten „Lumbar-roll-Technik".

Der osteopathische Beruf sollte stolz auf seine **zwei Gesichter** sein. Er sollte jedenfalls sicherlich nicht durch Selbstanklage in der Öffentlichkeit Selbstmord begehen. Die Osteopathie wurde immer exponierter und der Konflikt dadurch immer größer. Viele kümmern sich nicht darum, eine Einigung zu erreichen. Sie haben es vorgezogen aufzugeben, und unterrichten ihre eigene Form von Heilung oder Knocheneinrenken, die Variationen von Heilen und Knocheneinrenken darstellen, aber keine Osteopathie, die sehr viel Zeit und Nachdenken erfordert. Die ganze Zukunft von Stills Projekt liegt immer noch vollständig vor uns.

Quellen:
Abehsera A.: Histoire de l'osteopathie a ses debuts. Maloinde Ed.
Magoun H. I.: Osteopathy in the Cranial Field. 1. Auflage, Journal Printings, Kirksville, 1951
Still A. T.: Autobiography. Reprint of 1897, Americn Academy of Osteopathy, Indianapolis, S. 234, 343
Still A. T.: Osteopathy – research and practice. Reprint of 1910, Eastland Press, Seattle, S. 369, 376–378
Sutherland W. G.: Teachings in the science of osteopathy. Rudra Press, S. 243
Trowbridge C.: Andrew Taylor Still: 1828–1917. Thomas Jefferson University Press, S. 239 und Anmerkung 66

1.4 Osteopathische Prinzipien

Die osteopathische Diagnose erfolgt nach der klassischen klinischen Untersuchung, wobei der Schwerpunkt auf der ätiologischen Anamnese liegt, die im Kontext des Weiterlebens betrachtet wird. Dazu stützt sich die Osteopathie auf eine Philosophie, die auf **fünf biologischen Prinzipien** beruht. Es ist unmöglich, nur eines davon zu beschreiben, ohne auch die vier anderen zu erwähnen. Die ganze Philosophie bildet einen Leitfaden, die das klinische Vorgehen beeinflußt und somit eine durchdachte Therapie ermöglicht.
Der Großteil des diagnostischen Vorgangs geschieht mit den **Händen**. Diese sind die am meisten adaptierten und zuverlässigsten Meßinstrumente des menschlichen Körpers und somit am besten geeignet, die Intensität der Gewebsreaktionen zu spüren. Die **Palpation** ermöglicht es, die wirklichen Indizien zu finden, anstatt dem Patienten nur mit dem Intellekt zu begegnen. Mittels des Intellekts findet man nur, was man finden will. Die palpatorische Diagnostik macht die Osteopathie durch ihre Feinheit zu einer Kunst.

1.4.1 Das erste Prinzip: Struktur und Funktion

Eine Grundlage in der Osteopathie ist die **Wechselwirkung zwischen Struktur und Funktion**. Eine gesunde Struktur erfüllt alle Funktionen, für die sie bestimmt wurde. Die von einem Organismus ausgeführten Funktionen werden nur dann gut sein, wenn die Struktur sich in einem guten Zustand befindet. Durch dieses Zusammenwirken gehen Struktur und Funktion Hand in Hand. Beiden gemeinsam ist die **Bewegung**. Man kann es sich so vorstellen, daß die Struktur eine fest gewordene Bewegung darstellt und die Funktion die Energie der Bewegung ist.
Am Beispiel der **Wirbelsäule** mit ihren Gelenken kann dies verdeutlicht werden. Sie ist ein Organ, das zwei antagonistische Funktionen hat, nämlich die Gewährleistung von Stabilität und Mobilität. Der Trick der Evolution war es, mehrere Kontaktpunkte zu schaffen, die bei einer funktionellen Gelenkeinheit aus drei Gelenken besteht, um somit diesen Ansprüchen gerecht zu werden. Das Gelenk dient dabei der Bewegung. Daraus ergibt sich, daß eine Bewegungseinschränkung hauptsächlich ein strukturelles Problem des Muskel-Skelettsystems darstellt.
Im Folgendem werden **fünf Aspekte** des Zusammenspiels von Struktur und Funktion bei einer Dysfunktion und die daraus resultierenden palpierbaren und/oder sichtbaren Veränderungen der Körperhomöostase aufgezeigt.

Hypomobile Gelenke

Bei der Suche nach der Ursache einer Krankheit richtet der Therapeut seine Aufmerksamkeit als erstes auf die Bestimmung **hypomobiler Gelenke**. Um eine solche mechanische Störung zu beschreiben, wird ein Neologismus benutzt. Es ist eine **Dysfunktion** eines Gelenks oder – im osteopathischen Jargon – eine **Läsion** (osteopathische Läsion).

Schon im Ruhezustand befindet sich das Gelenk in Dysfunktion in Alarmbereitschaft. Es wird von lokalen propriozeptiven Elementen kontrolliert, die dem zentralen Nervensystem untergeordnet sind. Ein Muskel kann ein Gelenk nur dann bewegen oder stabilisieren, wenn er vom Nervensystem dazu angewiesen wird. Der Muskel ist daher das Werkzeug und der Beweis der neurologischen Funktion. Die Diagnose einer Gelenkdysfunktion muß sehr präzise sein, denn diese stellt die Ursache für folgende Mechanismen der Adaptation dar. Es ist essentiell, die frei beweglichen und die blockierten Bereiche der Wirbelsäule zu bestimmen. Im Falle einer Gelenksdysfunktion setzt der Organismus alles daran, diese zu lösen und neu zu organisieren. Das Nervensystem reagiert durch lokal **erhöhte Muskelspannung**, um das Gelenk zu schützen und schädliche Folgen zu vermeiden. Diese Adaptation führt zu einer **Einschränkung der Bewegungsamplitude** des betroffenen Gelenks und schließlich dazu, daß andere Gelenke zum Ausgleich in die entgegengesetzte Richtung der lokalen Dysfunktion bewegt werden. Diese Prozesse spielen sich für den Patienten nicht bewußt und meist unterhalb der Schmerzgrenze ab.

Die Veränderung der **Position der Knochen** wird durch eine Veränderung der Spannung der benachbarten Gewebe verursacht.

Gewebereaktion

Eine osteopathische Läsion der Wirbelsäule wirkt sich nicht nur auf die mechanischen Verbindungen, sondern auch in zentripedaler und zentrifugaler Weise auf Blut, Lymphe und Nervengewebe der Foramina intervertebralia aus. Die **Dysfunktion** eines Gelenks hat eine **zentrale und segmentale Wirkung**. Nach der Theorie der **segmentalen Fazilitation** sammelt das Rückenmark des betroffenen Segments eine Vielzahl von Informationen und besitzt die besondere Fähigkeit, diese zu filtern. Die Weiterleitung von diesen benötigt eine neurologische „Erlaubnis". Wenn die Intensität der Information die Reizschwelle erreicht, bewirkt sie eine Gewebsreaktion, wenn nicht, bleibt sie unbeachtet.

Diese **Gewebereaktion** drückt sich in verstärkter oder verminderter Drüsenfunktion der Haut (also Trockenheit, Feuchtig-, Fettig-, Öligkeit), Rötung, Schwellung, Verhärtung, Verklebung usw. aus und wird bei der Untersuchung palpiert.

1

Gleichgewicht der Haltung

Bei einer vorhandenen Läsion findet eine **Adaption** statt, die den Naturgesetzen des Gleichgewichts und der Wirtschaftlichkeit unterliegt. Daraus ergibt sich, daß der Osteopath als drittes das **Gleichgewicht der Haltung** und die allgemeine **Beweglichkeit** untersuchen muß. Durch **Bewegungstests** wird die **Qualität** der Bewegung untersucht, die bei einer Dysfunktion verschlechtert ist. Die Einschätzung des Gleichgewichts der Haltung weist zugleich darauf hin, ob das Nervensystem angemessen auf eine Störung reagiert oder nicht. Ein Ungleichgewicht und Bewegungseinschränkungen deuten auf eine Läsion hin und bedeuten immer einen erhöhten Energieaufwand.

Bei diesem **Kompensationsmechanismus** werden zusätzlich andere Gelenke zum Selbstschutz und zur Selbstregulierung benötigt. Der Aufwand zur Unterstützung und Erleichterung der Bewegungseinschränkung wird somit aufgeteilt und das Gelenk in Dysfunktion dadurch besser geschützt. Aber die Spannungen, die durch die Selbstregulierung entstehen, bedeuten, daß andere Gelenke nun für die Korrektur auch nach einer optimalen Position suchen. Diese Kräfte summieren sich in Hinsicht auf die Selbstregulierung und verändern im Verlauf die Morphologie der betroffenen Gelenke und des Körpers.

Neurologische Struktur

Als viertes muß die Art und Weise, in der sich die **neurologische Struktur** manifestiert, betrachten werden, z. B. als primärer **Hypotonus**, kompensatorischer oder synergistischer **Hypertonus** oder sonstige stabilitätserhaltende Maßnahme.

Bei diesen Bemühungen um Adaption und Kompensation werden zudem die peripheren Gelenke über die Nervenversorgung oder distale Muskelinsertionen beteiligt. Letztendlich nimmt der ganze Körper an der Suche nach der bestmöglichen Adaption teil.

Jeder Körper befindet sich in einer Homöostase, die jedoch in Bezug auf Aufwand und benötigter Energie zu ihrer Erhaltung als unterschiedlich effektiv bewertet werden kann.

Adaption und Kompensation

Der fünfte Punkt, auf den man achten muß, ist vielleicht der delikateste. Er besteht aus der **Analyse des Systems der Adaption und Kompensation**, aus der hervorgehen soll, welche Störungen beseitigt und welche belassen werden sollen. Lange Zeit hat man die Symmetrie als Anhaltspunkt genommen. Es ist aber wohl vernünftiger, sich auf die ursprüngliche Harmonie zu beziehen, denn der Mensch ist von Natur aus asymmetrisch.

Dabei stellt sich die Frage, ob es sich im untersuchten funktionellen Bereich um eine **normale Eigenschaft oder eine Dysfunktion** handelt. Ein 55jähriger Patient mit einem verkürzten Bein ist wahrscheinlich neurologisch adaptiert. Die

Statik hat sich auf die Physiologie ausgewirkt, und ein Eingriff wäre nicht gerechtfertigt. Ein Patient, der eine nach hinten verschobene Haltung der Einheit 2 (Oberkörper; ☞ 21.4.2) hat, wird nach innen rotierte Schultern und einen nach anterior verschobenen Kopf haben. Dies sind die Elemente seiner Haltung, die ausschlaggebend sind und das Individuum unterstützen. Wenn dieser Patient im Alter von 65 Jahren keine Symptome aufweist, ist es besser, nicht einzugreifen. Wenn er hingegen eine Varusdeformität des Fußes entwickelt hat, kann man das nicht von der Haltung trennen. Wenn man zusätzlich noch eine Dysfunktion des Os cuboideum mit Auswirkung auf das Gewebe feststellt, ist ein Eingreifen gerechtfertigt, um die Harmonie der Haltung wieder herzustellen.
Jedes Individuum weist im Laufe seines Lebens eine Gewebsentwicklung auf, die der ursprünglichen Anordnung (dem „Originalentwurf") gegenübergestellt werden muß. Über diese, durch den Organismus bedingte **Entwicklung** müssen wir uns Gedanken machen. Welche Muskeln verursachen die Läsion und welche beteiligen sich am Schutz des Organismus, an der Selbstkorrektur? Eine Hypomobilität kann z. B. ein Schutzfaktor sein, deren Korrektur zu einer Störung des Anpassungsmechanismus und zu einer Lumbalgie oder Lumboischialgie führen kann. Die Kunst der Osteopathie besteht darin, die Gründe, die zu einer primären Läsion führen, herauszufinden.
Das Ausmaß einer Gelenksdysfunktion ist manchmal schwierig einzuschätzen, v.a. durch zusätzliche periphere Einflüsse, die eigene Symptome entwickeln können. Diese sind aber unter Umständen weit von der Ursache entfernt, so daß z.B. ein Senkfuß für eine Migräne verantwortlich sein kann. Darüber hinaus können die gleichen Symptome unterschiedlichen Ursprungs sein. Eine Linearität zwischen Ursache und Wirkung wird oft angezweifelt.
1902 erweiterte Dean Tasker das Wirkungsfeld der Osteopathie. Er schrieb: „Das Leben in seiner unglaublichen Vielfalt hat andere Seiten als nur die mechanische, und die **Funktion beeinflußt auch die Struktur**." Eine funktionelle organische Störung kann demnach auch die Ursache für eine strukturelle Veränderung sein. Z.B. kann eine Gallenblasendyskinesie von einem Schmerzpunkt im rechten Schulterblattbereich begleitet werden. Das ist eine klassische Beobachtung. Aber sie kann auch andere Effekte haben, insbesondere in bezug auf die Gewebereflexe. Die reflektorische Gewebespannung hält, obgleich mit nur geringer Intensität, an und bewirkt letztendlich eine Strukturveränderung. Eine Gallenblasendyskinesie kann also Ursache für eine Pseudoperiarthritis oder eine Knieinstabilität sein.
Man kann feststellen, daß eine – auch geringe – Gelenksdysfunktion durch die miteinander verbundenen Systeme die organische Funktion und den Gesundheitszustand des Patienten beeinflussen kann. Für die Osteopathie erstreckt sich die Bedeutung des Bewegungsapparats daher weit über die einer einfachen Stützfunktion hinaus. Die verschiedenen die **Organe** betreffenden **Reflexe** spielen in der Osteopathie eine große Rolle und auch periphere Gelenke können auf

eine Organdysfunktion hinweisen. Der **periphere Schmerz** kann schon lange vor der sichtbaren organischen Manifestation vorhanden sein. Zur weiteren Diagnose ist die Analyse der **Gleitebenen** und des **Aufhängungssystems** der Organe hilfreich. Eine minimale Reduzierung der Gleitfähigkeit kann bereits enorme physiologische Auswirkungen haben. Z. B. kann sich die Fixierung einer Niere, durch die 1700 Liter Blut pro Tag fließen, nicht sehr positiv auswirken.
Die **Dermatome** (☞ Einbandinnenseite hinten) des Körpers dienen in diesem Zusammenhang zudem als Orientierungshilfe. Sie ermöglichen es, die Symptome mit der Dysfunktion in Verbindung zu bringen. Die betroffenen Segmente sind für das Auge sichtbar, zudem bilden sie durch das gleichsam betroffene darunter liegende Myotom einen Steuerpunkt, dessen Stimulation einen wirksamen und regulierenden Einfluß auf das neurovegetative System des betroffenen Organs hat.
In einem ganzheitlichen Kontext hat die **somatische Komponente**, auch wenn sie nicht primär ist, immer eine Bedeutung. Selbst wenn die anatomische Anomalie nicht für die physiologische Störung verantwortlich ist, hemmt eine osteopathische Läsion in jedem Fall die Rückkehr zur Homöostase. Umgekehrt führt die Normalisierung der somatischen Komponente immer zu einer Verbesserung anderer Komponenten des Körpers.

1.4.2 Das zweite Prinzip: Selbstheilungskräfte

Das zweite osteopathische Prinzip basiert auf dem **neo-vitalistischen Fluß**, auf den **Selbstheilungskräften des Körpers**. Der osteopathische Glaube ist das Vertrauen in eine gute Organisation der Natur. Im Laufe des Lebens kommt es im Organismus zu einer unglaublich hohen Zellteilung. Daher ist es erstaunlich, daß nur relativ selten Tumore entstehen.
In dieser Sammlung von Gelenken und größtenteils aus Flüssigkeit bestehenden Einheiten, die der Mensch verkörpert, fließt eine nicht definierbare Substanz, die den Körper ernährt, wachsen läßt und ihn am Leben erhält. Diese hat Teil am guten, unsterblichen Genie des Universums. Wir sind auf diese Weise an den Kosmos angebunden. Das ist die spirituelle Dimension des Homo sapiens. Des weiteren wird der Mensch durch den **Lebensatem** belebt. Von dieser inhärenten Kraft sind die Homöostase und Einheit des Körpers abhängig.
Der Osteopath glaubt an die natürlichen Kräfte des Körpers, um Krankheiten zu überwinden. Wenn der Organismus sein Gleichgewicht nicht wieder herstellen kann, ist er da, um den Heilungsprozeß voranzutreiben. In schlimmeren Fällen hilft er dem Organismus, die Dysfunktion in die funktionelle Einheit zu integrieren, um damit die Bewegung zu verbessern. Indem er die Hilfsquellen des Körpers nutzt, verstärkt er dessen Fähigkeit zur Anpassung oder Kompensation.

Die Osteopathie glaubt, daß die vitale Kraft vorhanden ist, und daß es ausreicht, das Hindernis zu beseitigen, damit diese wieder frei zirkulieren kann. Die Hauptrolle spielt hierbei das **Nervensystem**. Ab dem 60. Lebensjahr verringert sich die Anzahl der Neurone um ca. 100000 Zellen pro Tag. Aber dieser Verlust ist keinesfalls dramatisch, denn die verbleibenden Neurone können ihre Dendritenverzweigung erhöhen und damit den nervlichen Austausch im Bereich der Synapsen aufrechterhalten.
Bei einer Dysfunktion werden die Selbstheilungskräfte des Körpers von der gestörten Struktur beeinträchtigt. Der Osteopath muß den zu lösenden Knotenpunkt identifizieren, die Läsion anhand der Palpation finden, diese korrigieren und danach auf jeden Fall den Rest der Arbeit Mutter Natur überlassen.
Die Analyse der Haltungsvektoren und das Studieren des Gleichgewichts zwischen den thorakalen und abdominalen Druckverhältnissen erlauben es, den freien Fluß des Blutes zu verstehen. Die Untersuchung des neurovegetativen Gleichgewichts gibt Auskunft über die Blutversorgung der Organe. Wenn man **Kreislauf und Atmung miteinander koordiniert**, verhilft man der Vitalität, sich zu entfalten. Der Körper hat von nun an die Möglichkeit, das Maximum seiner Kräfte zu nutzen. Wir dürfen bei dieser Vorstellung nicht vergessen, daß das Kiefergelenk auch am respiratorischen System beteiligt ist und somit eine korrekte Zahnstellung für die Homöostase grundlegend wichtig ist. Die osteopathische Kunst ist also nicht die physikalische Medizin. Es ist ein koordinierter zirkulierender und respiratorischer Fluß, der die vitale Maschine anregt.
Die Folge des **Neovitalismus** sind eine **Adaption und Kompensation**. Der Mensch hat eine natürliche Fähigkeit, in einer gewissen Umgebung zu leben, schädlichen Einflüssen zu widerstehen und diese zu neutralisieren. Bei einem bedrohlichen Milieu opfert der Organismus einige Funktionen, um die vitalen Funktionen zu schützen.

1.4.3 Das dritte Prinzip: Der Körper als Einheit

Das dritte Konzept betrachtet den menschlichen **Körper als eine Einheit**, die nicht unterteilt werden kann. In der Allopathie ist die Vorgehensweise begründet und vorteilhaft, die den Patienten in seine elementaren Abschnitte aufteilt. Dadurch wird die Analyse von Funktion und Struktur vereinfacht. Dieser atomaren Betrachtungsweise steht die osteopathische gegenüber, die als Geheimnis den Organismus als Ganzes sieht, was verloren geht, wenn dessen einzelne Abschnitte analysiert werden. Der Organismus ist keine Anhäufung unabhängiger Körperabschnitte, sondern besitzt eine Integrationseigenschaft, die auf den Verbindungen der Abschnitte untereinander basiert.
Aus diesen Verbindungen entstehen neue, ursprünglich nicht vorhandene Eigenschaften. So existieren bestimmte Funktionen nur in der Kommunikation

und Komplexität. Wir können deshalb in unserer Analyse nicht reduzierend vorgehen. Jedes einzelne Teil eines Vorgangs zu kennen, reicht nicht aus, um den makroskopischen Komplex zu verstehen. Für einen Osteopathen kann z.B. eine Malokklusion der Zähne seine Ursache in einer Beinlängendifferenz haben. Andersherum kann eine Divergenz der Augen eine Meniskopathie verursachen, da die Fußwinkel vergrößert sind.
Der Mensch ist eine anatomische Einheit dank des **Bindegewebes**, das jede einzelne Zelle umgibt und die Kohäsion gewährleistet. Es ist ein Verbindungsstück, das die Zahl der möglichen Verbindungen um vieles vergrößert.
Mehrere Wege oder korrelative Systeme überlagern sich im Körper, um die mechanische Verbindung zu verstärken. Mit den Flüssigkeiten werden hormonelle und Immuninformationen befördert. Die Nervenbahnen ermöglichen eine sofortige Adaption. Das sympathische Nervensystem ist in erster Linie zum Überleben da, das parasympathische ermöglicht die Erholung.
Die Einheit des Körpers ist immer **dynamisch und funktionell**. Jedes Teil funktioniert durch die Einheit und für die Einheit. In Gesundheit und Krankheit stellt der Körper eine Einheit dar. Wenn eine Funktion vom Normalen abweicht, hat dies eine Auswirkung auf den Gesamthaushalt des Körpers.
Über die Materie hinaus erstreckt sich die Einheit auch auf das **elektromagnetische Feld**. Das Prinzip der Einheit trifft ebenso auf die Kommunikation von Erde und Universum zu, die auch funktionelle Einheiten sind und deren Gleichgewicht respektiert werden muß, um die Homöostase zu gewährleisten.

1.4.4 Das vierte Prinzip: Die Durchblutung als Wichtigstes

Das **Gesetz der Arterie** ist absolut und stellt das vierte Prinzip dar. Das ist der vaskuläre Ausdruck des mechanischen Stroms der Osteopathie und handelt von der Freiheit der Bewegung und des Rhythmus. Es beinhaltet alle Sekrete des Körpers, die Neurotransmitter und das Denken. Die Einheit des Körpers organisiert sich um diese Substanz, die allen Geweben gemein ist, das **Blut**. In der osteopathischen Philosophie findet das Zusammentreffen von Blut und Faszien unter Kontrolle des Nervensystems statt. Eine eingeschränkte Durchblutung erzeugt Stagnation und Fermentation. Letztlich resultiert eine Pathologie aus einem pathologischen Tonus und gleichzeitiger Obstruktion.
Das Ziel der Diagnostik besteht darin, die Stase aufzufinden. Das **Dekongestionieren** verbessert nicht nur die Ernährung der Gewebe und das Ausscheiden von Stoffwechselprodukten, sondern verhindert auch Fixationen und Fibrosen.

1.4.5 Das fünfte Prinzip: Der Patient, nicht die Krankheit

Das fünfte Prinzip besteht darin, daß der **Patient** und nicht seine Krankheit **im Fokus der Aufmerksamkeit** des Osteopathen steht. Die Osteopathie betrachtet ein **Individuum** mit seiner Geschichte, seinem Lebensraum und seiner Entwicklung. Dazu muß zwischen fortlaufender Zeit und zyklischen oder saisonalen Vorgängen unterschieden werden.
Der Osteopath beschäftigt sich mit dem **speziellen genetischen Erbe**, der Spezifität des Gewebes und verbindenden Mechanismen. Diese resultieren aus einer langen biologischen Geschichte, die unvergleichlich im Verlauf der Evolution ist. Der Osteopath ist nie besessen davon, seine Beobachtungen in ein nosologisches System einzuordnen. Bei Anwendung experimenteller Wissenschaften und Forschungsergebnisse darf der Patient nicht zugunsten der Krankheit vergessen werden. Die osteopathische Diagnostik konzentriert sich mehr auf die Natur des Kranken und dessen funktionelles Verhalten als auf die Etikettierung hinsichtlich einer Symptomatologie.
Der Osteopath muß als erstes die **Gesamtfunktion des Körpers** verstehen und dessen Versuch sich anzupassen, um zu überleben. Unter diesem Aspekt ist es unerläßlich, den isolierten metabolischen Ausdruck der Gewebe im Zusammenhang und Verhältnis zu allen Körpersystemen zu sehen.

1.5 Die somatische Dysfunktion

Die somatische Dysfunktion ist ein signifikanter Befund in der strukturellen osteopathischen Untersuchung. Sie stellt sich klinisch als eine palpierbare, pathologische Veränderung der Gewebequalität dar. Somatische Dysfunktionen repräsentieren darunterliegende Pathologien im neuromuskulären System und können auch ein Indikator für Krankheitsprozesse in viszeralen Organen sein. [Willard 1999]

1.5.1 Die somatische Dysfunktion bei Gesundheit und Krankheit

Anatomische und physiologische Ansätze

Andrew Taylor Still, der Gründer der Osteopathie, kam bei seinen frühen empirischen Beobachtungen und seiner Ursachenerforschung zu dem Schluß, daß anatomische oder **strukturelle Veränderungen** entweder zu einer **funktionellen Störung** (Dysfunktion) führen oder eine vorprogrammierte Disposition in

der Entwicklung von organischen oder systemischen **Erkrankungen** darstellen würden. Still betrachtete die „Läsion" als eine anatomische Abweichung, woraus das Prinzip entstand, daß die Struktur die Funktion bestimmt. Er unterstrich die Wichtigkeit der anatomischen Integrität des Körpers in Bezug auf die Blutzirkulation („das Gesetz der Arterie ist absolut"), den venösen Rückfluß und die Weichteile. Still basierte seinen therapeutischen Ansatz nicht nur auf die **anatomische**, sondern auch **physiologische Integrität** des Körpers. Er sprach von „Mechanik", betonte aber, daß physiologische Störungen aus veränderten anatomischen Beziehungen resultierten.
Ein Student und Zeitgenosse von Still, John M. **Littlejohn**, führte dessen Gedanken weiter und erklärte die Störungen auf physiologische Art und Weise. Er entwickelte sozusagen die Anatomie von Still auf einer physiologischen Basis weiter. Littlejohn sah die Dysfunktionen nicht in den anatomischen Strukturen, sondern in der **Gelenkphysiologie** und der daraus resultierenden veränderten physiologischen Funktion. Im Gegensatz zu Still, der von anatomischen Abweichungen sprach, war Littlejohn der Ansicht, daß man das Abnorme nicht ins Normale zurückführen könnte. Man müßte den Körper als Ganzes behandeln, um die neurologischen und mechanischen Funktionen entsprechend zu koordinieren.

Neurologische Ansätze

Der **neurogene Aspekt der Läsionstheorie** wird auf die Zeit vor Still zurückdatiert. Sowohl Still als auch Littlejohn kannten bereits diese Denkweise: „Die Ursache ist die partielle oder komplette Unfähigkeit der Nerven, die Flüssigkeiten zu leiten." [Still 1897]. Reflextheorien waren schon zu dieser Zeit in der medizinischen Literatur bekannt (Bell und Magendie 1820; Reflexmechanismus von Marshall Hall 1830; Benedict Stilling und seine Arbeit über das autonome Nervensystem und den reflexbasierten Mechanismus in sensorischen und vasomotorischen Nerven 1840 und die Publikation von J. Evans Riadore 1843 „Die wissenschaftliche Abhandlung über die Irritation der Spinalnerven"). Im osteopathischen Sinne arbeiteten Zeitgenossen von Still und Littlejohn die theoretische Basis vom somato-viszeralen Reflex und von der Entstehung einer osteopathischen Läsion aus (insbesondere Deason, Hulett, McConnell und Burns). Dieses Thema war von besonderem Interesse und wurde von intensiven Studien über das autonome Nervensystem unterstützt. J. M. Littlejohn und Louisa Burns studierten die spezifischen „osteopathischen spinalen Zentren" im Detail. Ein eigenes manuelles Konzept wurde entwickelt, um die viszero-somatischen und somato-viszeralen Reflexe über diese Zentren zu beeinflussen. Die Folgen einer Läsion in den spinalen Zentren waren bei der Krankheitsätiologie sehr wichtig. Die Behandlung wurde mit dem Ziel entwickelt, die physiologischen Prozesse, die im Krankheitsgeschehen involviert waren, zu stimulieren oder inhibieren.

1

Generell waren die Studien auf die **Nervenzentren der Wirbelsäule** fokussiert. Weiter vertieft wurden folgende Themen:

- Wirkung der Manipulation in verschiedenen Regionen der Wirbelsäule
- Wirkung von künstlich produzierten „Läsionen“ in verschiedenen Bereichen der Wirbelsäule
- Wirkung der „Läsion“ auf Bildung und Qualität des Blutes
- Wirkung der „Läsion“ auf die Funktion der Organe
- die exakten Zusammenhänge zwischen einer strukturellen „Läsion“ und verschiedenen Krankheitszuständen
- „Läsion“ als die Ursache von Krankheit und ihre besonderen Eigenschaften bei akuten und chronischen Zuständen
- Wirkung der „Läsion“ auf die Entwicklung und das Erbgut eines Kindes.

Frühe Studien über osteopathische Verfahren legten Wert auf die strukturelle Analyse des Körpers und die möglichen viszeralen Wirkungen, die sich in **histopathologischen Veränderungen** zeigen. Diese Studien waren durch das Fehlen von adäquaten Untersuchungsmethoden unvollständig, so daß die Ergebnisse fraglich blieben. [Deason 1913 in: Cole 1987] Trotzdem zeigen sie den Forschergeist dieser Zeit.

1905 stellte McConnell die Hypothese auf, eine **spinale Dysfunktion** könne die **segmental innervierten, viszeralen Strukturen beeinflussen**. Er entdeckte, daß jede Form eines übermäßigen endogenen oder exogenen Stimulus eine Reaktion im dazugehörigen Eingeweide auslösen könnte. Im Laufe der Jahre kamen mehrere Forscher zu ähnlichen Ergebnissen wie McConnell 1905, Deason 1913 und Burns 1929. Die auffallendste Reaktion in den reflexgebundenen Viszera war die passive Kongestion, gefolgt von milden zellulären Reaktionen. Diese Reaktionen wurden als seröse Atrophie betrachtet, die allerdings reversibel war. Dies waren die ersten Schritte des osteopathischen Berufsstandes, die den somatischen Bestandteil einer Krankheit als sehr wichtiger Faktor in der Aufrechterhaltung des homöostatischen Gleichgewichts aufzeigen.

Zusammenfassend ist festzustellen, daß in den frühen Forschungsbemühungen der Osteopathie, bei der klinischen Bewertung der somatischen Dysfunktion (der „osteopathischen Läsion“) **lokale und systemische Reaktionen** beobachtet wurden. Man war der Meinung, daß diese durch das **vaskuläre und neurale System** vermittelt wurden. Am Anfang stellte man „Läsionen“ bei Tieren künstlich her, um die Wirkung bezüglich Benehmen und Histologie zu beobachten. Später führte man instrumentelle Messungen der neuralen und vaskulären Bestandteile der „osteopathischen Läsion“ durch.

Neurophysiologische Reflexmechanismen

Als man erkannte, daß die Struktur allein die verschiedenen Aspekte einer somatischen Dysfunktion („Läsion“) nicht erklären konnte, wandte man sich der **Physiologie** zu, um eine funktionelle Basis für die osteopathische Theorie aufzustellen. Diese erklärte ebenso wie die Struktur die lokalen Eigenschaften einer somatischen Dysfunktion. Da zirkulatorische und neurale (möglicherweise auch endokrine oder humorale) Funktionen eine Verbindung zwischen somatischer Dysfunktion und ihren ferngelegenen Organen und Geweben herstellten, konnte die Physiologie die **entfernten Wirkungen einer somatischen Dysfunktion** erklären und die Mechanismen, warum weit entfernte Organe und Gewebe eine somatische Dysfunktion hervorrufen und aufrechterhalten können. [Kelso 1987]

Mit der Berufung von John S. Denslow zum Kirksville College of Osteopathic Medicine wurde eine über vier Jahrzehnte andauernde grundlegende und angewandte **Studie** über somatische Dysfunktion begonnen. In den ersten 10 Jahren (ab 1940) arbeitete er mit Elliot L. Hix, Irvin M. Korr, Price E. Thomas und Harry M. Wright wissenschaftlich über Zirkulation, Reflexe und autonome Funktionen. Die osteopathische Theorie, das Konzept und die Studien, die durch diese Arbeit entstanden, betonen einige physiologische Funktionen. Diese beinhalten Aspekte der Zirkulation, der Neurophysiologie von Reflexen, der segmentalen Fazilitation von synaptischer Übertragung des Rückenmarks und der autonomen Modulation von viszeralen Funktionen.

Vor 1950 haben die Osteopathen Reflexe studiert, um osteopathische Theorien zu entwickeln. William Smith (der erste Lehrer bei der ASO mit Still) machte den Einsatz der Skiagraphie bei der Studie von Strukturen bekannt. 1899 schloß er die **somato-viszeralen Reflexe** in Verbindung mit der Zirkulation in seine Referate an der American School of Osteopathy ein, um im Körper **entfernte Wirkungen** einer somatischen Dysfunktion zu erklären. Seine Vermutungen wurden in den darauffolgenden Jahren bestätigt, als mehrere praktizierende Osteopathen die damals aktuellen, physiologischen Kenntnisse benutzten, um osteopathische Prinzipien zu untermauern. Zu dieser Zeit diskutierten und verwendeten viele Osteopathen die Theorien von Henry Head und James McKenzic über übertragene Schmerzen (viszero-somatische Reflexe). Charles Hazzard und John M. Littlejohn vertraten 1902 den Standpunkt, daß viele segmentale Nerven mit sympathischen Ganglien verbunden seien, die die Blutgefäße kontrollierten, und die somatische Dysfunktion die trophische Qualität des Gewebes direkt beeinflusse aufgrund der Innervation von Segmenten, die mit der somatischen Dysfunktion verbunden wären, und indirekt durch einen verminderten Blutfluß. Es war jedoch nicht ganz klar, ob die Verfasser glaubten, daß die „osteopathische Läsion" im Rückenmark liegt oder somatischer Herkunft sei und daher deren Wirkung ein somato-viszeraler Reflex sei.

Durch die Errichtung von Laboratorien an dem Kirksville College of Osteopathic Medicine 1938 wurden **Untersuchungen** über Reflexe eingeleitet, die die damals vorhandenen Technologien, Studienentwürfe und methodischen Arbeiten verwendeten. Ein neues Zeitalter der osteopathischen Medizin war erreicht. Größere Projekte durch Denslow, Hassett, Clough, Korr, Eble, Patterson und Hix

1

rechtfertigten die physiologische Basis der osteopathischen Medizin und die Rolle der somatischen Dysfunktion bei Gesundheit und Krankheit.

1.5.2 Das aktuelle Verständnis der somatischen Dysfunktion

Das Charakteristische bei der Entstehung und Entwicklung der Osteopathie ist die **Bedeutung**, die **der somatischen Dysfunktion** bei Gesundheit und Krankheit zugewiesen wird. Unter Osteopathen und Medizinern gab es viele Vorstellungen und Ideen über die auslösenden Faktoren einer Dysfunktion/Läsion und deren Bedeutung in der Entstehung und Behandlung von Erkrankungen. Man hat oft versucht, diese Dysfunktionen/Läsionen zu definieren und klassifizieren. Die daraus entstandene Verwirrung führt bis heute zu unterschiedlichen Auffassungen vieler Osteopathen.

Synonyme für „somatische Dysfunktion" sind: osteopathische Läsion, spinaler Läsionskomplex, arthroligamentäre Spannung, Gelenkblockade, vermindertes Gelenkspiel, Subluxation und spinale Läsion.

1973 wurde die Bezeichnung „osteopathische Läsion" durch „somatische Dysfunktion" ersetzt, und von Ira M. Rummey, D.O., eine noch heute gültige **Definition** gegeben, die in die internationale Klassifizierung von Krankheiten, HA-ICD 2. Auflage, aufgenommen wurde:

Eine **somatische Dysfunktion** ist eine verminderte oder veränderte Funktion von zusammengehörenden Teilen des Körpersystems, also skelettalen, artikulären und myofaszialen Strukturen und damit verbundenen Teilen des lymphatischen, vaskulären und Nervensystems.

Um die somatische Dysfunktion von anderen Dysfunktionen zu unterscheiden, wird diese laut Fred L. Mitchell jun., D.O., 1979 durch folgende **Merkmale** charakterisiert:

Die Bezeichnung „somatische Dysfunktion" beinhaltet, daß deren **manipulative Behandlung** angemessen, wirkungsvoll und ausreichend ist.

Die somatische Dysfunktion kann durch folgende Gedächtnishilfe **charakterisiert** werden:

- T.A.R.T.: **T**enderness (Empfindlichkeit), **A**symmetry (Asymmetrie), **R**estricted range of motion (eingeschränkter Bewegungsumfang), **T**issue texture changes (Veränderung der Gewebebeschaffenheit)
- P.R.A.T.: **P**ain (Schmerz), **R**estricted range of motion (eingeschränkter Bewegungsumfang), **A**lignment (Ausrichtung), **T**issue texture changes (Veränderung der Gewebebeschaffenheit).

Im Hinblick auf die somatische Dysfunktion werden Einflüsse der **viszeralen Strukturen** zwar erwähnt, aber die klassische Definition der Dysfunktion in der Osteopathie schließt die viszerale Dysfunktion nicht mit ein. Dies entspricht nicht dem aktuellen Verständnis und der praktischen Ausübung der Osteopathie in Europa. Die viszeralen Strukturen können ebenso eine verminderte oder veränderte Funktion aufweisen, die mit der ihnen eigenen anatomischen Geweben und lymphatischen, vaskulären und nervalen Strukturen verbunden sind. Die Wechselwirkung zwischen Viszera und Viszera, zwischen Viszera und Bewegungsapparat sowie umgekehrt ist von großer praktischer Bedeutung in der Osteopathie. Es sollte deshalb eine umfassendere osteopathische Definition der Dysfunktion gewählt werden, die die Viszera mit einbezieht und sie der somatischen Dysfunktion gleichstellt.

Eingeschränkter Bewegungsumfang

Die Haupteigenschaft der somatischen Dysfunktion ist die **verminderte** oder **veränderte Mobilität innerhalb des normalen Bewegungsumfangs** des dysfunktionellen Segments oder Gelenks. Dies wurde in der Osteopathie früh erkannt. Littlejohn erklärte, alle osteopathischen Läsionen (somatische Dysfunktionen) müßten mit veränderter Mobilität definiert werden, d.h. eine **Läsion** sei ein **physiologischer Zustand** und kein anatomischer. Er sagt 1917: Die osteopathische Läsion ist jede beliebige Veränderung der anatomischen oder physiologischen Beziehung innerhalb des normalen Bewegungsumfangs von gelenkigen Strukturen, die zu einer lokalen oder peripheren Störung führt.
Alan Stoddard stellt 1969 fest: Die osteopathische Läsion ist ein Zustand der beeinträchtigten Mobilität eines Zwischenwirbelgelenks, egal ob die Position der Nachbargelenke verändert ist oder nicht. Bei einer veränderten Position sei diese jedoch immer innerhalb des normalen Bewegungsumfangs des betroffenen Gelenks zu finden.

Die normale Beweglichkeit der Wirbelsäule

Die osteopathische Forschung im Bereich der Biomechanik orientierte sich hauptsächlich an der klinischen Praxis. In der Anfangsphase gab es ein erkennbares Bedürfnis, mehr Wissen und Verständnis bezüglich **Gelenkmechanik** und dem Zusammenspiel zwischen den Gelenken und deren Umgebungsgewebe zu erhalten. Mit dem klinischen Verständnis über die Verbindung zwischen eingeschränkter Gelenkbeweglichkeit und Symptomen sowie der Notwendigkeit, die Veränderungen der Gelenkbeweglichkeit mit Tests zu beurteilen, entstand die Erforschung der Gelenkmechanik.
H. V. **Halladay**, D.O., der das Buch „Applied Anatomy of the Spine“ verfaßte, beschrieb ausführlich die **Anatomie der Wirbelgelenke und deren Bewegungen**, die diagnostische Palpation von Gelenkdysfunktionen und die Wirkung einer Dysfunktion auf Gelenke und deren dazugehörige Strukturen. Halladay beobachtete die anatomischen Strukturen und Gelenkbewegungen durch Sezieren und mit Hilfe seines einzigartigen Präparats, der „Halladay Wirbelsäule“, bei der er die Gelenkverbindungen und Ligamente intakt ließ, um die natürlichen

1

Gelenkbewegungen zuzulassen. Sein Lehrbuch wurde erstmals 1920 veröffentlicht.
H. H. **Fryette**, D.O., war einer der ersten Osteopathen, der die **Beweglichkeit der Wirbelsäule** untersuchte und einige generelle Prinzipien dazu formulierte. In seiner Veröffentlichung von 1918 „Physiological Movements of the Spine" berichtete er, die Facettengelenke und die Wirbelkörper steuerten die Bewegung der Wirbelsäule und die Wirkung der Seitneigung sei von der vorherigen Position der Wirbelsäule (Flexion bis Extension) abhängig. Fryette stellte das erste, organisierte Konzept der Wirbelsäulenbewegung in drei Achsen vor.
Die **Wirbelsäulenmechanik** war ein häufig besprochenes Thema bei den Veröffentlichungen von C. Gorham **Beckwith**, D.O., von 1944. Er faßte die anatomischen Informationen für jedes Gebiet der Wirbelsäule zusammen, wobei er die normale und pathologische Gelenkbeweglichkeit schilderte. Er meinte weiter, daß die Gelenkbeweglichkeit von der Diagnose der Dysfunktion und den unterschiedlichen Behandlungsmethoden abhängig sei. Seine Beobachtungen stützten sich auf anatomische Studien, Röntgenaufnahmen und selbst konstruierte Modelle der menschlichen Wirbelsäule.
Alle diese Erkenntnisse waren sehr wichtig für die Entwicklung der Diagnostik und des therapeutischen Vorgehens der somatischen Dysfunktion. Die Begriffe Mobilität und Verlust von Mobilität beschrieben dynamisch einen physiologischen und nicht anatomischen Prozeß. Die Begriffe „anatomische Deformität" und „Subluxation" sind unzutreffend und gehören in den Bereich der Traumatologie und Orthopädie.

Theorien zur Entstehung der eingeschränkten Gelenkbeweglichkeit

Bei einem **Ödem** und den damit verbundenen Veränderungen der Verhältnisse der interzellulären Flüssigkeiten der periartikulären Gewebe (☞ Veränderung der Gewebebeschaffenheit S. 49) kann eine Bewegungseinschränkung durch die **verlorengegangene Elastizität** und **Ausdehnung des Gewebes** entstehen. Es gibt aber auch andere Spekulationen und Hypothesen über Faktoren, die die Gelenkbeweglichkeit auf Wirbelsäulenebene beeinflussen.
Durch die Forschung von Dr. Irvin M. **Korr** hat die **propriozeptive Theorie** der eingeschränkten Gelenkbeweglichkeit eine zentrale Rolle in der Osteopathie erhalten.
Die **Muskelspindeln** sind sehr wesentlich bei der Kontrolle und Einstellung der Muskellänge. Durch Rückkopplung mit dem γ-System regeln sie die Spannung der extrafusalen Fasern. Sie werden auch von höheren Zentren des ZNS stimuliert. Die Muskelspindeln werden von sympathischen Fasern innerviert. Durch die von der Muskelspindel ausgehenden Afferenzen werden die Motoneurone des gleichen Muskels gereizt. D.h. **bei Dehnung eines Muskels** bewirken die Muskelspindeln aufgrund der Stimulation eine **Kontraktion** (abhängig von der einwirkenden Kraft), um der Dehnung entgegenzuwirken. Umgekehrt werden

die Afferenzen **bei einer Muskelverkürzung** gehemmt und die Entladung der Motoneurone reduziert. Die Folge ist eine **Entspannung des Muskels**. Dies ist die Arbeitshypothese von indirekten funktionellen Techniken und Strain-Counterstrain.
Hypertonus und „bremsende" Tätigkeit der Muskulatur bei einer somatischen Dysfunktion wurden den Spindeln zugeschrieben, da diese sehr empfindlich gegenüber Veränderungen der Muskellänge sind. Man meinte, daß die Überempfindlichkeit durch eine **Fehlsteuerung der γ-Neurone** im Rückenmark verursacht wird, die die intrafusalen Muskelfasern steuern. Die Wirkung sei ein übermäßiger und schnell zunehmender Widerstand gegen die Muskeldehnung. Laut Korr (1986) könnte die gereizte γ-Schleife die Basis für die sog. physiologische Barriere der spinalen Bewegung darstellen. Seine Hypothese war, daß eine wirksame Manipulation eine Reprogrammierung der γ-Schleife bewirken könnte.
Es gibt auch eine **mechanische Theorie**, wenn man als Voraussetzung die Mitbeteiligung der **Facettengelenke** betrachtet: Einklemmung der Gelenkkapsel und deren Synovialmembran oder des Meniskus. Obwohl sowohl die Kapsel als auch die Menisken sehr gut innerviert sind, ist es unwahrscheinlich, daß diese kleinen und rutschigen Strukturen eingeklemmt werden. Bei einer Meniskuseinklemmung würde es zu einem Dichteverlust des Meniskus kommen und eventuell zum Riß.
Man verließ diese Theorie zugunsten zwei neuer vorgeschlagener Mechanismen:

- **Einklemmung des Meniskus außerhalb der Gelenkfläche** und daraus resultierende eingeschränkte Gelenkbeweglichkeit, Dehnung der Kapsel und Schmerz.
- **Einschluß von Gelenkknorpel** im postero-lateralen Bereich des Gelenks. Bei einer Torsion oder anderen Krafteinwirkungen würde der Gelenkknorpel parallel zur Gelenkfläche zerreißen. Laut Twomey (1992) und Lewit (1997) wird dabei der knorpelige Teil zwischen den Gelenkflächen eingeklemmt. Die Folgen sind eine eingeschränkte Beweglichkeit und, da eine Verbindung zur gut innervierten Gelenkkapsel besteht, Schmerz.

Diese Mechanismen werden – klinisch gesehen – gerne Patienten mit akuten Kreuzschmerzen nach unvorsichtigen Bewegungen zugeschrieben; „der gesunde Mann beugte sich nach unten, der Krüppel stand auf". Eine **Manipulation** mit Öffnung der Gelenkflächen führt dazu, daß der knorpelige Teil oder die meniskusähnliche Struktur in die normale Position zurückkehrt. Die Wiederherstellung des normalen Gelenkspiels reduziert den Schmerz und den schützenden Muskelkrampf.

Veränderung der Gewebebeschaffenheit

Natürlich können sich die Knochen nicht von alleine bewegen. Die **Verbindung der Knochen** besteht aus weichen, beweglichen und elastischen Strukturen,

1

Knorpel, Ligamenten, Muskeln und Faszien. Daher hängen Beweglichkeit und Bewegungseinschränkung von der Elastizität dieser Strukturen ab und die Gewebsspannung ist von primärer Wichtigkeit.

Bei der **Fazilitation** durch Nozizeptoren oder Propriozeptoren (Irritation von Gelenk, Muskel oder Viszera) wird die synaptische Übertragung im Rückenmark aufgrund der gesenkten Reizschwelle erhöht. Die **Veränderungen** im Nachbar- und segmental zugeordneten Gewebe sind:

- **vaskulär:** Ödembildung mit Vasodilatation (Wärme) oder Vasokonstriktion (Kälte)
- **neural:** Schmerz, Empfindlichkeit, Hyperästhesie und Juckreiz
- **myofaszial:** Muskelkontraktion, Fibrose.

Ein **Ödem** ist mit der somatischen Dysfunktion/spinalen Läsion verbunden. Louisa Burns, D.O., schrieb 1931, daß das Ödem einen leichten, aber konstanten Druck im Gewebe verursacht. 1948 ging sie näher darauf ein: „Zuerst kommt es zu einer Hyperämie, die sich in überfüllten Kapillaren im betroffenen Gewebe zeigt. Dieser folgen Stauung, dann Ödem und zuletzt Hämorrhagien. Das Ödem vergrößert die Ausdehnung und verringert die Elastizität des Gewebes." Die normale Elastizität des Gewebes wird durch die veränderte zelluläre Beziehung verändert. Die flüssige Matrix zwischen den Zellen wird durch den Druck des Ödems gequetscht oder verschoben, um die zellulären Veränderungen zu ermöglichen. Wenn das **Gewebe** so **verschoben** ist, daß es die ursprüngliche Position nicht mehr erreichen kann und die Gewebsschichten nicht mehr nebeneinander liegen, sondern eine Schicht gegenüber einer anderen etwas verlagert ist, bleibt das **Gewebe** in dieser **neuen Position** und verursacht eine **Veränderung der knöchernen Bestandteile**, an denen es befestigt ist.

Diese Theorie bildet die Basis für die **Definition** der osteopathischen Läsion von Thomas F. **Schooley**, D.O., 1958 und 1971: „Ein Zustand der Zellanordnung, in dem die **Zellen** in ihrer flüssigen Matrix über die normale elastische Fähigkeit hinaus **verschoben** sind und nicht mehr in ihren Ruhezustand zurückkehren können. Sie bremsen den Austausch von Blut und anderen Flüssigkeiten, was eine Stauung oder einen entzündungsähnlichen Zustand auf der arteriellen Seite der Verletzung bewirkt."

Man muß sich klarmachen, daß die osteopathische Läsion **kein statischer Zustand** ist, der auftritt und den man einfach beseitigen kann. Es ist ein Prozeß, bei dem lebendiges Gewebe ständig verändert wird. [Schooley 1970] Diese Veränderungen werden viskoelastisch genannt.

Asymmetrie

Viele Osteopathen waren der Ansicht, die osteopathische Läsion/Dysfunktion sei eine **Fehlposition**, eine Verschiebung oder Subluxation mit veränderter Mobilität, lokaler Empfindlichkeit und Veränderungen in der benachbarten Muskulatur mit oder ohne Fernwirkung. Diese Läsionen wurden mit anatomischer und

physiologischer Verriegelung manipuliert, um den Knochen zu reponieren und den gleichen Weg zurückzuverfolgen, auf dem die Läsion entstanden war.
Dies wurde mit der **Definition** von E. F. **Ashmore**, D.O., 1915 erläutert: „Die Bezeichnung „Läsion“ wurde in einer eingeschränkten Bedeutung verstanden, um jede beliebige Unregelmäßigkeit eines Gelenks zu beschreiben, die anormal sei. Eine Subluxation ist eine **Immobilisation eines Gelenks in einer Position des normalen Bewegungsumfangs**, normalerweise am äußersten Ende einer gegebenen Bewegung.“
Carter H. Downing, D.O., behauptete 1923, die osteopathische Läsion sei gewöhnlich eine knöcherne Subluxation mit ligamentären Spannungen und Kontraktionen. Still soll 1903 selbst die Bezeichnung „Subluxation“ benutzt haben, obwohl er in allen seinen Werken von „sprain“ und „strain“ (Verstauchung und Zerrung) schreibt.
In den **50er Jahren** wurde statt der strukturellen die funktionelle Diagnose betont, ein mehr dynamischer als statischer Ansatz. In den Definitionen wurde die Mobilität im Vergleich zur Position betont. Dies wird in einer Erklärung von Perrin T. Wilson, D.O., 1955 dargestellt: „Die bloße **Position** eines Wirbels kann **keine Läsion** darstellen. Der **physiologische Bewegungsverlust** ist ein diagnostisches Hauptmerkmal der osteopathischen spinalen Läsion.“
Die Einbeziehung und Betonung des **Verlusts einer physiologischen Bewegung** und Beweglichkeit bei der Interpretation der somatischen Dysfunktion war sehr wichtig für die Entwicklung einer akzeptablen Terminologie. Dies entsprach auch der Forschung von Korr und Denslow über Fazilitation von synaptischer Übertragung im Rückenmark. Charles H. Bowles, D.O., deutet 1955 mit seiner Aussage darauf hin: „Laborstudien und klinische Untersuchungen zeigen, daß Einschränkungen der segmentalen Beweglichkeit und nicht die Fehlstellungen der Knochen die entscheidende Rolle bei der Störung der optimalen Schutzfunktion des dazugehörigen Rückenmarks spielen.“ Er bezog sich auf die Reaktion des Gewebes auf Induktion einer Bewegung und die fazilitierte synaptische Übertragung bei normalen und gestörten Gelenken.
Stoddard dachte 1959 darüber nach: „Ich finde im großen und ganzen immer noch, daß durch positionale Manipulation der Wirbel die Normalposition nicht erreicht wird. Auch nach der Manipulation befanden sich die Wirbel nicht an der richtigen Stelle, aber trotzdem verbesserten sich die Symptome des Patienten. Ich bin deswegen zu der Schlußfolgerung gekommen, daß die **positionalen Fehler** in den meisten Fällen **unwichtig** sind und das, was bei einer Manipulation erreicht wird, eine **Verbesserung des Bewegungsumfangs** ist. Ich konnte tatsächlich einen größeren Bewegungsumfang palpieren und zeigen, daß sich der Patient um einige Grad mehr bewegen konnte als vor der Behandlung.“ 1942 gab Arthur C. Peckham, D.O., bekannt, daß Fehlstellungen im Zervikalbereich oft als Kompensation für strukturelle Fehler in anderen Bereichen der Wirbelsäule auftreten.

In der heutigen Terminologie bezüglich der somatischen Dysfunktion findet man immer noch das **Positionale** bei der **Beschreibung** (z.B. ERS, FRS, L/L-Torsion des Os sacrum), die **Dysfunktion** ist aber durch ihren **Bewegungsverlust** gekennzeichnet (z.B. ERS_R, FRS_L, rechte Facette als Problem) und dieser bildet die Grundlage der Behandlung. Das kam wahrscheinlich daher, weil sich diese Terminologie durch die Arbeit von Fryette, Nelson und Mitchell in der Zeit zwischen 1918 und 1958 entwickelte und erst spät von der Idee der Mobilität beeinflußt wurde.

Die Tatsache, daß das Positionale nicht mehr in der Definition der somatischer **Dysfunktion** erwähnt wird, heißt nicht unbedingt, daß keine positionalen Veränderungen bestehen. Nur liegt die Betonung eher auf einer **veränderten Funktion**. Dadurch hat sich die Osteopathie von dem Konzept der Wiederherstellung der normalen Position der Knochen entfernt. Techniken, die möglicherweise eine normale segmentale Funktion zurückgewinnen konnten, waren angebracht. Die osteopathischen Techniken wurden für die Wiederherstellung einer normaler Mobilität und nicht Position eingesetzt.

1.5.3 Der somatische Bestandteil einer Krankheit

Die somatische **Dysfunktion** wurde in der osteopathischen Medizin schon immer im **Zusammenhang mit Krankheit** gesehen, entweder als Ursache oder als Faktor in der Entwicklung und Aufrechterhaltung. Kein Osteopath würde behaupten, daß die somatische Dysfunktion die einzige Ursache bei einer organischen Krankheit darstellt. Sie ist eher ein beisteuernder Faktor bei der Störung des homöostatischen Mechanismus im Körper. Um diese Theorie zu verstehen, müssen die segmentalen, neurophysiologischen Mechanismen dargestellt werden.

Denslow und seine Mitarbeiter konnten 1944–1947 bei Versuchspersonen deutlich aufzeigen, daß die **Motoneurone im Rückenmark**, die mit Bereichen einer somatischen Dysfunktion in Beziehung standen, **„fazilitiert"**, d.h. in einem **gereiztem Zustand**, blieben. Sie waren chronisch **übererregbar** und daher sehr empfänglich für andere Impulse des Körpers. Diese kamen nicht nur von Propriozeptoren, Hautrezeptoren und andere sensorische Meldungen des Nervensystems, sondern auch von verschiedenen zerebralen Zentren. Man hat z.B. durch Erschrecken oder einer leichten Verängstigung der Versuchsperson eine übermäßige und anhaltende **Muskelreaktion in den dysfunktionellen Segmenten** beobachtet. Muskeln, die von diesen Segmenten innerviert werden, blieben dabei fast den ganzen Tag in einem hypertonen Zustand mit unvermeidlichen Behinderungen der Beweglichkeit der Wirbelsäule und strukturellen und funktionellen Folgen für die Muskulatur und Person über einen längeren Zeitraum.

Ein anderes Team am Kirksville College of Osteopathic Medicine [Korr et al.] benutzte sudo- und vasomotorische Reaktionen als physiologische Indikatoren. Sie stellten fest, daß die Fazilitation auch auf sympathische Nerven der betroffenen Segmenten Auswirkung hatte. Deshalb war die **sympathische Reaktion** in diesen Segmenten übermäßig und verlängert, wenn die Testpersonen physischen, psychologischen und Umweltreizen ausgesetzt wurden, wie sie im alltäglichen Leben vorkommen. Die gestörten Segmente benahmen sich, als wären sie kontinuierlich in oder an der Grenze zur „physiologischen Alarmbereitschaft". Organe und Gewebe, die von diesen Segmenten innerviert werden, erleben einen ununterbrochenen, intensiven „Hagel" von sympathischen Impulsen. Die pathophysiologischen Folgen (u.a. Ischämie) sind natürlich unterschiedlich, abhängig von der funktionellen Eigenschaft des Zielgewebes oder -organs, aber auch von den Lebensumständen der betroffenen Person und seinen Reaktionen darauf.

Ein periodisch auftretender Druck oder Reiz auf einen peripheren Nerv löst anormale afferente Impulse aus. Diese bombardieren das Rückenmark und führen dort durch Summation zu einer gesteigerten zentralen Erregbarkeit. Anormale efferente Impulse entladen sich von den erregbaren Vorderhornzellen entlang der peripheren Nerven zu den Muskeln und von den Seitenhornzellen entlang der autonomen Nerven zu Blutgefäßen, Schweißdrüsen und den Organen. Das **fazilitierte Segment** entsteht durch diesen zentralen erregbaren Zustand des Rückenmarks, weil die Schwelle für eine efferente Entladung niedriger geworden ist und die Übertragung von Impulsen gesteigert ist.

Wenn sich eine **Dysfunktion** oder Pathologie in einem Organ – unabhängig von der Ursache – entwickelt hat, spiegelt sich die Störung in den **segmental verbundenen, somatischen Geweben** wieder **(viszero-somatischer Reflex)**. [Korr 1997] Laut Patterson (1976) bleibt dieser Bereich wegen der anormalen Afferenzen oder Efferenzen in einem bestimmten Bereich des Rückenmarks im Zustand erhöhter Erregbarkeit. Wegen dieser Fazilitation werden normalerweise unwirksame oder sich unterhalb der Schwelle befindende Stimuli wirksam und verursachen Efferenzen im fazilitierten Segment.

Wegen des Zusammenhangs zwischen somatischer Dysfunktion und funktionellen und organischen Problemen in den Organen (durch den viszero-somatischen Reflex) wurde die **osteopathische Läsion/somatische Dysfunktion** oft als der **somatische Bestandteil einer Krankheit** gesehen. [McBain 1951] Laut Myron C. Beal, D.O., wurde 1985 die osteopathische Manipulation der viszero-somatischen Reflexe befürwortet, um die somatischen Dysfunktion zu lindern, den viszero-somatischen Reflexbogen zu unterbrechen, die Organe durch Stimulation von somato-viszeralen Effekten zu beeinflussen und die mögliche Auswirkung der somatischen Dysfunktion auf Körperstreß zu reduzieren.

Obwohl diese Zusammenhänge experimentell und neurophysiologisch offensichtlich sind, bleibt eine Frage offen: Hat die somatische Dysfunktion durch die

1

veränderte Nervenaktivität eine pathophysiologische **Auswirkung auf das Zielorgan oder -gewebe**?
J. Marshall Hoag, D.O., erklärte 1969, daß die biomechanischen Veränderungen im allgemeinen und die somatische Dysfunktion im besonderen für die gesamte Körperphysiologie und **pathophysiologischen Mechanismen** eines Krankheitsprozesses als wichtig zu betrachten seien. Irvin Korr, PhD, wies 1984 auf die klinische Bedeutung der somatischen Dysfunktion hin: Nicht nur wegen der motorischen Beeinträchtigung und des manchmal auftretenden Schmerzes, sondern auch weil die somatische Dysfunktion zu einem verstärkten **Sympathotonus** führt, der für sehr viele Syndrome charakteristisch ist. Richard van Buskirk, D.O., behauptete 1991, die Behandlung einer muskuloskelettalen Bewegungseinschränkung beseitige die Ursache oder verschlimmernde Faktoren bei organischen und systemischen Erkrankungen.

1.5.4 Die somatische Dysfunktion und neurobiologische Mechanismen

Somatische, viszerale und emotionale **Reize** können die Aktivität vom **vegetativen, endokrinen und Immunsystem** über Hypothalamus, Rückenmark und Hypophyse **beeinflussen**. Das verursacht eine allgemeine Anpassungsreaktion. Die Pathophysiologie der somatischen Dysfunktion kann durch das **nozizeptive Modell** erklärt werden [Van Buskirk 1990, Willard et al. 1997, Willard 1999]: Eine somatische Dysfunktion wird durch periphere Sensibilisierung von primären afferenten Nozizeptoren im somatischen und viszeralen Gewebe eingeleitet. Dies geschieht durch eine veränderte extrazelluläre Chemie im Nachbargewebe der Nozizeptoren. Die sensibilisierenden Faktoren, die die Ib-Afferenzen (A-δ- und C-Fasern) aktivieren, sind: Wasserstoff-, Kaliumionen, Noradrenalin, Serotonin, Bradykinin, Histamin, Prostaglandine, Leukotrine, Neuropeptide, Nervenwachstums-Faktor („nerve growth factor") und Zytokine. Allerdings haben diese Afferenzen eine hohe Reizschwelle für die Aktivierung.
Das Einleiten einer spinalen Fazilitation bedingt die Aktivität von kleinkalibrigen, primär afferenten Fasern. Veränderungen der neuralen Plastizität, die zentrale Sensibilisierung durch „wind-up" und die Aktivierung von „wide dynamic range"-Neuronen (WDR) im Hinterhorn tragen zur Hyperalgesie und der zugrunde liegenden spinalen Fazilitation bei. Durch eine komplexe Serie biochemischer und physiologischer Prozesse induzieren nozizeptive Afferenzen (besonders die C-Fasern) eine Modifikation in der zentralen Verarbeitung von nozizeptivem und mechanorezeptivem Input. Durch das anterolaterale System kommunizieren die Hinterhornneurone mit dem Locus coeruleus über die ventrale Medulla des Hirnstamms. Die **emotionalen Faktoren**, die das neuroendo-

krine Netzwerk beeinflussen, stammen hauptsächlich aus dem limbischen System, das auch mit dem Locus coeruleus kommuniziert.
Die somatischen, viszeralen und/oder emotionalen Efferenzen kommen im **Locus coeruleus** zusammen. Abhängig von der Informationsmenge können sie eine aktivierende oder inhibierende Reaktion im Hypothalamus auslösen. Der **Hypothalamus** ist dem autonomen Nervensystem übergeordnet und die Hypothalamus-Hypophysen-Nebennierenrinden-Achse (HHN-Achse) moduliert die Reaktion. Das Ergebnis können eine erhöhte sympathische Aktivität (bei vermehrter Ausschüttung von Noradrenalin) und eine gesteigerte Aktivität in der HHN-Achse sein.
Die Folge ist eine erhöhte Erregung in den deszendierenden Bahnen mit **systemischen Konsequenzen**, wobei die Gewebe, die von **bereits fazilitierten Segmenten** innerviert werden, **besonders betroffen** sind. Die spinale Fazilitation verursacht auch eine veränderte Aktivität der somatischen und viszeralen efferenten Fasern von assoziierten spinalen Segmenten. Durch die neuro-endokrin-immunologische Achse kann die Funktion des Immunsystems verändert werden. Durch diese Veränderungen können die Wahrnehmung und die dazugehörigen Effekte den körperlichen Zustand, die Muskelaktivität, die Intensität der homöostatischen und heilenden Mechanismen sowie die Reaktion des Patienten auf eine Behandlung beeinflussen.
Dies hat Auswirkungen auf Ursache, Entwicklung und Behandlung der somatischen Dysfunktion sowie den Zustand des gesamten Patienten bezüglich Krankheit oder Gesundheit. R. McFarlane Tilley, D.O. hat eine große Anzahl von Menschen beobachtet und festgestellt, daß jeder Einzelne seine eigene und **spezifische Reaktion** auf Streßfaktoren hat. Ein großer Teil des Stresses, dem ein Mensch ausgesetzt ist, entsteht durch den Konflikt und die Bedrohungen durch die Umwelt und dadurch, daß man auf diese reagiert. Sie beeinträchtigen die Selbstrealisation, als wären sie physische Gefahren, die den biologischen Abwehrmechanismus hervorrufen. Dieser beinhaltet die neuroendokrine Aktivität und andere körperliche Abwehrreaktionen, die kurzfristig eingesetzt werden, um auf Notfallsituationen zu reagieren. [McFarlane Tilley 1963].

1.5.5 Die somatische Dysfunktion und der Patient

Das **Ziel der osteopathischen Diagnostik** ist, die gefundene somatische Dysfunktion im Zusammenhang mit der **ganzen Person zu sehen**. Dann erst kann man die totale, osteopathische Läsion des Patienten verstehen. Dies ist die traditionelle osteopathische Beschreibung von **„Holismus"**. Mit dieser Herangehensweise betrachtet der Osteopath medizinische Pathologie, primäre und sekundäre Dysfunktionen, psychosoziale Aspekte und emotionale Faktoren in seiner Diagnostik. Er erkennt die Verbindung zwischen mechanischen und phy-

siologischen Aspekten des Körpers, aber auch die Rolle der Umwelt, die darauf einwirkt. H. Klug, D.O., faßt dies 1998 zusammen: „Wenn die Summe der Last größer ist als die Adaptionsfähigkeit des Patienten, versagen integrative Faktoren, und Unwohlsein entsteht, das zu Krankheit führen kann."
Verschiedene **Ursachen** können **Streß** auf die Wirbelsäule verursachen:
1.) anormale Körpermechanik
2.) alltägliche Streßsituationen
3.) Organerkrankungen
4.) Erkrankungen bzw. verminderte Funktion der spinalen Mechanik.
Die Schwerkraft übt einen großen ununterbrochenen Streß auf die aufrechte Wirbelsäule des Menschen aus. Unter idealen Bedingungen ist die **Wirbelsäulenachse** des Körpers **in Balance**. Harrison H. Fryette, D.O., erklärt 1954: „Wenn die Wirbelsäule perfekt in der aufrechten Haltung funktioniert, ist sie in einer beliebigen Anzahl koaxialer Ebenen funktionstüchtig. Der Schnitt durch diese Ebenen läuft durch den Schwerpunkt des Körpers. Dies ist die „Mittellinie". Jede fixierte Abweichung von dieser Linie und Rotation in irgendeine Richtung durch einen einzigen Wirbel oder einer Gruppe von Wirbeln ist eine Läsion des spinalen Mechanismus und muß kompensiert werden."
D.h. daß eine somatische Dysfunktion oder **Läsion**, die irgendwo in der Wirbelsäule oder im Becken auftritt, sich als **Dysfunktion an anderen Stellen** der Wirbelsäule zeigen kann, um die erste Dysfunktion auszubalancieren. Daraus entstehen sekundäre Dysfunktionen oder dysfunktionale Phänomene. Deshalb ist eine umfassende Untersuchung des Patienten erforderlich, um das Ausmaß der Dysfunktion zu beurteilen, da diese im Kontext der ganzen Person zu sehen ist.
Ziel der osteopathischen Behandlung ist, ein **funktionelles Gleichgewicht der Wirbelsäule** zu sichern.

Primäre und sekundäre Dysfunktionen

Unter einer **primären somatischen Dysfunktion** versteht man die
- **signifikanteste** somatische Dysfunktion des Körpers
- **am längsten bestehende** somatische Dysfunktion des Körpers.

Diese müssen nicht immer dieselbe sein!
Faktoren, die im Zusammenhang mit der Entstehung der primären Läsion stehen:
1.) Gelenkposition im Moment der eintreffenden Kraft
2.) strukturelle Prädispositionen
3.) strukturelle Anomalien
4.) physiologische/mechanische Verriegelungen
5.) vorbestehende Pathologien
6.) morphologischer Typ und Haltung des Patienten.
Unter einer **sekundären somatischen Dysfunktion** versteht man eine Dysfunktion, die

- **passive Folge** einer primären somatischen Dysfunktion ist
- eine **Kompensation** von einer primären somatischen Dysfunktion ist
- auf dem Weg ist, eine primäre somatische Dysfunktion zu **korrigieren**.

Sekundäre Dysfunktionen werden als dysfunktionelle Phänomene betrachtet.
Faktoren, die im Zusammenhang mit der sekundären Dysfunktion stehen:

1.) Kompensation eines primären Problems
2.) Kompensation von muskuloskelettalen Defekten
3.) Reflexreaktion auf viszero-somatische, psychosomatische (emotionale) oder somato-somatische Probleme.

Komplizierte Dysfunktionen (nach Webster und Hoover):

- Wenn der Patient ein vertebrales Streßmuster aufweist und ein weiteres dieses überlagert, kann eine Überschneidung folgen und eine komplizierte Dysfunktion hervorgerufen werden, deren erfolgreiche Korrektur schwierig ist.
- Eine Dysfunktion, die eine schon existierende Dysfunktion überlagert.

Behandlung der somatischen Dysfunktion

Bei der Behandlung von somatischen Dysfunktionen geht es nicht um eine Krankheit, sondern um einen Anteil, einen mitverursachenden oder erhaltenden Faktor eines pathophysiologischen Prozesses. Dieser steht oft in Verbindung mit der Erkrankung. Wir **behandeln** den Patienten immer in bezug auf sein bestimmtes **Problem**, unter dem er leidet. Mit unseren osteopathischen Maßnahmen versuchen wir, die dysfunktionalen Bereiche in die normale Körperfunktion zu integrieren, um die Störfaktoren zu bekämpfen, die die Homöostase des Körpers ins Ungleichgewicht bringen. Die Behandlung hat immer einen **physiologischen Zustand** als Ziel vor Augen im Gegensatz zu einem physikalischen, der oft mit der manuellen Therapie in Verbindung gebracht wird.

Das Konzept der somatischen Dysfunktion war mehr als ein Jahrhundert lang das zentrale Thema in der osteopathischen Philosophie und Arbeit. Weil sich Beweise durch die Forschung anhäufen, bleibt es fest verankert in der Philosophie der palliativen und präventiven Gesundheit.

Die Entwicklung eines **manipulativen Rezepts** für eine somatische oder intervertebrale Dysfunktion, die auf der Diagnostik des segmentalen Gewebes beruht, verlangt sechs Schlüsselelemente: [Gibbons und Tehan, 2000]

1.) exakte Lokalisation von betroffenen Bewegungssegmenten der Wirbelsäule
2.) Identifizierung der spezifischen, funktionellen Einschränkungen und anormalen Bewegungsmaße durch Palpation
3.) Identifizierung von dem Gewebe/den Geweben, das/die die veränderte oder betroffene Funktion bzw. Mobilität verursacht/en
4.) Erkennen von viszero-somatischen Reflexen, die die Dysfunktion verursachen
5.) Identifizierung des funktionellen oder pathologischen Zustands des betroffenen Gewebes[1]

1

6.) Bewertung der Dysfunktion in Relation zu der ganzen Person in ihrer Umgebung.

Die **Wirkungsweise** einer osteopathischen Behandlung durch Normalisierung von Fehlspannungen und Bewegungseinschränkungen im Gewebe kann durch eine Verbesserung der Gewebedrainage und Gewebeversorgung, Harmonisierung des neurovegetativen Nervensystems sowie Aktivierung körpereigener schmerzinhibitorischer Mechanismen erklärt werden. Beteiligt an diesen Mechanismen sind das GABAerge System (über A-β-Fasern), das opioiderge System (über A-δ-Fasern) und das serotoninerge System sowie das Modell der „Gate-control-Theorie“ (Afferenzen aus Mechanorezeptoren hemmen nozizeptive Afferenzen im Hinterhorn des Rückenmarks).

Die Bezeichnung **„osteopathische Läsion“** ist offensichtlich **einzigartig für die Osteopathie**. Während die Osteopathie die Entwicklung identifizieren und aufzeigen kann und daher historisch der Besitzer des Begriffs der **somatischen Dysfunktion** ist, kann sie es nicht verhindern, daß diese Terminologie in vielen Bereichen der manuellen Medizin verwendet wird. Sie wird ohne das Verstehen der komplexen neurophysiologischen Konzepte eingesetzt, die die somatische Dysfunktion zu einer Herausforderung machen und ihr die Vielschichtigkeit verleihen. [Gibbons und Tehan 2000]

Quellen:

American Academy of Osteopathy: Louisa Burns Memorial Lectures & Collected Papers of L. Burns. American Academy of Osteopathy, Indianapolis, 1994

American Academy of Osteopathy: The selected papers of John Stedman Denslow. American Academy of Osteopathy-Yearbook, Indianapolis, 1993

Beal, M. C.: Biomechanics – a foundation for osteopathic theory and practice. In: Northup G. W.: American Osteopathic Association, 1987

Beal M. C.: Viscerosomatic reflexes – a review. Journal of the American Osteopathic Association 85, Dezember 1985, S. 786–801

Bischoff F., Hulbert R. G.: A. T. Still Institute – studies and publications. Journal of the American Osteopathic Association 31, 1932, S. 189–190

Cole W. V.: Osteopathic Research. Journal of the American Osteopathic Association 63, May 1964, S. 821–832

[1] *1969 macht Stoddard diese Anmerkung: In dem Augenblick, in dem irreversible, pathologische Veränderungen im Gelenk stattfinden, hört die reine somatische Dysfunktion auf. Wie Gibbons und Tehan bemerken, behandeln Osteopathen jedoch mehr als eine somatische Dysfunktion. Die Anwendung von osteopathischen Prinzipien bei der Behandlung von degenerativen und sicher auch adaptiven sowie pathologischen Zuständen fällt auch in das Gebiet der Osteopathie. Normalerweise wird man jedoch auf das Wiederherstellen oder Ermöglichen von normaler Funktion oder Adaption Wert legen.*

1

Cole W. V.: Osteopathic research – anatomical and histopathological evidence. In: Northup G. W.: American Osteopathic Association, 1987
Cole W. V.: Historical basis for osteopathic theory and practice. In: Northup G. W.: American Osteopathic Association, 1987
Dove C.: A history of the osteopathic vertebral lesion. The British Osteopathic Journal, Vol. 3, Nr. 3, 1967
Dummer T.: The etiological significance of cervical whiplash episodes in low-back pain and pelvis syndromes. British Osteopathic Journal, 1986
Dummer T.: Minimal structural correction. Journal of Society of Osteopaths, Maidstone, 1981
Feely R. A.: The neural biological mechanisms of somatic dysfunction. Private published, 1997
Gold P., Sternberg E.: The mind-body interaction in disease. Scientific American, Herbst 1997
Goldstein M.: The research status of spinal manipulative therapy. Symposium, Bethesda – Maryland, 1975
Gibbons P., Tehan P.: The intervertebral lesion – a professional challenge. British Osteopathic Journal, Vol. XXII, 2000
Hall T. E.: The contribution of J. M. Littlejohn to Osteopathy. Institute of Applied Osteopathy, Maidstone, 1974
Hix E. L.: Viscerosomatic and somatovisceral reflex communication. In: The physiological basis of osteopathic Medicine. The Postgraduate Institute of Osteopathic Medicine and Surgery, New York, 1970
Hix E. L.: The trophic function of visceral nerves. In: The physiological basis of osteopathic Medicine. The Postgraduate Institute of Osteopathic Medicine and Surgery, New York, 1970
Hoag, J. M.: Osteopathic Medicine. McGraw-Hille Company, New York, 1969
Hoover H. V.: Complicated Lesions. Yearbook American Academy of Osteopathy, 1951
Hulett G. D.: Principles of Osteopathy. 5. Auflage, American Osteopathic Association, 1922
Jordan R., Schuster T.: The selected writings of Carl P. McConnell. Squirrel Tail Press, Columbus, 1995
Kelso A. F.: Physiology. In: Northup, G. W.: American Osteopathic Association, 1987
Korr I. M.: Hyperactivity of sympathetic innervation – a common factor in disease. In: Greenman P. E.: Concepts and mechanisms of neuromuscular function. Springer Verlag, Nex York, 1984
Korr I. M.: The collected papers of I. M. Korr, Vol. II. American Academy of Osteopathy, Indianapolis, 1997
Lewit K.: Manuelle Medizin. 6. Auflage, J. A. Barth, Leipzig
Littlejohn J. M.: Fundamentals of osteopathic technique. Reprint Institute of Classical Osteopathy, Maidstone, 1996
McBain R.: The Somatic Component of Disease. Journal of the American Osteopathic Association 56, 1956, S. 159
McFarlane Tilley R.: Spinal stress patterns. 1965 Yearbook American Academy of Osteopathy
Mitchell F. L.: Towards a common definition of the somatic dysfunction. J Soc Osteopaths, Maidstone, 1981
Mennell J. M.: Joint Pain. Little, Brown and Company, Boston, 1964
Northup G. W.: Osteopathic research – growth and development. American Osteopathic Association, Illinois, 1987

Peterson B.: The collected papers of I. M. Korr, Vol. I. American Academy of Osteopathy, Indianapolis, 1979
Schiller F.: Spinal irritation and osteopathy. 1970. Reprint Yearbook American Academy of Osteopathy, 1995
Schooley T.: The Osteopathic Lesion. 1958 & 1971 Yearbook American Academy of Osteopathy
Smith W.: Skiagraphy and the circulation. Journal of Osteopathy 3, Januar 1899, S. 356–378
Still A. T.: Autobiography. Published by the author 1897. Reprint American Academy of Osteopathy, Indianapolis, 1994
Still A. T.: Osteopathy – Research and Practice. 1910. Reprint by Eastland Press, Seattle, 1998
Stoddard A.: Manual of Osteopathic Practice. Hutchinson Medical Publishers, London, 1969
Stoddard A.: The Osteopathic spinal lesion. 1959 Yearbook American Academy of Osteopathy
Twomey L.: A rationale for the treatment of back pain and joint pain in manual therapy. Phys. Ther. 72, 1992, S. 885–892
Van Buskirk R.: Nociceptive reflexes and the somatic dysfunction – a model. Journal of the American Osteopathic Association 90, 1991, S. 792–809
Wernham J.: An illustrated manual of osteopathic technique, Vol. I. Institute of Applied Osteopathy, UK, 1981
Willard F. H.: Neuroendocrine-immune system and homeostasis. In: Ward R. C. (Hrsg.): Foundations for osteopathic medicine. Williams & Wilkins, Baltimore, 1997
Willard F. H.: Osteopathic Considerations and Basic Science. American Academy of Orthopaedic Surgeons, 1999 Annual Meeting, Scientific Program
Willard F. H.: Somatic dysfunction – An update. Annual Convocation Americn Academy of Osteopathy, 1998
Willard F., Patterson M.: Nociception and the neuroendocrine immune connection. American Academy of Osteopathy, Indianapolis, 1994

1.6 Streß, Allostase und Osteopathie

In den letzten ein bis zwei Jahrzehnten hat sich das Wort **Streß** in die Alltagssprache eingeschlichen. Es wurde sogar modern, Streß mit körperlichen Beschwerden in Zusammenhang zu bringen. Er scheint der Schuldige und für alles verantwortlich zu sein, vom gewöhnlichen Schnupfen bis hin zum Herzinfarkt. So wurde der Begriff Streß zu einem Teil der Umgangssprache für Nicht-Mediziner. Für alle medizinisch Ausgebildeten liegen mehrere Gründe vor, Streß als Feind zu brandmarken. Die Medizin erkennt jedoch auch die „freundliche", positive Seite des Stresses.
Rückblickend auf die Schul- oder Universitätszeit können sich die meisten Menschen **Streß-Situationen** in Erinnerung rufen, in denen ein Dozent um einen Freiwilligen bat. Dies bedeutete, daß der Dozent jemanden suchte, der nach vorne geht und über das eine oder andere Thema spricht. Bei den meisten löste

eine solche Situation tiefen Schrecken aus, aber es gab meist auch Freiwillige, die mehr als bereit waren, nach vorne zu gehen und ihr Wissen zu zeigen. Egal zu welcher Gruppe man gehörte, die ablaufenden physiologischen Prozesse bei beiden Reaktionstypen folgten einem mehr oder weniger gleichen **Muster**.
Heute leben wir vermutlich nicht täglich in der Angst, eine unvorbereitete Rede vor einer großen Zuhörerschaft halten zu müssen, dennoch hält unser Leben tagtäglich zahlreiche streßauslösende Erfahrungen für uns bereit und der Umgang damit bestimmt unsere zukünftige Gesundheit. Die normale Streßreaktion ist so konzipiert, daß der Körper mit der Fähigkeit „ausgerüstet" ist, **mit bedrohlichen Situationen umgehen** zu können, unabhängig davon, ob sie lebensbedrohend sind oder einfach eine kurz- oder längerfristige Änderung unserer normalen Lebensumstände bedeuten.

1.6.1 Physiologischer Ablauf bei Streß

Die Tatsache, ob die Bedrohung real stattfindet oder nur in Gedanken vorgestellt wird, scheint die Reaktion nicht sehr zu verändern. Die Streßreaktion kann in **drei Stadien** aufgeteilt werden:

1. **Wahrnehmung:** Die Hirnrinde ist der erste Ort, der bei einer über einen der fünf Sinne oder durch den „sechsten Sinn" wahrgenommenen Bedrohung Alarm auslöst. Die Bedrohung kann bereits die Erinnerung an eine streßreiche Situation sein, so daß eine erneute Aufforderung, vor einem Publikum zu sprechen, alle die Erinnerungen wachruft, die mit freiem Sprechen in der Öffentlichkeit verbunden sind. Der **Cortex** ist mit dem **limbischen System** und **Hypothalamus** vernetzt und der Stressor wird wahrgenommen.
2. **Aktivierung:** Der Körper reagiert, indem er den Kampf- und Flucht-Reaktionen folgt (Fight and Flight-Prinzip), mit einer Abfolge von neurophysiologischen Prozessen, die es ermöglichen, mit der Bedrohung umzugehen. Diese Reaktion wird über das **autonome Nervensystem** (ANS) mit Hilfe zahlreicher Neurotransmitter übertragen, hauptsächlich über **Noradrenalin** und **Adrenalin**. Noradrenalin wird von den postganglionären Neuronen der sympathischen Seite des ANS freigesetzt, während Adrenalin und Noradrenalin von den Nebennieren freigesetzt werden, die als eine Art spezialisierte postganglionäre Neurone agieren.
3. **Körperliche Auswirkungen:** Um mit der Bedrohung umzugehen, bereitet sich der Körper schnell auf eine **erhöhte Muskelaktivität** vor, egal ob die Bedrohung real oder vorgestellt ist. Dies bedeutet einen **erhöhten Bedarf an Energie, Sauerstoff und Abtransport von Kohlendioxid**. Der Körper kann zwei schnelle Reaktionswege nutzen, um diesen Anforderungen gerecht zu werden: Zum einen über die Freisetzung von Adrenalin und anderen Substanzen aus den chromaffinen Zellen des Nebennierenmarks, die durch prägan-

glionäre sympathische Neurone aktiviert werden. Zum anderen über die Freisetzung von Noradrenalin aus den sympathischen postganglionären Neuronen im gesamten Körper.

Um den erhöhten Anforderungen zu entsprechen, wird das **Herz-Kreislaufsystem** stärker angekurbelt. Der Hypothalamus überträgt Informationen auf die präganglionären sympathischen Neurone, deren Zellkörper in der Zona intermedia des Rückenmarks auf Höhe Th1 – Th5 liegen. Die Axone dieser Nerven ziehen über die Vorderwurzeln zu den Spinalnerven und gelangen über die Rami communicantes albi zum Truncus sympathicus (Grenzstrang). Einige Axone werden im Grenzstrang zu den zervikalen Ganglien geleitet, um dort umgeschaltet zu werden. Die postganglionären Neurone verlaufen als Nn. cardiaci cervicales und thoracici zu den tiefen und oberflächlichen Plexus cardiaci. Ihr Beitrag liegt darin, auf die β_1-Rezeptoren der Schrittmacher **positiv chronotrop** zu wirken, um die Herzfrequenz zu erhöhen. Andere setzen an den β_2-Rezeptoren an, die eine Vasodilatation der Herzkranzgefäße hervorrufen und gleichzeitig **positiv inotrop** wirken, so daß das Herz kräftiger schlagen kann.

Dadurch können größere Blutmengen schneller bewegt werden. Gleichzeitig ist jedoch eine **Erhöhung des Sauerstoffgehalts** im Blut notwendig. Dies wird durch die sympathische Aktivität auf die glatte Bronchialmuskulatur erreicht. Die sympathische Aktivität, die die respiratorischen Änderungen auslöst, setzt an zwei Arten von β_2-Rezeptoren an: erstens an solchen der glatten Bronchialmuskulatur, die eine **Bronchodilatation** ermöglichen, und zweitens an solchen der glatten Muskulatur der **pulmonalen Blutgefäße**. Beides zusammen bewirkt einen erhöhten Blut- und Sauerstofftransport zu den Lungen.

Zusätzlich zu den respiratorischen Änderungen durch das sympathische Nervensystem gibt es notwendige Änderungen, die von der somatischen Seite übertragen werden. Der **N. phrenicus** wird stimuliert, um die Bewegung und Frequenz des Zwerchfells zu erhöhen, wobei die Interkostal- und Abdominalmuskulatur zu einer erhöhten Aktivität angeregt wird. Diese Wirkungen werden alle durch das respiratorische Zentrum in der **Medulla oblongata** kontrolliert.

Die erwartete Erhöhung der Muskelaktivität erfordert eine **Erweiterung der Blutgefäße** und die **Spaltung von Glykogen** zur Freisetzung von Glukose. In den Muskeln selbst geschieht dies durch lokale Stoffwechselprozesse, kann jedoch über sympathische Aktivität verstärkt werden. Weitere Freisetzung von Glukose aus der Leber wird durch die Spaltung von Glykogen in Glukose-6-Phosphat initiiert. Dieses muß weiter in Glukose durch die Glukose-6-Phosphatase aufgespalten werden, die in der Leber gespeichert ist und sowohl für das zirkulierende Adrenalin als auch für das freigesetzte Noradrenalin verantwortlich ist.

Die **Umverteilung von Blut** aus Regionen, die nicht direkt in die Kampf- und Flucht-Reaktion verwickelt sind, wird sowohl neuronal als auch hormonell geregelt. Die Gesamtaktivität wird vom Herz-Kreislaufzentrum im Hirnstamm koor-

diniert, das Informationen vom Hypothalamus, den motorischen Regionen der Hirnrinde und lokalen Rezeptoren in der Muskulatur erhält. Nicht direkt beteiligte Regionen sind z.B. die Haut und der Verdauungstrakt mit Ausnahme der Leber. Obwohl die **periphere Durchblutung gedrosselt** werden kann, um Blut in Regionen zu leiten, in denen es in dieser Situation sinnvoller ist, kann das periphere Gefäßsystem auch wieder geöffnet werden, um Hitze abzuleiten, die bei der gesteigerten metabolischen Aktivität entsteht.
Die **Milz** dient als Reservoir für **Erythrozyten**. Diese werden in Streßsituationen **mobilisiert**, um dem erhöhten Sauerstoffbedarf gerecht zu werden und im Bedarfsfall für die Wundheilung zur Verfügung zu stehen.
Die beschriebenen Prozesse verdeutlichen, daß nach jeder realen oder vorgestellten Bedrohung eine **Antwort des gesamten Körpers** stattfindet und für diese Reaktionsart gute Gründe vorliegen. Es scheint, als sei diese Aktivität ein grundlegender Körperreflex, um das Individuum zu verteidigen und höchstwahrscheinlich das Überleben der Art zu sichern. Im menschlichen Körper finden gewisse Änderungen statt, die zunächst nicht wirklich von realem Nutzen zu sein scheinen. Erwähnt sei hier z.B. die Piloreaktion („Gänsehaut") und Pupillendilatation, die für Tiere und möglicherweise für unsere Vorfahren nützlich ist bzw. war, aber nicht für unseren täglichen Einsatz im Büro. Über viele Jahre hinweg wurden diese sogenannten Schutzreaktionen mit großem Interesse vielfach erforscht.

1.6.2 Geschichte

Es ist keineswegs eine Neuerscheinung, alle Faktoren zu analysieren, die das innere Körpergleichgewicht stören. Claude **Bernard** vom College of France in Paris sprach in seinen Vorlesungen von „der Fähigkeit menschlicher Wesen, die Konstanz ihres inneren Milieus aufrechtzuerhalten". 1914 beschreibt Walter B. **Cannon**, ein Physiologe der Harvard-Universität, die „Homöostase und die Kampf- oder Flucht-Antwort".
Hans **Selye**, ein gebürtiger Wiener Physiologe, begann 1936 mit seiner Arbeit in Kanada. Er beschäftigte sich damit herauszufinden, daß unabhängig von der Quelle des streßreichen Inputs für den Körper die Reaktion immer die gleiche war. Er schlug das vor, was er **„Generelles Adaptationssyndrom" (GAS)** nannte. Er prägte den Begriff „Streß" und hielt fest, daß die **Stressoren** biochemischen, mechanischen oder emotionalen Ursprungs sein können. Er beschrieb **drei Stadien**, die als Alarm, Widerstand und Erschöpfung auftreten. Sie stellen ein Kontinuum dar, wobei das Alarmstadium reversibel ist, und bis zu einem gewissen Grad auch das Widerstandsstadium. Je weiter der Betroffene allerdings in das Widerstandsstadium vordringt, desto weiter begibt er sich auf den rutschigen Abhang, der zur Erschöpfung führt.

In dieser chronologischen Darstellung darf man jedoch keinesfalls vergessen, daß Andrew Taylor **Still** seine Arbeit im späten 19. Jahrhundert begann. Vielleicht sollte man sich einige Beobachtungen vergegenwärtigen, die Still in seinen frühen Werken machte. In seinem 1910 erstmalig publizierten Werk „Osteopathy – Research and Practice" spricht Still von „einigen **mechanischen Verletzungen und ihren Auswirkungen**": „Wenn eine Hüfte aus der Gelenkpfanne rutscht, und Gewebe, Muskeln und Nerven angerissen, angespannt oder verletzt werden sowie die normale Durchblutung behindert wird, ist dann noch die Aussage verwunderlich, daß dies für viele Krankheiten von Bedeutung ist, die seit Jahrhunderten die Fähigkeiten der Mediziner herausfordern, wie z.B. Hysterie, Menstruations-, Verdauungsstörungen, Erkrankungen von Blase und Nieren bis hin zu höher gelegenen Organen wie Leber und Milz, wo der Solarplexus liegt, das Zentrum der Nervenverteilung für das Abdomen? Die Information der Verwundung der Hüfte legt eine weite Strecke bis zum Solarplexus zurück und verursacht die Inhibition von Nährstoffzweigen, die vom Solarplexus zu Lunge, Milz, Magen und allen Organen des Abdomen und Beckens ziehen. Diese Inhibition reicht aus, um die Organe in einen ungesunden Zustand zu bringen. Können wir dann erwarten, daß Herz und Lungen gutes gesundes Blut aus dem Chylus produzieren, der von den verletzten Organen im Abdomen, Omentum und Peritoneum gebildet wird? Ich denke nicht."
Es scheint, daß Still schon zu dieser frühen Zeit eine vage Vorstellung von der Bedeutung des autonomen Nervensystems und dessen Verbindung mit Schmerz und Verletzung hatte, die von Gelenksproblematiken herrühren.

1.6.3 Das Generelle Adaptationssyndrom nach Selye

Selye beschrieb, wie oben erwähnt, **drei Stadien** des **Generellen Adaptationssyndroms**:

1. **Alarm:** Der Körper wird mobilisiert, um sich selbst unter hoher Erregung gegen den Stressor zu verteidigen. Folgende physiologische Veränderungen treten auf:
   - erhöhte Herzfrequenz und -kraft, positiv chronotrope und inotrope Wirkungen am Herzen
   - erhöhte Atemfrequenz
   - Vasokonstriktion der Haut und von bestimmten viszeralen Blutgefäßen
   - erhöhte Aktivität der Leber
   - verringerte Speichelproduktion
   - verringerte Aktivität von Verdauungsenzymen
   - Kontraktion der Milz.
2. **Widerstand:** Die Körpererregung bleibt erhöht, während der Körper versucht, sich gegen den Stressor zu verteidigen oder sich ihm anzupassen.

- Eine erhöhte Nervenimpulsrate des Hypothalamus führt zur Erhöhung der regulatorischen Hormone, z.B. CRH (ACTH), GHRH, TRH etc.
- Dies kann zu Anpassungserkrankungen führen, wie z.B. Hypertonie, Ulzera, beeinträchtigter Immunabwehr und Asthma.

3. **Erschöpfung:** Die Ressourcen werden immer begrenzter, die Widerstandsfähigkeit kann kollabieren und zu Erkrankung bis hin zum Tod führen.
   - Erniedrigte Kaliumwerte im Blut, Aldosteron hält Natrium zurück im Austausch gegen Kalium und Wasserstoffionen.
   - Mangel an Glukokortikoiden
   - Hyperaktivität der Herzkranzgefäße und der Nebennierenrinde.

Wenn alle diese Reaktionen so schlecht für uns sind, warum reagiert der Körper dann auf diese Art und Weise? Im **Alarmstadium** nutzt der Körper die oben beschriebenen Aktivitäten für eine sofortige Erst-Verteidigung mit Hilfe des autonomen Nervensystems. Die Versorgung der Regionen, die wir in dem Moment nicht lebensnotwendig benötigen, wird eingeschränkt, wie z.B. die Verdauungsaktivität des Darms, wobei jedoch gleichzeitig Glukose als Energiequelle aus der Leber mobilisiert wird. Die Herz- und Atemfrequenz werden wiederum erhöht, um Sauerstoff durch den gesamten Körper zu bewegen und die beim Energieverbrauch entstehende Stoffwechselprodukte zu entsorgen. Erythrozyten werden aus dem Speicher Milz mobilisiert. Zusätzlich erweitert die Kampf-Flucht-Antwort die Pupillen und bewirkt, daß die Haare aufgerichtet werden („Gänsehaut"), was das Auftreten furchterregender erscheinen läßt.

Wie bereits erwähnt ist dieses Stadium **reversibel**. Der Körper hat mit seiner ihm innewohnenden Weisheit gleichzeitig ein System, die Harmonie wieder herzustellen. Während der Körper uns damit für die Abwehr von Gefahren ausrüstet, benutzt er parallel das langsamere System der Kortisol-Freisetzung, um Energiereserven wieder aufzufüllen und das Immunsystem so zu aktivieren, daß es für weitere Angriffe bereit steht. Kortisol hat auch eine aufrechterhaltende Funktion, physiologische Aktivitäten unter Kontrolle zu halten, da sie oft untereinander antagonistisch wirken.

1.6.4 Allostase und allostatische Belastung

In den letzten Jahren hat sich ein neuer Begriff für diese **alltäglichen Prozesse** etabliert: Allostase. **Allostase** bedeutet „Stabilität oder Homöostase durch Änderungen beibehalten". Dieser Begriff wurde 1988 von **Sterling** und **Eyer** eingeführt. Zunächst wurde der Begriff für die Beschreibung der Aktivitäten des Herz-Kreislaufsystems bei der Änderung vom ruhigen in den aktiven Zustand des Körpers verwendet.

Sterling und Eyer schlugen drei mögliche Ergebnisse eines **Allostase-Zyklus** vor:

1

1.) Ein normales Gleichgewicht kann nach Ende der Streßeinwirkung wieder hergestellt werden.
2.) Der Körper stagniert in einem hyperaktiven Stadium.
3.) Der Körper stagniert in einem hypoaktiven Stadium.

Wiederholte Allostase-Zyklen können sich in jede der drei oben beschriebenen Richtungen entwickeln. Der Preis, den der Körper dafür bezahlt, wird **„allostatische Belastung"** genannt. Es scheint so, als gäbe es für alle Körpersysteme schützende Kurzzeit-Wirkungen, die Allostase, und schädigende Langzeitwirkungen, die allostatische Belastung.

1.6.5 Methoden zur Messung von Streß

Möchte man die Streßebenen objektiv untersuchen, muß die Herangehensweise klar formuliert sein. Etliche Forschungsstudien wurden mit Hilfe von Untersuchungen von **Katecholaminen in Blut und Urin** durchgeführt. Dies zeigte, daß eine signifikante positive Beziehung zwischen den Änderungen des Katecholaminspiegels in Urin und Plasma besteht [Akerstedt et al. 1983, Steptoe 1985]. Gleichzeitig kann man allein die Blutabnahme für die Analyse schon als ausreichend streßbeladen für viele Menschen erachten. Es scheint, als ob für Messungen von akutem Streß Blutproben die beste Methode und für Messungen von chronischem Streß Urinproben besser geeignet sind.

Katecholamine werden normalerweise über eine elektrochemische Aufschlüsselung mittels Flüssig-Chromatographie (HPLC = High Performance Liquid Chromatography) bestimmt. Ein Problem dabei besteht darin, daß die Katecholamine einen ausgesprochenen Tagesrhythmus aufweisen, mit einer Maximalproduktion in der Mitte der Wachzeit am Tage und einem niedrigsten Niveau in der Mitte des Nachtschlafes. Der Adrenalingehalt ist beständiger als der des Noradrenalin, der hauptsächlich durch körperliche Aktivität beeinflußt wird. Andere Faktoren, die den Katecholamingehalt beeinflussen, sind u.a. Nikotin, Koffein und Medikamente wie Betablocker und Diuretika. Weniger ausschlaggebend sind Faktoren wie Geschlecht, Körpergewicht, Ernährung und die Phasen des Menstruationszyklus.

1.6.6 Forschungsergebnisse

Es scheint, daß der **Adrenalinspiegel** sowohl bei Überstimulation als auch bei Unterstimulation signifikant erhöht ist. Daher scheint sich eine hohe Arbeitsbelastung in einem frequentierten Büro genauso schlecht oder gut auszuwirken wie eine einfache, monotone, sich ständig wiederholende Tätigkeit mit einem Mangel an bedeutenden Anforderungen, z.B. im Falle von Arbeitslosig-

1

keit. [Frankenhaeuser et al. 1971, Levi 1972, Frankenhaeuser und Gardell 1976]
Hinsichtlich der **geschlechtsspezifischen Unterschiede** scheinen Frauen unter experimentellem Streß weniger zu reagieren als Männer. Sie schnitten in den Experimenten manchmal sogar besser ab als Männer. Wurden sie unter intensiven Streß gesetzt, stieg ihr Adrenalinspiegel zwar auch signifikant an, jedoch in weit geringerem Ausmaß als bei Männern. [Frankenhaeuser et al. 1961, 1978, 1981, 1989; Lundberg 1996]
Abgesehen von den nicht zu vernachlässigenden Auswirkungen der Geschlechtshormone auf den Katecholaminspiegel sind **psychologische Faktoren** und geschlechtsspezifische Verhaltensmuster sehr bedeutend. [Wasilewski et al. 1980; Tersman et al. 1991] Andere Arbeiten haben gezeigt, daß ein Vergleich von Männern und Frauen mit übereinstimmender Erziehung und Beschäftigung gleiche Ergebnisse bei den Katecholamin-Messungen bei experimentellem Streß ergab. [Frankenhaeuser et al. 1989]
Ein interessantes Ergebnis einer Reihe von Experimenten war, daß Frauen physiologische Streß-Momente aus dem Arbeitsleben auf **Situationen übertragen**, in denen sie nicht arbeiten, wie z.B. auf Wochenenden, Feierabende oder den Alltag mit ihren Kindern. [Rissler 1977; Frankenhaeuser et al. 1989; Lundberg 1996]
Unter normalen Umständen führen diese **Streß-Höhepunkte** zu einer Erhöhung der zirkulierenden Katecholamine, deren Gehalt wieder auf normales Niveau zurück sinkt, sobald der Streß vorbei ist. Problematisch wird es dann, wenn diese Streßantworten nicht angemessen abgeschlossen werden oder statt dessen eine unangemessene Streßreaktion stattfindet.
Eine **normale Streßreaktion** wurde in der Arbeit von Johannson et al. über eine Doktorandin veranschaulicht: Bei Untersuchungen vor, während und nach der Verteidigung ihrer Dissertation konnte festgestellt werden, daß das ausgeschiedene Adrenalin in den Tagen vor ihrer Verteidigung stetig anstieg, am Tag ihres Examens ein deutlicher weiterer Anstieg zu verzeichnen war, dem eine rasche Abnahme folgte, als der Streß vorbei war. Weitere Untersuchungen von Forsman zeigten Reaktionen gesunder Männer während aufeinanderfolgender Streß- und Ruhephasen im Labor. Das Muster äußerte sich in abwechselnden Spitzen und Abfällen entsprechend den Streß- und Ruheperioden.
Prof. Bruce McEwen von der Rockefeller Universität gilt als einer der führenden Forscher auf dem Gebiet der Allostase und allostatischen Belastung. Er bietet **vier Typen allostatischer Belastung** an [McEwen 1998]:

1.) Wiederholtes Auftreten von multiplen neuen Stressoren
2.) Mangel an Anpassung
3.) Verlängerte Reaktionsantwort aufgrund von verzögertem Reaktionsabschluß
4.) Unangemessene Antwort, die zu kompensatorischer Hyperaktivität anderer Botenstoffe führt, z.B. unangemessene Sekretion von Glukokortikoiden, die

einen erhöhten Gehalt an Zytokinen bewirken, die normalerweise durch Glukokortikoide gegenreguliert werden.

Das Interesse an der Allostase und dem Preis, den wir mit den unter dem Begriff allostatische Belastung genannten Prozessen bezahlen, veranlaßten McEwen und seine Kollegen zu einer Langzeitstudie über die Auswirkungen auf die Gesundheit. Die „MacArthur-Studie über **erfolgreiches Altern**" lieferte Daten von folgenden Messungen:

- systolischer und diastolischer Blutdruck als Indikator für die Herz-Kreislaufaktivität
- das Verhältnis von Hüft- zu Taillenumfang als Indikator für chronische Stoffwechselprozesse und adipöse Gewebeablagerung, von dem angenommen wird, daß es durch eine erhöhte Glukokortikoid-Produktion mit beeinflußt wird
- Serum-HDL- und Gesamtcholesterin-Spiegel bezogen auf die Entwicklung von Arteriosklerose (erhöhtes Risiko bei höherem Gehalt an Gesamtcholesterin und niedrigerem an HDL)
- Blutplasmaspiegel an glykosiliertem Hämoglobin, eine Messung des Glukose-Metabolismus über mehrere Tage
- Serum-Dehydroepiandrosteron (DHEA), ein funktioneller HHN-Antagonist (HHN-Achse: Hypothalamus-Hypophysen-Nebennieren-Achse)
- Kortisol-Ausscheidung im Urin über Nacht, eine Messung der 12stündigen HHN-Achsen-Aktivität
- Adrenalin- und Noradrenalingehalt im über Nacht ausgeschiedenen Urin, ein Hinweis auf die sympathische Aktivität innerhalb von 12 Stunden.

Die Ergebnisse der jeweiligen Patienten wurden individuell ausgewertet, ihnen wurde bezüglich der allostatischen Belastung ein Wert zugewiesen und sie wurden nach 2,5 Jahren erneut untersucht. Dabei wurde festgestellt, daß diejenigen mit höheren Grundwerten ein höheres Risiko für Herz-Kreislauferkrankungen hatten sowie eine Abnahme der physischen und kognitiven Funktion bis hin zum Tod.

Hinsichtlich des Herz-Kreislaufsystems verändern **Katecholamine** Herzaktivität und Blutdruck in Bezug auf Schlaf, Wachzustand und physische Anstrengung. Bei wiederholten starken Blutdruckerhöhungen, die durch unzählige Stressoren verursacht werden, denen wir tagtäglich ausgesetzt sind, ermöglicht die Überaktivität des SAM-Systems (sympathischen adrenomedullären Systems) die Entstehung von Arteriosklerose, Hypertonie und Diabetes mellitus Typ II. Zusätzlich führt die Überaktivität des HHN-Systems zu einer allostatischen Belastung, die sich in einer abdominalen Fettleibigkeit äußert. [Seeman et al. 1997]

Interessant war, daß eine der Hauptarbeiten, die weitere Forschungsstudien auslöste, per Zufall entdeckt wurde. Manuck et al. bemerkten, daß „die andauernde **Aktivierung des Blutdrucks** bei dominanten männlichen **Javaner-Affen**

(Macaca fascicularis) im Konkurrenzkampf um eine Position in einer instabilen Dominanzhierarchie die Bildung von **arteriosklerotischen Plaques** zu beschleunigen scheint". Das ist vielleicht gerade für diejenigen wissenswert, die sich zu der Gruppe zählen, die in Schul- und Universitätszeiten nur zu gerne nach vorne gingen und das Wort ergriffen.

1.6.7 Osteopathische Betrachtungen

Moon und Sauter führten eine Studie zu den **psychosozialen Aspekten** von **muskuloskelettalen Störungen** durch mit dem Ergebnis, daß psychosozialer Streß eine wichtige Rolle einnimmt und verschiedenste Körperfunktionen beeinflußt, einschließlich der Muskelspannung, die wiederum mit schmerzhaften Beschwerden im Bereich von Nacken, Schulter und Rücken verknüpft ist. Osteopathen ist im allgemeinen bewußt, daß sich viele physiologische Dysfunktionen des Körpers im muskuloskelettalen System widerspiegeln und dieses System den Weg für den Behandlungsansatz ebnet.
Still bestand auf der Bedeutung von Anatomie und Physiologie innerhalb seiner Lehre und das spiegelt sich heute in der Stundenanzahl dieser Fächer in den Lehrplänen der osteopathischen Schulen in der ganzen Welt wider. Seit Still wurden viele weitere Ansätze und Techniken entwickelt, allerdings macht einen nicht das Arsenal an Techniken zum guten Osteopathen, sondern vielmehr, wie sie eingesetzt werden. Keiner würde die Bedeutung einer guten **Anamnese** als Grundvoraussetzung für eine sichere und wirkungsvolle Behandlung vom Tisch weisen. Eine gute Anamnese ist eine schwierige Herausforderung, da es ja nicht nur darum geht, mögliche Erkrankungen auszuschließen, sondern auch ausreichend Informationen zu bekommen, um die Patienten mit ihren Beschwerden individuell behandeln zu können. Darüber hinaus werden Informationen über ihren Lebensstil, ihre Gewohnheiten, Hobbys, die sportlichen Betätigungen und sonstigen Beschäftigungen benötigt, wenn die Absicht besteht, mit ganzheitlichem Ansatz zu behandeln. Was dann mit bzw. aus diesen Informationen gemacht wird, bestimmt, ob nur eine Behandlung oder eine gute Behandlung erfolgt. Es ist leicht, das Bild mit zu viel Informationen zu verwirren, die für die Behandlung überflüssig sind, obwohl manche sagen würden, daß es so etwas wie „zu viel Information" nicht gibt.
Die **Wahl der Behandlungsweise** wird zweifellos von den individuellen Präferenzen eines jeden Osteopathen beeinflußt, obwohl sie in Wirklichkeit vom jeweiligen Patienten und den vorliegenden Beschwerden bestimmt werden sollte. Dennoch ist das Behandlungsziel das Wichtigste. Generell herrscht Übereinstimmung, daß eine strukturelle Gelenktechnik an den Artt. costovertebrales eine Wirkung auf die benachbarten autonomen Ganglien und dadurch auf die Aktivität des autonomen Nervensystems hat. Das ist in sich dadurch eine Behandlung

von Streß, daß ein Ungleichgewicht aufgrund eines unvollständigen Allostase-Zyklus, z. B. mit ineffektivem An- oder Ausschalten von Reaktionsantworten, bei der Normalisierung unterstützt wird. Zweifellos ruft eine funktionelle Technik am gleichen Gelenk eine ähnliche Reaktion hervor, es sind jedoch ganz allein der Patient und die vorliegende Natur der Beschwerden, die entscheiden, welche Behandlungsform die effektivste sein wird.
Alle Behandlungsweisen können auf das **autonome Nervensystem** und die Streßfolgen abzielen. Eine viszerale Technik zur Befreiung des Mesenteriums wird letztlich eine Wirkung auf alle begleitenden Strukturen haben. Diese Strukturen schließen die Äste der A. mesenterica superior und ihre assoziierten Nerven ein, sozusagen die Fasern, die vom Plexus mesentericus superior ausgehen, einem präaortalen Ganglion, das die Funktion des Dünndarms beeinflußt. Abgesehen vom autonomen enterischen Nervensystem ist der Hauptnerv zu den Eingeweiden der **N. vagus**, und so wird jede Technik, die innerhalb seines Verlaufs ausgeführt wird, eine Wirkung auf die Funktion von Herz-Kreislauf, Atmung und Verdauungstrakt haben. Unabhängig von der Technikart wird das Ziel der Ausübung darin bestehen, die Funktion des N. vagus zu beeinflussen, egal ob eine kraniale Technik am Okziput durchgeführt wird, eine strukturelle Technik am Atlas oder eine fasziale Technik an den zervikalen Faszien.
Es ist bekannt, daß die beiden Seiten des autonomen Nervensystems, das sympathische und das parasympathische, nicht antagonistisch arbeiten. Mit diesem Wissen im Hinterkopf sollte nicht mit der Vorstellung, die eine Seite „anzustellen" und die andere „herunterzufahren", behandelt werden, sondern eher mit der Idee, die Gesamtfunktion zu normalisieren. Tatsächlich haben **Sympathikus und Parasympathikus** in manchen Fällen die gleiche Funktion und verstärken sich gegenseitig lediglich. Die meisten Osteopathen stimmen zu, daß das Behandlungsziel darin besteht, dem Körper immer die beste Funktionsweise zu ermöglichen, egal wie die Behandlung aussieht.
Individuelle Streßmessungen waren mehrere Jahre lang das Hauptforschungsgebiet. Als wirksamer und praktischer Ansatz erwies sich der **„Stimmungs-Adjektiv-Fragebogen"** [Mackay und Cox 1978]. Er besteht aus einer Liste mit 30 verschiedenen Adjektiven, die das individuelle subjektive Empfinden hinsichtlich Streß bewerten. Aus den Ergebnissen kann eine Prozentangabe aus Streß und Erregung errechnet und das wiederum als Indikator genutzt werden für die Effektivität der Behandlung gestreßter Individuen innerhalb eines festgelegten Behandlungszeitraums. Viele Therapeuten haben eine Version dieser Checkliste getestet und ihr großen Wert für die Beschreibung von Stimmungsdaten beigemessen. [King et al. 1983]
So wie es keine spezifische osteopathische Behandlung für den Schiefhals oder Verstopfung gibt, existiert auch **keine spezifische Streß-Behandlung**. Lediglich die Art und Weise, wie das Wissen am Patienten eingesetzt wird, der zur Behandlung kommt, macht den Osteopathen mehr oder weniger wirkungsvoll in

seinem Ansatz bei Streß. Der wichtige Punkt dabei ist, daß jeder auf Streß unterschiedlich reagiert und die zukünftige Gesundheit eines einzelnen davon abhängt, wie man darauf reagiert. Streß bleibt in seinen vielen Formen vorhanden und in unserer modernen Welt mit ständigen steigenden Anforderungen fallen wir ihm immer wieder zum Opfer. Das gilt für alle, für den Karriere machenden Geschäftsmann, den Arbeitslosen, die Mutter mit einem weinenden Baby oder für das Baby selbst. Still lehrte, sich die Anatomie und Physiologie zu vergegenwärtigen, um die Antworten und Reaktionen des Körpers zu verstehen. So ist es kein Zufall, das die Nebenniere des Fötus proportional viel größer ist als bei einem Erwachsenen. Die Geburt selbst ist ein höchst streßreicher Moment für den Körper und bedeutet möglicherweise eine Vorwarnung für weitaus größere Erlebnisse, die da kommen könnten.

Quellen:

Akerstedt et al: Comparison of urinary and plasma catecholamine responses to mental stress. Acta Physiologica Scandinavica 117, 1983, S. 19–26
Cannon W. B.: The emergency function of the adrenal medulla in pain and the major emotions. American Journal of Physiology 33, 1914, S. 356–372
Forsman L., Lundberg U.: Consistency in catecholamine and cortisol excretion in males and females. Pharmacology, Biochemistry and Behaviour 17, 1982, S. 555–562
Frankenhaeuser et al.: Psychophysiological reactions to understimulation and overstimulation. Acta Psychologica 35, 1971, S. 298–308
Frankenhaeuser et al.: Sex differences in psychoneuroendocrine reactions to examination stress. Psychosomatic Medicine, 40, 1978, S. 334–343
Frankenhaeuser et al.: Stress on and off the job as related to sex and occupational status in white-collar workers. Journal of Organisational Behaviour 10, 1989, S. 321–346
Frankenhaeuser M., Gardell, B.: Underload and overload in working life: Outline of a multidisciplinary approach. Journal of Human Stress 2, 1976, S. 35–46
Johansson et al.: Male and female psychoneuroendocrine response to examination stress: A case report. Motivation and Emotion 7, 1983, S. 1–9
King et al.: Measurement of stress and arousal: Validation of the stress arousal adjective checklist. Brit J Psych 74, 1983, S. 473–479
Lundberg U.: The influence of paid and unpaid work on psychophysiological stress responses of men and women. Journal of Occupational Health Psychology 1, 1996, S. 117–130
Mackay et al.: An inventory for the measurement of self-reported stress and arousal. Brit J of Soc and Clin Psych 17, 1978, S. 283–284
Manuck et al.: Studies of psychosocial influences on coronary artery atherosclerosis in cynomolgus monkeys. Health Psychology 7, 1995, S. 113–124
McEwen, B. S.: Protective and damaging effects of stress mediators. New England J Med 338, 1998, S. 171–179
Moon & Sauter (Hrsg.): Psychosocial Aspects of Musculoskeletal Disorders in Office Work. Taylor & Francis, London, 1996
Rissler A.: Stress reactions at work and after work during a period of quantitative overload. Ergonomics 20, 1977, S. 13–16

1

Seeman et al.: Price of adaptation – Allostatic load and its health consequences; MacArthur Studies of Successful Ageing. Arch Intern Med 157, 1997, S. 2259–2268

Selye H.: The Stress of Life. Longmans, New York & London, 1957

Sterling P., Eyer J.: Allostasis: A new paradigm to explain arousal pathology. In: Fisher S. & Reason J. (Hrsg.): Handbook of Life Stress, Cognition and Health. New York, John Wiley & Sons 1988, S. 629–649

Still, A. T.: Some Mechanical Injuries and their Effects. In Osteopathy – Research and Practice. Kirksville, Missouri, USA, 1910, S. 56–61

Tersman et al.: Cardiovascular responses to psychological and physiological stressors during the menstrual cycle. Psychosomatic Medicine 553, 1991, S. 185–197

Wasilewskaet et al.: Urinary catecholamine excretion and plasma dopamine-beta-hydroxylase activity in mental work performed in two periods of menstrual cycle in women. In: Usdin E., Kvetnansky R. & Kopin I. J. (Hrsg.): Catecholamines and Stress; Recent Advances. New York, Amsterdam, Oxford, Elsevier/North Holland, 1980, S. 549–554

Diagnostische und therapeutische Grundlagen

2

Inhalt

Autor: P. Delaunois (2.2.2, 2.2.3, 2.2.4, 2.2.7, 2.2.8), T. K. Dobler (2.2.1, 2.2.5, 2.2.6, 2.2.9), C. Fossum (2.1), G. Fryer (2.3)
Therapeut auf den Fotos: C. Fossum

2.1 Die osteopathische Diagnosefindung

2.1.1 Einführung

„Die Osteopathie ist auf das Wissen über Struktur, Verbindungen und Funktion jedes Teils und Gewebes des menschlichen Körpers aufgebaut. Sie kann zur Anpassung und Korrektur von allem, was deren harmonisches Funktionieren stört, angewendet werden." [George V. Webster, D.O., 1935]
Stills berühmtes Axiom „Find it, fix it and leave it alone" (finden, einrichten und dann in Ruhe lassen) hat in der Osteopathie eine hohen Stellenwert. Um ein guter Osteopath zu sein, benötigt man zuerst die mechanische und palpatorische Fähigkeit, es zu **finden** („find it"), was der Diagnostik entspricht, dann die konzeptuelle Idee (modus operandi), wie das Gefundene zu **beseitigen** ist („fix it"). Als letztes gilt das Prinzip der minimalen Intervention („leave it alone"), das Vertrauen in die **Selbstregulation des Körpers**.
Die **Diagnose** ist zweifelsohne der **wichtigste Teil** der osteopathischen Konsultation. In der täglichen Praxis wird oft vergessen, daß mindestens 75% einer erfolgreichen Behandlung aus der Diagnose bestehen. Mit dieser als Ausgangspunkt können viele erfolglose Behandlungen vermieden werden, und höchst wahrscheinlich auch viele Mißerfolge wie Nebenreaktionen und Komplikationen. Dabei ist die Befunderhebung nicht mit der osteopathischen Diagnose zu verwechseln. Die Befunde jeder osteopathischen Untersuchung sind zahlreich und nur ihre Interpretation und Einordnung im Kontext der osteopathischen Prinzipien ermöglicht die Erstellung einer osteopathischen Diagnose. Grundlage ist stets ein profundes Wissen der Wechselwirkungen zwischen Funktion und Struktur des Organismus. In der ersten Sitzung kann nie eine komplette Diagnose erhoben werden. Der Patient muß immer sowohl im Stehen als auch im Sitzen und Liegen untersucht werden, weil sich das Läsionsbild in verschiedenen Positionen und Winkeln ändern kann. Der Patient ist wie das Läsionsbild und Verkettungsmuster eine dynamische biologische Einheit.
„Es" oder „it" ist die **somatische Dysfunktion** (oder, wie in der früheren osteopathischen Terminologie, die osteopathische Läsion). Definitionen neigen oft dazu, eine konzeptuelle Abgrenzung darzustellen, und in diesem Sinn wurde die Aufmerksamkeit des Osteopathen oft nur auf die gelenkigen Strukturen des parietalen Systems geleitet. Obwohl eine somatische Dysfunktion das Gelenk miteinbezieht, muß die Dysfunktion nicht unbedingt in einem Gelenk liegen. Sie kann eine Restriktion oder Funktionseinschränkung jedes Gewebes im Körper sein, die über verschiedene anatomische Verbindungen, neurophysiologische Kommunikationsmechanismen, zirkulatorische Auswirkungen und biomechanischen Streß eine Dysfunktion im parietalen System hervorruft. Es kann auch umgekehrt sein: Die Dysfunktion liegt im parietalen System und über die glei-

chen Mechanismen werden andere Strukturen des Körpers durch eine Verkettungsreaktion mit einbezogen.

Die **Auswirkung** oder Verkettung einer Dysfunktion spiegelt in der Regel das Stadium wider, in dem sich der Körper physiologisch und psychologisch befindet. Jeder Patient ist ein Individuum und ein Läsionsmuster ist an dieses und seine Beschaffenheit angepaßt. Aufgabe der osteopathischen Behandlung ist es, den Patienten zu seiner individuellen Physiologie zurückzubringen, damit ihm wieder Adaptions- und Kompensationsmöglichkeiten zur Verfügung stehen.

2.1.2 Ziel der Untersuchung

„Eine Diagnose ist eine Meinung, die im Kopf des Therapeuten als Ergebnis des Vergleichs von abnormen Befunden mit den in Textbüchern beschriebenen Symptomen formuliert wird. Der Osteopath sollte niemals mit einer benannten Krankheit zufrieden sein. Ihn sollte das ganze Gesundheitsbild des Patienten interessieren. Das Hauptprinzip der Osteopathie besteht nicht darin, die auf pathologischen Zuständen basierenden Symptome zu behandeln. Wir versuchen, die Ursache zu finden, durch die diese entstehen." [Swope, 1938]

Jede Substanz aus organischer Natur besitzt Spannungen und Dysfunktionen in seinem Rahmenwerk. Schwerkraft, Körpermorphologie, Biotypologie, Beruf, Hobbys und alltägliche Gewohnheiten beeinflussen uns, so daß Spannungen sozusagen ein natürlicher Teil unseres Lebens sind. Osteopathen philosophieren viel über die **primäre Läsion**, die „key lesion", als Zentrum unserer Spannungsmuster. Einige behaupten, daß die Evolution die Ursache sei mit der schlechten Anpassung vom Vierfüßler zum Zweifüßler, andere machen die Geburtsprozesse dafür verantwortlich. Dies bleibt eine Gedankenspielerei, da immer nach der wichtigsten Läsion in Zeit *und* Raum gesucht wird, wenn der Patient vor einem steht.

Bei der Untersuchung muß als erstes der **Bereich der größten Spannung** gefunden werden („area of greatest restriction"), weil diese Spannungszone eine Neuorganisierung des Körpers fördert. [Wilson, Mitchell, Stiles] Dadurch bricht die normale vertikale und horizontale Organisation des Körpers zusammen und ein neues, weniger optimales Schema wird vom Körper aufgestellt. Dieser Prozeß steigert den Energieumsatz des Körpers, und der biomechanische und physiologische Streß rufen Spannungen, Symptome und pathophysiologische Reaktionen hervor. [Thorpe 1975] Dieser Gesamtverlauf wird „totale osteopathische Läsion" (ein Begriff, der von Arthur D. Becker in den 20er Jahren geprägt und später von H. H. Fryette weiterentwickelt wurde) genannt und ist die Summe aller Dysfunktionen des Körpers sowie des physiologischen und psychologischen Stresses. Dies entspricht im Grunde dem Adaptationssyndrom nach Hans Selye.

2

2.1.3 Elemente der Untersuchung

1. **Anamnese**
   - allgemein: Traumata, Unfälle, Operationen, Punktionen, Vorbehandlungen, frühere und aktuelle berufliche und sportliche Tätigkeiten, Streß, Belastung, Ernährung, Alkohol, Rauchen
   - speziell: Beginn der Beschwerden, Schmerzlokalisation, Druckempfindlichkeit, Abhängigkeit von Bewegung, Belastung, Lage, Tageszeit, Anlauf-, Ruheschmerz, eingeschränkte Bewegungen
   - systemisch oder organbezogen: Beschwerden des Herz-Kreislaufsystems, der Lungen, Verdauung, Ausscheidungsorgane etc.
   - Familienanamnese: Krebsleiden, Diabetes mellitus, Rheuma, genetische Anormalitäten
2. **Globale osteopathische Untersuchung:** wird in mehreren Positionen durchgeführt. Ziel, ein Bild des Läsionsmusters in seiner Totalität zu bekommen
3. **Lokale osteopathische Untersuchung:** die genauen Läsionsparameter einer Dysfunktion werden qualitativ und quantitativ bewertet, um den Zustand des Gewebes zu beurteilen und die Parameter für die Korrektur aufzustellen
4. **Medizinische Untersuchung**
   - organbezogen: Palpation, Perkussion, Provokationstests, Puls, Blutdruck, Auskultation
   - neurologisch: motorisch, sensorisch, Reflexe, Klonus, Hirnnerven, Nervendehnungstests
   - orthopädisch: Quantität der Bewegung, Perkussion, Provokationstests
   - Sicherheitstests vor Manipulationen

Nach der **Analyse** (Untersuchungsschritte 1.–4.) wird eine **Synthese** aufgestellt, die entweder zu einer Behandlung oder Überweisung zu weiteren Untersuchungen (Arzt, Labor, bildgebende Verfahren etc.) führt.

2.1.4 Osteopathische Modelle

Bei der globalen und lokalen osteopathischen Untersuchung wird der Patient immer in mehreren Ausgangspositionen untersucht: stehend, sitzend und liegend.

Prinzip 1: Eine Dysfunktion ist eine eingeschränkte Funktion bzw. Bewegung und/oder Elastizität bzw. Flexibilität in einer anatomischen Einheit des Körpers.

Prinzip 2: Nur die Dysfunktionen, die bei der Untersuchung in allen drei Ausgangspositionen vorhanden sind, sind behandlungsbedürftig. [Wilson 1955, Dummer 1999]

Es gibt mehrere **Modelle**, auf die sich die osteopathische Untersuchung und Behandlung mehr oder weniger stützen. Sie stehen in sowohl in Gesundheit als auch in Krankheit in wechselseitiger Beziehung zueinander und beeinflussen sich gegenseitig sowie auch die Entstehung und individuelle Ausprägung osteopathischer Dysfunktionen.

- **Biomechanisches Modell** nach Greenman, 1996:
  - Beurteilung der Gelenk- und Gewebefunktion, lokal und komplex
- **Neurologisches Modell** nach Korr, 1979, Pattterson, 1997, Willard, 1997:
  - Beurteilung der motorischen Reaktion und Erfordernis von Induktion passiver Bewegung
  - Beurteilung der Beteiligung des autonomen Nervensystems und Gewebezustandes
  - Beurteilung des Schmerzes und der Schmerzempfindung
- **Respiratorisch-zirkulatorisches Modell** nach Zink, 1970, 1973, 1977, 1979
  - Beurteilung der Einschränkung vom lymphatischen und venösen System
  - Beurteilung der respiratorischen Effizienz
- **Viszerales und fasziales Modell** nach Page, 1952, Laughlin, 1953, Cooper, 1977, Barral, 1987, 1989, Stone, 1999, Williame und Finet, 2000:
  - Beurteilung von viszeralen und faszialen Einschränkungen in Bezug auf die eigene Funktion und im Kontext der anatomischen, mechanischen und neurologischen Beziehung zum Bewegungsapparat und kranialen System
- **Inhärente Bewegung im Körper** nach Sutherland und Wales, 1990, Lee, 2000, 2001:
  - Beurteilung des genetischen und embryologischen Ausdrucks und inhärenter Funktion, Mobilität und Rhythmus der Gewebe
- **Körper-Geist-Seele-Modell** nach Selye, 1957, Gold und Sternberg, 1997, Willard, 2000:
  - Beurteilung des Zustandes des emotionalen, somatischen und viszeralen Stresses sowie der Steigerung der Aktivität des sympathischen Nervensystems und neuroendokrinen Immunsystems

Die Betonung der verschiedenen Modelle ist bei unterschiedlichen Osteopathen variabel, es werden aber bewußt oder unbewußt Elemente aus jedem Modell in die Untersuchung und Behandlung einbezogen, weil die dysfunktionale Reaktion des Körpers eine Interferenz zwischen den verschiedenen Ebenen der Organisation und Physiologie darstellt. Dies ist im Grunde nur eine theoretische Einteilung und in der Praxis nicht voneinander zu trennen.

2.1.5 Allgemeine Untersuchung

Ziel des Untersuchungsgangs ist es, die **Reaktion des Körpers auf einen Läsionsmechanismus** und eine Verkettung zu verstehen, um eine Vorgehensweise für die Behandlung festzulegen. Das Folgende ist nur ein Beispiel für eine **Untersuchungsroutine**, um zu zeigen, wie man an den Patienten herangehen kann. Es gibt keinen einheitlichen Weg, und je nach Wissensstand und Erfahrung des Osteopathen werden unterschiedliche Methoden eingesetzt, um den Patienten in seiner Ganzheit zu untersuchen. Für die spezifische Untersuchung der einzelnen Regionen wird auf die entsprechenden Kapitel dieses Buchs verwiesen.

Untersuchung im Stehen

Beobachtung des Gangbilds

- Symmetrie und Harmonie der Arm- und Beinbewegungen
- Mitbewegung des Beckens und der Wirbelsäule
- Ausweichbewegungen aufgrund von Schmerzen
- Abrollphase der Füße
- Knie- und Hüftbewegungen
- Trendelenburg- oder Duchenne-Zeichen
- Orientierung im Raum beim Gehen

Inspektion und Haltungsschema

Von der **Seite** lassen sich die Zugehörigkeit zu einem Haltungsschema festlegen (ventrales oder dorsales Schema), das Gleichgewicht, die Körpermorphologie

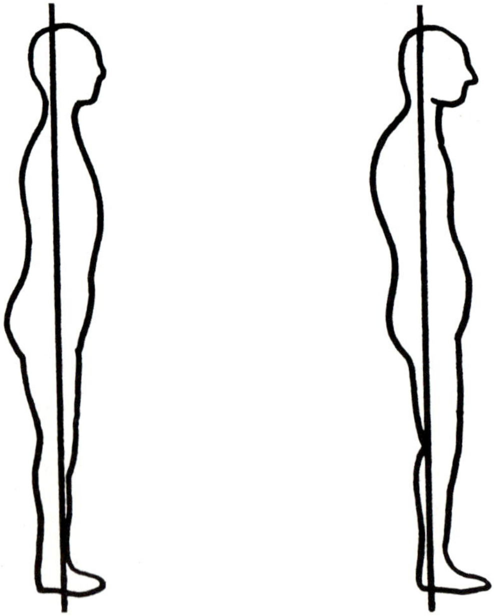

Abb. 2.1: Haltungsschemata des ventralen (links) und dorsalen (rechts) Typs nach T. Edward Hall [Wernham 1956, 1985, Pratt 1951, Heilig 1978]

und Biotypologie. Dabei wird hauptsächlich die **vertikale Integration** des Körpers beurteilt.
Von **vorne** kann das seitliche, kompensierte oder dekompensierte Ungleichgewicht beurteilt werden, die **horizontale Integration** des Körpers. [Zink 1977, 1979, Klug 1981]
Das Haltungsschema weist auf Zonen starker Spannungen und allgemeine Probleme dieses Patiententyps hin und liefert Anhaltspunkte, auf welcher Ebene (parietal, viszeral, kraniosakral) mit der Behandlung begonnen werden soll. Ferner dient es als Verlaufskontrolle während der Behandlung. [Heilig 1978, Richard 1987, 1993] Ein **dorsales** Haltungsschema deutet auf ein primäres Problem im **parietalen** Bereich hin, ein **ventrales** auf eines im **viszeralen** bzw. **faszialen**.

	Ventrales Haltungsschema (anteriorer Typ)	Dorsales Haltungsschema (posteriorer Typ)
Gelenkprobleme	Verstärkung der HWS-Lordose • Fixation des zervikothorakalen Übergangs • Spannung der posterioren Rückenmuskeln und Ligamente • Fixation und Spannung auf Höhe von Th11 und Th12 (Th10–L1) • Streß im lumbosakralen Übergang	• Okziput in Extension und Kompression • Streß im zervikothorakalen Übergang • Verstärkung der BWS-Kyphose im oberen Bereich und Abschwächung im unteren Bereich • Kompression der kostosternalen Gelenke • Verstärkung der LWS-Lordose • Streß und Belastung der Iliosakralgelenke
Respiratorisch-zirkulatorische Probleme	• Spannung im Zwerchfell (oft in inspir) • schwache Bauchmuskeln (überdehnt)	• Spannung im Zwerchfell (oft in expir) • gestörte Druckverhältnisse zwischen Bauch- und Brustraum • Spannungszunahme an der Bauchwand
Viszerale Probleme	• Tendenz zur viszeralen Ptose • Entspannung des parietalen Peritoneums • Neigung zu Hernien und Reizzuständen im kleinen Becken	• erhöhter Druck auf Bauch- und Beckenorgane • Neigung zu zirkulatorischen Störungen • Neigung zu respiratorischen Problemen • Neigung zu Obstipation

Tab. 2.2: Problembereiche der Haltungstypen

2

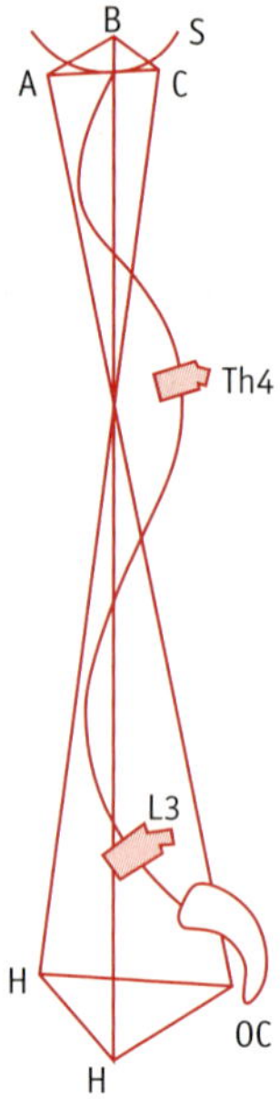

S = Schädelbasis

A = Vorderrand des Foramen occipitale magnum

B, C = seitlich des Hinterrands des Foramen occipitale magnum

A–OC = antero-posteriore Linie
B–H = postero-anteriore Linie
C–H = postero-anteriore Linie

H = Hüftgelenk
OC = Os coccygis

Abb. 2.3: Polygon oder Vieleck der Kräfte nach John M. Littlejohn, das die mechanischen Beziehungen und Funktionen der Wirbelsäule aufzeigt

Zum besseren Verständnis der speziellen Problematik der beiden Haltungstypen kann die **Mechanik der Wirbelsäule nach Littlejohn** herangezogen werden. Littlejohn konstruierte das **Polygon der Kräfte**, das an der Wirbelsäule wirkt. Dieses Vieleck wird von verschiedenen **Kraftlinien** gebildet:

Die **antero-posteriore Linie** (ap-Linie) verläuft vom anterioren Rand des Foramen occipitale magnum durch den Wirbelkörper von Th11 und Th12, durch die Gelenkverbindung von L4 und L5, durch den Wirbelkörper von S1 bis zur Steißbeinspitze. Sie entspricht der muskulo-ligamentären Spannung der Wirbelsäule, vereinigt die Wirbelsäule in einem funktionellen Gelenksystem (das Zentrum dieses Systems befindet sich auf Höhe von Th11 und Th12) und ist für die Aufrechterhaltung der antero-posterioren Kurven der Wirbelsäule wichtig.

Die **postero-anterioren Linien** (pa-Linien) verlaufen vom posterioren Rand des Foramen occipitale magnum zum anterioren Rand des Wirbelkörpers von L3, wo sie sich aufteilen, und weiter im Verlauf der beiden Psoasmuskeln zum Hüftgelenk. Sie lenken die Kräfte von der Art. atlantooccipitalis zu Th2 und der 2. Rippe und sind daher für die Aufrechterhaltung der zervikalen Spannung und Integrität zuständig. Sie koordinieren den Druck der Körperhöhlen und unterstützen damit die Becken- und Bauchorgane sowie die Wirbelsäule.

Die Kraftlinien kreuzen sich und bilden dadurch zwei Dreiecke, die aufeinander balanciert sind. Der Kreuzungspunkt ist auf Höhe von Th3 und Th4.
Das **obere Dreieck** beinhaltet die gelenkigen, muskulären und faszialen Strukturen, die in Verbindung mit der Schädelbasis und dem Foramen occipitale magnum stehen. Dieses Dreieck stellt die Basis des Schädels dar und ist mit seiner Spitze auf Th4 balanciert. Rotationen der zervikalen Wirbelsäule wirken daher bis Th4.
Das **untere Dreieck** sichert die Bauchfunktion durch die rhythmische Aktivität des Thorax auf L3. Die beiden Hüftgelenke und das Becken stellen den Boden dieses Dreiecks dar. Die pa-Linien teilen sich in Höhe von L3 in zwei auf und laufen von dort bis zu beiden Hüftgelenken. Dadurch wird ein kleineres Dreieck zwischen L3 und den Hüftgelenken gebildet. Da das Becken und die beiden Hüftgelenke der Boden für das „große", das nach oben bis Th4 läuft, und das „kleine" Dreieck, das nach oben bis L3 läuft, sind, ist ihre normale Funktion die Voraussetzung für die Unterstützung der Bauchspannung.
Die beiden Dreiecke erhalten die **Druckverhältnisse** der Körperhöhlen aufrecht und unterstützen dadurch die Organe und Wirbelsäule. [Wernham 1956, 1985]
Die ap-Linie repräsentiert die muskulo-ligamentären Strukturen der posterioren Wirbelsäule, die pa-Linie die Druckverhältnisse der beiden Körperhöhlen. Die Patienten belasten je nach ihrem Haltungsschema die eine oder andere Kraftlinie mehr:

- beim ventralen Haltungsschema (oder anterioren Typ) wird die ap-Linie überfordert
- beim dorsalen Haltungsschema (oder posterioren Typ) wird die pa-Linie überfordert

L3 als Zentrum der Schwerkraft und Spitze des kleinen Dreiecks sowie **Th4** als Kreuzungspunkt aller Kraftlinien und Balancepunkt zwischen oberem und unterem Dreieck spielen in der Statik eine besondere Rolle. Dysfunktionen in diesen beide Regionen sind in der Regel ein Hinweis auf ein statisches Ungleichgewicht (die gesamte Wirbelsäule und das Becken sind mit einbezogen).
Wenn nur L3 betroffen ist, kann dies auf ein Ungleichgewicht unterhalb von L3 bis ins Becken und die unteren Extremitäten deuten. Ist nur Th4 betroffen, kann das auf ein Ungleichgewicht oberhalb von Th4 der Strukturen des oberen Dreiecks und des Schultergürtels deuten. Dies wird durch den „Hip-drop-Test" (☞ S. 84) beurteilt.
Es handelt sich hierbei um ein **empirisches Modell**, das sich in der Praxis und durch die Erfahrungen bewährt hat. [Wernham 1985, Campbell 1999, Dummer 1999]

Global-listening-Test (Ecoute-Test) im Stehen

Aussagekraft: Das Haltungsschema und die vertikale sowie horizontale Integration des Patienten werden durch den Global-listening-Test bestätigt. [Barral

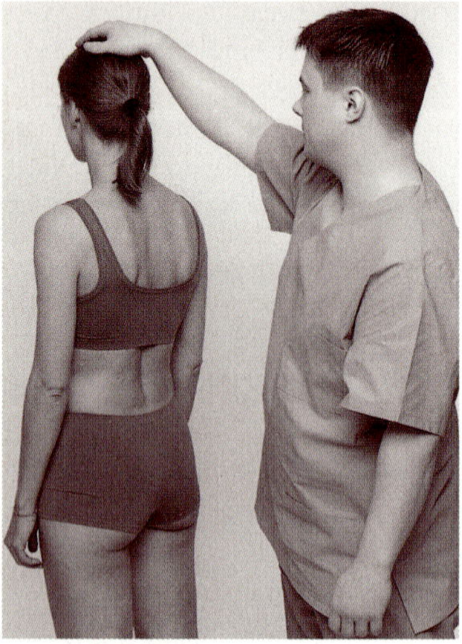

Global-listening-Test (Ecoute-Test) im Stehen

1987, Paoletti 1998, 2001] Wenn der Bereich der größten Spannung (fokale Dysfunktion) mit dem Zentrum eines Spinnennetzes verglichen wird, orientieren sich die Fasern dieses Netzes von dort aus. Ihre Zugrichtung ist immer in Richtung dieses Zentrums. Wenn dieses Zentrum der fokalen Dysfunktion entspricht, orientiert sich das fasziale Netz des Körpers von diesem Punkt aus, mit Zugrichtung zu dieser Problemzone hin.

Patient: stehend, Beine leicht gespreizt

Therapeut: seitlich des oder hinter dem Patienten

Handposition:

- eine Hand auf den Kopf legen
- die andere Hand auf die BWS oder den lumbosakralen Übergang legen

Ausführung: den Patienten auffordern, die Augen zu schließen, um die visuelle Fixation im Raum aufzuheben

Bewertung: Auf die Bewegung der Körpers achten. Dieser wird über die Faszienspannung in Richtung der fokalen Dysfunktion bzw. des Bereichs der größten Spannung gezogen:

- Ein Zug nach posterior kann auf eine parietale Dysfunktion der Wirbelsäule, des Beckens oder der unteren Extremitäten hinweisen.
- Ein Zug in die zentrale Achse des Körpers ist ein Hinweis auf eine Dysfunktion in der zentralen vertikalen Faszienkette, des kraniosakralen Systems oder auf eine viszerale Dysfunktion der retroperitonealen Organe.
- Ein Zug nach anterior weist auf eine viszerale Dysfunktion im Thorax, Abdomen oder kleinen Becken hin.

Z.B. wird bei einer Spannung im Bereich der Leber und ihrer Ligamente sowie faszialen Strukturen der Patient nach anterior mit einer zusätzlichen Seitneigung nach rechts und Rotation nach links gezogen.

> **!** Bei einem anterioren Typ bzw. ventralen Haltungsschema ist die mechanisch-fasziale und neurophysiologische Verkettungsreaktion (= viszerosomatisch) einer viszeralen Dysfunktion auf das parietale System zu beachten. Wegen seines Typus gibt es bei diesen Patienten oft primäre viszerale Dysfunktionen und die parietale Spannung ist eher globaler Art und oft eine Folge von Dysfunktionen auf viszeraler Ebene.

2

Bei einem posterioren Typ bzw. dorsalem Haltungsschema werden durch die gestörte parietale Mechanik die Druckverhältnisse ihm Bauch- und Brustraum verändert. Läsionen des parietalen Systems werden von diesem Typ in der Regel schlechter toleriert und sind mit hoher Reflexaktivität verbunden (somato-sympathischer Reflex). Die viszeralen Probleme sind oft Folge davon.

Squatting-Test

Aussagekraft: Screening-Test für die unteren Extremitäten
Patient: stehend
Therapeut: stehend, vor oder hinter dem Patienten
Ausführung: den Patienten auffordern, in Hockstellung zu gehen, Fersen bleiben im Kontakt mit dem Boden
Bewertung: Das Ausmaß der Beweglichkeit in den Hüft-, Knie- und Sprunggelenken im Seitenvergleich beurteilen und von hinten auch eventuelle Ausweichbewegungen der Gelenke, wie z. B. bei fortgeschrittener Hüft- oder Kniegelenksarthrose, entzündlichen Gelenkprozessen. Bei Auffälligkeiten müssen weitere Untersuchungen erfolgen.

Aktive Wirbelsäulenbewegung

Aussagekraft: Screening-Test für die Wirbelsäule
Patient: stehend
Therapeut: stehend, hinter dem Patienten
Ausführung: den Patienten auffordern, die Wirbelsäule in Flexion, Seitneigung, Rotation und dann Extension zu bringen
Bewertung: Auf die Beweglichkeit der Wirbelsäule im Ganzen, regional und segmental achten, bei den einzelnen Bewegungen auf Folgendes:

- Flexion:
  - Bewegungsausmaß generell (je nach Körpertyp unterschiedlich)
  - Segmente oder Bereiche, die nicht in die Flexion mitgehen (Hypomobilität)
  - Höhenunterschiede zwischen den beiden Thoraxhälften bei vollständiger Flexion: eine einseitige Erhöhung deutet auf eine Skoliose hin

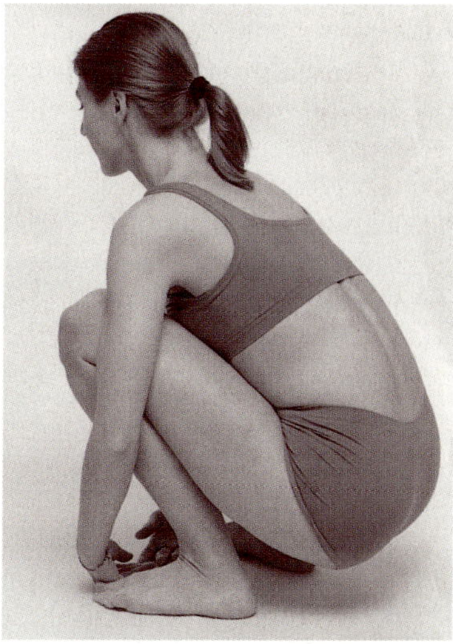
Squatting-Test

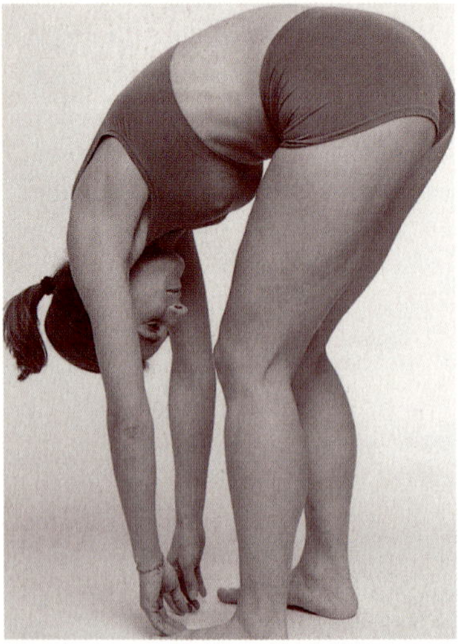

Aktive Wirbelsäulenbewegung in Flexion

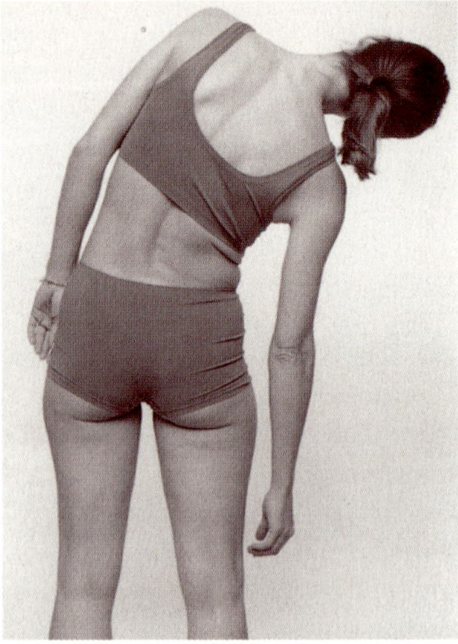

Aktive Wirbelsäulenbewegung in Seitneigung

- Seitneigung:
  - Bewegungsausmaß im Seitenvergleich
  - Segmente oder Bereiche, die nicht in die Seitneigung mitgehen (Hypomobilität)
  - Knickbildung zwischen zwei Segmenten (Hypermobilität)
- Rotation:
  - Bewegungsausmaß im Seitenvergleich
  - Segmente oder Bereiche, die nicht in die Rotation mitgehen (Hypomobilität). Eine eingeschränkte regionale Rotation kann auf Restriktionen zwischen Th10 und L2 hindeuten.
- Extension:
  - Bewegungsausmaß: Ist aufgrund des geringen Bewegungsausmaßes oft schwierig zu beurteilen.

> **!** Da das größte Bewegungsausmaß in Flexion und Seitneigung vorhanden ist, haben diese Bewegungen die größte Aussagekraft.

Hip-drop-Test

Aussagekraft: Beurteilung der Seitneigung von BWS, LWS und lumbosakralem Übergang
Durchführung: ☞ S. 181

Bewertung: Es entsteht eine Seitneigung der LWS mit kontralateraler Seitneigung der BWS. Auf Folgendes achten:

- Qualität der Seitneigung der LWS
- Bewegung von L3 und Th4, die in der Mechanik nach Littlejohn eine besondere Rolle spielen (☞ S. 80). Das oberste Segment der Konvexität bei der lumbalen Seitneigung ist etwa L2–L3, der thorakalen Th4. Diese Segmente sollten von der Mittellinie des Körpers seitlich abweichen, was in beide Richtungen beobachtet und verglichen wird.
- Bewegungsausmaß: normal sind 20–25° zu jeder Seite
- Eine Bewegungseinschränkung von L3 **und** Th4 kann Hinweis auf ein statisches Ungleichgewicht sein, in das die gesamte Wirbelsäule inklusive Becken und unteren Extremitäten mit einbezogen ist.
- Eine Bewegungseinschränkung von L3 **oder** Th4 deutet auf ein mögliches statisches Ungleichgewicht, in das entweder das obere oder untere Dreieck mit einbezogen ist.

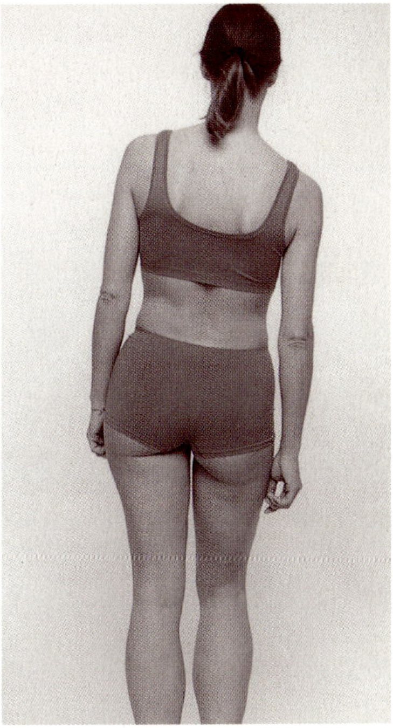

Hip-drop-Test

Flexionstest stehend (Vorlaufphänomen)

Aussagekraft: Dieser Test zeigt, ob eine Asymmetrie bzw. Einschränkung der mechanischen Körperfunktion vorhanden ist. Höchstwahrscheinlich werden diese Asymmetrien durch strukturelle (ligamentäre, fasziale, muskuläre) und neuromuskuläre Adaptionen verursacht. Es ist allerdings interessant zu beobachten, ob sich dieser Test vor und nach der Behandlung verändert.

Durchführung: ☞ S. 138

Bewertung: Auf Folgendes achten:

- die Bewegung der SIPS. Ein positiver Test ist ein asymmetrisches Verhalten beider SIPS im Verhältnis zueinander (Vorlaufphänomen).
- die Konvexitäten der Wirbelsäule, die durch einen Höhenunterschied der beiden Thoraxhälften erkennbar sind. Diese sind Hinweis auf eine Rotoskoliose (Wirbelsäulenverkrümmung in der Frontalebene).
- weiteres ☞ S. 88

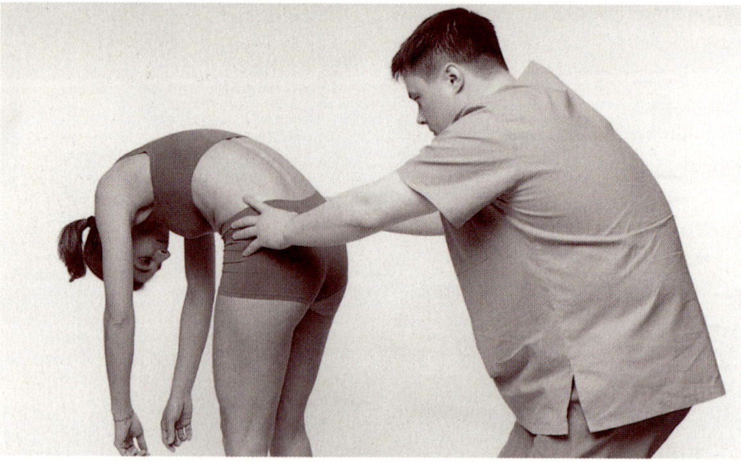

Flexionstest stehend (Vorlaufphänomen)

! Die Ergebnisse dieses Tests müssen mit denen des Flexionstests im Sitzen (☞ S. 88) verglichen werden.

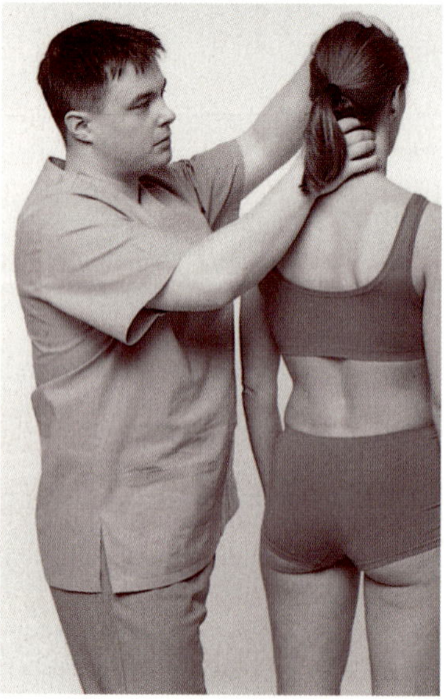

Passive Wirbelsäulenbewegung zervikal/zervikothorakal

Passive Wirbelsäulenbewegung

Aussagekraft: Bewertung der Bewegung von HWS, BWS und LWS

Patient: stehend

Therapeut: stehend, seitlich des Patienten

Ausführung: den Patienten mit Kontakt an Stirn oder Schultern in Richtung Flexion, Seitneigung, Rotation und dann Extension führen

Bewertung: Auf Folgendes achten:

- die zervikale Wirbelsäule und den zervikothorakalen Übergang (C0–Th3)
- den thorakolumbalen Übergang (Th4–S1),

um festzustellen, ob eine segmentale somatische Dysfunktion vorhanden ist, und merken, in welchem Segment die Dysfunktion ist. Eine Dysfunktion wird als Widerstand oder Unterbrechung der fließenden Bewegung beim Test gespürt. Auch eine anormale Zunahme der motorischen Spannung deutet auf eine asymmetrisches bzw. dysfunktionelles Verhältnis eines Bewegungssegments hin.

Untersuchung im Sitzen

Global-listening-Test (Ecoute-Test) im Sitzen

Aussagekraft: Global-listening-Test im Stehen ☞ S. 81. Bei diesem Test werden die unteren Extremitäten und ein Anteil der Gleichgewichtskontrolle ausgeschaltet.

Patient: sitzend

Therapeut: seitlich des oder hinter dem Patienten

Handposition:

- eine Hand auf den Kopf legen
- die andere Hand auf die BWS legen

Ausführung: den Patienten auffordern, die Augen zu schließen, um die visuelle Fixation im Raum aufzuheben

Bewertung: wie beim Global-listening-Test im Stehen ☞ S. 81. Allerdings ist beim Test im Sitzen der Einfluß der unteren Extremität ausgeschaltet, die das Läsionsbild nicht beeinflussen kann.

Flexionstest sitzend (Vorlaufphänomen)

Aussagekraft: Beurteilung der Asymmetrie oder von Einschränkungen der mechanischen Funktion des Beckenrings

Durchführung: ☞ S. 139

Bewertung: Auf die Bewegung der SIPS achten. Ein positiver Test ist ein asymmetrisches Verhalten beider SIPS im Verhältnis zueinander (Vor-

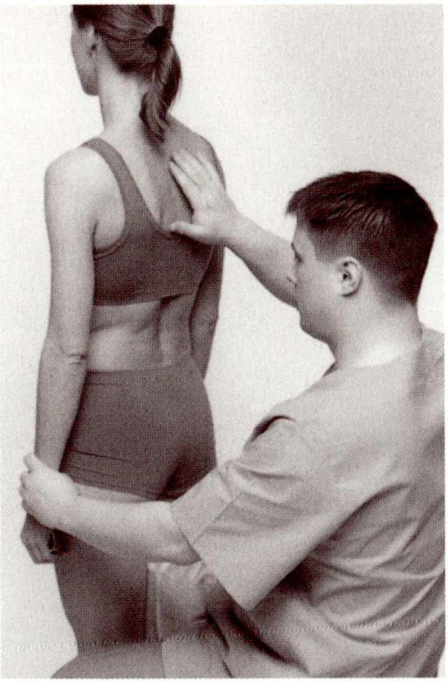

Passive Wirbelsäulenbewegung thorakolumbal

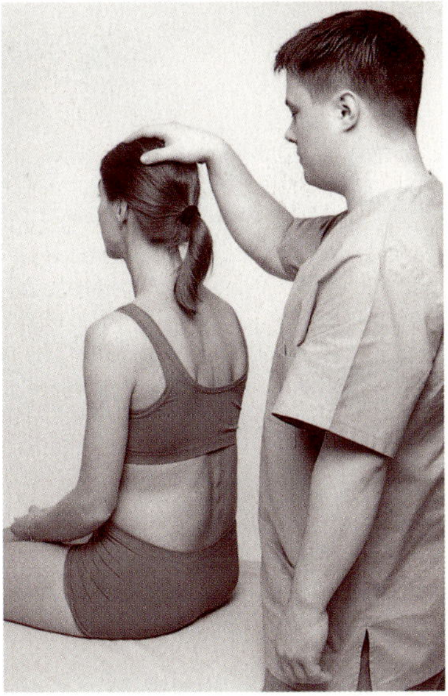

Global-listening-Test (Ecoute-Test) im Sitzen

laufphänomen). Die Ergebnisse dieses Tests müssen mit denen des Flexionstests im Stehen (☞ S. 85) verglichen werden. [Greenman 1996, Mitchell sen. 1965, Mitchell jun. 1995, 1999]

- Vorlauf nur im Stehen: Deutet auf ein Problem des Os ilium im Verhältnis zum Os sacrum hin. Die Ursache kann eine Restriktion des Iliosakralgelenks oder eine Folge von artikulären bzw. myofaszialen Dysfunktionen der unteren Extremitäten sein. Es wird **aufsteigendes Problem** genannt. Dann auch die Dysfunktionen der unteren Extremitäten behandeln.
- Vorlauf im Stehen und Sitzen: Deutet auf ein Problem des Os sacrum im Verhältnis zum Os ilium und L5 hin. Die Ursache ist oft ein **absteigendes Problem** bzw. ein Kraftvektor der Wirbelsäule auf das Becken. Die unteren Extremitäten können mitbetroffen sein, spielen aber hier eine geringere Rolle und werden nicht als primär betrachtet. Die Dysfunktionen in den unteren Extremitäten nur behandeln, wenn die anderen Dysfunktionen beseitigt sind und die Tests immer noch positiv ausfallen.

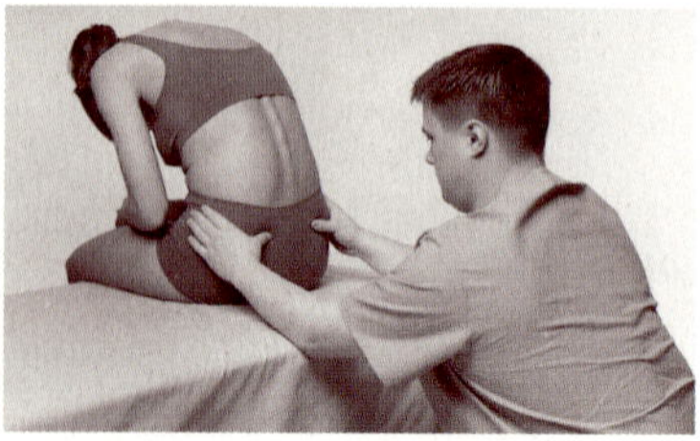

Flexionstest sitzend (Vorlaufphänomen) Schritt 1: mit Flexion der HWS

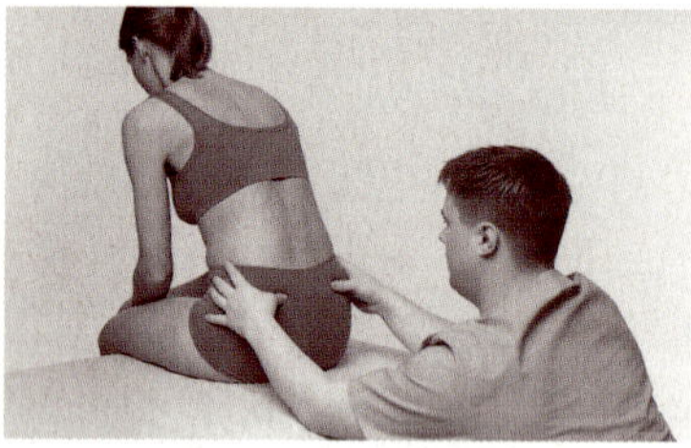

Flexionstest sitzend (Vorlaufphänomen) Schritt 2: ohne Mitbewegung der HWS

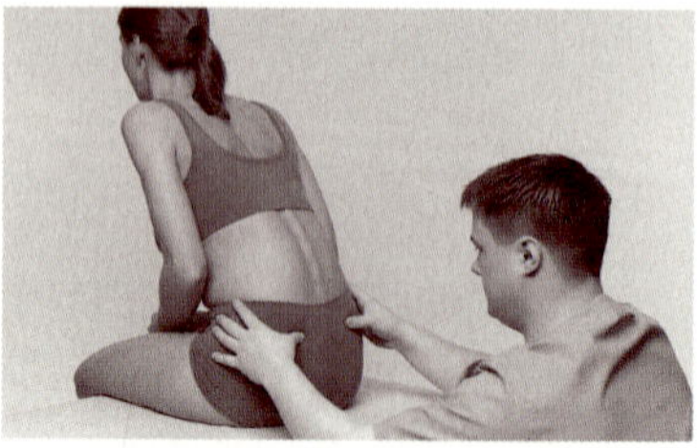

Flexionstest sitzend (Vorlaufphänomen) Schritt 3: mit Schulterblättern in Retraktion

- Vorlauf nur im Sitzen: Wie beim Vorlauf im Stehen und Sitzen, nur daß die unteren Extremitäten keinerlei Einfluß auf das Läsionsbild haben. Weiteres ☞ weiter unten
- Rotoskoliose nur im Stehen: Deutet auf ein Problem als Folge eines myofaszialen und artikulären Ungleichgewichts im Becken, in der Hüfte und/oder in den unteren Extremitäten hin. [Stiles 1976]
- Rotoskoliose nur im Sitzen: Deutet auf ein Problem der thorakolumbalen Wirbelsäule hin. Diese ist im Stehen nicht vorhanden, weil sie durch die unteren Extremitäten kompensiert bzw. ausgeglichen wird. [Stiles 1976]

Wenn der Vorlauf nur im Sitzen positiv ist (Schritt 1), kann weiter differenziert werden, d.h. man kann einen Hinweis bekommen, welche Region der Wirbelsäule den absteigenden Kraftvektor auf das Becken ausübt. [Buset]

- Schritt 2: Test ohne Mitbewegung der HWS durchführen
  - wenn positiv, Schritt 3
  - wenn negativ, besteht ein Problem im zervikalen Bereich
- Schritt 3: Test mit leicht zusammen gedrückten Schulterblättern durchführen
  - wenn positiv, besteht ein Problem im lumbosakralen Bereich
  - wenn negativ, besteht ein Problem im thorakalen Bereich

Die Aussage dieses Tests muß dann durch weitere bestätigt werden. Der Bereich, der beim Test auffällig ist (zervikal, thorakal oder lumbosakral), muß eine oder mehrere somatische Dysfunktionen in allen drei Positionen (stehend, sitzend und liegend) aufweisen.

Passive Bewegung der Wirbelsäule und Rippen

Aussagekraft: Bewertung der Beweglichkeit von HWS, BWS, LWS und Rippen

Patient: sitzend

Therapeut: stehend oder kniend, seitlich des oder hinter dem Patienten

Ausführung: den Patienten auffordern, einzelne Bewegungen wie eine isolierte Flexion, Extension oder Rotation oder kombinierte Bewegungen wie eine Translation durchzuführen (je nach Bevorzugung des jeweiligen Osteopathen)

Bewertung: Die segmentale Beweglichkeit der Wirbelsäule und Rippengelenke beurteilen und merken, welche Segmente bzw. Rippen Einschränkungen oder Dysfunktionen aufweisen.

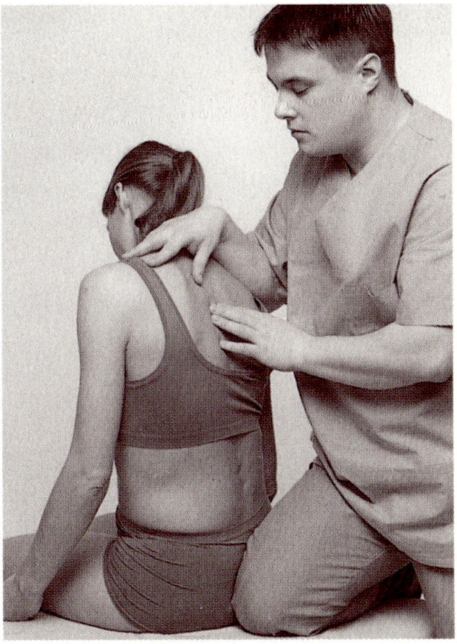

Passive Bewegung der Wirbelsäule und Rippen

Prüfung der Respiration

Aussagekraft: Bewertung der an der Atmung beteiligten Gewebe: Rippen, BWS, Sternum, Zwerchfell, Faszien, Muskeln

Patient: sitzend

Therapeut: vor, hinter und seitlich des Patienten

Handposition: die Hände

a) seitlich auf die unteren Rippen legen
b) auf das Sternum legen
c) an den Schultergürtel und auf die oberen Rippen legen

2

Ausführung: den Patienten auffordern, tief ein- und auszuatmen
Bewertung: Auf die Beweglichkeit der einzelnen Rippen achten sowie
a) Funktion und Ausweitung des Zwerchfells
b) Flexibilität der endothorakalen Faszien und des Sternum
c) Bewegung der oberen Rippen und zervikopleuralen Aufhängestrukturen.

> ! Die allgemeine Bewegungsfähigkeit des Thorax wird auch vom Haltungsschema bzw. Körpertyp des Patienten beeinflußt.

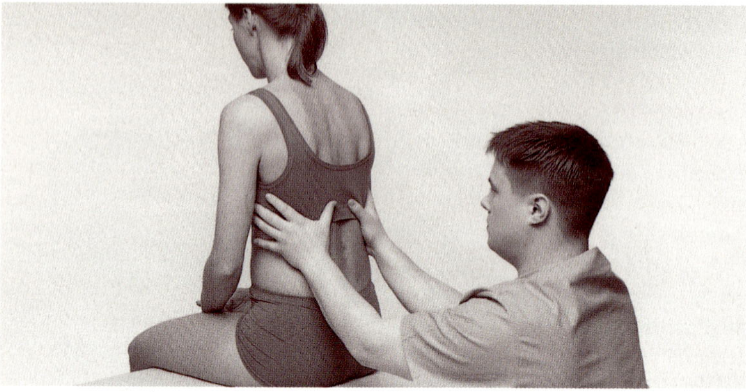

Prüfung der Respiration: Funktion des Zwerchfells

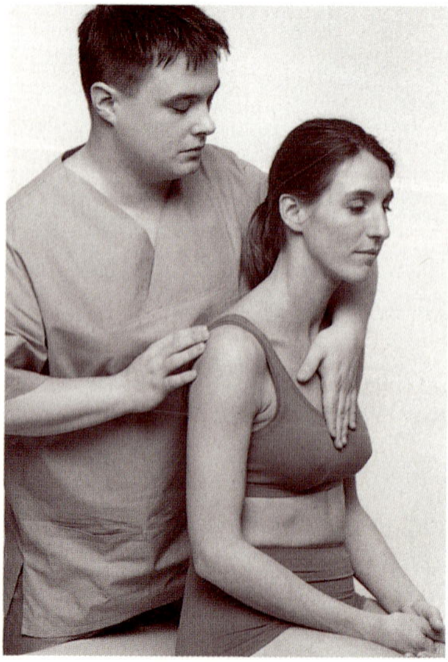

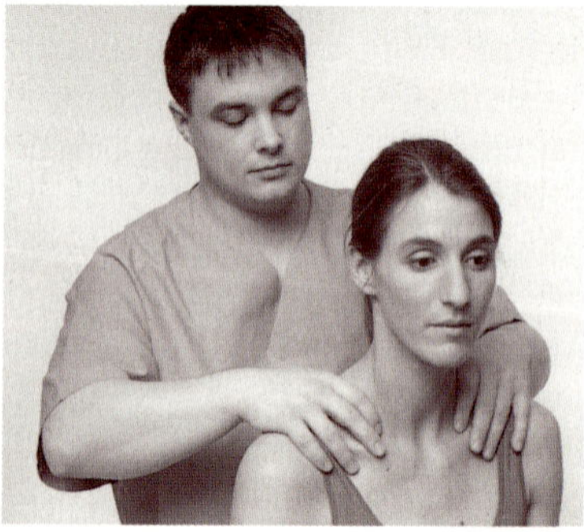

Prüfung der Respiration: Bewegung der oberen Rippen und zervikopleuralen Aufhängestrukturen

Prüfung der Respiration: Flexibilität der endothorakalen Faszien und des Sternum

Aktiver Test für die oberen Extremitäten

Aussagekraft: Lokalisation von Bewegungseinschränkungen der oberen Extremitäten
Patient: sitzend
Therapeut: stehend, vor oder hinter dem Patienten
Ausführung: den Patienten auffordern, die Arme zu abduzieren und über den Kopf zu heben, so daß die Handaußenflächen berühren
Bewertung: Auf Ausweichbewegungen, Schmerzen und Bewegungseinschränkungen achten. Bei positivem Befund die spezifische Untersuchung des betroffenen Gelenks anschließen.

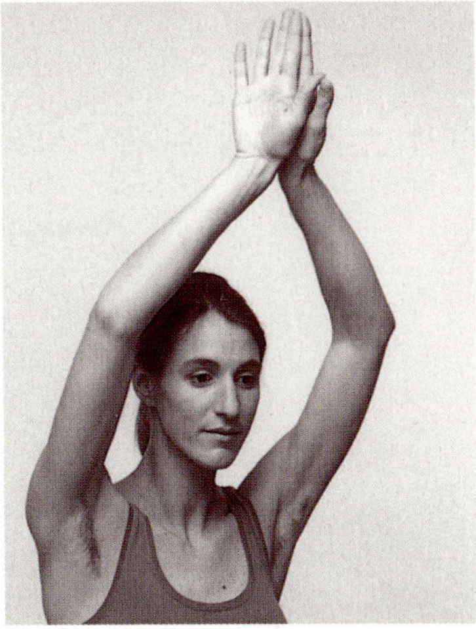
Aktiver Test für die oberen Extremitäten

Passiver Test für die oberen Extremitäten

Aussagekraft: Der Schultergürtel dient auch als fasziale Schaltstelle des Körpers und ist deshalb für den kraniozervikalen Übergang bzw. die Schädelbasis von großer Bedeutung. D.h. dieser Bereich muß immer in Bezug auf den gesamten Körper als ein integrierter Teil gesehen werden.
Patient: sitzend
Therapeut: stehend, vor oder hinter dem Patienten
Ausführung:
- die Position der Artt. sternoclavicularis und acromioclavicularis palpieren
- das Schultergelenks über den Kontakt am Ellenbogen abduzieren

Bewertung: Die Beweglichkeit und Position der Art. sternoclavicularis (superior bzw. inferior, anterior bzw. posterior) und Art. acromioclavicularis (Rotation nach anterior oder posterior) beurteilen.

> **!** Nach Angaben von Jean Burnotte hängt eine anteriore Dysfunktion der Art. sternoclavicularis oft mit einem thorakalen und eine superiore Dysfunktion oft mit einem zervikalen Problem zusammen.

Untersuchung in Rückenlage

Fasziale Spannung der unteren Extremitäten

Aussagekraft: myofasziale und artikuläre Spannung sowohl der Extremitäten als auch der Faszienschlingen von Abdomen und Becken
Patient: in Rückenlage

2

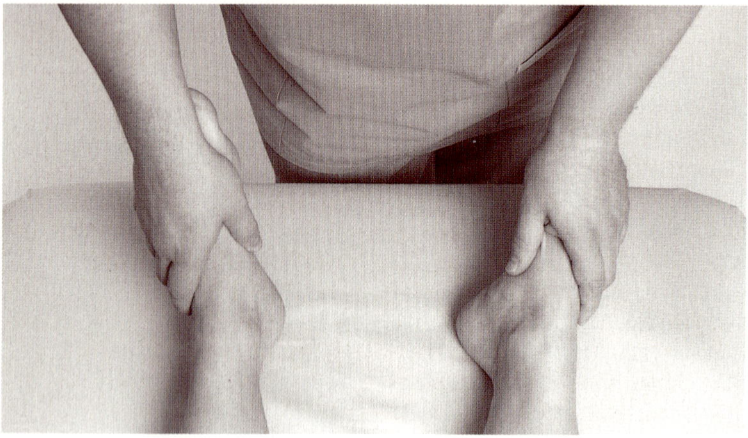

Fasziale Spannung der unteren Extremitäten

Therapeut: stehend, am Fußende des Patienten
Handposition: die Hände auf die Fußrücken legen
Ausführung: beide Füße in vollständige Plantarflexion führen
Bewertung: Auf den Widerstand bei der Bewegung achten. Auf der Seite, auf der die fasziale Spannung höher ist, ist auch der Widerstand bei Plantarflexion größer.

Fasziale Spannung der Hüfte und des Beckens

Aussagekraft: Der Test spiegelt bei a) die myofasziale und bei b) die artikuläre Spannung des Hüft- und Beckenbereichs wider. Auch bei einer Bewegungseinschränkung des Hüftgelenks wird dieser Test positiv. In diesem Fall müssen das Hüftgelenk und dessen Muskeln in bezug auf die fasziale Verbindung mit dem Becken weiter untersucht werden.
Patient: in Rückenlage
Therapeut: stehend, am Fußende des Patienten
Handposition: die Unterschenkel oberhalb der Malleolen umgreifen
Ausführung: die gestreckten Beine in Innen- und dann Außenrotation führen mit den Beinen
a) auf der Liege
b) von der Liege abgehoben
Bewertung: Der Therapeut achtet auf die Richtung, in der der Widerstand am größten ist.

> **!** Studien zeigen, daß ein Verlust der Innenrotation der Hüfte eine hohe Korrelation mit Rückenproblemen zeigt. [Mellin 1988]

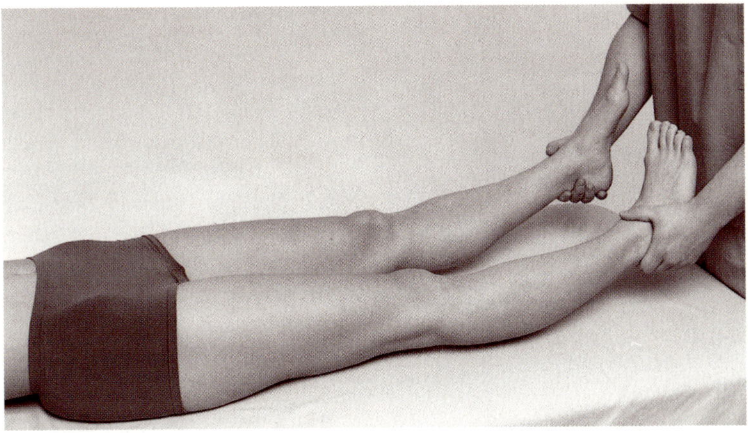

Fasziale Spannung der Hüfte und des Beckens

Passiver Screening-Test für Dysfunktionen der unteren Extremitäten

Aussagekraft: Lokalisation von Dysfunktionen der unteren Extremitäten
Patient: in Rückenlage
Therapeut: stehend, seitlich des Patienten
Ausführung: der Therapeut führt folgende Bewegungen durch:

a) Pronation und Supination der Füße für den Spannungszustand des Fußwurzelkomplexes
b) Plantar- und Dorsalflexion der Füße für die Art. talocruralis sowie Art. tibiofibularis
c) Flexion und Extension der Kniegelenke
d) Innen- und Außenrotation der Kniegelenke
e) Flexion und Extension der Hüftgelenke
f) Innen- und Außenrotation der Hüftgelenke bei 90° flektiertem Hüftgelenk
g) Abduktion des Hüftgelenks

Bewertung: Auf Bewegungseinschränkungen oder Schmerzen im Seitenvergleich achten. Bei Auffälligkeiten werden alle Bewegungsparameter getestet, um die Dysfunktion festzustellen.

Downing-Test

[Downing 1923, 1935, Mitchell 1999]
Aussagekraft: Einschätzung der Beweglichkeit der Iliosakralgelenke (Hypomobilität) und der Beinlänge, wobei noch differenziert werden muß, ob eine Beinlängendifferenz anatomisch oder funktionell bedingt ist.
Patient: in Rückenlage
Therapeut: stehend, am Fußende des Patienten (für Beinlängenmessung) und seitlich des Patienten (für Downing-Test)

2

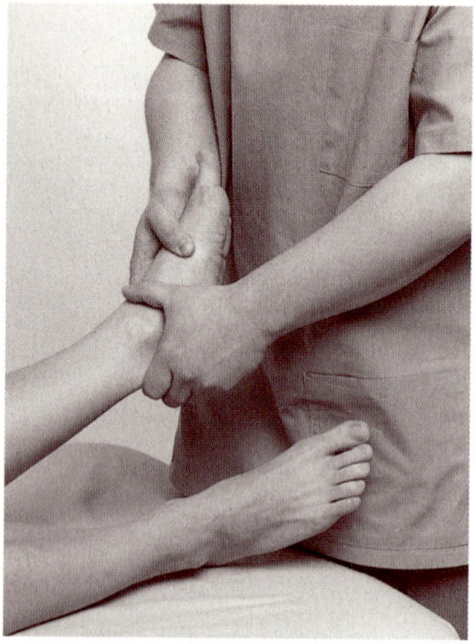

Downing-Test Schritt 1: Rotation anterior

Ausführung:
- den Patienten auffordern, beide Beine anzuwinkeln und das Becken dann anzuheben
- anschließend beide Beine passiv wieder ausstrecken
- den Malleolus medialis beidseitig palpieren und die Höhe vergleichen
- ein Bein im Hüftgelenk in leichte Flexion, Adduktion und Außenrotation bringen, wodurch das Os ilium in Rotation anterior gedreht wird → das Bein wird dadurch länger (Schritt 1)
- ein Bein im Hüftgelenk in leichte Extension, Abduktion und Innenrotation bringen, wodurch das Os ilium in Rotation posterior gedreht wird → das Bein wird dadurch kürzer (Schritt 2)

Bewertung: Auf Mobilität des Iliosakralgelenks und eine Beinlängendifferenz achten. Im Normalfall sollten die Beinlängen gleich und die Rotation der Ilia nach anterior und posterior möglich sein. Ein Beinlängenunterschied, der sich nicht funktionell mit der Rotation des Os ilium nach anterior und posterior verändern läßt, deutet auf eine Dysfunktion des ISG hin.
Bei fast jedem Menschen existiert eine Beckenverwringung im Sinne einer Anteriorität oder Posteriorität der Ossa ilia. Wenn bei dieser Verwringung bzw.

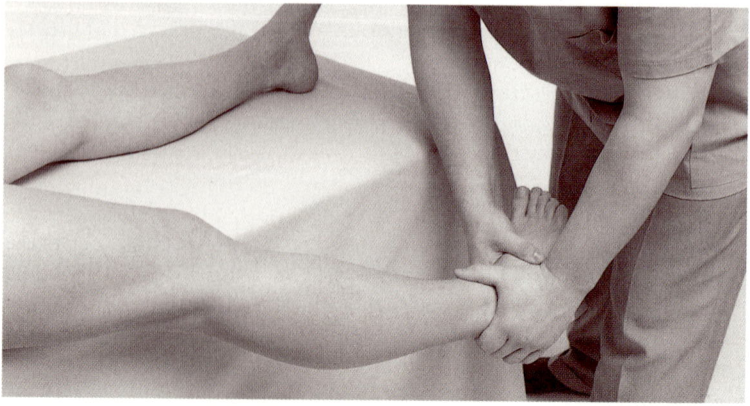

Downing-Test Schritt 2: Rotation posterior

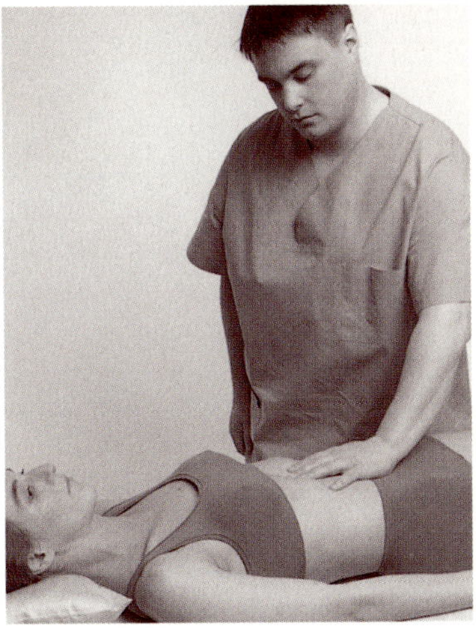

Lokal-listening-Test (Ecoute-Test) am Bauch

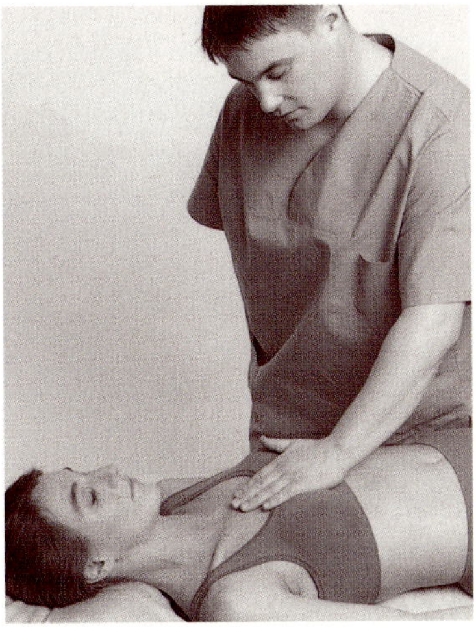

Lokal-listening-Test (Ecoute-Test) am Thorax

Asymmetrie eine freie Beweglichkeit der Iliosakralgelenke besteht, ist dies keine Dysfunktion.

Lokal-listening-Test (Ecoute-Test) am Bauch und Thorax

[Barral 1987, 1999]

Aussagekraft: Lokalisation des Bereichs der größten Spannung im Bauchraum und Thorax, der auf eine viszerale bzw. fasziale Dysfunktion hinweist

Patient: in Rückenlage

Therapeut: stehend, seitlich des Patienten

Handposition:

a) die Hände mit den Handballen unterhalb des Nabels auf den Bauch legen, die Finger zeigen nach kranial

b) eine Hand über das Sternum legen, die Finger zeigen nach kranial

Ausführung: die faszialen Zugrichtungen palpieren

Bewertung: Die Richtung des Zugs der Faszien wahrnehmen.

Elastizität und Mobilität des Thorax bei der Atmung

Aussagekraft: Dient dazu, den Bereich der größten Spannung im Bauchraum und Thorax festzustellen, die ein Hinweis auf eine viszerale bzw. fasziale Dysfunktion sein können.

Patient: in Rückenlage

Therapeut: stehend, seitlich des Patienten

Handposition:

a) Daumen entlang des epigastrischen Winkels legen

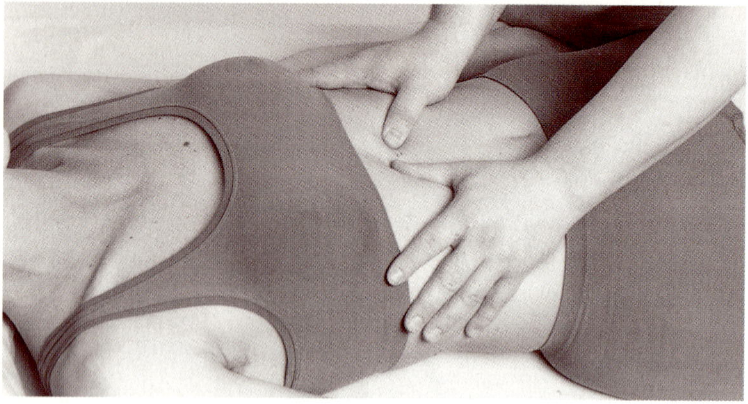

Elastizität und Mobilität des epigastrischen Winkels bei der Atmung

b) Finger entlang der unteren, mittleren und oberen Rippen legen
c) Finger auf Sternum und Artt. sternocostales legen

Ausführung: palpieren und beobachten von
a) Öffnung des epigastrischen Winkels während der Inspiration
b) Bewegungen der unteren, mittleren und oberen Rippen während der Atmung
c) Elastizität und Mobilität des Sternum und der Artt. sternocostales während der Atmung

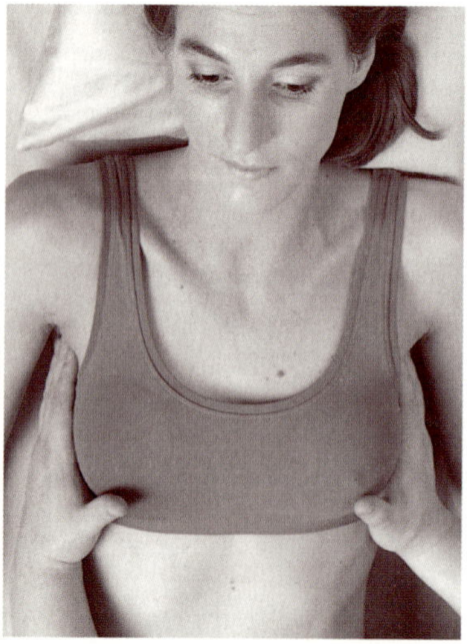

Elastizität und Mobilität der Rippen bei der Atmung

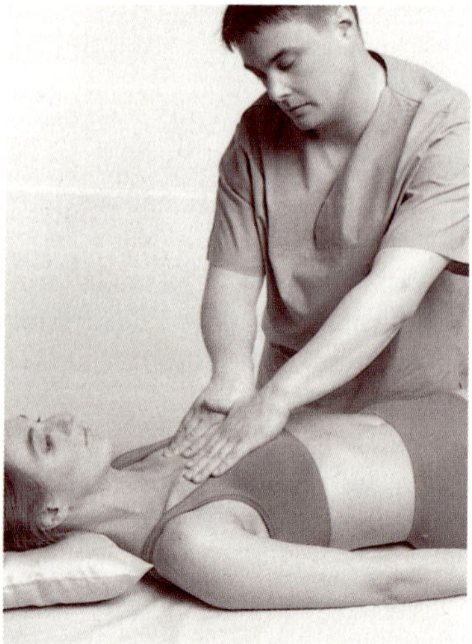

Elastizität und Mobilität des Sternum bei der Atmung

Bewertung: Die Thoraxexkursion während der Atmung insgesamt und im Seitenvergleich beurteilen. Bei Auffälligkeiten diese Bereiche genauer untersuchen, um die Dysfunktion zu identifizieren. Betroffen können z.B. die Artt. sternocostales, Artt. costovertebrales oder Artt. costotransversales sein, es können aber auch eine Dysfunktion des Diaphragma oder Spannungszustände der endothorakalen Faszien vorliegen.

Beurteilung der respiratorischen Effizienz

Aussagekraft: Bewertung der Effizienz von Diaphragma, Brustkorb und der venösen und lymphatischen Drainage. Die respiratorische Effizienz wird in Rükkenlage untersucht, da in dieser Position die Schwerkraft aufgehoben sowie damit auch deren Effekt auf den Bewegungsapparat, das respiratorisch-zirkulatorische System und die Muskeln weniger ausgeprägt als im Stehen ist.
Patient: in Rückenlage
Therapeut: stehend, seitlich des Patienten
Ausführung:
- die Atmung beobachten: das Abdomen sollte sich bis zum Os pubis bewegen, die Frequenz entspricht der Ruheatmung
- die LWS palpieren: sie sollte bei der Ruheatmung flach auf der Liege liegen, so daß man keine Hand zwischen LWS und Liege schieben kann
- durch leichte Kompression das lymphatische System palpieren:

a) die zervikalen Lymphgefäße in bezug auf Stauungen
b) die Fossa supraclavicularis, die Stelle der terminalen Lymphdrainage, in bezug auf Schwellungen
c) die hintere Achselfalte in bezug auf Schwellungen
d) das Epigastrium in bezug auf Blähungen
e) die Leistengegend in bezug auf Schwellungen und Schmerzen
f) bei leichter Knieflexion die Fossa poplitea in bezug auf Schwellungen
g) die Achillessehne in bezug auf Schwellungen

Bewertung: Wenn die Atmung nicht ganz bis zum Os pubis läuft und die LWS nicht flach auf der Liege aufliegt, ist dies ein Zeichen für eine Dysfunktion des Diaphragma und der Atmung. Wenn zusätzlich noch Stauungen bzw. Schwellungen zu palpieren sind, deutet das auf eine Beeinträchtigung der lymphatischen und venösen Drainage des Körpers hin. [Zink 1970, 1973, 1977, 1979]

Passive Bewegung der Halswirbelsäule

Aussagekraft: Identifikation des Segments mit Bewegungseinschränkungen. Die HWS wird von C0–C1 bis C6–C7 getestet.
Patient: in Rückenlage
Therapeut: stehend, am Kopfende des Patienten
Handposition:
- jeweils mit dem linken und rechten Thenar und Hypothenar den Kopf unter dem Okziput halten

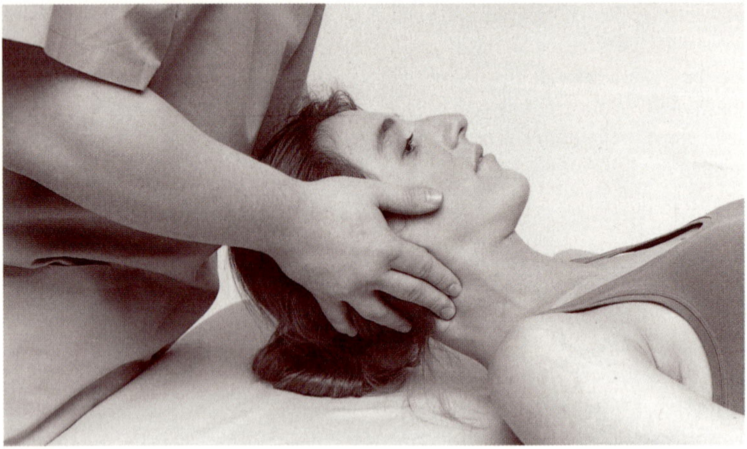

Passive Bewegung der HWS (Kombinationsbewegung)

- die Finger auf die Procc. transversi bei Rotation und Seitneigung, auf die Procc. spinosi bei Flexion und Extension des zu prüfenden Bewegungssegmentes legen

Ausführung:

- Einzelbewegungen testen: eine Flexion, Extension, Rotation oder Seitneigung der HWS induzieren
- Kombinationsbewegungen testen: eine seitliche Translation (Seitneigung und Rotation) sowohl in Flexion als auch in Extension induzieren

Bewertung: Die Bewegung der Bewegungssegmente der HWS sollten in alle Richtungen frei möglich sein. Eine Einschränkung in eine oder mehrere Richtung deutet auf eine Dysfunktion des entsprechenden Wirbels hin.

Untersuchung in Bauchlage

Joint-play-Test mit kurzem Hebelarm

Aussagekraft: Bewertung der Bewegung des ISG

Patient: in Bauchlage

Therapeut: stehend, seitlich des Patienten

Handposition:

- mit der einen Hand die SIAS umfassen
- mit den Fingern der anderen Hand Os sacrum und Os ilium im Bereich des Sulcus sacralis auf Höhe von S1–S3 palpieren
- dies auf beiden Seiten durchführen

Ausführung: mit beiden Händen Schüttelbewegungen durchführen

Bewertung: Die Bewegungen bzw. die Elastizität zwischen Os sacrum und Os ilium im Bereich des Sulcus sacralis beurteilen.

2

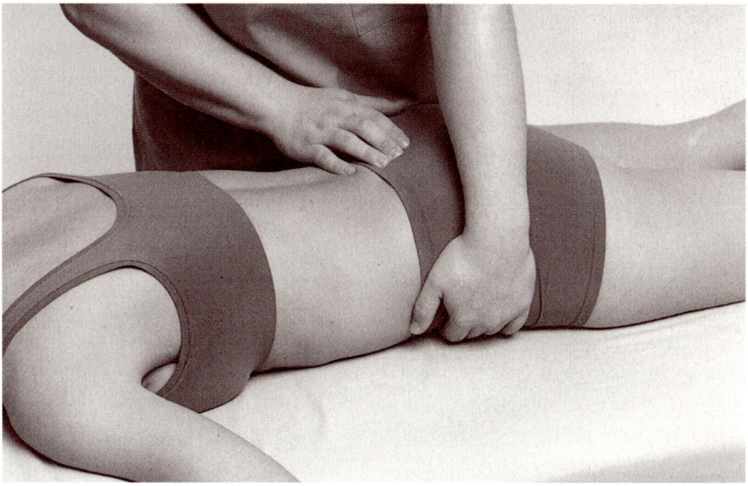

Joint-play-Test mit kurzem Hebelarm

Schnelltest für L5–S1 (nach T. E. Hall)

Aussagekraft: Bewertung der Beweglichkeit zwischen L5 und S1
Patient: in Bauchlage
Therapeut: am Fußende des Patienten
Handposition: beide Sprunggelenke umgreifen
Ausführung:

- beide Kniegelenke 70–80° beugen
- dann Kniegelenke abwechselnd in vollständige Flexion bringen und dabei die Reaktion bzw. Bewegung der Sakrumbasis in bezug auf L5 beobachten

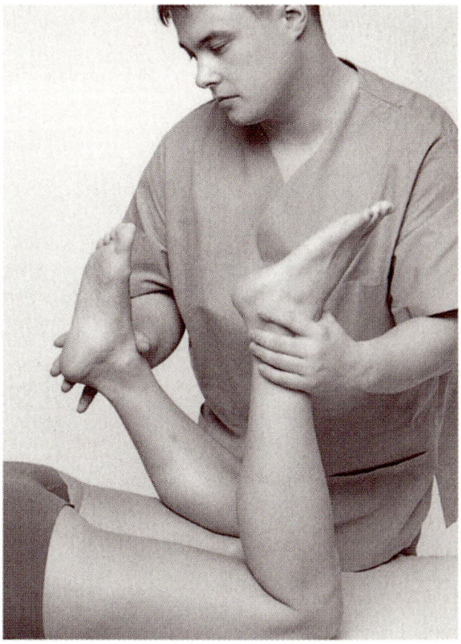

Schnelltest für L5–S1

Bewertung: Auf ein asymmetrisches Verhalten im Seitenvergleich achten. Im Normalfall bewegt sich die Sakrumbasis nach anterior, es findet kein Sideshift statt. Bewegt sich bei der Knieflexion die Sakrumbasis nach posterior und führt einen Sideshift aus, deutet das auf eine Bewegungsstörung im Segment L5–S1 hin. Bei positivem Testergebnis muß eine weitere Untersuchung von L5–S1 erfolgen. Eine kompensierte Dysfunktion

(L5 und Os sacrum rotieren in entgegengesetzte Richtungen) ist selten behandlungsbedürftig. [Mitchell 1999, Yates 1998, Stiles 1976]

Passiver Test der thorakolumbalen Wirbelsäule

[Wernham, Waldmann 1981, 1983]
Aussagekraft: Auffinden der Segmente bzw. Gelenke mit Bewegungseinschränkungen
Patient: in Bauchlage
Therapeut: stehend, seitlich des Patienten
Es gibt zwei Möglichkeiten, die Wirbelsäule zu testen:

Variation 1 (Maidstone oscillatory technique)

Handposition:
- die eine Hand auf das Os sacrum legen
- mit der anderen Hand die Bewegung zwischen den Wirbeln von Th1 bis L5 palpieren

Ausführung: mit der Hand auf dem Os sacrum eine rhythmische Schaukelbewegung durch leichten abwechselnden Schub und Zug nach lateral ausführen
Bewertung: Die Qualität und Quantität der Bewegung zwischen den Segmenten bewerten.

Variation 2

Handposition:
- a) mit einer Hand das 90° gebeugte Knie untergreifen, mit der anderen Hand die Bewegung der Wirbel Th10–L5 palpieren
- b) mit einer Hand den 90° abduzierten Arm und die Schulter untergreifen, mit der anderen Hand die Bewegung der Wirbel Th1–Th10 palpieren

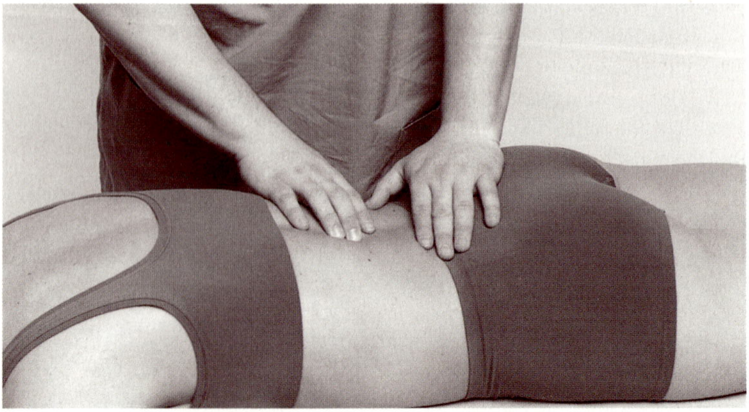

Passiver Test der thorakolumbalen Wirbelsäule (Variation 1)

Ausführung:
- a) das Bein bei gebeugtem Knie in Abduktion führen, bis die Bewegung als Seitneigung in der Wirbelsäule palpiert werden kann
- b) den Schultergürtel in einer Zirkumduktion bewegen, dabei die Bewegung der BWS palpieren

Bewertung: Die Qualität und Quantität der Bewegung zwischen den Segmenten bewerten.

2.1.6 Segmentale Untersuchung

Nur die Gelenke, die stehend, sitzend und liegend eine Dysfunktion aufweisen, werden in Bezug auf die genauen Läsionsparameter und -charakteristika nun mit **spezifischen Untersuchungen** getestet.

Allgemeines zu den spezifischen Mobilitätstests

Forschung zeigen, daß **Schmerzprovokationstests** eine gute Reliabilität zwischen den Untersuchern aufweisen [Laslett und Williams 1994, 1995, McCombe et al. 1989, McPartland et al. 1998], aber es bleibt unklar, ob eine positive Schmerzprovokation oder Schmerzen im Untersuchungsbereich ein Hinweis auf eine somatische Dysfunktion darstellen. Obwohl eine eindeutige diagnostische Übereinstimmung zwischen der Schmerzprovokation im Bereich der HWS und Blockaden der Facettengelenke mittels Injektionen bewiesen werden konnte [Jull et al. 1988], geben diese Untersuchungen keine Hinweise auf die Störung oder Pathologie der Gelenke. Andere Arbeiten zeigen auch, daß es in der Praxis keine Übereinstimmung zwischen positiven Schmerzprovokationstests und Dysfunktionen, z.B. der Iliosakralgelenke, gibt. [Maigne et al. 1996, Dreyfuß et al. 1996] Zudem komplizieren andere neurophysiologische und neurobiologische Phänomene, wie ausstrahlende Schmerzen und sekundäre Hyperalgesien, die in völlig gesundem Gewebe bestehen können, das Bild.
Eine häufige Fehlerquelle bei den **Mobilitätstests** ist die ungenaue Palpation und Identifikation von anatomischen Referenzpunkten, die dafür entscheidend sind. [O'Haire und Gibbons 2000, Potter und Rothenstein 1985] Wenn die Untersucher die gleichen Referenzpunkte benutzen, wird die Aussage zuverlässiger (in vielen Studien über die Reliabilität sind die zu untersuchenden Segmente nicht vormarkiert). Zudem kann die Testung eines Gelenks durch mehrere Untersucher eine mobilisierende Wirkung auf das Gelenk haben, wodurch sich die Ergebnisse unterscheiden können. [Greenman 1978]
In der täglichen Praxis wird die **Diagnose** nie aufgrund von nur einem Test gestellt. Studien zeigen, daß bei Anwendung **mehrerer Tests** die Reliabilität zwischen den verschiedenen Untersuchern steigt, oder wenn zudem andere Elemente, wie z.B. die Inspektion, in die diagnostische Vorgehensweise mit

einbezogen werden. [Cibulka et al. 1988, van Deursen et al. 1990, Keating et al. 1990]

Die somatische Dysfunktion eines Gelenks

Gelenkspiel, Endgefühl

Das **Ausmaß der Gelenkbewegung** wird bestimmt durch [Stachan 1992, Gibbons und Tehan 1996]
- die muskuläre, ligamentäre und fasziale Überbrückung
- die Ausrichtung und Orientierung der Gelenkflächen
- degenerative und pathologische Veränderungen
- erworbene anatomische Anormalitäten des Gelenks oder der Stützelemente (Bandscheiben, Bänder etc.).

Das **Kardinalzeichen** einer somatischen Dysfunktion ist die **eingeschränkte Beweglichkeit**. Vier Fragen müssen positiv beantwortet werden:
- Entsteht die eingeschränkte Funktion durch ein Bewegungssegment?
- Wird die Bewegung durch eine restriktive Barriere gebremst?
- Liegt diese Barriere innerhalb des normalen Bewegungsausmaßes?
- Fehlt dieser Barriere der normale Anschlag, der elastisch sein sollte?

Nach Bogduk (1997) sind **Schmerzen** bei Bewegung **kein diagnostisches Zeichen**. Osteopathisch wird die Funktion durch verschiedene biomechanische und motorische Parameter bei der passiven Untersuchung bewertet:
1. **Quantität** des Gelenkspiels: Bewertung des Bewegungsausmaßes, Einteilung in normale, Hypo- und Hypermobilität
2. **Qualität** der Bewegung: Palpation des Endgefühls (Widerstand oder Nachgeben), Bewertung der Elastizität und Flexibilität
3. **Motorische Reaktion**: bei Annäherung an eine Barriere nimmt die Muskelspannung des Bewegungssegmentes zu; eine frühzeitige Zunahme der Muskelspannung in eine Richtung deutet auf eine restriktive Barriere im Segment hin (asymmetrisches Verhalten im Seitenvergleich).

Das **Endgefühl** einer Bewegung (Qualität) läßt auf die **Ursache** einer Dysfunktion schließen: [Stone 1999, Isaacs und Bookhout 2001]
- „schwammig" (= wenn das Gelenk an der Barriere gehalten wird und diese nachläßt): intraartikuläre Ödeme, z.B. bei Entzündungsreaktionen auf nozizeptive Reizung, veränderte viskoelastische Qualität des periartikulären Gewebes
- früher, steigender Widerstand mit einem elastischen Endgefühl: hypertone Muskeln, myofasziale Verkürzungen
- festes, etwas elastisches Endgefühl (abrupter als bei der hypertonen Barriere): Fibrosen der Kapsel, Bänder oder Muskeln
- festes, nicht elastisches Endgefühl mit abruptem Stop: knöcherne Veränderungen, z.B. degenerative

Spezifische Gewebeveränderung

Die Diagnostik und Behandlung basiert ferner auf der palpatorischen Qualität der spezifischen Gewebeveränderungen im Gelenk und periartikulären Gewebe. Diese durchlaufen dabei verschiedene **Phasen**, die nach Zeit und Veränderungen eingeteilt werden können: [Piril 2000, McGinn 2001]

- **Akute Phase** (7–10 Tage): Entzündung und Ödem im Gewebe, protektive reaktive Muskelspannung
- **Subakute Phase** (Monate): Muskelkontraktion, Beginn der Gewebeveränderungen
- **Adaptive Phase** (1–3 Jahre): Beginn des fibrotischen Umbaus im Gewebe, Verkürzung der Muskeln und Ligamente
- **Chronische Phase** (3–5 Jahre): Bildung von Fibrosen
- **Degenerative Phase** (ab 5 Jahren): Gelenkdestruktion, Spondylose, Osteoarthrose, Verkalkung der Ligamente.

Akute und chronische Dysfunktionen

Exsudate führen in der frühen **Akutphase** im Gewebe zu einem Ödem, es folgen ein Entzündungsprozeß und die lokale Vasodilatation. Der Zunahme der interstitiellen Flüssigkeit folgt die reaktive Verspannung der oberflächlichen und tiefen Muskulatur, die wiederum zur reflexiven Zunahme der Muskelspannung führt.
In der **chronischen Phase** ist die Schwellung mehr eine Folge des anhaltenden Sympathikotonus sowie der verminderten venösen und lymphatischen Drainage der Gewebe. Die Spannung der Muskulatur kommt durch deren Verkürzung und Fibrosierung zustande.
Anhand folgender Befunde können palpatorisch bestimmt werden die

- **akute Dysfunktion** mit: erhöhter Hauttemperatur und -feuchtigkeit, allgemeiner tiefer und oberflächlicher Muskelspannung, Zunahme der Gewebe- und interstitiellen Flüssigkeit, Schmerzen
- **chronische Dysfunktion** mit: herabgesetzter Hauttemperatur, verminderter Verschieblichkeit der Haut und Faszien, Fibrosierung der Muskeln und tiefen Gewebeschichten, veränderter Viskoelastizität und Stauung im Gewebe.

2.1.7 Therapeutisches Vorgehen

Liegen keine Kontraindikationen vor, müssen nach Identifizierung der verschiedenen Dysfunktionsparameter und Diagnosestellung noch weitere Überlegungen im Hinblick auf Behandlung und Technikwahl getroffen werden.

Behandlungsreihenfolge der Dysfunktionen

Nach der Untersuchung in allen drei Positionen werden die Befunde interpretiert und eine Diagnose erstellt. Ziel ist es herauszufinden, welche der gefunde-

2

nen Dysfunktionen zuerst behandelt werden sollte. Grundlage dafür sind ein profundes Verständnis der:

- mechanischen Verbindungen: anatomische Kontinuität, biomechanische Wechselwirkungen und Streß
- neurologischen Verbindungen: viszero-somatische, somato-viszerale, somato-somatische Reflexbögen, neurotrophische Einflüsse, Nozizeption und Plastizität des Nervensystems
- hydrodynamischen Verbindungen: arterielle Versorgung, venöse und lymphatische Drainage.

Die **primäre** Dysfunktion **(Schlüsselläsion)** ist die ursprüngliche mechanische bzw. funktionelle Veränderung. Sie äußert sich als eine Zone mit der stärksten Spannung im Körper. Sie ruft sekundäre Dysfunktionen hervor, die als biologische Abwehr des Körpers betrachtet werden können, um die körperliche Homöostase aufrecht zu erhalten.

Eine Vielzahl von Verkettungsreaktionen wurde in der osteopathischen Literatur aufgelistet. Schlüsseldysfunktionen des Bewegungsapparats wurden in der älteren Literatur meist als die am weitesten kaudal gelegene Dysfunktion an der Mittellinie bezeichnet. Dies entspricht der Häufigkeit von Befunderhebungen in Höhe von L5 und Os sacrum. [Clark 1902, McWilliams 1921, 1930, Magoun 1937, Nelson 1948, Hoover 1952, Heilig 1957, Denslow 1964, Dunnington 1964, Mitchell 1965] Andere häufig betroffene Bereiche, die oft als primär bezeichnet werden, sind die Übergangszonen der Wirbelsäule C0 – C2, C7/Th1, Th12/L1, C2/C3, C6, Th4 und Th9. [Heilig 1969, Zink 1972, 1977, 1979, Denslow 1964, Dunningtone 1964, Bradbury 1966, Bourdillion 1992, Dummer 1995, 1999, Wernham 1956, 1985, Bourdillion 1992, Dummer 1999] Dies sind alles Segmente mit großem funktionellen und mechanischem Streß. Es können selbstverständlich auch Schlüsselläsionen außerhalb der Wirbelsäule bestehen, z.B. in den unteren Extremitäten oder viszeralen Strukturen.

Das **Ziel** der Behandlung **bestimmt** die **Reihenfolge** der anzugehenden Dysfunktionen. Je nach Akutheit der Symptomatik kann es erst notwendig sein, sekundäre Dysfunktionen zu lösen, um Schmerzen zu beseitigen. Um langfristig eine Rezession zu vermeiden und dem Patienten zu einer ausgeglichenen Haltung und harmonischen Funktion zu verhelfen, wird die primäre Dysfunktion Basis der weiteren Behandlung werden. Sekundäre Dysfunktionen benötigen nur dann eine Behandlung, wenn sie z.B. durch eine chronische Fehlbelastung nicht mehr imstande sind, trotz Lösung der primären Dysfunktion in ihre normale Funktion zurückzukehren.

Wahl der Technik

Die Wahl der Technik ist abhängig vom

- Patienten und dessen Symptomatik
- Können des Therapeuten

- Ziel der Behandlung
- Zustand der Gewebe.

Aufgrund der Anamnese und Untersuchung sollte dem Therapeuten klar werden, welche Art von Technik(en) für den **Patienten** angemessen erscheinen. Diese Entscheidung basiert auf der Erkenntnis, welche Ziele und Erwartungen, Vorbehandlungen, Pathologien etc. der Patient hat, und zudem welche Vitalität die Behandlung unterstützen wird.

Die **Fähigkeit** des Therapeuten wird sehr oft herausgefordert werden, er sollte sich jedoch immer in einem sicheren Bereich der Behandlung befinden. Nicht zuletzt wird das Vertrauen des Patienten in den Therapeuten, das stark auf Kommunikation von Befund, Prognose, Erklärung der Therapie und vor allem von Manipulationstechniken basiert, zu einer kompetenten Behandlung beitragen.

Das **Ziel** der Therapie besteht sicherlich in einer erfolgreichen Behandlung des Patienten, wobei verschiedene Therapeuten unterschiedlich kurz- oder langfristige Ziele ansteuern werden. Das kurzfristige Ziel, die Beschaffenheit und Gesundheit des Gewebes wieder herzustellen, hängt u.a. auch von dem **Zustand der Gewebe** ab. Dieser wiederum kann mit verschiedenen Techniken unterschiedlich effektiv verändert werden (☞ Tab. 2.4).

Indikation	Indirekte Technik	Manipulation	Mobilisation	MET
Reduktion von Fibrosen	+/–	+++	+++	++
Reduktion von Ödemen	+++	+/-	+++	++
Reduktion von Spasmen	+++	++	++	+++
Geschwindigkeit der Ausführung	+/– bis +++	+++	++	++

Tab. 2.4: Wahl der Technik in Abhängigkeit von der Indikation [modifiziert nach Kuchera 1997]

2.1.8 Nebenwirkungen und Kontraindikationen der Behandlung

Nebenwirkungen und Komplikationen

Unabhängig von der gewählten Technik basieren Nebenwirkungen meist auf einer **unklaren Diagnose**. Es werden daher notwendige Schritte versäumt, die eigentliche Ursache einer Symptomatik zu behandeln, oder es werden Techni-

2

ken angewendet, die zu einer **Verschlimmerung** oder einer **Komplikation** führen.

Je nach Technik gibt es folgende Nebenwirkungen:

- **Indirekte Techniken** (funktionale Techniken, BLT, Strain-Counterstrain): Insgesamt wenige Nebenwirkungen. Bis zu 24 Std. nach einer Behandlung kann es zu einem unangenehmen Gefühl und/oder Steifigkeit der Muskulatur ähnlich wie bei einer Grippe kommen.
- **MET:** Insgesamt nur wenige Nebenwirkungen. Die meisten werden durch Fehler in der Anwendung verursacht und äußern sich als vermehrte Muskelspasmen und Aktivierung von Triggerpunkten in der Muskulatur. Diese können in der Regel durch andere Techniken wieder beseitigt werden.
- **Manipulationen:** Eine Menge an Nebenwirkungen und Komplikationen (☞ Tab. 2.5). Die meisten sind mit Techniken an der obere HWS (C0–C2) verbunden, es gibt aber auch Zwischenfälle im thorakalen und lumbalen Bereich. Das Durchschnittsalter der Patienten mit ausgeprägten Komplikationen liegt nach Angaben der Literatur bei 38–40 Jahren, Frauen sind häufiger betroffen als Männer.

Es ist sehr schwierig, Risikopatienten zu identifizieren, und es scheint, als wären die verschiedenen Sicherheitstests für diese Art von Komplikationen ohne Aussagekraft. [Haldemann et al. 1999] Nach Gibbons und Tehan (2000) bestehen jedoch die **Ursachen** vieler Komplikationen in der

- **Patientenselektion:** fehlende Diagnose, fehlende Berücksichtigung der Kontraindikationen (☞ S. 107), inadäquate palpatorische Untersuchung, fehlende Genehmigung des Patienten
- **Technikwahl:** übermäßiges Maß an Kraft, Amplitude oder Impuls, Einsetzen von Hebelarmen, schlechte Kombination der Hebelarme, schlechte Positionierung des Patienten, fehlendes Feedback des Patienten während der Technik.

Transiente Symptome	Ernsthafte, reversible Komplikationen	Nicht reversible Komplikationen
• Zunahme der Schmerzen • Parästhesien • ausstrahlende Schmerzen • Schwindel • Übelkeit	• Diskusprotrusion, -prolaps • Kompression der Nervenwurzeln • Fraktur • Bewußtseinsverlust	• zerebrovaskuläre Verletzungen • Kompression des Rückenmarks • Cauda-equina-Syndrom • Locked-in-Syndrom • Tod

Tab. 2.5: Klassifikation von Komplikationen bei Manipulationen [nach Gibbons und Tehan 2000, Wells 2000]

Es sollte daher immer eine **Abwägung** von Indikation und Ziel einer Technik und deren Gefahren der Durchführung vorausgehen. **Während der Anwendung** sollte der Therapeut weiterhin diagnostisch vorgehen, d.h. auf Schmerzen reagieren, Rückmeldung erbitten, Technikvariationen testen.

Kontraindikationen

Eine **Behandlung** sollte **nie** erfolgen bei fehlender Diagnose, fehlender Erlaubnis des Patienten und Schmerzen, die eine entspannte Position nicht zulassen.
Für **indirekte Techniken** (funktionale Techniken, BLT, Strain-Counterstrain) gibt es keine absoluten Kontraindikationen, **relative** sind: Verdacht auf oder diagnostizierte Insuffizienz der A. vertebralis, bei der alle Bewegungen in Richtung Extension, Seitneigung und Rotation der HWS vermieden werden müssen.
Für **MET** sind **absolute** Kontraindikationen: Dislokationen von Knochen und Frakturen.
Absolute Kontraindikationen für **Manipulationen**: [Gibbons und Tehan 2000, Wells 2000]

- Erkrankungen der Knochen, die zu einer „Schwächung" führen:
  - Tumore, Metastasen
  - Infektionen (z.B. Tuberkulose)
  - metabolische (z.B. Osteomalazie)
  - kongenitale (z.B. Dysplasien, Spina bifida)
  - iatrogene (z.B. Z.n. langer Kortisontherapie)
  - entzündliche (z.B. fortgeschrittene Rheumatoide Arthritis)
  - Traumata (z.B. Frakturen)
- neurologische Erkrankungen:
  - zervikale Myelopathien
  - Rückenmarkskompression
  - Cauda-equina-Syndrom
  - Nervenwurzelkompression mit neurologischem Defizit
- vaskuläre Erkrankungen:
  - Insuffizienz der A. vertebralis
  - Aortenaneurysma
  - Hämophilie

Relative Kontraindikationen für **Manipulationen**:

- bestehende Nebenwirkungen und Komplikationen von vorausgegangenen Behandlungen
- Erkrankungen des Bewegungsapparats:
  - Diskusprolaps, -protrusion
  - Spondylose
  - Spondylolisthesis
  - Arthritiden
  - milde Osteoporose

2

  - fortgeschrittene degenerative Veränderungen
  - Hypermobilität bzw. Laxität der Bänder
- vaskuläre Erkrankungen:
  - Arteriosklerose
  - arterielle Hypertonie
- psychische Erkrankungen:
  - Hysterie
  - Neurosen
  - Psychosen
- Schwindel
- Schwangerschaft
- systemische Infektionen
- Antikoagulation
- Abhängigkeit von der Manipulation

Quellen:

Arbuckle B.: The craniocervical junction. Yearbook American Academy of Osteopathy, 1951

Barnes M.: The selected writings of A. Cathie. American Academy of Osteopathy, 1974

Barnes M.: The collected papers of T. L. Northup. American Academy of Osteopathy, 1984

Barral J. P., Mercier P.: Visceral manipulation. Eastland Press, Seattle, 1987

Barral J. P.: Visceral manipulation II. Eastland Press, Seattle, 1989

Bourdillion J.: Spinal manipulation. 5. Auflage, Butterworth & Heinemanns, London, 1992

Bradbury P.: Positional lesion correction. Yearbook Institute of Applied Osteopathy, Maidstone, 1966

Brookes D.: Lectures on Cranial Osteopathy. Thorsons Publishers, Wellington, 1981

Campbell C.: Body mechanics. Yearbook Institute of Classical Osteopathy, Maidstone, 1999

Cathie A.: In Barnes, 1974

Chaitow L.: Review of aspects of craniosacral theory. British Osteopathic Journal 20, 1997, S. 14–22

Clarck D. L: In Magoun, 1957

Cooper, G. J.: Some clinical considerations on fascia in diagnosis and treatment. Yearbook American Academy of Osteopathy, 1977

Dinnar U. et al.: Classification of diagnostic tests used with osteopathic manipulation. Journal American Osteopathic Association 79 (7), März 1980, S. 451–455

Downing C. H.: Osteopathic principles in practice. Journal Printing, Kirksville, 1923

Downing C. H.: Osteopathic principles in disease. Orozko, San Francisco, 1935

Dreyfuss P. et al.: The value of medical history and physical examination in diagnosing sacroiliac joint pain. Spine 21, 1996, S. 2594–2602

Dummer T.: Specific adjusting techniques. Jotom Publishing, Kent, 1995

Dummer T.: Textbook of Osteopathy, Vol. 1 & 2. Jotom Publishing, Kent, 1999

Egan D. et al.: The standing forward flexion test: an inaccurate determinant of sacro-iliac joint dysfunction. Physiotherapy 82 (4), April 1996, S. 236–242

Eggleston A.: In Peterson, 1981

Finet G., Willaime C.: Treating visceral dysfunction. Stillness Press, Portland, 2000
Freburger J. K., Riddle D, L,: Measurement of sacroiliac joint dysfunction – a multicenter intertester reliability study. Phys Ther. 79 (12), Dezember 1999, S. 1134–1141
Freburger J. K., Riddle D. L.: Using published evidence to guide the examination of the sacro-iliac joint region. Phys Ther. 81, 2001, S. 1135–1143
Fryette H. H.: Principles of osteopathic technique. Academy of Applied Osteopathy, Carmel, 1954
Gibbons P., Tehan P.: Muscle energy concepts and coupled motions of the spine. Manual Therapy 3 (2), 1998, S. 95–101
Gibbons P. Tehan P.: Manipulation of the spine, thorax and pelvis – an osteopathic perspective. Churchill Livingstone, London, 2000
Greenman P. E.. In Korr I. M. (Hrsg.): The neurobiologic mechanisms in manipulative therapy. Plenum Press, 1978
Greenman P. E.: Principles of manual medicine. 2. Auflage, Willams & Wilkins, Baltimore, 1996
Heilig D.: Some basic considerations of spinal curves. Osteopathic Annals 6 (7), Juli 1978
Hestbek L. Leboeuf-Yde C.: Are chiropractic tests for the lumbo-pelvic spine reliable and valid? A systematic critical literature review. J Manip & Physiol Ther. 23 (4, 5), 2000
Isaacs E. R., Bookhout M. R.: Bourdillion's spinal manipulation. 6. Auflage, Butterworth & Heinemann, London, 2001
Johnston W. L.: Interexaminer reliability studies – spanning a gap in medical research. Journal American Osteopathic Association 81 (12), 1981
Johnston W. L., Friedman H.: Functional methods. American Academy of Osteopathy, Indianapolis, 1994
Johnston W. L.: In Ward R. C. (Hrsg.) 1997
Jull G. et al.: The accuracy of manual diagnosis for cervical zygophophysical joint pain syndromes. Med J Austr 148, Mai 1988, S. 233–236
Kappler R. E.: Seated flexion test – a study questioning the need for the patient's feet on the floor. J American Academy of Osteopathy, Herbst 2000, S. 28–30
Keating J. C. et al.: Interexaminer reliability of eight evaluative dimensions of lumbar segmental abnormality. J Manipulative Physiol Ther 13, 1990, S. 463–470
Klug H.: The holistic approach of osteopathy or the total lesion concept. J Soc Osteopaths, Maidstone, 1981
Kuchera M. L.: Osteopathic principles in practice. Greyden Press, Colombus – Ohio, 1997
Laslett M., Williams M.: The reliability of selected pain provocation tests for sacro-iliac joint pathology. World congress – the integrated function of the lumbar spine and SIJ, 1995
Laughlin G. A.: Fascia omnipresent. Journal of the Cranial Osteopathic Association, 1953
Lee R. P.: Tensegrity. The Cranial Letter 53 (3), August 2000
Lee R. P.: The primary respiratory mechanism beyond the craniospinal axis. Journal American Academy of Osteopathy, Frühjahr 2001
Magoun H. I.: Permanent lesion correction. Journal American Osteopathic Association, 1937
Magoun H. I.: Osteopathy in the cranial field. 3. Auflage, The Cranial Academy, 1976
Maigne J. Y. et al.: Results of sacroiliac joint double block and value of sacroiliac pain provocation tests in 54 patients with low back pain. Spine 21, 1996, S. 1889–1892
McPartland J. M. et al.: Die Reliabilität der Counterstrain-Methode zwischen Untersuchern gegenüber traditionellen diagnostischen Methoden. Manuelle Medizin 36, 1998, 290–295

2

Mellin G.: Correlations of hip mobility with degree of back pain and lumbar spinal mobility in chronic low back pain patients. Spine 13, 1988, S. 668–670
Mitchell F. L. sen.: Structural pelvic function. Yearbook American Academy of Osteopathy, 1965
Mitchell F. L. jun., Retzlaff E. W.: The cranium and its sutures. Springer, New York, 1987
Mitchell F. L. jun.: The Muscle energy manual, Vol. 1–3. MET Press, East Lansing, Michigan, 1995–1999
Northup T. L.: 1938 in Barnes, 1984
O'Haire C., Gibbons P.: Inter-examiner and intra-examiner agreement for assessing sacro-iliac anatomical landmarks using palpation and observation: pilot study. Manual Therapy 5 (1), 2000, S. 13–20
Page L. E.: The role of the fascia in the maintenance of structural integrity. Yearbook American Academy of Osteopathy, 1952
Paoletti, S.: Faszien. Urban & Fischer, München, 2001
Patterson M. M.: In Ward R. C. (Hrsg.), 1997
Peterson B.: Postural balance and imbalance – a collection of papers. American Academy of Osteopathy, Indianapolis, 1981
Potter N. A., Rothstein J. M.: Intertester reliability for selected clinical tests of the sacroiliac joint. Phys Ther. 65, 1985, S. 1671–1675
Pratt W.: The pronation syndrome. Yearbook American Academy of Osteopathy, 1951
Selye H.: The stress of life. McGraw-Hill Company, New York, 1957
Shacklock M. O.: Central pain mechanisms – a new horizon in manual therapy. Australian Journal of Physiotherapy 45, 1999
Stiles E.: An osteopathic approach to low back pain. Osteopathic Annals, 1976
Stiles E.: Conflicting Visions – T-L-Northup Memorial Lecture. American Academy of Osteopathy, 1996
Stoddard A.: Manual of osteopathic technique. Hutchinsons, London, 1959
Stone C.: The art and science of osteopathy. Stanley Thornes Publications, Cheltenham, 1999
Strachan W. F.: Joint motion testing and forces involved in passiv motions. Reprint in: Beal M. C. (Hrsg.): The principles of palpatory diagnosis and manipulative technique. American Academy of Osteopathy, 1992
Sutherland W. G., Wales A. L.: Teachings in the science of osteopathy. Sutherland Cranial Teaching Foundation, Texas, 1990
Sutton S. E.: An osteopathic method of history taking and physical examination. Journal American Osteopathic Association 77 (1), Juni 1978, und 77 (2), Juli 1978
Sutton S. E.: Postural imbalance – examination and treatment utilizing flexion tests. Journal American Osteopathic Association 77, 1978, S. 456–465
The Osteopathic Quarterly: A distinguished visitor lectures on the total lesion. Vol. 5, Nr. 3, Herbst 1952
Thorpe R. G.: Psychodynamics of stress and relationships with the musculoskeletal system. In: Clinical review series – osteopathic medicine. Publishing Science Group, MA, 1975
van Deursen, L. L. J. M. et al.: The value of some clinical tests for the sacro-iliac joint. J Man Med 5, 1990, S. 96–99
van der Wurff, P. et al.: Clinical tests of the sacro-iliac joint: a systematic methodological review – Part 1. Manual Therapy 5 (1), 2000, S. 30–36
Ward R. C. (Hrsg.): Foundations for osteopathic medicine. Williams & Wilkins, Baltimore, 1997

Wells K.: A model for teaching and assessing skills in HVLA thrust techniques. Published by Keri Moore, Victoria, Australia, 2000
Wernham J.: Mechanics of the spine. 1956 and 1985 Yearbook Institute of Applied Osteopathy, Maidstone
Wernham J.: Staff lecture. Maidstone College of Osteopathy Yearbook, Maidstone, 1988
Willard F. H.: in Ward R. C. (Hrsg.), 1997
Willard F. H.: Lecture European School of Osteopathy 2000 & American Academy of Osteopathy 2001
Yates H.: Evening with the FAAOs; Sacrum – a bone of contention. American Academy of Osteopathy, 1998
Zink J. G.: Applications of the osteopathic approach to homeostasis. Yearbook American Academy of Osteopathy, 1973
Zink J. G.: Respiratory and circulatory care – the conceptual model. Osteopathic Annals, März 1977
Zink J. G., Lawson W. B.: The role of pectoral traction in the treatment of lymphatic flow disturbances. Osteopathic Annals 6 (11), November 1978
Zink J. G., Lawson W. B.: An osteopathic structural examination and functional interpretation of the soma. Osteopathic Annals 7 (12), Dezember 1979

2.2 Osteopathische Techniken

Jedes therapeutische Vorgehen baut auf einer **Diagnose** auf. Ziel der Behandlung ist es, die gestörte **Funktion** der Gewebe zu **verbessern** und damit auf die individuellen Bedürfnisse des Patienten einzugehen. Die Struktur stellt dabei den hauptsächlichen Angriffspunkt der speziellen Behandlung dar.
Tom Dummer sagte: „Wir haben einen inneren Arzt, und jeder Patient ist dafür verantwortlich, die Faktoren, die zu besserer Gesundheit führen, durch seine Lebens-, Denk- und Ernährungsweise zu verbessern."
Nach John Martin Littlejohn ist „Osteopathie [...] keine Manipulation, sondern eine Änderung [adjustment]", womit z.B. Ernährung und psychologische Faktoren gemeint sind. Das Eingreifen des Osteopathen bezieht sich jedoch im wesentlichen auf **Strukturen**. Um diese zu verändern, ist es zuerst notwendig, die Störung der Muskel-Ligament-Faszien-Balance eines Gelenks zu finden, um die funktionelle Veränderung zu verstehen. Dies wird durch das Gesetz von Ursache und Wirkung erklärt.
Es lohnt sich, an den Satz von A.T. Still zu erinnern: „Logik und Verstand regeln einen ehrwürdigen Beruf." In Bezug auf funktionelle Techniken sollte ein Osteopath vorsichtig mit den Interpretationen einiger Therapeuten umgehen, da in diesem Bereich nur schlecht kontrolliert werden kann sowie ungenau oder improvisierend gearbeitet wird. Man kann sich jedoch nicht durch Unkontrolliertheit, Ungenauigkeit oder Improvisation weiterentwickeln.
Unter den **vielen osteopathischen Techniken** gibt es eine Bandbreite von sanften bis zu sehr starken, die sich aber alle gegenseitig ergänzen. Die einen stellen die Motilität, die anderen die Mobilität wieder her. Verschiedene Techniken

können auch kombiniert werden, so könnten z.B. die Ansätze von Mitchell (☞ 2.5.5) oder Jones (☞ 2.5.6) benutzt werden, um den Oszillationen der Muskelspannung zu folgen und dem Körper „zuzuhören“. Auf welche Weise auch immer man dem Körper begegnet, die angewendete Methode bzw. der therapeutische Eingriff sollte das natürliche Gleichgewicht des Patienten wiederherstellen und durch die Selbstregelung der Homöostase einen Impuls in Richtung Gesundheit für den Patienten darstellen.

Die **gewählte Technik** hängt von der Diagnose, der Ansicht des Therapeuten und dessen Umwelt ab. Die ganze osteopathische Fähigkeit besteht darin, die Technik dem Patienten anzupassen. Es gibt keine wirkliche Aufteilung in eine kraniale, viszerale, venolymphatische oder parietale Osteopathie. Es ist von Zeitpunkt und Fall abhängig, wie ein Osteopath arbeitet. Man muß die osteopathischen Prinzipien respektieren, wenn man gute und dauerhafte Resultate erhalten will.

Es gibt fast keine osteopathischen **Kontraindikationen** (☞ 2.1.8), es gibt nur Anzeichen der Anwendung schlechter Techniken.

Im folgenden sollen die am meisten verwendeten osteopathischen Techniken kurz vorgestellt werden. Im den einzelnen Gelenkkapiteln des Leitfadens werden viszerale und kraniale Techniken sowie allgemein funktionale Prinzipien jedoch nicht berücksichtigt; diese werden in anderen Fachbüchern in angemessenem Rahmen beschrieben.

2.2.1 Allgemeine Osteopathische Behandlung (AOB)

☞ auch Kap. 19

Begründer

Dr. John Martin **Littlejohn** ist der Begründer der allgemeinen osteopathischen Behandlung, John **Wernham** entwickelte die Prinzipien und Anwendung dieser Methode über die zweite Hälfte des 20. Jahrhunderts weiter.

Prinzip

Die AOB ist ein selbständiges Konzept, das auf folgenden **Prinzipien** beruht: Rhythmus, Routine, Rotation, Koordination, Korrelation, Stabilisation, Mobilität, Motilität, Vitalität und Verständnis der Littlejohn-Mechanik. Littlejohn erwähnt Rhythmen im Sinne körpereigener Rhythmen der Zirkulation (Vasomotion), der Organe (Viszeromotion) und des Nervensystems (motorisch, sensorisch und autonom). Krankheit war nach ihm die Folge einer Störung der rhythmischen Vektoren des Körpers.

Die Allgemeine Osteopathische Behandlung ist eine Methode zur **Diagnostik und Behandlung** des gesamten Bewegungsapparates. Sämtliche Gelenke der oberen und unteren Extremitäten sowie die Wirbelsäule werden in einem auf den Patienten abgestimmten Rhythmus kreisförmig bewegt. Während dieser **Zirkumduktion der Gelenke** palpiert der Therapeut Qualität und Quantität der Bewegung, den inhärenten Rhythmus der Gewebe sowie die Reaktion lokaler und benachbarter Gewebe.

Es gibt keine exakt beschriebene Reihenfolge der Anwendung der AOB, in den meisten Fällen werden jedoch zuerst die untere Extremität der einen Seite gefolgt von der oberen der gleichen Seite behandelt. Daraufhin folgen die obere und die untere Extremität der anderen Seite. Die Halswirbelsäule kann direkt im Anschluß in Rückenlage, die restliche Wirbelsäule in Bauchlage behandelt werden. Diese **Routine der Behandlung** führt zu einer Vertrautheit des Patienten mit der Behandlung, die eine Entspannung ermöglicht. Während der gesamten Anwendung wird ein gleichmäßiger, dem Körper des Patienten angepaßter **Rhythmus der wiederholten Bewegungen** aufrechterhalten. Die Bewegungen werden vom gesamten Körper des Therapeuten mit eingeleitet, z.B. durch eine wechselnde rhythmische Verlagerung des Körpers von einem Bein auf das andere.

Die Behandlung z.B. eines erhöhten Gewebetonus, einer eingeschränkten Beweglichkeit oder eines gestörten Rhythmus eines Gelenks besteht aus einer Anpassung der Technik an die Gegebenheiten. Eine solche Technikvariation kann beispielsweise aus einer langsam größer werdender Bewegung, einem Verharren an der dysfunktionalen Bewegungsgrenze, einem beschleunigten oder verlangsamten Rhythmus bestehen.

Die **Ziele** der Behandlung mit der AOB entsprechen den Grundprinzipien der Osteopathie: eine Verbesserung der Blutversorgung und des -abflusses, Lymphdrainage, propriozeptive Beeinflussung der Gelenke, die Suche und Behandlung der primären Dysfunktion, funktionelle Verbesserungen durch strukturelle Integrität etc.

Anwendung

Die AOB kann zur Diagnose und Vorbereitung für die weitere Behandlung eingesetzt werden. Sie bietet dem Patienten die Möglichkeit, sich zu **entspannen**, bei wiederholter Behandlung auch durch Gewöhnung an die sich wiederholenden Anwendungen. Im Rahmen der Prinzipien der Osteopathie sind die Möglichkeiten der AOB zur Behandlung **breit gefächert**: von einfachen Gelenkbeschwerden zu Migräne, Verdauungs- und Schlafbeschwerden sind ihr fast keine Grenzen gesetzt.

2.2.2 Mobilisation von Gelenken

Begründer

Die Entwicklung der Mobilisation von Gelenken kann auf **keine einzelne Person** zurückgeführt werden. In verschiedenen Kulturen und über viele Jahrhun-

derte hinweg wurden Methoden zur Behandlung von Gelenkbeschwerden verwendet, die die **passive Bewegung der Gelenke** einsetzen.
Diese Techniken wurden von den Gründern der Osteopathie auf eine anatomische und physiologische Basis gestellt und im Rahmen der osteopathischen Grundprinzipien eingesetzt.

Prinzip

Das Ziel einer Mobilisation ist, die **Bewegungsfreiheit** eines oder mehrerer Gelenke durch **Wiederholung langsamer Bewegungen** wiederherzustellen. Der physiologische Effekt ist eine **Verbesserung der Durchblutung** über das vasomotorische System, eine Reprogrammierung der Propriozeptoren des Gelenks und die Drainage von Stoffwechselprodukten bei entzündlichen Prozessen.

Anwendung

Die Mobilisation wird bei Bewegungseinschränkungen von Gelenken eingesetzt und kann in den meisten Fällen ohne Kontraindikationen ausgeführt werden.

2.2.3 Manipulation von Gelenken

Begründer

So wie die Mobilisation von Gelenken (☞ 2.5.2) kann auch die Manipulation **nicht einer einzelnen Person** zugesprochen werden. Die Techniken wurden über Jahrhunderte oft von Vater zu Sohn weitergegeben und meist außerhalb der medizinischen Behandlung ausgeübt. Im Rahmen der Osteopathie beschäftigte sich A. T. Still intensiv mit der funktionalen Anatomie des Menschen und baute darauf die Anwendung und Weiterentwicklung dieser Methoden auf.

Prinzip

Bei einer Manipulation werden die Vektoren der Bewegungseinschränkung eines Gelenks eingestellt und durch die Anwendung einer präzisen Kraft und Geschwindigkeit in die Richtung der Einschränkung gelöst. Hieraus entsteht die englische Beschreibung **„high velocity low amplitude thrust“** (= **HVLA**, Impulstechnik mit hoher Geschwindigkeit und geringer Amplitude).
Welche physiologische, neurologische und biomechanische Auswirkungen die Technik hat wird kontrovers diskutiert. Ob es sich um die Befreiung eines eingeklemmten Gelenkmeniskus, eine Dehnung der Gelenkmuskulatur oder einen neurologischen Impuls handelt, der die Bewegungsfreiheit des Gelenks wieder herstellt, ist momentan ungeklärt.

2

Anwendung

Die Technik wird bei **reversiblen Bewegungseinschränkungen** eines Gelenks eingesetzt. Kontraindikationen sind z. B. Fraktur, Dislokation, ungeklärte Symptome, Ossifikation, instabile Spondylolisthesis, Diskusprolaps oder -protrusion, akuter Rheumatismus, angeborene oder erworbene Bandinstabilität, Einnahme von Antikoagulantien, einige Neoplasmen, fortgeschrittene Osteoporose, Gelenkentzündung und ausgeprägte Osteochondrose.

2.2.4 Specific Adjustment Technique (SAT)

☞ auch Kap. 21

Begründer

Der englische Osteopath Parnall **Bradbury** begann die Entwicklung der SAT Ende der 1950er, sie wurde dann von Tom **Dummer** bis zu dessen Tod 1998 weiterentwickelt.

Prinzip

Die SAT richtet sich auf **Läsionen der Facettengelenke traumatischen Ursprungs**. Diese werden als **positionale Läsionen** bezeichnet. Das Ziel ist nicht nur die Verbesserung der mechanischen Reizung, sondern zudem die Wiederherstellung einer physio-chemischen Reaktion, mit der Absicht, die Homöostase wiederzuerlangen.

Die Diagnostik beruht auf speziellen osteopathischen Untersuchungsmethoden. Das Wirbelsäulenmodell Littlejohns dient als Basis für die Beurteilung von primären und sekundären Dysfunktionen. Nach Behebung der positionalen Läsion mit einer spezifischen Technik wird pro Sitzung nur ein Wirbelsegment behandelt, bis sich eine neue Balance der Wirbelsäule eingestellt hat.

Anwendung

Die SAT wird hauptsächlich bei Störungen der **Wirbelsäulenbalance** eingesetzt, denen ein Trauma voranging. Aber auch nicht traumatisch entstandene Probleme können erfolgreich behandelt werden, da die spezielle Diagnostik und Behandlung der SAT auf Basis des Modells nach Littlejohn Ursache und Folge von Dysfunktionen einzigartig erkennt.

2.2.5 Muskel-Energie-Technik (MET)

☞ auch 2.3

Begründer

Sie wurde basierend auf Ideen von T. J. **Ruddy** und Carl **Kettler**, die beide die muskuläre Anspannung einsetzten, um Bewegungseinschränkungen aufzuheben, Mitte des 20. Jahrhunderts von dem amerikanischen Osteopathen Dr. Fred L. **Mitchell sen.** (1909 – 1974) begründet und von dessen Sohn Dr. Fred L. **Mitchell jun.** weiterentwickelt.

Prinzip

Es handelt sich um ein System zur **Diagnose und Behandlung** von Störungen des Bewegungsapparates und daraus resultierenden Affektionen der Organe. Die Ursachen von kompensatorischen und adaptiven Regulationsmechanismen werden gesucht und behandelt.
Wie bereits der Begriff „Muskel-Energie-Technik" ausdrückt, spielen **Muskeln** eine übergeordnete Rolle in diesem System. Reaktionen und Reflexe des Körpers auf schädigende Einflüsse, die meist die Ursache von Dysfunktionen z. B. der Gelenke sind, können durch Neu- bzw. Umprogrammierung von Muskel- und Sehnenspindeln unterbrochen werden. Der Patient spielt hierbei eine aktive Rolle, da alle Techniken mit dessen Unterstützung ausgeführt werden. Dies führt zusätzlich nachweislich zu einer größeren Motivation des Patienten und zur Beschleunigung des Heilungsprozesses.
Da die Stärke der Technik individuell auf den Patienten abgestimmt werden kann, gibt es außer Schmerzen und Spasmus der Muskulatur keine Kontraindikationen. Dies ermöglicht auch die Behandlung von Patienten mit z. B. Osteoporose oder Blutungskrankheiten.
Bei allen Techniken ist die genaue Einweisung des Patienten für eine präzise und effektive Ausführung unerläßlich.

Postisometrische Dehnung

Diese Technik hat das Ziel, erhöhte **Spannungen im Muskel** gezielt zu **behandeln**. Dafür wird der Muskel aus dem entspannten Zustand heraus langsam gedehnt, und auftretende Bewegungseinschränkungen werden auf dem Weg bis zur physiologischen Bewegungsgrenze aufgesucht.
Der Muskel wird dann zur ersten Bewegungseinschränkung gedehnt, und der Patient aufgefordert, eine leichte Kontraktion des Muskels auszuführen. Diesem Druck widersteht der Therapeut und verhindert die Bewegung des Gelenks, wodurch die Länge des Muskels während der Ausführung gleich bleibt (daher isometrisch).

Die Spannung wird für 3–6 Sek. gehalten, die der Therapeut laut zählen kann, dann entspannen Patient und Therapeut gleichzeitig. Durch weitere Dehnung wird nun die nächste Bewegungsgrenze aufgesucht, und der vorige Schritt wiederholt. Dies wird 3–5× ausgeführt bzw. bis alle Einschränkungen gelöst sind.

Isotonische Kontraktion

Das Ziel dieser Technik ist die **Stärkung eines Muskels**. Der Muskel wird dafür gedehnt, bis das betroffene Gelenk sich kurz vor der physiologischen Bewegungsgrenze befindet. Der Patient wird dann aufgefordert, durch leichten, gleichmäßig starken Druck (daher isotonisch) gegen den Widerstand des Therapeuten das Gelenk durch die Ebene zu bewegen, die der Muskel bewirkt. Der Therapeut gibt dem Druck langsam nach und kontrolliert die Bewegung.
Dieser Vorgang wird 3–5× wiederholt.

Isolytische Kontraktion

Mit dieser Technik werden starke **Verspannungen oder Verwachsungen gelöst**. Der Muskel wird zuerst verkürzt, und der Patient dann aufgefordert, den Muskel leicht gegen den Widerstand des Therapeuten anzuspannen. Der Therapeut wendet dann einen Druck an, der den des Patienten übertrifft, und dehnt den Muskel während der Kontraktion, indem er das Gelenk in Richtung physiologischer Bewegungsgrenze führt (daher isolytisch).
Dieser Vorgang wird 3–5× wiederholt. Die Ausführung sollte nicht schmerzhaft sein.

Anwendung

Die Indikationen zur Anwendung der Muskel-Energie-Technik sind breit gefächert, sie reichen von einfachen **Muskelverspannungen** über komplexe **Gelenkdysfunktionen** bis zu reflektorisch **betroffenen Organen**.

2.2.6 Strain-Counterstrain

Begründer

Laurence H. **Jones** entdeckte nach vielen Jahren der osteopathischen Praxis durch mehrere Zufälle das Phänomen, daß die Lagerung eines Patienten in der schmerzfreien Position zu einer fast vollständigen Verbesserung von Schmerzen und Bewegungseinschränkungen führt. Weiter fand er sog. Tenderpoints, die bei jeder muskulären Dysfunktion an bestimmten Stellen gefunden werden können und die bei der Diagnose und Behandlung sehr hilfreich sind. 1964 wurde der Artikel „Spontaneous release through positioning“ veröffentlicht, 1981 erstmals das gesamte Konzept.

2

Prinzip

Das betroffene Gelenks wird langsam und passiv in die **Position der größten Schmerzfreiheit** geführt. Die Lage der Schmerzfreiheit wird für 90 Sekunden beibehalten, danach führt der Therapeut das Gelenk wieder langsam in die Neutralposition zurück. Durch diese Lagerung werden fehlerhafte Meldungen durch dysfunktionale Reflexe der **Propiozeptoren** vermindert, indem der betroffene Muskel so weit verkürzt wird, daß die Belastung nicht weiter gemeldet wird.
Zur Diagnostik und Kontrolle der Behandlung werden **Tenderpoints** eingesetzt, sehr druckempfindliche Stellen unter der Haut, die kleiner als eine Fingerkuppe sind und bei fast allen Schmerzen und Funktionsbeeinträchtigungen gefunden werden können. Jeder Tenderpoint in der Muskulatur steht für eine spezifische Gelenkdysfunktion, deren Behandlung zu einem Rückgang der Schmerzempfindlichkeit des Punktes schon während der Lagerung führt. Die Korrektur der Dysfunktion erfolgt spontan, weil eine richtige Positionierung es den Muskelspindeln ermöglicht, sich neu zu programmieren.

Anwendung

Die Behandlung mit Strain-Counterstrain kann bei **Dysfunktionen des Bewegungsapparats** aller Art eingesetzt werden.

2.2.7 Funktionale Technik

Begründer

Bereits 1905 beschrieb Charles **Hazzard** indirekte Aspekte von Techniken, die von Still und ihm ausgeführt wurden. Die palpatorische Wahrnehmung der indirekten Technik wurden 1915 von **Ashmore** und 1923 von **Downing** erwähnt, ohne jedoch dabei die praktische Bedeutung herauszustellen. Sie legten dar, daß es zu einer Entspannung periartikulärer Gewebe kommt und sich eine Läsion selbst löst, wenn eine Struktur in Richtung der Läsion bewegt und damit verstärkt wird. Downing bestand jedoch darauf, daß sich die Läsion wieder einstellt, wenn sie zu sehr verstärkt würde. 1955, einige Jahre nachdem Harold **Hoover** die sog. funktionalen Techniken entwickelt hatte, wurden diese durch Charles **Bowles** und William **Johnston** in einem Konzept formuliert und es entstanden theoretische Modelle und einheitliche Terminologien.

Prinzip

Dies ist eine Art indirekte Manipulation, bei der der Osteopath zuerst eine segmentale Läsion palpiert und dann eine Bewegung induziert, wobei das konstante Feedback des Körpers beobachtet wird. Der Körper wird bei einer Gelenksdysfunktion im Bereich der Blockade durch erhöhte propriozeptive Informationsmeldung und resultierender Muskelanspannung reagieren.

Ziel der Technik ist, diese **Reaktionen zu umgehen**, sie also nicht zu überwinden. Durch Suche des Weges aus der Dysfunktion heraus zur freien Beweglichkeit unter Umgehung der Einschränkung wird es dem Körper ermöglicht, **propriozeptive Fehlmeldungen auszuschalten** und Spannungen zu lösen.
Zuerst werden die Vektoren der Gelenkdysfunktion bestimmt. Befindet sich das Gelenk z. B. in einer Seitneigung/Rotation rechts und Flexion beginnt der Therapeut z. B. mit der Induktion einer Flexion. Sobald ein geringer Widerstand palpiert werden kann, wird die Bewegungsrichtung geändert, ohne sie jedoch umzukehren (also keine Extension). So folgt z. B. eine Seitneigung links. Immer wieder wird nun der Weg aus der Dysfunktion gesucht, z. B. durch dann induzierte Rotation rechts. Dieser Vorgang wird so lange durchgeführt, bis das Gelenks wieder in alle Richtungen bewegungsfrei ist.

Anwendung

Die funktionale Technik kann bei **Dysfunktionen aller Art** und bei allen Geweben eingesetzt werden.

2.2.8 Behandlung der Viszera

Begründer

Schon zu Beginn der Entwicklung der Osteopathie wurden Techniken zur Behandlung der Organe eingesetzt. Jean-Pierre **Barral** und Pierre **Mercier** entwikkelten Ende des 20. Jahrhunderts viele neue Techniken und führten die Osteopathie im viszeralen Bereich zu ihrem heutigen Bekanntheitsgrad.

Prinzip

Organe sind wie alle anderen Gewebe abhängig von einer guten Durchblutung, Blutabfuhr, Lymphdrainage und Nervenversorgung. Diese Komponenten werden von der **Motilität und Mobilität der Organe** und der benachbarten Gewebe, insbesondere den **Faszienbändern**, über die die Organe am Bewegungsapparat befestigt sind, beeinflußt.
Durch spezielle Grifftechniken werden Bewegungseinschränkungen der Organe und dieser Faszien untersucht und behandelt.

Anwendung

Mit einigen Kontraindikationen (ungeklärte Symptome, Aortenaneurysma, Gerinnungsstörungen, akute Entzündungen) ist es möglich, eine Vielzahl **organischer Leiden** unterstützend und heilend zu behandeln. Wichtig ist immer die Suche nach der Ursache der Probleme, da z. B. die Verdauungsorgane durch die Ernährung in besonderem Maße beeinflußt werden. Weiterhin spielt die Kompetenz des Therapeuten eine besondere Rolle, um Krankheitsbilder zu erkennen,

2

die weiterer Abklärung und unter Umständen medikamentöse oder operative Maßnahmen erfordern. Zu den Krankheitsbildern gehören z.B. gastroösophageale Reflux, chronische oder akute Obstipation und Diarrhoe, Reizdarmsyndrom, Meteorismus, Resorptionsstörungen, Bronchitis, Asthma bronchiale, chronische Blasenentzündungen.

2.2.9 Kraniosakrale Techniken

Begründer

Die kraniosakrale Osteopathie wurde von A. T. Stills Schüler Dr. William Garner **Sutherland** beginnend in den 1920ern entdeckt und entwickelt.
Vor Sutherland wurde das Kranium als eine Schüssel ohne Bewegung betrachtet, die weder Spannkraft noch Plastizität besitzt. Bei Betrachtung der einzelnen Schädelknochen wurde Sutherland jedoch von der Form und Struktur der Schädelnähte fasziniert. Insbesondere die Ossa temporalia in ihrer Verbindung zum Os sphenoidale erinnerten ihn an die Form der Kiemen bei Fischen. Nach langem Studium und Palpation des Schädels und einigen Selbstversuchen stellte er die These auf, daß die Knochen des Schädels beweglich seien und zur Funktion des Nervensystems einen zentralen Beitrag leisten. Die weitere Entwicklung des Konzept umfaßte später auch die Behandlung des restlichen Körpers mit derselben Methode.

Prinzip

Es handelt sich um eine Methode zur Diagnostik und Behandlung von Dysfunktionen im gesamten Körper, speziell des Schädels mit knöchernen, membranösen und vaskulären Strukturen.
Die feinfühlige **Palpation** der sog. **inhärenten Bewegungen** der Knochen, Membranen und Faszien ermöglicht die Beurteilung der Bewegungsfreiheit und Auswirkungen auf Hirnnerven- und andere Funktionen. Durch meist indirekte Techniken werden Bewegungseinschränkungen dieser Gewebe behoben und eine gute Durchblutung, Nervenversorgung, Blutabfuhr und Lymphfluß ermöglicht.

Anwendung

Unter genauer Kenntnis der Anatomie werden durch spezielle Griffe die Schädelknochen (aber auch andere Gelenke und die Organe) in ihrer Bewegungsfreiheit palpiert. Die Suche nach der **primären Ursache** der Dysfunktion spielt im Schädelbereich eine große Rolle, da Verbindung einzelner Knochen mit mehreren anderen besteht, wodurch ein vernetztes System entsteht.
Techniken zur Behandlung variieren von indirekt zu direkt, Fluid-drive, molding usw., die je nach Dysfunktion und Indikation eingesetzt werden.

Dysfunktionen der Hirnnerven, Kopfschmerz und Migräne, Epilepsie, hormonelle Störungen etc. gehören zu den mit kranialen Techniken behandelbaren Problemen, falls Dysfunktionen der Schädelstrukturen gefunden werden. Beschwerden des Bewegungsapparates können mit sog. Sutherland-Techniken (☞ Kap. 20) schonend und ohne Kontraindikationen gelöst werden.

2.3 Muskel-Energie-Techniken

2.3.1 Geschichte und Definition

Muskel-Energie-Techniken (MET) wurden in den 40er und 50er Jahren von dem Osteopathen **Fred Mitchell sen.** entwickelt. Ähnlich wie bei anderen Innovatoren wurde Mitchells neuer Ansatz nicht gut vom Berufsstand an- und aufgenommen, als er ihn erstmals vorstellte. Dennoch lehrte er seine neue Technik eine kleine, aber enthusiastische Gruppe von Osteopathen.[1,2] Nach seinem Tod 1974 wurde ein Muskel-Energie-Tutoriumskomitee gebildet, um sein Curriculum zu reorganisieren und seine Lehren fortzuführen. Das erste **Techniken-Handbuch**[3] wurde **1979** veröffentlicht, und MET wurden ab 1980 zunehmend in das amerikanische osteopathische Curriculum eingeführt[1]. Die Popularität der MET hat seitdem sehr zugenommen, und sie werden jetzt überall auf der Welt von Osteopathen, Physiotherapeuten, Chiropraktikern und medizinisch Tätigen angewendet.
Greenman[4] definierte die MET als eine manuelle medizinische Anwendung, die die **willentliche Kontraktion von Muskeln des Patienten in eine präzise kontrollierte Richtung, mit unterschiedlicher Intensität und gegen einen ausgeübten Widerstand des Therapeuten** beinhaltet. MET haben eine große Anzahl von **Anwendungsmöglichkeiten**, u. a.:

- Mobilisation von Gelenken, deren Beweglichkeit eingeschränkt ist
- Dehnung von verhärteter Muskulatur und Faszien
- Förderung der lokalen Durchblutung
- Ausgleich der neuromuskulären Beziehung, um den Muskeltonus zu verändern[2].

Fred Mitchell sen. entwickelte ursprünglich Techniken für die Gelenke des Beckens, was sich vielleicht als ein unwahrscheinlicher Anfang anhört, da es keine Hauptbewegungsmuskeln über diese Gelenke gibt, und paßte später die MET an die Gelenke der Wirbelsäule an. Mitchell wußte sicherlich nichts von der Entwicklung von Techniken propriozeptiver neuromuskulärer Fazilitation (PNF) durch Kabat, Knott und Voss während der späten 40er Jahre, welche auch eine isometrische Muskelkontraktion ausnutzten. Lewit und Simons sahen Mitchell als den ersten an, der **post-isometrische Relaxationstechniken** anwandte, um eine eingeschränkte Gelenkbeweglichkeit wieder herzustellen.[2]

Während MET an **allen Körperregionen** angewendet werden können, betonen doch die meisten Texte[1-6] detaillierte, spezifische Techniken zur Anwendung an den Gelenken der **Wirbelsäule** und des **Beckens**. Mitchell baute seine Techniken auf seinem eigenen integrierten Modell der Beckendysfunktion und dem Modell der gekoppelten Bewegungen der Wirbelsäule von dem Osteopathen Harrison Fryette[7] auf. Obwohl sich unser Verständnis von der Biomechanik und Neurophysiologie vergrößert hat, seitdem Mitchell diese Techniken entwickelt hat, blieben die Prinzipien und Techniken zum Großteil unverändert seit der Herausgabe des ersten Techniken-Handbuchs 1979.

Diese Abhandlung legt die diagnostischen Modelle dar, welche die Form und Anzahl der Techniken diktieren, die in den heutigen MET-Texten erscheinen, und wiederholt kurz ihre Relevanz in Bezug auf heutige Beweise[8]. Sie diskutiert auch die konventionellen Erklärungen für die therapeutischen Effekte von MET und berücksichtigt alternative Erklärungen, die besser mit dem heutigen Wissensstand übereinstimmen.

2.3.2 Diagnostische Konzepte

Die Wirbelsäule: Fryettes Modell der gekoppelten Bewegung

MET für intervertebrale somatische Dysfunktionen sind mit dem **Modell der gekoppelten Wirbelsäulenbewegungen**, wie erstmals von Harrison **Fryette** 1918 beschrieben, eng verbunden. Fryette[7] untersuchte gekoppelte Bewegungen an einer präparierten Wirbelsäule und bezeichnete **Typ I-Bewegungen** als **Seitneigung mit Rotation zur Gegenseite** und **Typ II-Bewegungen** als **Seitneigung mit Rotation zur gleichen Seite**. Nach Fryette[7] findet die gekoppelte Typ I-Bewegung in den thorakalen und lumbalen Regionen statt, wenn sich die Wirbelsäule in Neutralstellung befindet, während eine Typ II gekoppelte Bewegung stattfindet, wenn die Wirbelsäule entweder in Flexion oder Extension ist und dann seitgeneigt wird. In der Halswirbelsäule findet immer – unabhängig von der Position – eine Typ II gekoppelte Bewegung statt.

Autoren von MET-Texten[1-6] schreiben, daß die Beurteilung einer spinalen segmentalen Dysfunktion eine Untersuchung der relativen **Prominenz der Procc. transversi** in Neutralstellung, Flexion und Extension der Wirbelsäule beinhaltet. Ein prominenter Querfortsatz läßt auf eine Rotationseinschränkung zur Gegenseite schließen. Wenn der Querfortsatz bei Extension der Wirbelsäule am weitesten posterior steht, besteht eine Einschränkung in die Extension, Rotation und Seitneigung zur selben Seite. Die Halswirbelsäule wird untersucht, indem man eine laterale Translation in zervikaler Flexion und Extension durchführt.

Wenn man dieses Modell anwendet, gibt es nur **drei** Arten von möglichen kombinierten **Bewegungseinschränkungen**: Einschränkung der

- Seitneigung und Rotation zur Gegenseite (Typ I)

2

- Flexion, Seitneigung und Rotation zur gleichen Seite (ERS-Dysfunktion, Typ II)
- Extension, Seitneigung und Rotation zur gleichen Seite (FRS-Dysfunktion, Typ II).

Gemäß MET-Autoren können Einschränkungen der Seitneigung und kontralateralen Rotation nicht gleichzeitig Einschränkungen der Flexion oder Extension beinhalten, und es werden auch keine Techniken für solche Kombinationen beschrieben[1–6].

Neuere Studien unterstützen **Fryettes Beobachtungen** für die **Halswirbelsäule**, jedoch für die **Lendenwirbelsäule nicht**. Gekoppelte Bewegungen sind ein sehr komplexes Phänomen, das durch die Haltung verändert wird und gekoppelte Translation, Flexion und Extension sowie auch Rotation und Seitneigung involviert[9]. Es scheint nach Studien an Leichen und Lebenden, daß die gekoppelte Bewegung in der **LWS** bei einem Menschen von Segment zu Segment **variabel** sein kann und besonders variabel zwischen einzelnen Menschen[10]. Es gibt einige Belege für eine ipsilaterale Koppelung von Rotation und Seitneigung bei lumbaler Flexion, aber nicht bei Extension. Die spinale Koppelung in der LWS scheint zu **komplex** und variabel zu sein, um durch ein einfaches Modell wahrhaft erklärt zu werden. So ist es besonders Besorgnis erregend, wenn Fryettes „Gesetze" als ein vorhersagendes diagnostisches Modell benutzt werden. Aufgrund eines einzigen statischen Befundes (wie z.B. eines posterioren Querfortsatzes bei flektierter oder extendierter LWS) behaupten Autoren von MET-Texten[1–6], daß sie die ungetesteten Bewegungseinschränkungen in allen drei Ebenen kennen und üben bestimmte Techniken aus, die sich auf die angenommene gekoppelte Bewegung gründen. Zumindest in der Lendenwirbelsäule sind solche Annahmen nicht gültig.

Wie soll die **Diagnostik** segmentaler Dysfunktionen angegangen werden? Es wäre klug, sich nicht auf eine einzige **Positionsbestimmung** zu verlassen (wie von den meisten MET-Autoren verfochten), sondern zu versuchen, solche Befunde durch **Bewegungstests** zu bestätigen und danach zu behandeln. Es stimmt, daß sich die Bewegungspalpation nicht als zuverlässig erwiesen hat[11], aber wenn sie mit anderen Kriterien, wie z.B. Endgefühl, Gewebestruktur, Empfindlichkeit und Schmerzprovokation zusammen angewendet wird, haben Studien eine enorm erhöhte Zuverlässigkeit bei der Untersuchung der Hals- und Lendenwirbelsäule gezeigt.[12–14]

Das Becken

Mitchell[2] beschreibt verschiedene iliosakrale und Beckendysfunktionen, die auf seinem eigenen Modell der Biomechanik des Beckens basieren. Die diagnostischen Kriterien für diese Dysfunktionen sind eine Kombination aus **statischer Asymmetrie** von Beckenstrukturen und dem **Flexionstest** (stehend oder sitzend; ☞ S. 85, 87), um die Dysfunktionsseite zu bestimmen (rechtes oder linkes

Iliosakralgelenk). Die Art und auch die Existenz von iliosakralen Dysfunktionen werden allerdings kontrovers diskutiert, und die Beschreibungen von Läsionen und Behandlungen sind alle auf klinische Beobachtungen gegründet, die bisher noch nicht objektiv bestätigt sind.

Asymmetrie und Dysfunktion des Beckens

Art und Ausmaß der iliosakralen Bewegung bleiben ein kontroverses Thema. **Iliosakrale Bewegungen** sind klein, komplex und beinhalten gleichzeitig Rotation und Translation, ohne eine einzige oder einfache Achse zu haben.[15] Nutation und Kontra-Nutation (Flexion und Extension) des Os sacrum und Rotation der Ossa ilii scheinen die am häufigsten akzeptierten Bewegungen zu sein.[16] Bogduk[17] beschreibt das Iliosakralgelenk als eines ohne primäre Bewegung, das nur als ein „streßausgleichendes" Gelenk diene, um Torsionskräfte aufzufangen, die beim Gang durch das Becken wirken.

Harrison et al.[15] fassen die Anatomie und Biomechanik des Iliosakralgelenks zusammen und berichten von mehreren Studien, die große **Variationen bei der Oberflächenkonfiguration** und der **Orientierung zur Sagittalebene** demonstrieren. Die Studie von Jacob und Kissling[18] über iliosakrale Mobilität bei gesunden Personen offenbart einen niedrigen durchschnittlichen Wert für die gesamte Rotation (1,7°), aber ein ehemaliger Spitzenleichtathlet, der unter Symptomen der iliosakralen Hypermobilität litt, wies mehr als 6° Rotation auf. Aufgrund der unterschiedlichen iliosakralen Anatomie ist es möglich, daß viele der von Mitchell beschriebenen Dysfunktionen des Iliosakralgelenks auftreten können, aber nur bei Personen mit einer anfälligen Anatomie des Iliosakralgelenks. Daher kann jemand aufgrund der Orientierung und Kongruenz des Iliosakralgelenks für eine Verschiebung des unteren Anteils des Iliosakralgelenks prädestiniert sein und ein anderer für ein inflare. Es ist auch möglich, daß diese Distorsionen eine Sekundärfolge eines myofaszialen Ungleichgewichts sind, und Behandlungen (wie für sakrale Torsionen) hauptsächlich Muskeln beeinflussen.

Das hauptsächliche diagnostische Merkmal für die von Mitchell beschriebenen Dysfunktionen sind **statische Asymmetrien** von anatomischen Beckenstrukturen. In einer neueren Studie vergleicht Levangie[19] die Asymmetrie von Beckenstrukturen bei 144 Patienten mit Lumbalgie und 138 Kontrollpersonen und stellt fest, daß eine **Beckenasymmetrie nicht klinisch relevant** positiv mit einer Lumbalgie assoziiert werden kann. Eine weitere Studie des gleichen Autors[20] zeigt, daß vier iliosakrale Bewegungstests, den Flexionstest im Stehen und Sitzen beinhaltend, nicht aussagefähig sind, eine objektiv gemessene Beckentorsion zu identifizieren.

Tullberg et al.[21] zeigen, daß eine Behandlung durch Manipulation mit hoher Geschwindigkeit und unspezifischen MET die klinischen Befunde zu verbessern scheint, jedoch nicht die Position des Os sacrum in Relation zum Os ilii, wie

durch stereoskopische Röntgendarstellung festgestellt wurde. Diese Autoren sind überzeugt, daß bei der **Manipulation** des Iliosakralgelenks etwas passiert ist, aber **keine feststellbare Positionsveränderung** zwischen Sakrum und Ilium. Ferner wird die Zuverlässigkeit der Palpation von Beckenstrukturen durch die Autoren einiger Studien in Frage gestellt.[22, 23]
Eine **Asymmetrie des Beckens** kommt wahrscheinlich häufig vor und ist **unabhängig von biomechanischen Dysfunktionen**. Ein asymmetrischer statischer Beckenbefund sollte als ein zufälliger Befund betrachtet werden, außer er wird durch positive Bewegungs-, Federungs- oder Provokationstests gestützt.

Klinische Beurteilung des Iliosakralgelenks

Es bestehen kontroverse Ansichten sowohl über die Zuverlässigkeit als auch über die Gültigkeit der iliosakralen Bewegungs- und Schmerzprovokationstests. Mehrere Studien[24, 25] vergleichen unterschiedliche Tests mit dem „goldenen Standard", dem Iliosakralblock der Anästhesie, und fanden dabei heraus, daß die **Tests nur wenig voraussagenden Wert für von diesem Gelenk ausgehende Schmerzen** haben. Es muß hinterfragt werden, ob der Iliosakralblock oder vorhandene lumbale Schmerzen gültige Indikatoren für die Effizienz von Bewegungs- und Schmerzprovokationstests sind. Viele Osteopathen[4] glauben, daß hypomobile Iliosakralgelenke nicht unbedingt eine Schmerzquelle sind, daß sie jedoch eine kompensatorische Spannung woanders provozieren; daher muß die Diagnose einer iliosakralen Dysfunktion nicht direkt mit lumbalen Schmerzen in Verbindung stehen. Bei einem Iliosakralblock werden extraartikuläre Strukturen, wie die posterioren iliosakralen Bänder, nicht anästhesiert.[26] Wenn die Dysfunktion diese Bänder mit unter Spannung setzt, kann das Iliosakralgelenk auf klinische Tests reagieren, aber nicht auf eine diagnostische Blokkade.
Einige der Schwierigkeiten bei Studien über **iliosakrale Dysfunktionen** beruhen auf der **unklaren Ätiologie** oder ob diese überhaupt existieren. Eine anatomische Beckenasymmetrie scheint üblich zu sein und unabhängig von Schmerzen oder Bewegungstests. Das Iliosakralgelenk ist sicherlich bei chronischen lumbalen Schmerzen beteiligt, aber die Ätiologie ist unklar.[17] Mitchell beschreibt funktionelle Läsionen, die Bewegungseinschränkungen und Fehlpositionen aufweisen, aber Bewegungstests scheinen unzuverlässig zu sein und von fragwürdiger Gültigkeit. Die einzige Studie, die die Manipulation und Iliosakralgelenksposition genau untersucht hat, scheint das Konzept der Gelenksfehlstellung zu widerlegen.[21] Dysfunktionen in den myofaszialen Strukturen des Beckengürtels können bei der klinisch beurteilten Beckendistorsion und veränderter Beweglichkeit eine Rolle spielen. **Risse der Iliosakralgelenkskapsel** und **Bänderzerrungen** sind wohl die plausibelste Erklärung für Schmerzen, die vom Iliosakralgelenk ausgehen.

2

Flexionstest im Stehen und Sitzen (Vorlaufphänomen)

Nach Mitchell[2] zeigt der **Flexionstest im Stehen** die ***ilio-sakrale* Bewegung**, während der **Flexionstest im Sitzen** die ***sakro-iliakale* Bewegung** zeigt. Ein **positiver Test** wird durch ein asymmetrisches **Vorlaufen einer SIPS** beim Vorbeugen des Rumpfes bestimmt, wobei die Seite positiv ist, die weiter und mehr nach superior läuft als die andere. Die Erklärung für dieses Verhalten ist, daß bei Nutation (Flexion) des Os sacrum bei lumbaler Flexion das fixierte (dysfunktionelle) Ilium mitgenommen wird und somit die SIPS mehr nach kranial zieht als auf der nicht betroffenen Seite.

Ein Hauptanliegen nach der behaupteten Spezifität dieser Tests ist, daß eine Vielzahl von Faktoren diese beeinflussen müssen. Der Flexionstest setzt voraus, daß das Sakrum nutiert und das fixierte Ilium mitnimmt, aber eine Studie[18] zeigt die **Variabilität der sakralen Bewegung** beim Vorbeugen des Rumpfes. Diese Studie verwendet transkutane Implantate und dreidimensionale Photographien und zeigt dabei, daß das Sakrum mit genauso großer Wahrscheinlichkeit bei der Rumpfflexion nutieren wie kontranutieren kann. Asymmetrien im LWS-Bekken-Rhythmus, Beinlänge, Skoliose, Hüftbeugung, Anatomie des Iliosakralgelenks, die ischiokrurale Muskulatur und die Muskellänge des M. piriformis und M. quadratus lumborum haben auch einen sehr deutlichen Effekt auf die Bekkensymmetrie bei der Rumpfflexion. Egan et al.[27] fanden keine Korrelation zwischen dem Flexionstest im Stehen und statischer Beckenasymmetrie oder lumbalen Schmerzen. Während die Folgerung der Autoren, daß der Flexionstest im Stehen kein akkurater Test für iliosakrale Dysfunktionen ist, fragwürdig ist (Beckenasymmetrie und lumbale Schmerzen müssen keine Indikatoren für die iliosakrale Mobilität sein), gibt die Studie keinerlei Unterstützung für den Test. Außerdem haben vorherige Studien keine Verläßlichkeit dieser Tests bei unterschiedlichen Untersuchern ergeben.[28] Jedoch wird ein MET-Therapeut aufgrund des Flexionstests entscheiden, ob er das rechte oder linke Iliosakralgelenk behandeln wird.

Was kann man über den Flexionstest sagen? Der vorgeschlagene Mechanismus des **Tests** scheint wegen der unterschiedlichen Möglichkeiten der Sakrumbewegungen bei der Rumpfflexion nicht plausibel und auch ein **schlechter Indikator** für lumbale Schmerzen oder statische Beckenasymmetrien zu sein. Die Tests zeigen wohl eine funktionelle Asymmetrie, aber differenzieren nicht, ob diese artikulär, myofaszial oder anatomisch ist. Wahrscheinlich sind diese Tests am meisten **signifikant**, wenn ein deutlicher **Unterschied zwischen Stehen und Sitzen** besteht. Beim Sitzen ist jeglicher Einfluß der unteren Extremität ausgeschaltet; ein positiver Test im Stehen, der im Sitzen negativ ist, könnte eine Asymmetrie der unteren Extremität andeuten.

Welche Tests sollen benutzt werden, um eine iliosakrale Dysfunktion zu bestimmen? Kein Test alleine hat sich als zuverlässig bewährt, aber einige Studien[29, 30] zeigen, daß je mehr Tests angewendet werden, um so größer die Wahrscheinlichkeit einer Bedeutung ist. Wenn der Flexionstest mit Vorsicht benutzt wird, und **verschiedene Bewegungs-, Federungs- und Provokationstests zusammen angewendet** werden, müßte die Feststellung einer iliosakralen Dysfunktion zuverlässiger sein.

2.3.3 Funktionsweise der Behandlung

Die **physiologischen Mechanismen**, die für den therapeutischen Effekt der meisten manuellen Techniken verantwortlich sind, werden **kontrovers diskutiert** und nur wenig verstanden. Im besten Fall können wir sagen, welche Erklärungen wahrscheinlich sind und durch limitierte Beweise gestützt werden und welche unwahrscheinlich sind. Es ist jedoch wichtig, ständig die Theorie, die hinter den Methoden steht, zu untersuchen, da Veränderungen des wissenschaftlichen Denkens eine praktische Tragweite haben können, und das Ausbleiben des kritischen Hinterfragens zur Diskreditierung der Therapie wegen unglaubwürdiger Dogmen führen kann.

Verkürzte segmentale Muskulatur

Die am weitesten verbreitete Erklärung für den therapeutischen Effekt von MET bei einer spinalen Dysfunktion ist, daß **verkürzte monoartikuläre Muskeln**, die die Gelenkbeweglichkeit einschränken, **gedehnt** werden.[1–5] Diese Erklärung wird auf das **propriozeptive Modell** der somatischen Dysfunktion von Korr[31] gegründet, das Bewegungseinschränkungen von Gelenken der anormalen, andauernden Kontraktion von segmentalen Muskeln zuschreibt. Korr meinte, daß eine gestörte Afferenz in einem Rückenmarkssegment die spinalen Neurone fazilitiert, was zu einer erhöhten motorischen Aktivität der segmental innervierten Muskulatur führt. Man sagt, daß die Anwendung von **MET zur Inhibition der motorischen Aktivität** über die Golgi-Sehnenorgane[32] oder Muskelspindeln führt.[1]

Das größte Problem bei diesem Modell ist der **Mangel an Beweisen für eine erhöhte Muskelaktivität** bei einer segmentalen Dysfunktion oder spinalen Schmerzen. Denslow und Korrs[33] Studien während der 40er und 50er Jahre brachten einige Grundlagen für dieses Konzept, aber die meisten ihrer Studien sind schlecht beschrieben und ohne statistische Analyse, und es gab seitdem nur wenig unterstützende Beweise. Sogar Denslow scheint an seiner ursprünglichen Studie zu zweifeln, wenn er sagt, daß eine palpierbare anormale Gewebestruktur nicht immer durch eine Muskelkontraktion verursacht sei.[34] Nach weiteren Versuchen schrieb er 1975, daß die EMG-Aktivität einiger anormal palpierter Stellen verschwand, wenn man die Versuchsperson gründlich genug mit Kissen lagerte.[34] Trotzdem zitieren immer noch viele Autoren diese Studien als ihre Hauptbegründung für die Theorie des „Muskelspasmus“.

2

Die **Rolle der Muskelaktivität** bei spinalem Schmerz und Dysfunktionen ist immer noch **unklar**. Während einige Studien[35 - 37] höhere Werte der lumbalen paraspinalen EMG-Aktivität in bestimmten Haltungen feststellen, evtl. aufgrund einer Schutzspannung der Muskulatur oder als schmerzvermeidendes Verhalten, zeigen viele Studien[37 - 39] eine verminderte dynamische Aktivität und erhöhte Ermüdbarkeit dieser Muskeln bei Patienten mit lumbalen Schmerzen. Es wurde gezeigt, daß tiefe segmentale Muskeln wie die Mm. multifidi an der Stelle des spinalen Schmerzes schnell **atrophieren**[40], und daß die subokzipitale Muskulatur bei chronischen Nackenschmerzen atrophiert.[41] Richardson et al.[42] glauben, daß ein spinaler Schmerz begleitet wird von einer Reflexinhibition und Atrophie der tiefen, segmentalen „stabilisierenden" Muskeln und einer Überaktivität der langen, oberflächlichen „globalen" Muskeln. Ob die **segmentale Muskelinhibition** eine Ursache oder Folge des spinalen Schmerzes ist, ist unklar, aber es widerspricht der Vorstellung der MET, daß diese Muskeln überaktiv sind und die segmentale Bewegung einschränken.
Möglicherweise ist der einzige wissenschaftliche Bereich, der die Theorie der Muskelkontraktion untermauert, der über **myofasziale Triggerpunkte**. Eine spontane elektrische Aktivität, die eine aktive Kontraktion der Muskelfasern andeutet, wurde im Zentrum von Muskeltriggerpunkten in einigen Studien festgestellt.[43, 44] Jedoch wird noch diskutiert, ob dies eine motorische Aktivität im Muskel oder einfach nur ein Endplatten-Geräusch ist.[45] Nach heutiger Beweislage scheint die **andauernde Kontraktion der segmentalen Muskulatur** als eine häufige Komponente der spinalen Dysfunktion jedoch **unwahrscheinlich**.

Postisometrische Relaxation

In Schulen der Manuellen Therapie ist es ein weit verbreiteter Glaube, daß eine isometrische Kontraktion und Entspannung eines langen Muskels unter Dehnung diese fördert. Obwohl einige widersprüchliche Ergebnisse geliefert haben, zeigen mehrere Studien eine **verbesserte Beweglichkeit**, wenn man die **isometrische Kontraktion** im Gegensatz zur statischen Dehnung anwendet.[46, 47] Andere Studien zeigen, daß MET effektiv bei der Erweiterung des Bewegungsausmaßes der Hals- und Lendenwirbelsäule sind.[50]
Dieses „postisometrische Relaxations-Phänomen" wird – wie oben erläutert – der neurologischen **Inhibition der motorischen Aktivität** zugeschrieben.[1, 32] Einige Studien zeigen jedoch auch, daß eine Reflex-EMG-Aktivität während einer langsamen Dehnung nicht auftritt, und somit das Bewegungsausmaß nicht einschränkt.[51, 52] Eine glaubwürdigere Erklärung könnte die Biomechanik des Bindegewebes sein.

Veränderungen im Bindegewebe

Das Bindegewebe weist mechanische Eigenschaften auf, die sich sowohl auf die flüssigen (viskösen) als auch elastischen Komponenten beziehen. Während ei-

ner Dehnung verrutschen die Fibrillen aufgrund der viskoelastischen Eigenschaften des Bindegewebes gegeneinander. Bleibende **„plastische" Veränderungen** treten als Ergebnis von Mikrorissen und einer Remodellierung des Bindegewebes auf. Bandy et al.[53] fanden **30 Sekunden** als optimale Dauer für eine effektive Dehnung heraus; MET, die die Muskelverlängerung über diesen Zeitraum halten, können eine Muskelverlängerung durch Kombination von viskoelastischen und plastischen Veränderungen erreichen.
Taylor et al.[54] untersuchten am M. tibialis anterior von Kaninchen den Effekt von wiederholten Kontraktionen gegenüber passiver Dehnung. Bei dieser Studie fand man heraus, daß eine isometrische Kontraktion zu einer verminderten passiven Spannung des Muskels bei neutraler Länge führte, was normalerweise einer passiven Dehnung zugeschrieben wurde. Passives Dehnen eines Muskels dehnt prinzipiell die bindegewebigen Elemente, die parallel zu den Muskelfasern verlaufen. Es wurde angenommen[55], daß, wenn sich ein gedehnter Muskel isometrisch kontrahiert, die kontrahierenden Filamente eine Spannung und Dehnung auf die stärkeren „in Serie geschalteten" bindegewebigen Elemente ausüben, die bei einer passiven Dehnung alleine normalerweise nicht unter Spannung gebracht werden. Deshalb kann eine **postisometrische Relaxation** prinzipiell ein biomechanisches Geschehen sein: Eine **Kombination** aus **viskoelastischen** und **plastischen Veränderungen** in den parallelen und in Serie geschalteten **bindegewebigen Elementen des Muskels**, zusätzlich zu dem, was durch passive Dehnung erreicht wurde.

Venöse- und lymphatische Drainage

Muskelkontraktion und -relaxation sind wichtige Mechanismen, um der Bewegung von venöser und lymphatischer Flüssigkeit zu helfen.[56] Viele MET-Autoren[1–5] deuten an, daß MET der lymphatischen und venösen Drainage helfen können. Es wird vorgeschlagen, daß Verletzungen zu Schäden im paraspinalen Muskelgewebe führen können, die Entzündungen und Stauung zur Folge haben. Dies könnte wiederum zu einer veränderten segmentalen Gewebestruktur und Empfindlichkeit führen.[57] Es ist glaubhaft, daß MET durch die **wiederholten leichten Kontraktionen die venöse und lymphatische Drainage verbessern** und somit paraspinale und periartikuläre Flüssigkeitsstauung erleichtern können.

Transsynovialer Fluß

Kleine Traumata können **Risse in den Kapseln der Facettengelenke**[17] verursachen, was zum **Austreten von Synovia** führen kann. Passive Gelenksmobilisation und rhythmische **Muskelkontraktionen** können intrasynoviale Druckfluktuationen des Facettengelenks verusachen[58], die den **transsynovialen Fluß aus dem Gelenk erhöhen** und somit den Austritt erleichtern. Es wurde vorgeschlagen, daß so eine Veränderung zur Schmerzreduktion und zu vergrößerter segmentaler Beweglichkeit führen kann.[57] Aber dies ist noch nicht gründlich erforscht.

2

Inhibition von Schmerzen

Gelenkbewegungen, Muskeldehnung und isometrische Muskelkontraktion stimulieren Propriozeptoren von Gelenken und Muskeln. Dies kann nach der „Gate-control-Theorie"[59] Schmerzlinderung bringen, wenn **Afferenzen aus den Mechanorezeptoren**, die in dicken Axonen verlaufen, **nozizeptive Afferenzen** im Hinterhorn des Rückenmarks **hemmen**. Mehrere Studien haben den analgetischen Effekt von Mobilisation und Manipulation gezeigt.[49, 60] Eine dieser Studien[49] verglich die Manipulation mit MET mit dem Ergebnis, daß, während beide ein vergrößertes Bewegungsausmaß brachten, die Manipulation effektiver bei der Schmerzlinderung sei. Dies ist jedoch ein Bereich, der noch weiterer Erforschung bedarf.

Motorische Kontrolle und Muskelrekrutierung

Eine **Stimulation der Propriozeptoren** durch die Muskelkontraktion könnte auch die **motorische Kontrolle beeinflussen**. Tiefe segmentale Muskeln werden inhibiert und atrophieren bei Menschen mit lumbalen Schmerzen.[40, 42] Es ist wahrscheinlich, daß ein Trauma der Facettengelenke zu Schmerzen, Austreten von Gelenkflüssigkeit, reflexartiger Muskelinhibition und einem **propriozeptiven Defizit** führen kann, wie es bekanntermaßen an anderen synovialen Gelenken, z. B. dem Sprunggelenk, auftritt. Propriozeptive Defizite wurden bei Patienten mit lumbaler Muskelermüdung[61], lumbalen Schmerzen[62] und zervikalem Schwindel[63] festgestellt. Es wurde angenommen, daß eine sanfte, präzise kontrollierte spinale **Muskelkontraktion**, wie sie bei den MET verwendet wird, die **Mechanorezeptoren** von Gelenken und Muskeln **stimulieren** kann, um die **Rekrutierung von inhibierten Muskeln** zu erhöhen und dem zentralen Nervensystem zu helfen, die Propriozeption und Koordination dieser Region zu verbessern.[57] Diese Theorie ist vielversprechend in Bezug auf die spinale Muskelinhibition[42], muß aber noch weiter erforscht werden.

2.3.4 Schlußfolgerungen

Der diagnostische Ansatz, zugehörige biomechanische Modelle, Theorien für den therapeutischen Nutzen und die Techniken der MET haben sich seit der Herausgabe des ersten Techniken-Handbuchs 1979 kaum verändert. Es wurde gezeigt, daß viele dieser Konzepte jetzt überholt sind und von Grund auf einer Erneuerung bedürfen, um im Lichte des heutigen Wissens glaubhaft zu sein.
Eine statische **Beckenasymmetrie** kommt wahrscheinlich häufig vor und ist **unabhängig** von biomechanischen Dysfunktionen. **Iliosakrale Dysfunktionen**

2

sollten nur berücksichtigt werden, wenn eine Asymmetrie **zusammen mit positiven Bewegungs-, Federungs- oder Schmerzprovokationstests** vorliegt. Die **Flexionstests** sollten mit Vorsicht angewendet werden, da sie wahrscheinlich **kein guter Indikator** für iliosakrale Dysfunktionen sind. Ähnlich sollten statische Befunde in der Lendenwirbelsäulenregion durch Bewegungstests, verändertes Endgefühl, segmentale Gewebestrukturveränderungen und möglicherweise Schmerzprovokation bestätigt werden, da das Modell von Fryette in der Lendenwirbelsäule nicht gültig zu sein scheint.
Die häufig zitierte Erklärung für den therapeutischen Nutzen der MET scheint unwahrscheinlich, und alternative Erklärungen wurden angeboten. Es ist wahrscheinlicher, daß biomechanische **Veränderungen im Bindegewebe** und keine neurologischen Mechanismen **hauptverantwortlich für die post-isometrische Relaxation** sind. Lymphatische Drainage, transsynovialer Fluß, Inhibition von Schmerz, Veränderungen der motorischen Kontrolle und Muskelrekrutierung können alle eine Rolle für den therapeutischen Nutzen spielen.
MET werden von vielen Therapeuten unterschiedlicher Disziplinen als ein effektiver, atraumatischer therapeutischer Ansatz angesehen und ehren die Osteopathen, die sie entwickelt haben. Aufgabe für den osteopathischen Berufsstand ist es, die Art, wie MET angewendet und unterrichtet werden, zu revidieren, und die theoretische Basis und klinische Effizienz dieser beliebten Technik durch Forschung zu festigen, um somit ihren Ruf und ihre Glaubwürdigkeit für die Zukunft zu sichern.

Quellen:

1 Mitchell F. L. Jr, Mitchell P. K. G:. The muscle energy manual, Vol 1. 1995, Vol 3. 1999. MET Press, Michigan
2 Goodridge J. P., Kuchera W. A.: Muscle Energy Treatment Techniques for Specific Areas. In: Ward R. C. (Hrsg.): Foundations for Osteopathic Medicine. Baltimore, Williams & Wilkins, 1997, S. 697–761
3 Mitchell F. L. Jr, Moran P. S., Pruzzo N. A.: An Evaluation and Treatment Manual of Osteopathic Muscle Energy Procedures. Institute for Continuing Education in Osteopathic Principles, Missouri, 1979
4 Greenman P. E.: Principles of Manual Medicine. William & Wilkins, 2. Auflage, 1997
5 Bourdillon J. F., Day E. A., Bookhout M. R.: Spinal Manipulation. Butterworth-Heinemann, 5. Auflage, 1992
6 DiGiovanna E. L., Schiowitz S.: An Osteopathic Approach to Diagnosis & Treatment. Lippincott, 2. Auflage, 1997
7 Fryette H. H.: Principles of Osteopathic Technic. American Academy of Osteopathy, 1954
8 Fryer G.: Muscle energy concepts – a need for change. Journal of Osteopathic Medicine 3 (2), 2000, S. 54–59
9 Harrison D. E., Harrison D. D., Troyanovich S. J.: Three-dimensional spinal coupling mechanics: Part I. A review of the literature. Journal of Manipulative and Physiological Therapeutics 21 (2), 1998, S. 101–113

2

[10] Gibbons P., Tehan P.: Muscle energy concepts and coupled motion of the spine. Manual Therapy 3 (2), 1998, S. 95–101

[11] Troyanovich S., Harrison D. D., Harrison D. E.: Motion palpation: its time to accept the evidence (Commentary). Journal of Manipulative and Physiological Therapeutics 21 (8), 1998, S. 568–571

[12] Jull G., Bogduk N., Marsland A.: The accuracy of manual diagnosis for cervical zygapophysial joint pain syndromes. Medical Journal of Australia 148, 1988, S. 233–236

[13] Jull G., Zito G., Trott P., Potter H., Shirley D., Richardson C.: Inter-examiner reliability to detect painful upper cervical joint dysfunction. Australian Journal of Physiotherapy 43 (2), 1997, S. 125–129

[14] Phillips D. R., Twomey L.T.: A comparison of manual diagnosis with a diagnosis established by a uni-level lumbar spinal block procedure. Manual Therapy 2, 1996, S. 82–87

[15] Harrison D. E., Harrison D. D., Troyanovich S. J.: The Sacroiliac Joint: A Review of Anatomy and Biomechanics with Clinical Implications. Journal of Manipulative and Physiological Therapeutics 20 (9), 1997, S. 607–617

[16] Norkin C. C., Levangie P. K.: Joint Structure and Function: A Comprehensive Analysis. F. A. Davis Company, Philadelphia, 2. Auflage, 1992

[17] Bogduk N.: Clinical Anatomy of the Lumbar Spine and Sacrum. Churchill Livingstone, 3. Auflage, 1997

[18] Jacob H. A. C., Kissling R. O.: The mobility of the sacroiliac joints in healthy volunteers between 20 and 50 years of age. Clinical Biomechanics 10, 1995, S. 352–361

[19] Levangie P. K.: The association between static pelvic asymmetry and low back pain. Spine 24 (12), 1999, S. 1234–1242

[20] Levangie P. K.: Four clinical tests of sacroiliac joint dysfunction: the association of test results with innominate torsion among patients with and without low back pain. Physical Therapy 79 (11), 1999, S. 1043–1057

[21] Tullberg T., Blomberg S., Branth B., Johnsson R.: Manipulation does not alter the position of the sacroiliac joint. Spine 23 (10), 1998, S. 1124–1128

[22] O'Haire C., Gibbons P.: Inter-examiner and intra-examiner agreement for assessing sacroiliac anatomy using palpation and observation: pilot study. Manual Therapy 5 (1), 2000, S. 13–20

[23] Freburger J. K., Riddle D. L.: Measurement of sacroiliac dysfunction: a multicenter intertester reliability study. Physical Therapy 79 (12), 1999, S. 1134–1141

[24] Maigne J. Y., Aivaliklis A., Pfefer F.: Results of sacroiliac joint double block and value of sacroiliac pain provocation tests in 54 patients with low back pain. Spine 21 (16), 1996, S. 1889–1892

[25] Slipman C. W., Sterenfeld E. B., Chou L. H., Herzog R., Vresiliovic E.: The predictive value of provocation sacroiliac joint stress maneuvers in the diagnosis of sacroiliac joint syndrome. Arch Phys Med Rehab 79, 1998, S. 288–292

[26] Tanner J.: Letter to the editor. Spine. 22 (14), 1997, S. 1673

[27] Egan D., Cole J., Twomey L.: The standing forward flexion test: an inaccurate determinant of sacroiliac joint dysfunction. Physiotherapy 82 (4), 1996, S. 236–242

[28] Vincent-Smith B., Gibbons P.: Inter-examiner and intra-examiner reliability of the standing flexion test. Manual Therapy 4 (2), 1999, S. 87–93

[29] Broadhurst N. A., Bond M. J.: Pain provocation tests for the assessment of sacroiliac joint dysfunction. Journal of Spinal Disorders 11 (4), 1998, S. 341–345

30 Cibulka M. T., Koldehoff R.: Clinical usefulness of a cluster of sacroiliac joint tests in patients with and without low back pain. Journal of Orthopaedic & Sports Physical Therapy 29 (2), 1999, S. 83–92
31 Korr I. M.: The neural basis of the osteopathic lesion JAOA 1947:191–198. In: The Collected Papers of Irvin Korr. American Academy of Osteopathy, 1979, Indiana
32 Kuchera W. A., Kuchera M. L.: Osteopathic Principles in Practice. KCOM Press, Missouri, 2. Auflage, 1991
33 Denslow J. S., Korr I. M., Krems A. D.: Quantitative studies of chronic facilitation in human motorneuron pools. American Journal of Physiology, 1947. In: The Collected Works of J. S. Denslow, Year Book of the American Academy of Osteopathy, Indiana, 1993
34 Denslow J. S.: Pathophysiological evidence for the osteopathic lesion: the known, the unknown and controversial. JAOA 75, 1975, S. 415–421. In: Beal M. C. (Hrsg.): Selected papers of J. S. Denslow, D.O., Year Book of the American Academy of Osteopathy, 1993
35 Arena J. G., Sherman R. A., Bruno G. M., Young T. R.: Electromyographic recordings of 5 types of low back pain subjects and non-pain controls in different positions. Pain 37, 1989, S. 57–65
36 Arendt-Nielsen L., Graven-Nielson T., Svarrer H., Svensson P.: The influence of low back pain on muscle activity and coordination during gait: a clinical and experimental study. Pain 64, 1995, S. 231–240
37 Sihvonen T., Partanen J., Hanninen O., Soimakallio S.: Electric behaviour of low back muscles during lumbar pelvic rhythm in low back pain patients and healthy controls. Arch Phys Med Rehab. 72, 1991, S. 1080–1087
38 Cassisi J. E., Robinson M. E., O'Conner P., MacMillan M.: Trunk strength and lumbar paraspinal muscle activity during isometric exercise in chronic low back pain patients and controls. Spine 18 (2), 1993, S. 245–251
39 Sihvonen T., Huttunen M., Makkonen M., Airaksinen O.: Functional changes in back muscle activity correlate with pain intensity and prediction of low back pain during pregnancy. Arch Phys Med Rehab 79, 1998, S. 1210–1212
40 Hides J. A., Stokes M. J., Saide M., Jull G. A., Cooper D. H.: Evidence of lumbar multifidus muscle wasting ipsilateral to symptoms in patients with acute/subacute low back pain. Spine 19, 1994, S. 165–172
41 Hallgren R. C., Greenman P. E., Rechtien J. J.: Atrophy of suboccipital muscles in patients with chronic pain: A pilot study. Journal of the American Osteopathic Association 94 (12), 1994, S. 1032–38
42 Richardson C., Jull G., Hodges P., Hides J.: Therapeutic Exercise for Spinal Segmental Stabilization in Low Back Pain. Churchill Livingstone, London, 1999
43 Hubbard D. R., Berkoff G. M.: Myofascial trigger points show spontaneous needle EMG activity. Spine 18, 1993, S. 1803–1807
44 Chen J. T., Chen S. M., Kuan T. S., Chung K. C., Hong C. Z.: Phentolamine effect on the spontaneous electrical activity of active loci in a myofascial trigger spot of rabbit skeletal muscle. Arch Phys Med Rehab 79, 1998, S. 790–794
45 Travell J. G., Simons D. G.: Handbuch der Muskel-Triggerpunkte Band 1 und 2. Urban & Fischer, München, 1998/2000
46 Wallin D., Ekblom B., Grahn R., Nordenborg T.: Improvement in muscle flexibility. A comparison between two techniques. American Journal of Sports Medicine 13 (4), 1985, S. 263–268

2

[47] Handel M., Horstmann T., Dickhuth H. H., Gulch R. W.: Effects of contract-relax stretching training on muscle performance in athletes. Eur J App Physiol Occup Physiol 76 (5), 1997, S. 400–408
[48] Shlenk R., Adelman K., Rousselle J.: The effects of muscle energy technique on cervical range of motion. Journal of Manual & Manipulative Therapy 2 (4), 1994, S. 149–155
[49] Cassidy J. D., Lopes A. A., Yong-Hing K.: The immediate effect of manipulation versus mobilization on pain and range of motion in the cervical spine: A randomized controlled trial. Journal of Manipulative and Physiological Therapeutics 15, 1992, S. 570–575
[50] Shlenk R. J., MacDiarmid A., Rousselle J.: The effects of muscle energy technique on lumbar range of motion. Journal of Manual & Manipulative Therapy 5 (4), 1997, S. 179–183
[51] Condon S. M., Hutton R. S.: Soleus muscle electromyographic activity and ankle dorsiflexion range of movement during four stretching procedures. Physical Therapy 67 (1), 1987, S. 24–30
[52] Magnusson S. P., Simonsen E. B., Aagaard P., Sorensen H., Kjaer M.: A mechanism for altered flexibility in human skeletal muscle. J Physiol (Lond) 497 (Pt 1), 1996, S. 291–298
[53] Bandy W. D., Irion J. M., Briggler M.: The effect of time and frequency of static stretching on flexibility of the hamstring muscles. Physical Therapy 77 (10), 1997, S. 1090–1096
[54] Taylor D. C., Brooks D. E., Ryan J. B.: Viscoelastic characteristics of muscle: passive stretching versus muscular contractions. Medicine & Science in Sport & Exercise 29 (12), 1997, S. 1619–1624
[55] Lederman E.: Fundamentals of Manual Therapy. Churchill Livingstone, London, 1997
[56] Guyton A. C.: Textbook of Medical Physiology. W. B. Saunders Company, 8. Auflage, 1991, S. 182–183
[57] Fryer G.: Somatic Dysfunction: updating the concept. Australian Journal of Osteopathy 10 (2), 1999, S. 14–19
[58] Giovanelli B., Thompson E., Elvey R.: Measurement of Variations in Lumbar Zygapophyseal Joint Intracapsular Pressure: A Pilot Study. The Australian Journal of Physiotherapy Vol 31 (3), 1985, S. 115–121
[59] Melzack R., Wall P. D.: Pain mechanisms: a new theory. Science 150, 1965, S. 971–979
[60] Vincenzo B., Collins D., Wright A.: The initial effects of a cervical spine manipulative physiotherapy treatment on the pain and dysfunction of lateral epicondylalgia. Pain 68, 1996, S. 69–74
[61] Taimela S., Kankaapaa M., Luoto S.: The effect of lumbar fatigue on the ability to sense a change in lumbar position. A controlled study. Spine 24, 1999, S. 1322–1327
[62] Gill K. P., Callaghan M. J.: The measurement of lumbar proprioception in individuals with and without low back pain. Spine 23, 1998, S. 371–377
[63] Heikkila H., Johansson M., Wenngren B. I.: Effects of acupuncture, cervical manipulation and NSAID therapy on dizziness and impaired head repositioning of suspected cervical origin: a pilot study. Manual Therapy 5, 2000, S. 151–157

Art. sacroiliaca

Autor: C. Fossum und P. Sommerfeld (3.1.6), L. H. Vincent
Therapeut auf den Fotos: L. H. Vincent

3.1 Diagnostik

3.1.1 Anamnese

Schmerzen, Bewegungseinschränkung
- Schmerzlokalisation, Druckempfindlichkeit
- Abhängigkeit von Bewegung, Belastung, Lage
- Schmerzcharakter: bohrend, dumpf, ziehend, brennend
- Beginn der Beschwerden: plötzlich, langsam, nach Trauma, Belastung, Krankheit
- Schmerzen beim Husten, Niesen
- eingeschränkte Bewegungen, z.B. Drehen im Bett, Einsteigen ins Auto

Andere Symptome
- Sensibilitätsstörungen in den Beinen, im Gesäß
- Kraftausfall, Hinken, Koordinationsstörungen der Beine
- Defäkations-, Blasenfunktionsstörung
- Spannung im Urogenitalbereich
- Schmerzen beim Koitus

Vor-, Begleiterkrankungen
- Rheumatische Erkrankungen (z.B. Spondylitis ankylosans)
- frühere Rückenbeschwerden (Therapien, Untersuchungen, bildgebende Diagnostik)
- Belastung bei Arbeit oder Sport

3.1.2 Inspektion

- Aus- und Anziehen
- Sitzhaltung
- Gangbild: Abrollen der Füße, Lateralflexion der LWS, Bewegungseinschränkung der Hüfte
- Bein- und Fußdeformitäten
- Ptose des Abdomens
- Höhenunterschied der Cristae iliacae, Sulci gluteales, Taillenwinkel
- Skoliose
- Hyper- oder Hypotrophie der paravertebralen Muskulatur
- abnormale Behaarung im lumbalen Bereich (möglicher Hinweis auf Spina bifida occulta)

- Hautveränderungen, Narben, Rötungen, Hämatome
- Vorwölbung oder Schwellung im Leistenbereich (möglicher Hinweis auf Leistenhernie)

3.1.3 Palpation

Knochenpalpation

- Procc. spinosi L1 – 5
- Crista iliaca
- Spina iliaca anterior superior (SIAS) und Spina iliaca posterior superior (SIPS)
- Symphysis pubica
- Os sacrum: Basis, Angulus inferior lateralis
- Os coccygis
- Tuber ischiadicum
- Trochanter major

Weichteilpalpation

- Lig. inguinale
- Bauchmuskelansätze M. rectus abdominis, M. obliquus externus abdominis, M. obliquus internus abdominis, M. transversus abdominis
- Lig. iliolumbale
- Lig. sacrotuberale
- M. iliopsoas, M. erector spinae, M. piriformis, M. quadratus lumborum, Mm. gluteus maximus und medius
- Ansätze der Adduktoren des Oberschenkels: Mm. adductor magnus, minimus, longus, und brevis, M. pectineus, M. gracilis

3.1.4 Tests und Bewegungsprüfung

Biomechanik

- **Gelenkpartner:** Facies auricularis des Os sacrum (oberer Teil konvex, unterer Teil konkav) und Facies auricularis des Os ilium (oberer Teil konkav, unterer Teil konvex)
- **Gelenktyp:** Amphiarthrose (straffes Gelenk)
- **Bewegungsmöglichkeiten des Os sacrum:** Flexion (Nutation), Extension (Gegennutation)
- **Bewegungsmöglichkeiten des Os ilium:** Rotation nach anterior und posterior, Rotation nach lateral (outflare) und medial (inflare)

3

Aktive Bewegungsprüfung

Ist beim Iliosakralgelenk nicht möglich.

Passive Bewegungsprüfung

> **!** Stets mehrere Tests anwenden, um den Befund einer iliosakralen Dysfunktion zu stellen.

Flexionstest stehend (Vorlaufphänomen)

Patient: stehend
Therapeut: hinter dem Patienten, Augen auf Höhe der SIPS
Handposition: mit den Daumen auf beiden Seiten die SIPS palpieren
Ausführung: den Patienten den Oberkörper langsam nach vorne beugen lassen („Hände in Richtung der Füße bewegen")
Bewertung: Auf die Bewegung der SIPS achten.

- Normalbefund: Beide SIPS sollten gleichzeitig während der Flexionsbewegung beginnen und aufhören, sich nach superior zu bewegen.
- Wird eine Seite deutlich weiter nach superior mitbewegt, kann dies auf eine Dysfunktion dieser Seite sowie funktionelle Asymmetrien artikulärer, myofaszialer oder anatomischer Genese hindeuten.

> **!** Eine ungleiche Spannung der Hüftextensoren, des M. quadratus lumborum oder M. piriformis kann diesen Test beeinflussen. Z.B. kann auf der Seite der höheren Muskelspannung der Hüftextensoren die SIPS inferior gehalten werden, wodurch ein falsch positiver Vorlauf entsteht. Die genannten Muskeln deshalb während der Flexion auf Spannung palpieren. Ein Einfluß der unteren Extremität ist beim Flexionstest im Sitzen (☞ S. 139) ausgeschlossen.
> Stehender und sitzender Flexionstest müssen das gleiche Ergebnis aufweisen, um eindeutig zu sein.
> Weitere Beeinträchtigungen der Testergebnisse sind z.B. durch eine asymmetrische Anatomie der sakroiliakalen Gelenkflächen und der Beinlänge möglich. Einen Beinlängenunterschied daher vor dem Test durch Unterlegen eines Brettchens ausgleichen.

Spine-Test (am Beispiel des rechten ISG)

Patient: stehend
Therapeut: stehend oder sitzend, hinter dem Patienten
Handposition:

- den rechten Daumen über den Unterrand der rechten SIPS, die übrigen Finger der rechten Hand auf die rechte Crista iliaca legen

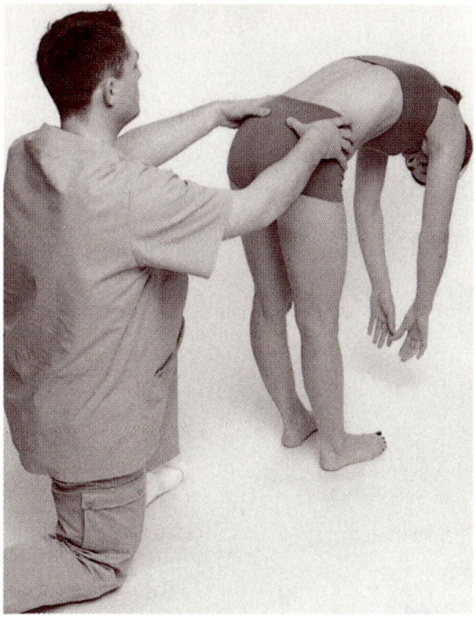

Flexionstest stehend (Vorlaufphänomen)

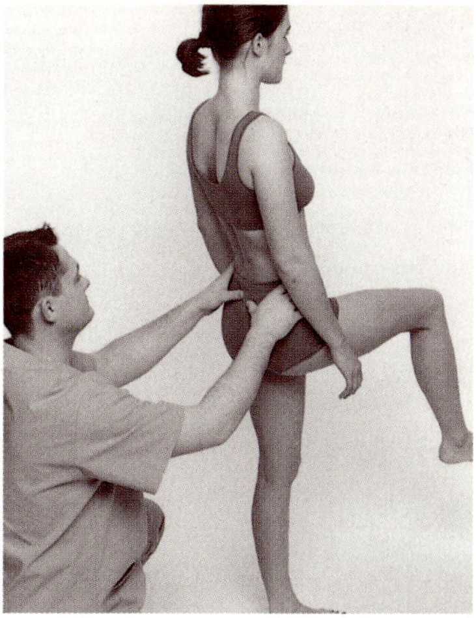

Spine-Test

- den linken Daumen auf S2 legen

Ausführung: den Patienten auffordern, das rechte Knie anzuheben, bis die Hüfte 90° flektiert ist

Bewertung: Auf die Bewegung der SIPS im Vergleich zum Os sacrum achten.

- Normalbefund: Die rechte SIPS bewegt sich im Vergleich zu S2 nach inferior.
- Bewegt sich die SIPS im Vergleich zu S2 nicht nach inferior oder bewegt sie sich nach superior, kann dies auf eine Dysfunktion des rechten ISG hinweisen.

Flexionstest sitzend (Vorlaufphänomen)

Patient: sitzend, Knie auseinander

Therapeut: hinter dem Patienten, Augen auf Höhe der SIPS

Handposition: mit den Daumen auf beiden Seiten die SIPS palpieren

Ausführung: den Patienten den Oberkörper langsam nach vorne beugen lassen („Hände zwischen den Knien in Richtung der Füße bewegen")

Bewertung: Auf die Bewegung der SIPS achten.

- Normalbefund: Beide SIPS sollten gleichzeitig während der Flexionsbewegung beginnen und aufhören, sich nach superior zu bewegen.
- Wird eine Seite deutlich weiter nach superior mitbewegt, kann dies auf eine Dysfunktion dieser Seite hindeuten.

> **!** Stehender (☞ S. 138) und sitzender Flexionstest müssen das gleiche Ergebnis aufweisen, um eindeutig zu sein.
>
> Ein positiver Flexionstest stehend mit einem negativen Flexionstest sitzend ist ein Hinweis auf Asymmetrien in der unteren Extremität.

3

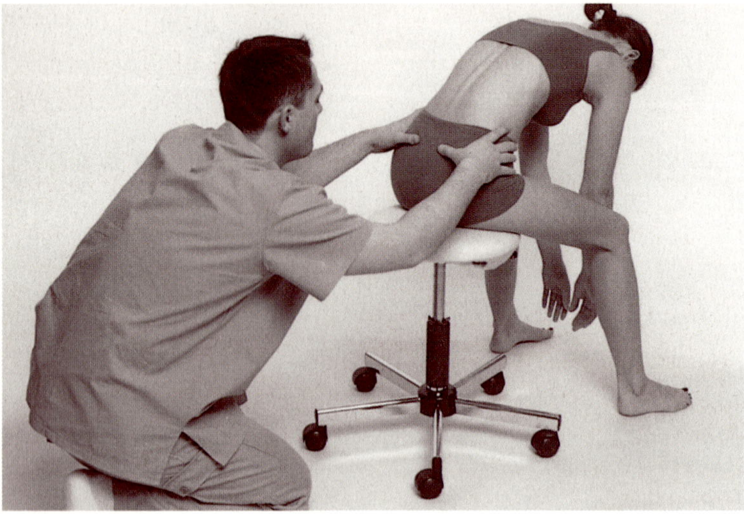

Flexionstest sitzend

Beinlängenmessung

Patient: in Rückenlage
Therapeut: stehend, am Fußende des Patienten
Ausführung:

- den Patienten auffordern, beide Beine anzuwinkeln und das Becken dann 2–3× anzuheben
- anschließend beide Beine wieder ausstrecken

Bewertung: Den Unterrand des rechten und linken Malleolus medialis palpieren und prüfen, welches Bein länger bzw. kürzer ist.

- Normalbefund: Beide Beine sind gleich lang.

Kompressionstest

Patient: in Rückenlage
Therapeut: stehend, seitlich des Patienten
Handposition: die Handinnenflächen beiderseits über die SIAS legen
Ausführung: einen links und rechts alternierenden Druck nach posterior induzieren
Bewertung: Die Qualität und Quantität der Bewegung der beiden SIAS vergleichen.

- Normalbefund: Beide Seiten lassen sich ohne Widerstand gleich weit nach posterior bewegen.
- Tritt ein Widerstand auf einer Seite auf, kann dies auf eine Dysfunktion dieser Seite hinweisen und/oder auf eine Dysfunktion der Symphysis pubica.

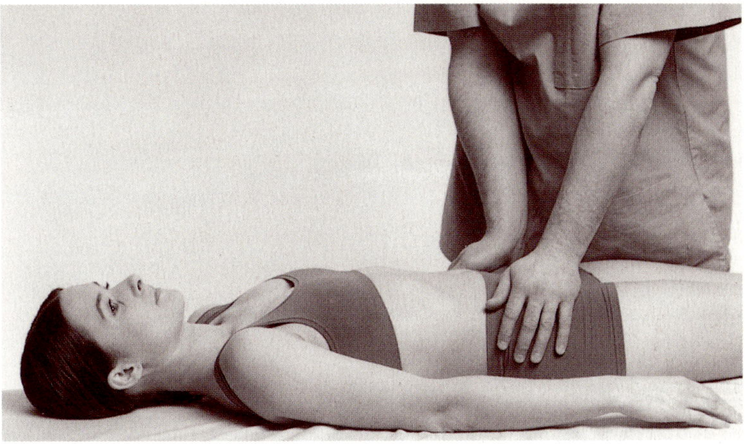

Kompressionstest

Patrick-Fabere-Test (am Beispiel des linken ISG)

Patient: in Rückenlage
Therapeut: stehend, an der linken Seite des Patienten
Handposition: die Handfläche der rechten Hand über die rechte SIAS legen, um das Becken zu stabilisieren
Ausführung:

- Den Patienten auffordern, den linken Malleolus lateralis auf das rechte Knie oberhalb der Patella zu legen. Die Hüfte wird dadurch in **F**lexion, **Ab**duktion und Außenrotation (**E**xo**r**otation) gebracht.

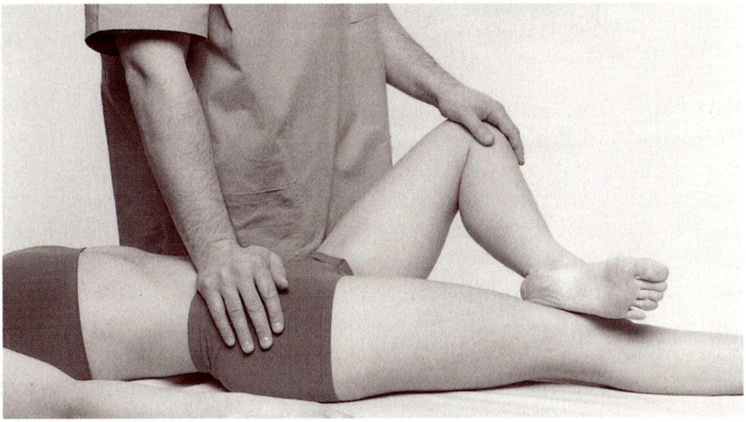

Patrick-Fabere-Test

3

- Die linke Hand auf das linke Knie des Patienten legen und einen Druck nach posterior ausüben. Die Hüfte wird dadurch in Richtung Extension geführt.

Bewertung:
- Normalbefund: Die Bewegung findet ohne Schmerzen statt, das Knie erreicht fast die Waagrechte.
- Schmerzen im Lumbosakralbereich: Dysfunktion des ISG
- Schmerzen in der Leiste und Einschränkung der Bewegung: Dysfunktion der Hüfte

Mennell-Test (am Beispiel des linken ISG)

Patient: in rechter Seitenlage, linkes Knie 90° gebeugt
Therapeut: stehend, hinter dem Patienten
Handposition:
- die rechte Hand auf das linke Os ilium legen, um das Becken zu stabilisieren
- das linke Bein mit dem linken Arm untergreifen und mit der Hand das linke Knie halten

Ausführung: eine Hyperextension der linken Hüfte durch Zug am Knie nach posterior durchführen
Bewertung:
- Normalbefund: Keine Schmerzen oder Bewegungseinschränkungen.
- Schmerzen im Lumbosakralbereich: Dysfunktion des ISG und/oder der LWS (häufig L5/S1)
- Einschränkung der Hüftextension kann auf degenerative Prozesse, einen hypertonen M. iliopsoas oder eine Dysfunktion des ISG hinweisen

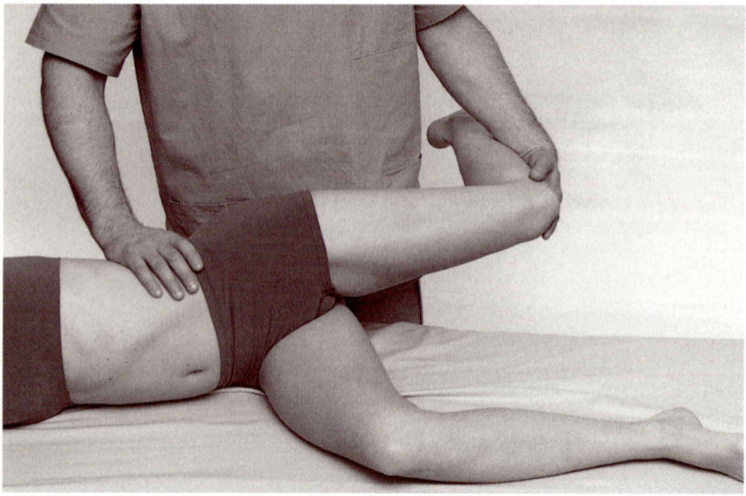

Mennell-Test

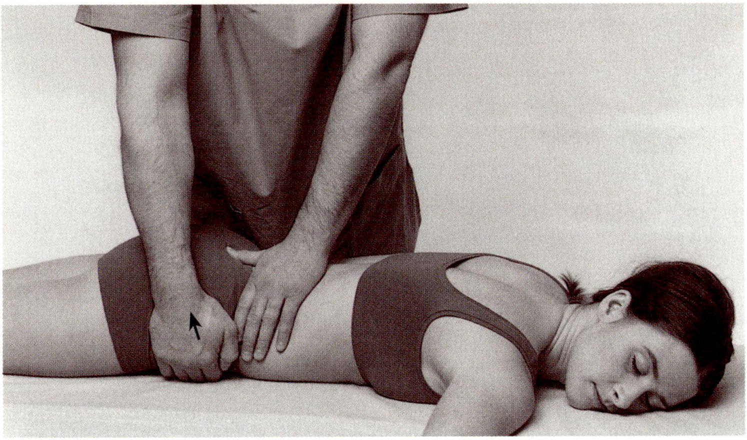

Arthrokinematische Testung: Gleitbewegung des Os sacrum auf den kurzen Arm nach anterior

Arthrokinematische Testung (am Beispiel des rechten ISG)

Patient: in Bauchlage

Therapeut: stehend, an der linken Seite des Patienten

Prüfung der Gleitbewegung des Os sacrum auf den kurzen Arm nach anterior

Handposition:

- den linken Daumen auf die Sakrumbasis legen
- mit der rechten Hand die rechte SIAS umgreifen

Ausführung: eine Traktion auf das Os ilium nach kaudal und posterior ausüben

Prüfung der Gleitbewegung des Os sacrum auf den kurzen Arm nach posterior

Handposition:

- mit dem linken Thenar die rechte SIPS fixieren, die Finger sind nach anterior entlang der Crista iliaca gerichtet
- den rechten Daumen auf den rechten AIL legen

Ausführung: einen Druck auf den AIL nach ventral ausüben

Prüfung der Gleitbewegung des Os sacrum auf den langen Arm nach kranial

Handposition:

- das rechte Hypothenar auf den rechten AIL legen
- mit der linken Hand die rechte SIAS umgreifen

Ausführung: einen Druck auf den AIL nach kranial und anterior ausüben

3

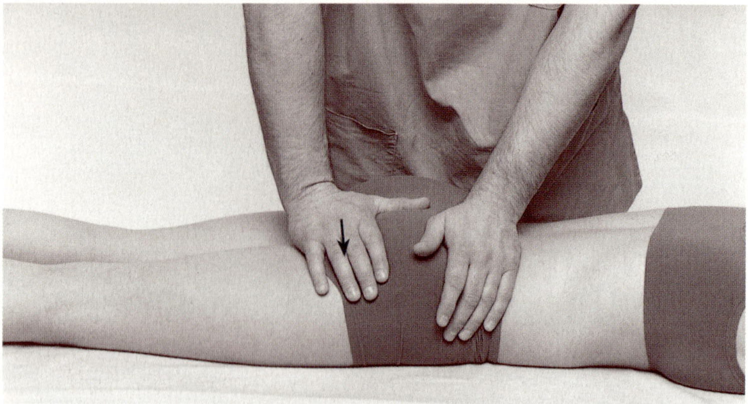

Arthrokinematische Testung: Gleitbewegung des Os sacrum auf den kurzen Arm nach posterior

Prüfung der Gleitbewegung des Os sacrum auf den langen Arm nach kaudal

Handposition:

- das linke Os pisiforme auf die rechte Sakrumbasis legen, die Finger sind nach kaudal gerichtet
- mit der rechten Hand die rechte SIAS umgreifen

Ausführung: einen Druck auf die Sakrumbasis nach kaudal ausüben

Gesamtbewertung: Auf Beweglichkeit des Os sacrum achten.

- Normalbefund: Freie Beweglichkeit des Os sacrum in alle Richtungen.
- Eine Bewegungseinschränkung in eine der getesteten Richtungen kann auf eine Dysfunktion hinweisen.

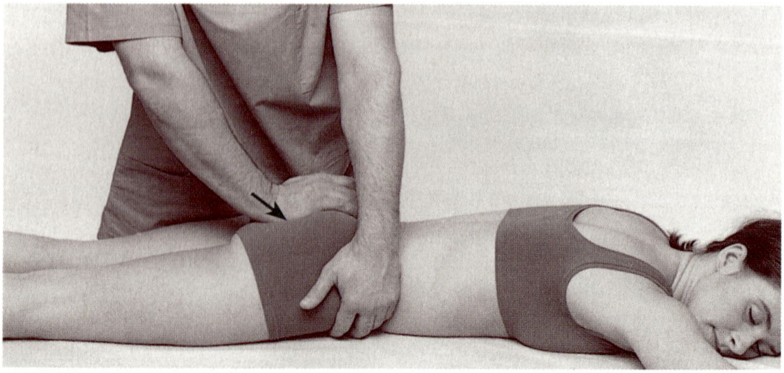

Arthrokinematische Testung: Gleitbewegung des Os sacrum auf den langen Arm nach kranial

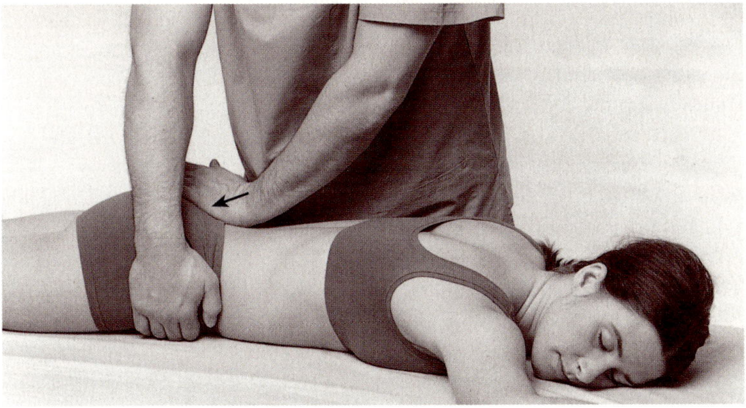

Arthrokinematische Testung: Gleitbewegung des Os sacrum auf den langen Arm nach kaudal

- Der Befund muß im Seitenvergleich erstellt werden und durch die Befunde im Seitenvergleich, der Flexionstests und der Palpation des Os sacrum ergänzt werden.

Öffnungstest (am Beispiel des rechten ISG)

Patient: in Bauchlage, rechtes Knie 90° gebeugt
Therapeut: stehend, an der rechten Seite des Patienten
Handposition:

- mit rechtem Zeige- und Mittelfinger die rechte SIPS und die angrenzende Sakrumbasis palpieren
- mit der linken Hand den rechten distalen Unterschenkel umgreifen

Ausführung: eine Innenrotation der Hüfte induzieren, bis die Bewegung am ISG palpiert werden kann (die SIPS bewegt sich im Vergleich zu Sakrumbasis nach lateral)

Bewertung: Die Qualität und Quantität der Bewegung der beiden Seiten vergleichen.

- Normalbefund: Beide Seiten weisen eine gleich große Beweglichkeit auf.
- Tritt ein Widerstand oder eine Bewegungseinschränkung auf, kann dies auf eine Dysfunktion hinweisen.

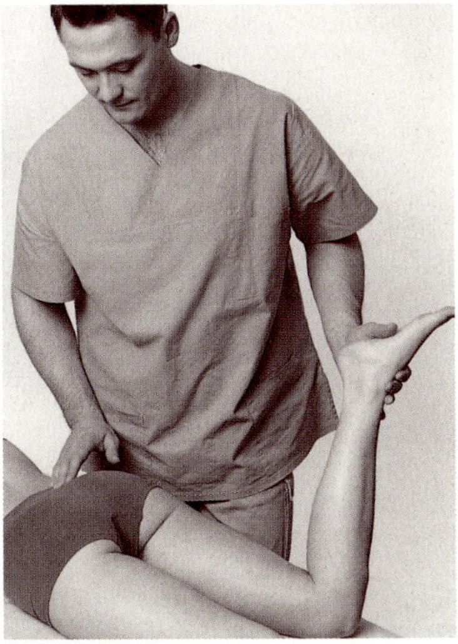

Öffnungstest

3

Rocking-Test

Patient: in Bauchlage
Therapeut: stehend, an der linken Seite des Patienten
Handposition:

- für den ersten Teil des Tests den rechten Daumen auf den rechten AIL und den linken Daumen auf die rechte Sakrumbasis legen
- für den zweiten Teil des Tests den rechten Daumen auf den linken AIL und den linken Daumen auf die rechte Sakrumbasis legen
- diese beiden Tests auch spiegelverkehrt ausführen: den linken Daumen auf den linken AIL und den rechten Daumen auf die linke Sakrumbasis bzw. den linken Daumen auf den rechten AIL und den rechten Daumen auf die linke Sakrumbasis legen

Ausführung: mit den Daumen einen alternierenden Druck nach ventral ausüben

Bewertung: Im ersten Teil wird die Fähigkeit des Os sacrum geprüft, sich in Flexion und Extension über die transversale Achse zu bewegen, im zweiten Teil die Fähigkeit, sich um die linke bzw. rechte schräge Achse zu bewegen.

- Normalbefund: Freie Beweglichkeit des Os sacrum um alle Achsen.
- Bewegungseinschränkungen deuten auf eine Dysfunktion der Bewegungsfähigkeit um diese Achsen hin.

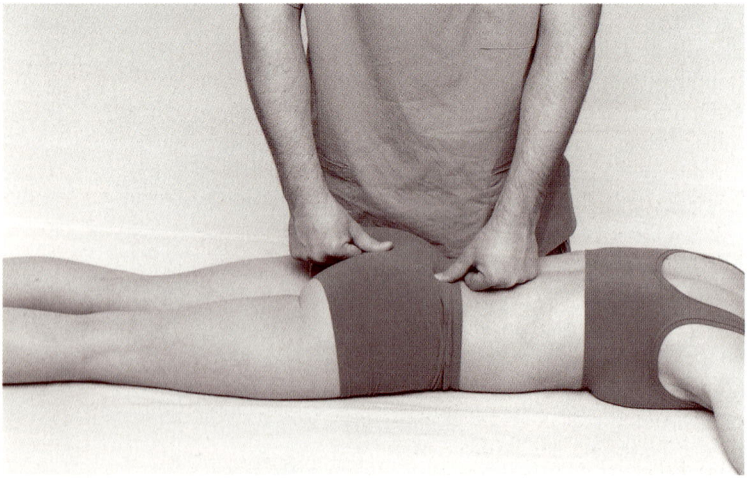

Rocking-Test

Spring-Test (Federtest) für die Art. sacroiliaca

Patient: in Bauchlage
Therapeut: stehend, seitlich des Patienten
Handposition: eine Hand auf die LWS legen, so daß sich das Hypothenar über dem lumbosakralen Übergang befindet
Ausführung: einen kurzen Druck nach ventral ausüben
Bewertung: Auf Widerstand achten.

- Normalbefund: Federelastischer Widerstand ist spürbar.
- Tritt ein starker Widerstand bei geringer Bewegungsamplitude auf, kann dies auf eine sakroiliakale oder lumbosakrale Dysfunktion hinweisen.

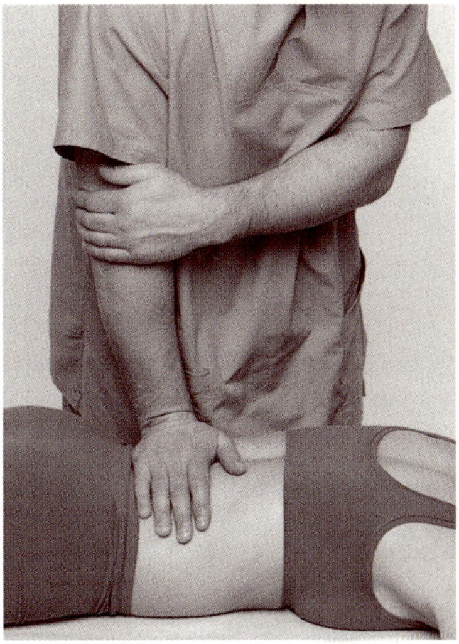
Spring-Test (Federtest)

3.1.5 Differentialdiagnosen

- **mechanisch/degenerativ:** Spondylose, Spondylarthrose, Spina bifida occulta, Spondylolisthesis, Spondylolyse, Sakralisation, Lumbalisation, Osteochondrose, Osteomalazie, Morbus Paget, Koxarthrose, Fraktur von Wirbelsäule oder Becken
- **neural/radikulär:** Diskusprotrusion, Diskusprolaps, Irritation des Plexus lumbosacralis
- **ausstrahlend:** Erkrankungen von Nieren, Harnleiter, Harnblase, Prostata, Uterus, Adnexen, Magen-Darm-Trakt
- **entzündlich/rheumatisch:** Spondylitis ankylosans, Morbus Reiter, Arthritis psoriatica
- **dysplastisch:** primäre Wirbelsäulentumoren (z.B. Plasmozytom, Osteosarkom, Osteoblastom), Metastasen (z.B. bei Prostata-, Mamma-, Lungen-, Nierenkarzinom), Lymphome
- **infektiös:** Spondylitis, Tuberkulose, Brucellose
- **vaskulär/lymphatisch:** arterielle Verschlußkrankheit, Thrombose

3

3.1.6 Osteopathische Beziehungen

Neurologische Beziehungen

- viszero-somatische und somato-viszerale Reflexe (sympathische Innervation): S2–S4 (sakraler Parasympathikus), über die die Organe im kleinen Becken und das Colon descendens versorgt werden
- segmentale Integration des Beckens und der unteren Extremitäten: Th10–L2, Umschaltung in den Ganglia lumbalia und sacralia, Weg in die Peripherie über Nn. spinales L1–S5, N. femoralis, N. obturatorius

Vaskuläre Beziehungen

- venolymphatisch: V. iliaca interna und externa sowie deren Äste und dazugehörigen Lymphbahnen
- arteriell:
  - in Höhe von L4 teilt sich die Aorta in die beiden symmetrischen Aa. iliacae communes
  - Gabelung der A. iliaca communis in A. iliaca interna und externa auf Höhe des Iliosakralgelenks
  - parietale Äste der A. iliaca interna: A. iliolumbalis, A. sacralis lateralis, A. obturatoria, A. glutea superior, A. glutea inferior
  - viszerale Äste der A. iliaca interna: A. umbilicalis, A. vesicalis inferior, A. ductus deferentis bzw. A. uterina, A. rectalis media, A. pudenda interna
  - A. sacralis mediana aus der Aorta abdominalis zum Os coccygis

Mechanische Beziehungen

- zentrale Faszienkette des Körpers: Faszien vom kleinen Becken und Abdomen zum Zwerchfell (Schaltstelle Th11–L2), vom Zwerchfell zum Perikard, Mediastinum und zur Pleura (Schaltstelle C6–Th2), von der tiefen zervikalen Aponeurose zur HWS und zum Schädel (Schaltstelle C0–C2)
- Verbindung zum Kopf über Dura mater spinalis, Ligg. longitudinalia anterius und posterius, myofasziale Ketten der Rückenmuskulatur
- die Organe des kleinen Beckens können über fasziale und ligamentäre Verbindungen Dysfunktionen im Os sacrum und Os ilium verursachen:
  - Blase und Uterus über Lig. sacrouterinum, Plica uterovesicalis, Lig. pubovesicale
  - Caecum über die Mesoappendix
  - Colon sigmoideum über das Mesosigmoideum
- Organptosen können die Beckenmechanik beeinträchtigen
- Organe des Unterbauches können aus dem Becken entspringende Muskeln und deren Faszien sowie die Mechanik der Lenden-Becken-Schere und des Hüftgelenks beeinflussen:

- Caecum und Colon sigmoideum den M. iliacus
- Uterus und Rectum den M. piriformis
- Blase und Prostata den M. obturatorius internus und die Muskulatur des Diaphragma urogenitale
- Blase über die umbiliko-prävesikale Aponeurose und das Lig. umbilicale mediale und den Urachus weitere Abdominalorgane

- die Biomechanik des Beckens wird durch folgende Muskeln beeinflußt: M. psoas, M. iliacus, M. quadratus lumborum, primäre Außenrotatoren des Hüftgelenks (M. piriformis, M. obturatorius internus, Mm. gemelli, M. obturatorius externus, M. quadratus femoris), biartikuläre Muskeln des Oberschenkels (ischiokrurale Muskulatur, M. biceps femoris, M. tensor fasciae latae), die die sagittale Stabilität des Beckens regulieren, M. levator ani
- die Kraftverteilung führt vom Hüftgelenk über trabekuläre Strukturen des Beckens zum Iliosakralgelenk, so daß Hüftbeschwerden zu Dysfunktionen der Beckengelenke führen können
- thorakolumbales Diaphragma: bei Beeinträchtigung der statischen Funktion des Zwerchfells können verstärkt Kräfte auf den Beckenboden einwirken
- hormonelle Faktoren können die ligamentär gewährleistete Stabilität des Beckens beeinflussen
- eine Dysfunktion im thorakolumbalen Bereich kann Schmerzen im lumbosakralen Bereich, in der Leiste oder Hüfte durch Reizung des Ramus cutaneus posterior, lateralis oder anterior verursachen (Syndrom nach Maigne)

Muskuläre Beziehungen

Ein Hypertonus der folgenden Muskeln kann Ursache sein von Dysfunktionen

- von L5 durch einen Hebelarmeffekt, Th12/L1, L1/L2: M. psoas
- von L5/S1: M. iliacus
- des Iliosakralgelenks, der Art. femoropatellaris: M. tensor fascia latae
- des Hüftgelenks, Iliosakralgelenks, von L5/S1 über sakrale Torsionen, L4/L5: M. piriformis
- des Hüftgelenks: M. obturatorius internus und seine Faszie

Triggerpunkte

Folgende Muskeln können Ursache sein von

- anterioren Beckenschmerzen: M. coccygeus, M. levator ani, M. obturatorius internus, M. adductor magnus, M. piriformis
- posterioren Beckenschmerzen: M. gluteus medius, M. quadratus lumborum, M. gluteus maximus, M. ilicostalis lumborum, M. piriformis, M. semitendinosus, M. semimembranosus, M. gluteus minimus, M. rectus abdominis, M. longissimus thoracis
- Schmerzen im iliosakralen Bereich: M. levator ani, M. coccygeus, M. gluteus medius, M. quadratus lumborum, M. glutaeus maximus, M. multifidus, M. rectus abdominis

3

3.2 Behandlung des Os sacrum (HVLA)

3.2.1 Dysfunktion des Os sacrum in unilateraler Flexion links

Indikation: Bewegung der linken Sakrumbasis nach anterior verstärkt
Palpation: SIPS auf gleicher Höhe, Sakrumbasis links anterior (linker Sulcus tief), AIL links deutlich inferior und leicht posterior

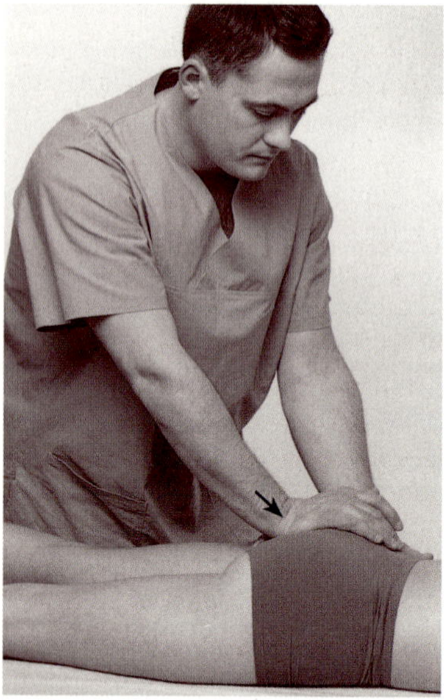

Behandlung des Os sacrum in unilateraler Flexion

Tests: Flexionstest im Sitzen positiv links (☞ S. 139), Spring-Test negativ (☞ S. 147)
Patient: in Bauchlage, linkes Bein in der Hüfte ca. 15° abduziert und leicht innenrotiert (Position bei gleichzeitiger Palpation des linken ISG suchen, Ziel ist die max. Entspannung der Gelenkgewebe)
Therapeut: stehend, an der linken Seite des Patienten
Handposition: das rechte Hypothenar auf den linken AIL legen, die Finger sind dabei nach kranial gerichtet
Ausführung:
- mit dem Hypothenar einen Druck nach kranial und ventral bis an die Bewegungsgrenze in Extension induzieren
- während der Patient tief einatmet, einen Impuls nach kranial und ventral ausüben

3.2.2 Dysfunktion des Os sacrum in unilateraler Extension links

Indikation: Bewegung der linken Sakrumbasis nach anterior vermindert, nach posterior verstärkt
Palpation: SIPS auf gleicher Höhe, Sakrumbasis links posterior (rechter Sulcus tief), AIL links deutlich superior und leicht anterior
Tests: Flexionstest im Sitzen positiv links (☞ S. 139), Spring-Test positiv (☞ S. 147)

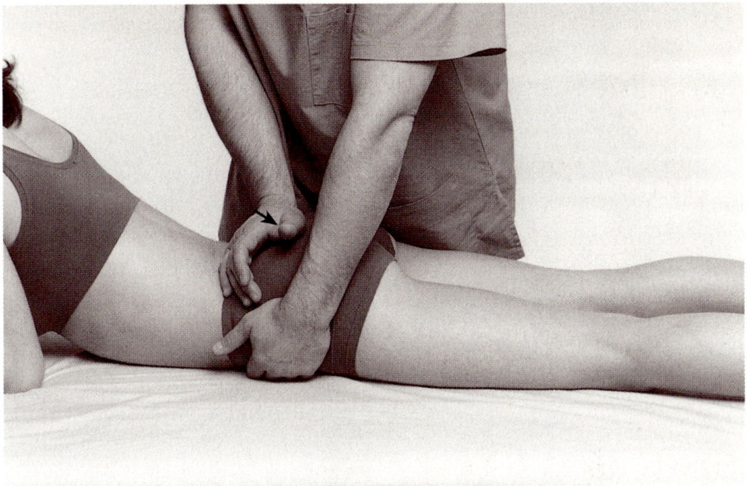

Behandlung des Os sacrum in unilateraler Extension

Patient: in Bauchlage, in der Sphinxposition, linkes Bein in der Hüfte ca. 15° abduziert und leicht außenrotiert
Therapeut: stehend, an der rechten Seite des Patienten
Handposition:
- das rechte Hypothenar auf die linke Sakrumbasis legen, die Finger sind dabei nach kaudal gerichtet
- die linke Hand auf die linke SIAS legen

Ausführung:
- mit dem rechten Hypothenar einen Druck auf die linke Sakrumbasis nach ventral und kaudal bis zur Bewegungsgrenze in Flexion ausüben
- den Patienten auffordern, tief ein- und auszuatmen
- am Ende einer Ausatmungsphase erfolgt ein Impuls nach ventral und kaudal

3.2.3 Dysfunktion des Os sacrum in L/R-Torsion posterior

Indikation: Bewegung der linken Sakrumbasis nach anterior vermindert, Bewegung des rechten AIL nach anterior verstärkt, L5 in Seitneigung und Rotation rechts
Palpation: Sakrumbasis links posterior (rechter Sulcus tief), AIL rechts deutlich anterior und leicht superior, Lendenlordose vermindert
Tests: Flexionstest im Sitzen links positiv (☞ S. 139), Spring-Test positiv (☞ S. 147)

3

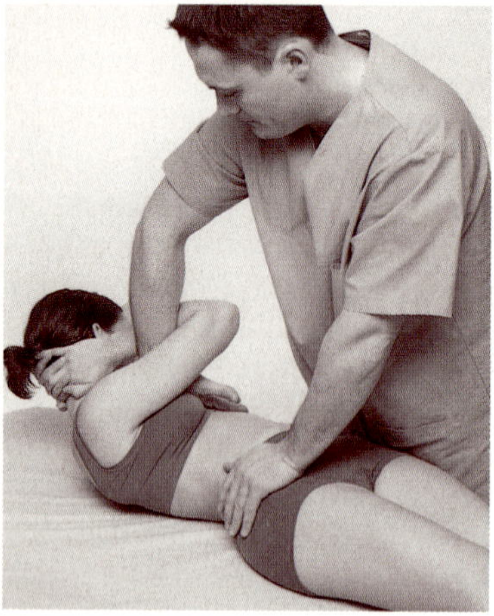
Behandlung des Os sacrum in L/R-Torsion posterior

Patient: in Rückenlage, Hände hinter dem Nacken verschränkt
Therapeut: stehend, an der linken Seite des Patienten
Handposition:
- zur Positionierung das Becken an den Rand der Untersuchungsliege nach links schieben, um eine Seitneigung des Rumpfes nach rechts zu induzieren
- den rechten Arm durch den gebeugten rechten Arm des Patienten führen, der Handrücken kommt auf dem Sternum des Patienten zu liegen
- mit der linken Hand das Becken durch Kontakt über der rechten SIAS stabilisieren

Ausführung:
- den Rumpf mit dem rechten Arm bis zur Bewegungsgrenze nach links rotieren, ohne die Seitneigung zu verlieren
- während einer Exspirationsphase mit dem rechten Arm einen Impuls in Richtung der linken Rotation ausführen

3.2.4 Dysfunktion des Os sacrum in L/L-Torsion anterior

Indikation: Bewegung der rechten Sakrumbasis nach anterior verstärkt, Bewegung des linken AIL nach anterior vermindert, L5 nach rechts rotiert
Palpation: SIPS auf gleicher Höhe, Sakrumbasis rechts anterior (rechter Sulcus tief), AIL links deutlich posterior und leicht inferior
Tests: Flexionstest im Sitzen rechts positiv (☞ S. 139)
Patient: in linker Seitenlage, Knie und Füße übereinander, Schultern senkrecht zum Tisch
Therapeut: stehend, vor dem Patienten
Handposition:
- zur Positionierung die Hüften in Flexion bringen, bis eine Bewegung der Sakrumbasis nach posterior palpiert werden kann
- die rechte Hand auf die rechte Schulter des Patienten legen und eine Seitneigung und Rotation links der LWS induzieren, bis die Bewegung an L5 zu palpieren ist

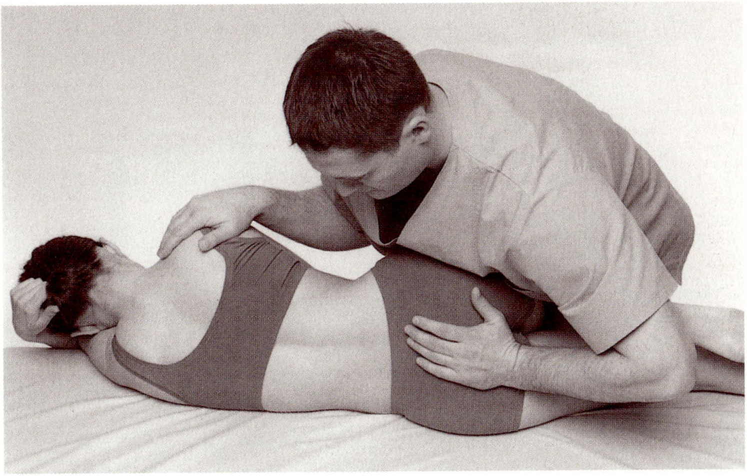

Behandlung des Os sacrum in L/L-Torsion anterior

- den Patienten auffordern, sein linkes Bein auszustrecken
- den rechten Vorfuß in die linke Kniekehle legen
- mit der linken Hand Kontakt mit dem Os sacrum aufnehmen, wobei das Os pisiforme über dem linken AIL liegt

Ausführung:

- einen Druck nach anterior und superior mit der linken Hand auf den linken AIL bis zur Bewegungsgrenze ausüben
- in einer tiefen Inspirationsphase mit dem linken Arm einen Impuls in Richtung anterior und superior ausüben

3.3 Behandlung des Os sacrum (MET)

3.3.1 Dysfunktion des Os sacrum in bilateraler Flexion

Indikation: Bewegung der Sakrumbasis nach posterior beidseitig vermindert
Palpation: Lendenlordose verstärkt, Sakrumbasis beidseitig anterior (beide Sulci tief), beide AIL posterior
Tests: Flexionstests negativ (☞ S. 138, 139), Spring-Test negativ (☞ S. 147)
Patient: in Bauchlage, beide Beine ca. 15° abduziert und leicht innenrotiert (Position bei gleichzeitiger Palpation der ISG suchen, Ziel ist eine max. Entspannung der Gelenke)
Therapeut: stehend, seitlich des Patienten

3

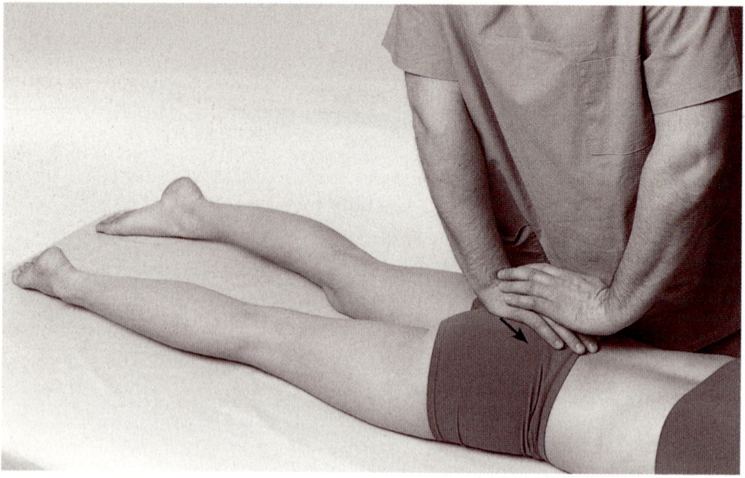

Behandlung des Os sacrum in bilateraler Flexion

Handposition:
- die Handwurzel einer Hand auf beide AIL legen, die Finger sind nach kranial gerichtet
- die andere Hand ruht auf der ersten Hand, die Finger sind nach kaudal gerichtet

Ausführung:
- mit beiden Händen einen Druck auf beide AIL nach anterior und superior induzieren
- während der Patient tief einatmet, den Druck verstärken
- in der folgenden Exspirationsphase den Druck halten
- diesen Vorgang 3 – 5× wiederholen

3.3.2 Dysfunktion des Os sacrum in bilateraler Extension

Indikation: Bewegung der Sakrumbasis nach anterior beidseitig vermindert
Palpation: Lendenlordose vermindert, Sakrumbasis beidseitig posterior (beide Sulci flach), beide AIL anterior
Tests: Flexionstests negativ (☞ S. 138, 139), Spring-Test positiv (☞ S. 147)
Patient: in Bauchlage, beide Beine ca. 15° abduziert und leicht innenrotiert (Position bei gleichzeitiger Palpation der ISG suchen, Ziel ist eine max. Entspannung der Gelenke)
Therapeut: stehend, seitlich des Patienten

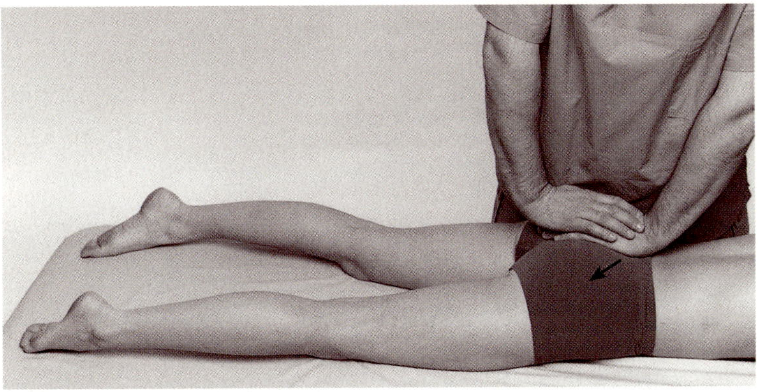

Behandlung des Os sacrum in bilateraler Extension

Handposition:

- die Handwurzel einer Hand auf die Sakrumbasis legen, die Finger sind nach kaudal gerichtet
- die andere Hand ruht auf der ersten Hand, die Finger sind nach kranial gerichtet

Ausführung:

- mit beiden Händen einen Druck auf die Sakrumbasis nach anterior und inferior induzieren
- während der Patient tief ausatmet, den Druck verstärken
- in der folgenden Inspirationsphase den Druck halten
- diesen Vorgang 3 – 5× wiederholen

3.3.3 Dysfunktion des Os sacrum in L/L-Torsion anterior

Indikation: Bewegung der rechten Sakrumbasis nach anterior verstärkt, Bewegung des linken AIL nach anterior vermindert, L5 nach rechts rotiert
Palpation: SIPS auf gleicher Höhe, Sakrumbasis rechts anterior (rechter Sulcus tief), AIL links deutlich posterior und leicht inferior
Tests: Flexionstest im Sitzen rechts positiv (☞ S. 139)
Patient: Becken und Beine in linker Seitenlage, Hüften und Knie 90° gebeugt, die Schultern in Bauchlage, Kopf nach rechts gedreht
Therapeut: stehend, vor dem Patienten, im Ausfallschritt (linkes Bein vorne)
Handposition:

- die Oberschenkel des Patienten ruhen auf dem linken Oberschenkel des Therapeuten

3

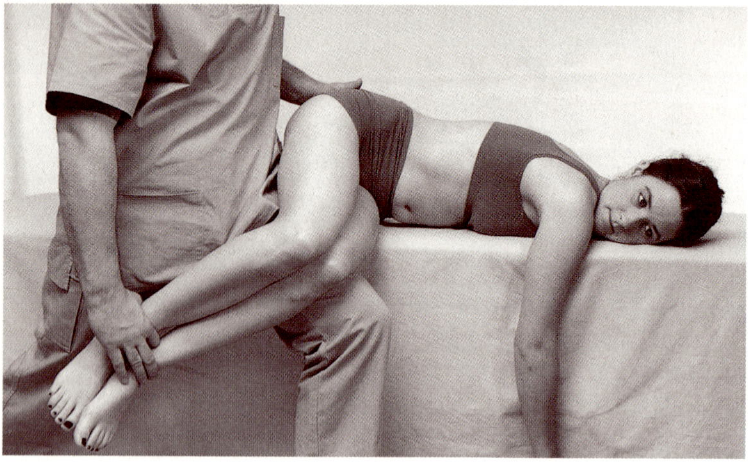

Behandlung des Os sacrum in L/L-Torsion anterior

- mit der rechten Hand die herabhängenden Füße des Patienten halten
- mit der linken Hand den lumbosakralen Übergang palpieren

Ausführung:

- eine Flexion der Hüfte induzieren, bis die Bewegung im lumbosakralen Übergang palpiert werden kann
- dann einen Druck auf die Füße Richtung Boden ausüben, bis sich die rechte Sakrumbasis nach posterior bewegt
- den Patienten nun auffordern, seine Füße gegen den Widerstand des Therapeuten in Richtung Decke zu heben
- die Spannung 3–6 Sek. halten
- in der Entspannungsphase wird die neue Bewegungsgrenze durch Druck auf die Füße des Patienten in Richtung Boden erreicht
- diesen Vorgang 3–5× wiederholen

3.3.4 Dysfunktion des Os sacrum in L/R-Torsion posterior

Indikation: Bewegung der linken Sakrumbasis nach anterior vermindert, Bewegung des rechten AIL nach anterior verstärkt, L5 in Seitneigung und Rotation rechts

Palpation: Sakrumbasis links posterior (rechter Sulcus tief), AIL rechts deutlich anterior und leicht superior, Lendenlordose vermindert

Tests: Flexionstest im Sitzen links positiv (☞ S. 139), Spring-Test positiv (☞ S. 147)

Patient: in linker Seitenlage, Hüften und Knie 90° gebeugt
Therapeut: stehend, vor dem Patienten, auf Höhe des Beckens
Handposition:
- für die Positionierung mit der linken Hand den lumbosakralen Übergang palpieren, mit der rechten Hand das linke Handgelenk umgreifen
- durch Zug am linken Arm des Patienten eine Rotation der Wirbelsäule induzieren, bis diese im lumbosakralen Übergang palpiert werden kann
- dann die Lage des Thorax mit dem rechten Ellenbogen auf der rechten Schulter des Patienten fixieren und den lumbosakralen Übergang mit der rechten Hand palpieren
- mit der linken Hand die linke Hüfte in Extension bringen, bis sich die Sakrumbasis nach anterior bewegt
- das rechte Bein des Patienten über die Kante der Behandlungsliege heben und nach unten senken
- mit der rechten Hand den Thorax durch Kontakt mit der Schulter des Patienten fixieren
- die linke Hand ruht auf dem rechten Knie des Patienten

Ausführung:
- einen Druck auf das herabhängende Knie in Richtung Boden bis zur Bewegungsgrenze ausüben
- den Patienten auffordern, sein rechtes Bein gegen den Widerstand des Therapeuten zu heben
- die Spannung 3–6 Sek. halten
- in der Entspannungsphase wird die neue Bewegungsgrenze durch Druck auf das Knie in Richtung Boden erreicht
- diesen Vorgang 3–5× wiederholen

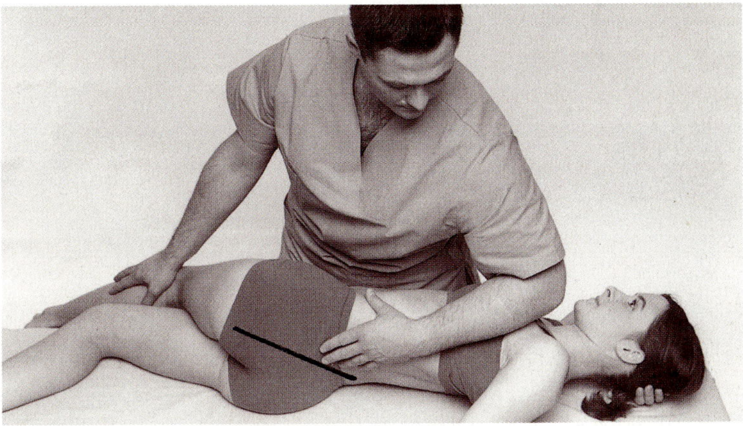

Behandlung des Os sacrum in L/R-Torsion posterior

3.3.5 Dysfunktion des Os sacrum in unilateraler Extension links

Indikation: Bewegung der linken Sakrumbasis nach anterior vermindert, nach posterior verstärkt
Palpation: SIPS auf gleicher Höhe, Sakrumbasis links posterior (rechter Sulcus tief), AIL links deutlich superior und leicht anterior
Tests: Flexionstest im Sitzen links positiv (☞ S. 139), Spring-Test positiv (☞ S. 147)
Patient: in Bauchlage, in der Sphinxposition, das linke Bein ca. 15° abduziert und leicht außenrotiert
Therapeut: stehend, an der rechten Seite des Patienten
Handposition:

- das rechte Hypothenar auf die linke Sakrumbasis legen, die Finger sind nach kaudal gerichtet
- die linke Hand auf die linke SIAS legen

Ausführung:

- einen Druck auf die linke Sakrumbasis nach ventral und nach kaudal bis zur Bewegungsgrenze ausüben
- den Patienten auffordern, tief ein- und auszuatmen
- am Ende der Ausatmungsphase den Patienten bitten, die linke SIAS in Richtung Behandlungsliege zu drücken
- diesen Vorgang 3–5× wiederholen
- in der neuen Inspirationsphase den Druck auf das Os sacrum beibehalten

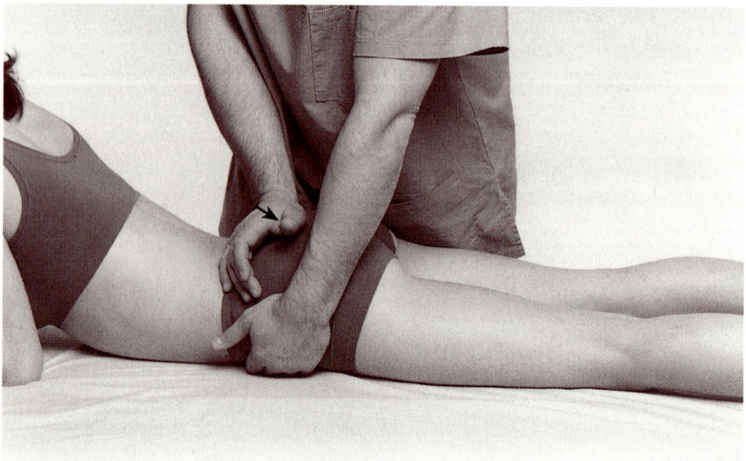

Behandlung des Os sacrum in unilateraler Extension

3

3.3.6 Dysfunktion des Os sacrum in unilateraler Flexion links

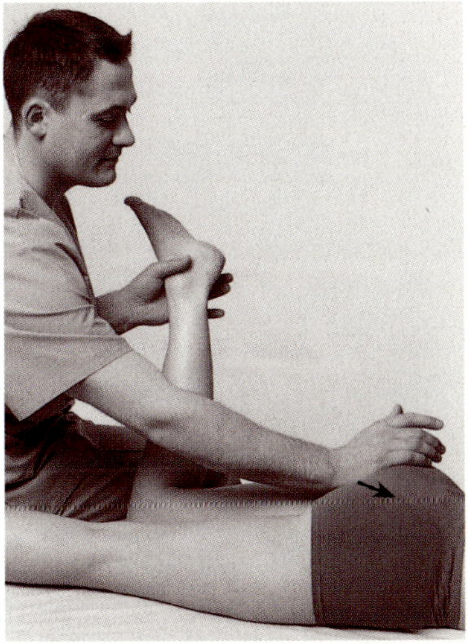

Behandlung des Os sacrum in unilateraler Flexion

Indikation: Bewegung der linken Sakrumbasis nach anterior verstärkt

Palpation: SIPS auf gleicher Höhe, Sakrumbasis links anterior (linker Sulcus tief), AIL links deutlich inferior und leicht posterior

Tests: Flexionstest im Sitzen links positiv (☞ S. 139), Spring-Test negativ (☞ S. 147)

Patient: in Bauchlage, linkes Knie 90° flektiert

Therapeut: an der linken Seite des Patienten auf der Behandlungsliege sitzend, auf Höhe des rechten Unterschenkels, Blick nach kranial

Handposition:

- mit der linken Hand den distalen linken Unterschenkel umgreifen
- das rechte Hypothenar auf den linken AIL legen

Ausführung:

- einen Druck auf den linken AIL nach superior ausüben bei gleichzeitiger Innenrotation der linken Hüfte, bis die Bewegungsgrenze erreicht ist
- den Patienten auffordern, den linken Fuß gegen den Widerstand des Therapeuten nach medial zu drücken
- die Spannung 3–6 Sek. halten
- in der Entspannungsphase wird die neue Bewegungsgrenze durch Druck auf den AIL nach kranial erreicht
- diesen Vorgang 3–5× wiederholen

3.4 Behandlung des Os ilium (HVLA)

3.4.1 Dysfunktion des linken Os ilium in Superiorität

Indikation: Bewegung des Os ilium nach kranial verstärkt, nach kaudal eingeschränkt

Palpation: SIPS, SIAS, Tuber ischiadicum und Ramus pubis links superior

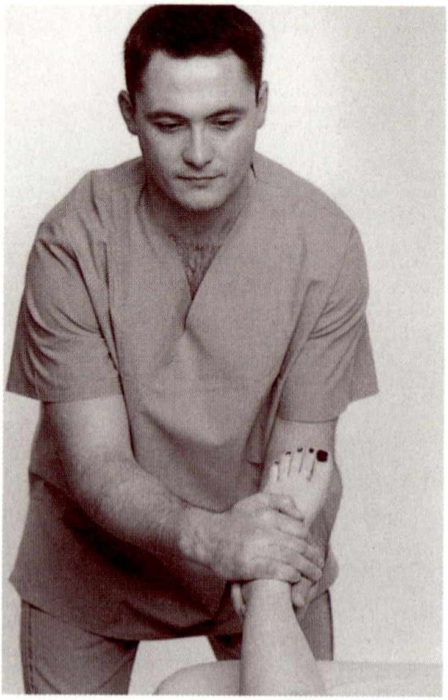
Behandlung des Os ilium in Superiorität

Tests: Flexionstest im Stehen links positiv (☞ S. 138)
Patient: in Rückenlage
Therapeut: stehend, am Fußende des Patienten
Handposition: den linken distalen Unterschenkel mit beiden Händen umfassen, dabei die rechte Hand an den Malleolus lateralis, die linke an den Malleolus medialis legen
Ausführung:
- eine leichte Flexion (ca. 15°), Abduktion (ca. 5°) und Innenrotation (ca. 3°) der Hüfte beim im Kniegelenk gestreckten Bein durchführen
- eine Traktion entlang der Längsachse des Beines bis zur Bewegungsgrenze durchführen
- während einer Inspirationsphase einen Impuls nach kaudal in Richtung der Traktion geben

3.4.2 Dysfunktion des linken Os ilium in Anteriorität

Indikation: Bewegung des linken Os ilium nach posterior vermindert
Palpation: SIAS links inferior, SIPS links superior, Ramus pubis links inferior
Tests: Flexionstest im Stehen links positiv (☞ S. 138), Öffnungstest links positiv (☞ S. 145)

Variation 1
Patient: in rechter Seitenlage
Therapeut: stehend, vor dem Patienten
Handposition:
- zur Positionierung mit der linken Hand eine Flexion der Hüften durchführen, bis diese mit der rechten Hand am lumbosakralen Übergang palpiert werden kann
- eine Rotation des Thorax durch Zug am rechten Arm des Patienten induzieren, bis diese mit der rechten Hand am lumbosakralen Übergang palpiert werden kann
- diese Lage mit dem linken Ellenbogen auf der linken Schulter des Patienten stabilisieren

- den Patienten auffordern, sein rechtes Bein auszustrecken
- das linke Bein über die Kante der Liege heben und nach unten senken
- den rechten Unterarm auf dem lateralen Anteil des linken Os ilium positionieren

Ausführung:

- den Patienten mit dem rechten Arm in Richtung des Therapeuten rollen, um das ISG in eine waagerechte Lage zu bringen
- mit dem rechten Arm eine Rotation des Os ilium nach posterior bis zur Bewegungsgrenze induzieren
- mit dem rechten Arm einen Impuls in Richtung anterior und inferior (in Richtung des herabhängenden Knies) ausüben

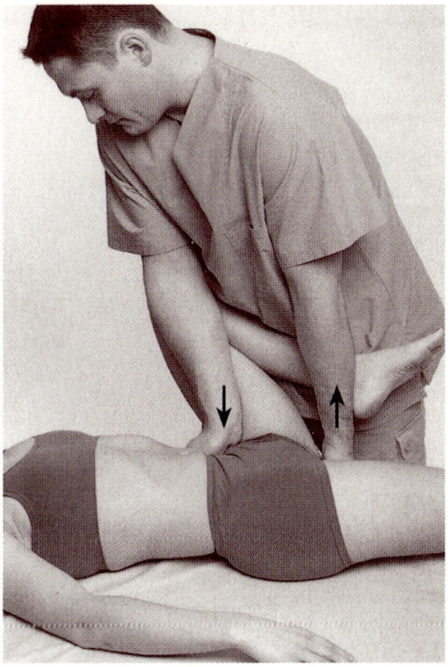

Behandlung des Os ilium in Anteriorität (Variation 2)

Variation 2

Patient: in Rückenlage, linkes Bein angestellt

Therapeut: stehend, an der linken Seite des Patienten, auf Höhe des Beckens

Handposition:

- die linke Hand unter den posterioren und inferioren Teil des linken Tuber ischiadicum schieben, die Finger sind nach kranial gerichtet
- die rechte Hand über die linke SIAS legen
- die Bewegung der linken Hüfte durch Kontakt des Thorax mit dem linken Knie des Patienten kontrollieren

Ausführung:

- durch weitere Flexion der Hüfte mit dem Thorax und Druck auf die SIAS nach posterior eine Rotation des linken Os ilium nach posterior bis zur Bewegungsgrenze ausführen
- mit beiden Händen einen Impuls in Richtung posterior auf der linken SIAS ausführen

3.4.3 Dysfunktion des linken Os ilium in Posteriorität

Indikation: Rotation des Os ilium nach anterior vermindert

Palpation: SIAS links superior, SIPS links inferior, Ramus pubis links superior

Tests: Flexionstest im Stehen links positiv (☞ S. 138), Öffnungstest links positiv (☞ S. 145)

Variation 1

3

Patient: in rechter Seitenlage
Therapeut: stehend, vor dem Patienten
Handposition:

- zur Positionierung mit der linken Hand eine Flexion der Hüften durchführen, bis diese mit der rechten Hand am lumbosakralen Übergang palpiert werden kann
- eine Rotation des Thorax durch Zug am rechten Arm des Patienten induzieren, bis diese mit der rechten Hand am lumbosakralen Übergang palpiert werden kann
- diese Lage mit dem linken Ellenbogen auf der linken Schulter des Patienten stabilisieren
- den Patienten auffordern, sein rechtes Bein auszustrecken
- den linken Vorfuß in die rechte Kniekehle legen
- den rechten Ellenbogen beugen und den Unterarm auf dem lateralen Anteil des linken Os ilium positionieren, wobei die Finger nach anterior und superior gerichtet sind

Ausführung:

- den Patienten mit dem rechten Arm in Richtung des Therapeuten rollen, um das ISG in eine waagerechte Lage zu bringen
- mit dem rechten Arm eine Rotation des Os ilium nach anterior bis zur Bewegungsgrenze induzieren
- mit dem rechten Arm einen Impuls in Richtung anterior und superior (in Richtung des Bauchnabels) ausüben

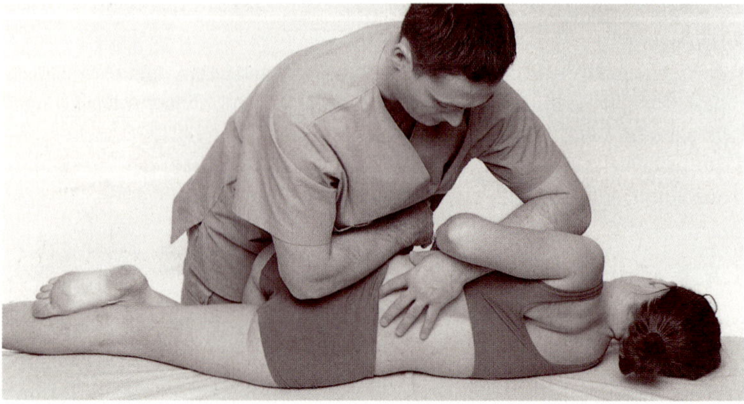

Behandlung des Os ilium in Posteriorität (Variation 1)

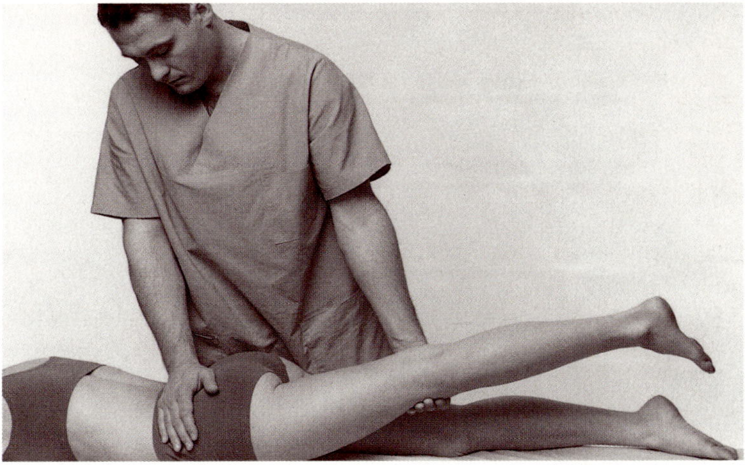

Behandlung des Os ilium in Posteriorität (Variation 2)

Variation 2

Patient: in Bauchlage
Therapeut: stehend, an der rechten Seite des Patienten
Handposition:

- den distalen linken Oberschenkel mit der linken Hand umgreifen
- die rechte Hand über die linke SIPS legen, die Finger sind nach anterior gerichtet

Ausführung:

- mit der linken Hand eine Extension, Adduktion und Innenrotation der Hüfte induzieren, bis das linke Os ilium nach anterior zu rotieren beginnt
- mit der rechten Hand einen Druck auf die SIPS nach anterior bis zur Bewegungsgrenze ausüben
- während einer Exspirationsphase einen Impuls in Richtung anterior ausüben, dabei die Extension, Adduktion und Innenrotation der Hüfte verstärken

3.5 Behandlung des Os ilium (MET)

3.5.1 Dysfunktion des linken Os ilium in Anteriorität

Indikation: Bewegung des Os ilium nach posterior vermindert
Palpation: SIAS links inferior, SIPS links superior, Ramus pubis links inferior
Tests: Flexionstest im Stehen links positiv (☞ S. 138), Öffnungstest links positiv (☞ S. 145)

3

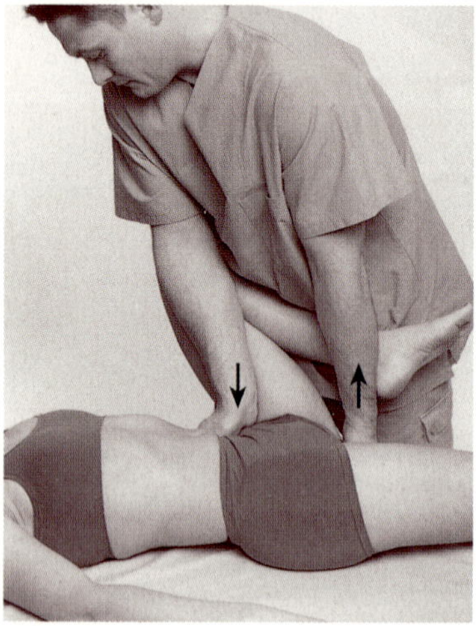
Behandlung des Os ilium in Anteriorität

Patient: in Rückenlage, linkes Bein angestellt

Therapeut: stehend, an der linken Seite des Patienten

Handposition:

- die linke Hand unter den posterioren und inferioren Teil des linken Tuber ischiadicum schieben, die Finger sind nach kranial gerichtet
- die rechte Hand über die linke SIAS legen oder mit der rechten Hand das linke Knie umgreifen
- die Bewegung der linken Hüfte durch Kontakt des Thorax mit dem linken Knie des Patienten kontrollieren

Ausführung:

- mit dem Oberkörper das linke Os ilium durch Flexion, Abduktion und Außenrotation der linken Hüfte nach posterior bis zur Bewegungsgrenze rotieren
- den Patienten auffordern, eine Extension der linken Hüfte durchzuführen und dabei mit dem linken Knie gegen den Thorax des Therapeuten zu drücken
- die Spannung 3–6 Sek. halten
- in der Entspannungsphase wird die neue Bewegungsgrenze durch Verstärkung der Rotation des Os ilium nach posterior erreicht
- diesen Vorgang 3–5× wiederholen

3.5.2 Dysfunktion des linken Os ilium in Posteriorität

Indikation: Rotation des Os ilium nach anterior vermindert

Palpation: SIAS links superior, SIPS links inferior, Ramus pubis links superior

Tests: Flexionstest im Stehen links positiv (☞ S. 138), Öffnungstest links positiv (☞ S. 145)

Patient: in Rückenlage, das linke Bein bzw. linke Os ilium über die Seite der Bank herabhängend, mit dem Os sacrum am Rand der Behandlungsliege

Therapeut: stehend, an der linken Seite des Patienten, Blick nach kranial gerichtet

Handposition:

- den herabhängenden linken Unterschenkel des Patienten zwischen den Beinen unterstützen

3

- die rechte Hand auf den linken distalen Oberschenkel oberhalb der Kniescheibe legen
- mit der linken Hand das Becken durch Kontakt auf der rechten SIAS fixieren

Ausführung:

- durch Extension der linken Hüfte das linke Os ilium nach anterior bis zur Bewegungsgrenze rotieren
- den Patienten auffordern, eine Flexion der linken Hüfte durchzuführen und dabei mit dem Knie gegen die rechte Hand des Therapeuten nach oben zu drücken
- die Spannung 3–6 Sek. halten
- in der Entspannungsphase wird die neue Bewegungsgrenze durch Verstärkung der Rotation des Os ilium nach anterior bei weiterer Extension der Hüfte erreicht
- diesen Vorgang 3–5× wiederholen

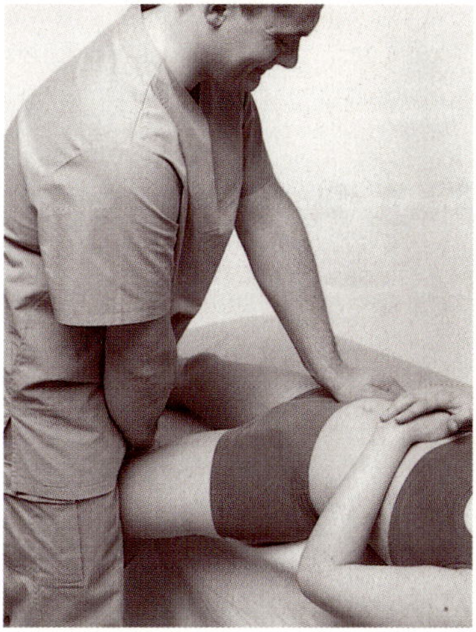

Behandlung des Os ilium in Posteriorität

3.5.3 Dysfunktion des linken Os ilium in inflare

Indikation: Bewegung des linken Os ilium in outflare eingeschränkt
Palpation: Crista iliaca links nach medial verschoben
Tests: Kompressionstest links positiv (☞ S. 140)
Patient: in Rückenlage, der linke Malleolus lateralis liegt auf dem rechten Knie oberhalb der Patella, die linke Hüfte ist dadurch abduziert, außenrotiert und flektiert
Therapeut: stehend, an der rechten Seite des Patienten, Blick nach kranial gerichtet

Handposition:

- mit der linken Hand das Becken durch Kontakt auf der rechten SIAS fixieren
- die rechte Hand auf das linke Knie legen

Ausführung:

- mit der rechten Hand einen Druck auf die SIAS nach posterior bis zur Bewegungsgrenze ausüben
- den Patienten auffordern, das linke Knie gegen den Widerstand des Therapeuten nach oben zu drücken
- die Spannung 3–6 Sek. halten

- in der Entspannungsphase wird die neue Bewegungsgrenze durch Verstärkung des Drucks auf das linke Knie nach posterior erreicht
- diesen Vorgang 3–5× wiederholen

3.5.4 Dysfunktion des linken Os ilium in outflare

Indikation: Bewegung des linken Os ilium in inflare eingeschränkt
Palpation: Crista iliaca links nach lateral verschoben
Tests: Kompressionstest links positiv (☞ S. 140)
Patient: in Rückenlage, linkes Bein angestellt
Therapeut: stehend, an der linken Seite des Patienten
Handposition:

- mit der rechten Hand die linke SIPS umgreifen
- die linke Hand auf das linke Knie legen

Ausführung:

- mit der rechten Hand eine Traktion auf die SIPS nach lateral ausüben
- mit der linken Hand die linke Hüfte bis zur Bewegungsgrenze adduzieren
- den Patienten auffordern, das linke Knie nach lateral gegen den Widerstand des Therapeuten zu drücken
- die Spannung 3–6 Sek. halten
- in der Entspannungsphase wird die neue Bewegungsgrenze durch Verstärkung der Adduktion der Hüfte erreicht
- diesen Vorgang 3–5× wiederholen

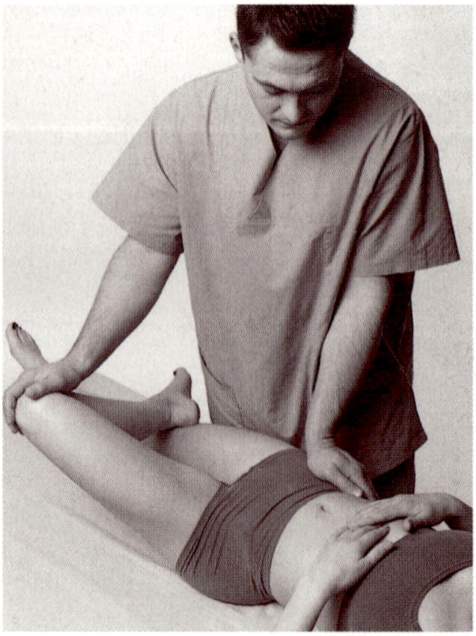

Behandlung des Os ilium in inflare

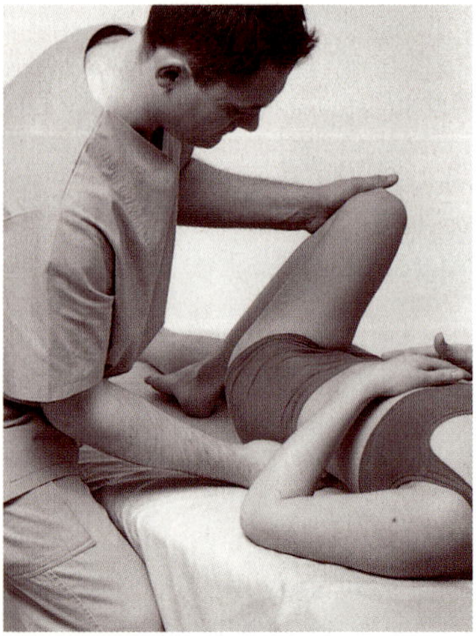

Behandlung des Os ilium in outflare

Symphysis pubica

4

Inhalt

Autor: L. H. Vincent
Therapeut auf den Fotos: L. H. Vincent

4

4.1 Diagnostik

4.1.1 Anamnese

Schmerzen, Bewegungseinschränkung

- Schmerzlokalisation: oberhalb, unterhalb, direkt am Schambein
- Ausstrahlung: Innenseite des Oberschenkels, Perineum, Scrotum, Labia majora
- Schmerzen während des Gehens, nach längerem Sitzen
- Schmerzen bei der Miktion

Andere Symptome

- Unregelmäßigkeiten der Menstruation
- Prostata-, Harnblasendysfunktion (Pseudoprostatitis, -zystitis)

Vor-, Begleiterkrankungen

- Unfälle, Frakturen in diesem Bereich
- schwierige Entbindungen
- Operationen im Unterbauch

4.1.2 Inspektion

- Ptose des Abdomens
- Höhenunterschied der Cristae iliacae, Sulci gluteales, Taillenwinkel
- Vorwölbung oder Schwellung im Leistenbereich (möglicher Hinweis auf Leistenhernie)

4.1.3 Palpation

Knochenpalpation

- Ramus superior ossis pubis, Ramus inferior ossis pubis
- Tuberculum pubicum
- Crista iliaca
- Spina iliaca anterior superior (SIAS) und Spina iliaca posterior superior (SIPS)

4

Weichteilpalpation

- Lig. inguinale
- Bauchmuskelansätze des M. rectus abdominis, M. obliquus externus abdominis, M. obliquus internus abdominis, M. transversus abdominis
- Adduktorenansätze des Oberschenkels: Mm. adductor magnus, minimus, longus, und brevis, M. pectineus, M. gracilis
- Anulus inguinalis superficialis

4.1.4 Tests und Bewegungsprüfung

Biomechanik

- **Gelenkpartner:** linkes und rechtes Schambein (Ossa pubica)
- **Gelenktyp:** Synchondrose mit Discus interpubicus
- **Bewegungsmöglichkeiten:** Scherbewegung nach kranial und kaudal

Aktive Bewegungsprüfung

Ist bei der Symphysis pubica nicht möglich.

Passive Bewegungsprüfung

Liegender Gehtest

Patient: in Rückenlage
Therapeut: stehend, seitlich des Patienten

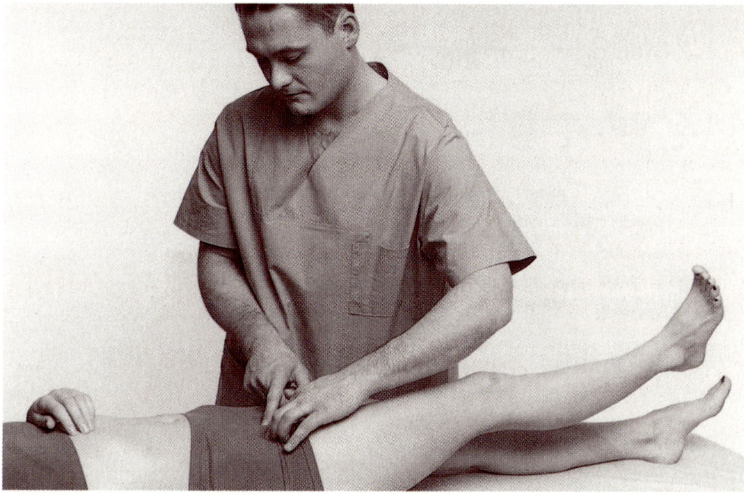

Liegender Gehtest

4

Handposition: mit den Zeigefingern die superioren Anteile des rechten und linken Ramus ossis pubis palpieren
Ausführung: den Patienten auffordern, abwechselnd die gestreckten Beine anzuheben (Füße ca. 10 cm über die Bank) und wieder hinzulegen
Bewertung: Die Position der Rami ossis pubis vergleichen und die Qualität und Quantität der Bewegung der beiden Seiten beurteilen.

- Normalbefund: Anheben des einen Beins führt zu gleichseitiger Verschiebung des Ramus ossis pubis nach superior im Vergleich zur anderen Seite.
- Inferiorität: die Seite der Dysfunktion bewegt sich beim Anheben des Beins derselben Seite nicht nach superior
- Superiorität: die Seite der Dysfunktion bewegt sich beim Anheben des kontralateralen Beins mit nach superior

Kompressionstest ☞ S. 140

Flexionstest stehend (Vorlaufphänomen) ☞ S. 138

Flexionstest sitzend ☞ S. 139

4.1.5 Differentialdiagnosen

- **mechanisch/degenerativ:** Fraktur im Beckenringbereich, Hypermobilität, Muskelzerrungen
- **neural/radikulär:** Nervenwurzelreizung L1 – L3
- **ausstrahlend:** Leistenhernie, Hüfte, Erkrankungen von Harnleiter, Harnblase, Prostata, Uterus, Adnexen
- **entzündlich/rheumatisch:** Spondylitis ankylosans, Morbus Reiter

4.1.6 Osteopathische Beziehungen

☞ 3.1.6

4.2 Behandlung der Symphysis pubica (MET)

4.2.1 Dysfunktion des Ramus ossis pubis links in Superiorität

Indikation: Bewegung des Ramus ossis pubis nach inferior vermindert
Palpation: Ramus superior ossis pubis links

Tests: Flexionstest im Stehen links positiv (☞ S. 138), Kompressionstest links positiv (☞ S. 140), liegender Gehtest positiv für Superiorität (☞ S. 169)

Patient: in Rückenlage, das linke Bein über die Seite der Bank herabhängend, linkes Os ilium am Rand der Behandlungsliege aufliegend

Therapeut: stehend, an der linken Seite des Patienten, Blick nach kranial gerichtet

Handposition:

- den herabhängenden Unterschenkel des Patienten zwischen den Beinen unterstützen
- die rechte Hand auf den distalen Oberschenkel oberhalb der Kniescheibe legen
- mit der linken Hand das Becken durch Druck auf die rechte SIAS in Richtung Bank fixieren

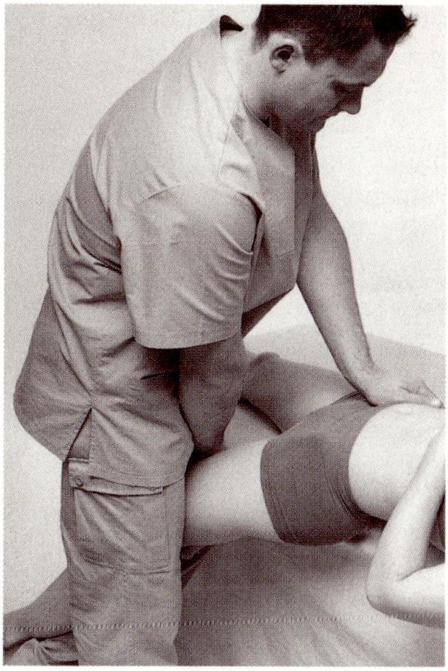

Behandlung des Ramus ossis pubis in Superiorität

Ausführung:

- durch Extension der linken Hüfte die Bewegungsgrenze aufsuchen
- den Patienten auffordern, die linke Hüfte zu flektieren, wobei er mit dem Knie gegen die rechte Hand des Therapeuten nach oben drückt
- die Spannung 3–6 Sek. halten
- in der Entspannungsphase wird die neue Bewegungsgrenze durch Verstärkung der Hüftextension erreicht
- diesen Vorgang 3–5× wiederholen

> **!** Ähnliche Technik wie bei einer Dysfunktion des Os ilium in Posteriorität (☞ 3.5.2), die Lage des Beckens ist jeweils unterschiedlich: Bei jener wird das Os sacrum auf der Bank fixiert, das Os ilium kann sich frei bewegen. Bei der Behandlung des Os pubis wird das Os ilium auf der Bank fixiert, die Hauptbewegung wird auf die Symphyse konzentriert.

4

4.2.2 Dysfunktion des Ramus ossis pubis links in Inferiorität

Indikation: Bewegung des Ramus ossis pubis nach superior vermindert
Palpation: Ramus inferior ossis pubis links
Tests: Flexionstest im Stehen links positiv (☞ S. 138), Kompressionstest links positiv (☞ S. 140), liegender Gehtest positiv für Inferiorität (☞ S. 169)
Patient: in Rückenlage, linkes Bein angestellt
Therapeut: stehend, an der linken Seite des Patienten
Handposition:
- die linke Hand unter den posterioren und inferioren Teil des linken Tuber ischiadicum schieben, die Finger sind nach kranial gerichtet
- die rechte Hand über die linke SIAS legen
- die Bewegung der linken Hüfte durch Kontakt des Thorax mit dem linken Knie des Patienten kontrollieren

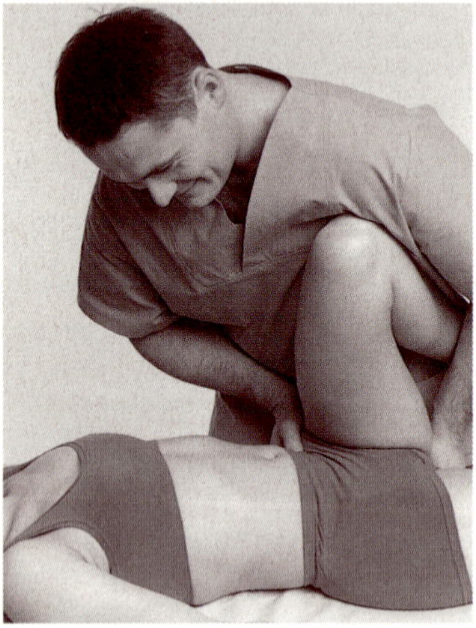

Behandlung des Ramus ossis pubis in Inferiorität

Ausführung:
- das linke Os ilium nach posterior rotieren, gleichzeitig einen Zug am Tuber ischiadicum nach anterior und superior bis zur Bewegungsgrenze ausüben
- den Patienten auffordern, die linke Hüfte zu extendieren und dabei mit dem linken Knie gegen den Thorax des Therapeuten zu drücken
- die Spannung 3–6 Sek. halten
- in der Entspannungsphase wird die neue Bewegungsgrenze durch Verstärkung der Rotation des Os ilium nach posterior bei gleichzeitigem Zug am Tuber ischiadicum nach anterior und superior erreicht
- diesen Vorgang 3–5× wiederholen

5 Art. sacrococcygea

Inhalt

Autor: L. H. Vincent
Therapeut auf den Fotos: L. H. Vincent

5.1 Diagnostik

5.1.1 Anamnese

Schmerzen, Bewegungseinschränkung

5

- Schmerzlokalisation: im Steißbein, Kreuzbein, Analbereich, mit oder ohne Ausstrahlung in den Perinealbereich
- Beginn der Beschwerden: plötzlich, langsam, nach Trauma (z.B. Schleudertrauma oder Sturz auf das Gesäß), Belastung, Krankheit
- Beschwerden konstant, intermittierend, akut oder chronisch
- eingeschränkte Bewegungen, z.B. Sitzen, Stuhlgang

Andere Symptome

- Miktions-, Defäkationsstörungen
- Tenesmen
- Beschwerden beim Koitus

Vor-, Begleiterkrankungen

- Hämorrhoiden
- schwierige Entbindungen, Dammrisse
- Operationen im Beckenbereich

5.1.2 Inspektion

- Höhenunterschied der Cristae iliacae, Sulci gluteales, Taillenwinkel
- Skoliosen
- Hyper- oder Hypotrophie der paravertebralen Muskulatur
- Hinweis auf Trauma (z.B. Hämatom)

5.1.3 Palpation

Knochenpalpation

- Crista sacralis mediana
- Hiatus sacralis
- Procc. transversi des Os coccygis
- Steißbeinspitze

Weichteilpalpation

- Lig. sacrococcygeum anterius und posterius (durch Analpalpation)
- Lig. sacrotuberale
- Perineum
- Insertionsstelle des M. gluteus maximus an der dorsalen Fläche des Steißbeins und Kreuzbeins

5.1.4 Tests und Bewegungsprüfung

Biomechanik

- **Gelenkpartner:** Apex ossis sacri (konvex) und superiorer Teil des ersten Vertebra coccygea (konkav)
- **Gelenktyp:** planes echtes Gelenk, Variationen möglich: Synchondrose mit kleiner Bandscheibe, gelegentlich Synostose
- **Bewegungsmöglichkeiten:** Flexion, Extension, Seitneigung

Aktive Bewegungsprüfung

Ist beim Steißbein nicht möglich.

Passive Bewegungsprüfung

Extrarektale Bewegungsprüfung

Patient: sitzend

Therapeut: stehend, hinter dem Patienten

Handposition:

- einen Unterarm quer über die Schulter des Patienten legen
- mit den distalen Interphalangealgelenken des Mittel- und Ringfingers des anderen Arms Kontakt mit der Steißbeinspitze aufnehmen

Ausführung: mit beiden Fingern nacheinander einen Druck auf die Steißbeinspitze nach posterior (Bewegungsprüfung nach Extension), nach anterior (Bewegungsprüfung nach Flexion) und nach lateral (Bewegungsprüfung der Seitneigung) ausüben

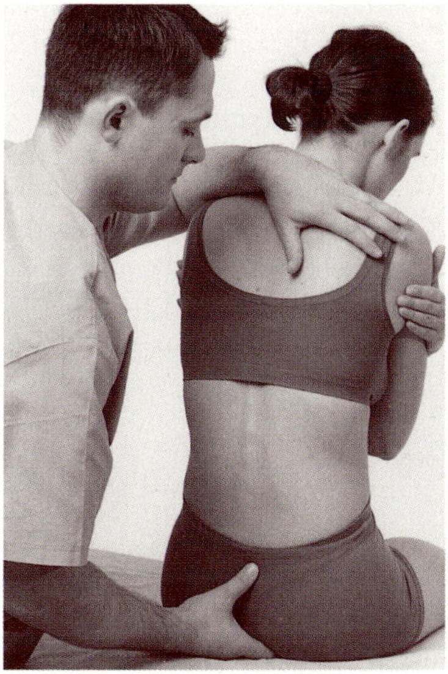

Extrarektale Bewegungsprüfung der Art. sacrococcygea

Bewertung: Die Qualität und Quantität der Bewegungen vergleichen.
- Normalbefund: Freie Beweglichkeit in Flexion, Extension und Seitneigung des Os sacrum.
- Tritt ein Widerstand in eine Bewegungsrichtung auf, kann dies auf eine Dysfunktion hinweisen.

Das Gelenk zwischen Kreuzbein und Steißbein kann auch knöchern verbunden sein. In diesem Fall ist eine Bewegungseinschränkung in alle getesteten Richtungen palpierbar. Zudem ist eine Verbesserung der Beweglichkeit durch osteopathische Techniken nicht möglich, und Impulstechniken sind kontraindiziert.

5

Intrarektale Bewegungsprüfung

☞ Abb. 5.2.2

Patient: in Seitenlage, Hüften und Knie flektiert
Therapeut: sitzend, hinter dem Patienten
Handposition:
- die kopfnahe Hand auf das Os sacrum legen, die Finger sind nach kranial gerichtet
- den Zeigefinger der anderen Hand in den After in Richtung Bauchnabel einführen, die palmare Seite des Fingers dabei nach posterior richten
- mit dem Zeigefinger Kontakt mit der anterioren Seite des Os coccygis aufnehmen, der Daumen liegt dabei über der extern posterioren Seite

Ausführung: mit Zeigefinger und Daumen nacheinander einen Druck auf das Steißbein nach posterior (Bewegungsprüfung nach Extension), nach anterior (Bewegungsprüfung nach Flexion) und nach lateral (Bewegungsprüfung der Seitneigung) ausüben
Bewertung: Die Qualität und Quantität der Bewegungen vergleichen.
- Normalbefund: Freie Beweglichkeit in Flexion, Extension und Seitneigung des Os coccygis.
- Tritt ein Widerstand in eine Bewegungsrichtung auf, kann dies auf eine Dysfunktion hinweisen.

5.1.5 Differentialdiagnosen

- **mechanisch/degenerativ:** Fraktur von Os sacrum oder Os coccygis
- **neural/radikulär:** Diskusprotrusion oder Diskusprolaps im Bereich der LWS, Irritation des Plexus lumbosacralis
- **ausstrahlend:** Anus, Perineum, gynäkologische Erkrankungen
- **entzündlich/rheumatisch:** Hämorrhoiden, Colitis ulcerosa, Darmfisteln
- **dysplastisch:** Tumoren von Rektum, Anus, Wirbelsäule

5

5.1.6 Osteopathische Beziehungen

☞ 3.1.6

5.2 Behandlung der Art. sacrococcygea (MET und HVLA)

5.2.1 Extrarektale Behandlung der Art. sacrococcygea

Indikation: Bewegungseinschränkung des Os coccygis in eine oder mehrere Richtungen
Patient: sitzend
Therapeut: stehend oder sitzend hinter dem Patienten
Handposition:
- einen Unterarm quer über die Schulter des Patienten legen
- mit den distalen Interphalangealgelenken des Mittel- und Ringfingers des anderen Arms Kontakt mit der Steißbeinspitze aufnehmen

Ausführung:
- den Rumpf des Patienten etwas flektieren
- durch Druck auf das Steißbein nach anterior, posterior oder lateral die Bewegungsgrenze aufsuchen
- in dieser Position auf eine Entspannung des myofaszialen Systems des Steißbeins und eine palpatorische Besserung der Dysfunktion warten (je nach Ausprägung der Dysfunktion Dauer zwischen 10–60 Sek.)
- es ist auch möglich, vorsichtig einen Impuls entgegen der Dysfunktionsrichtung auszuführen, wenn eine Entspannung des myofaszialen Systems nicht möglich ist

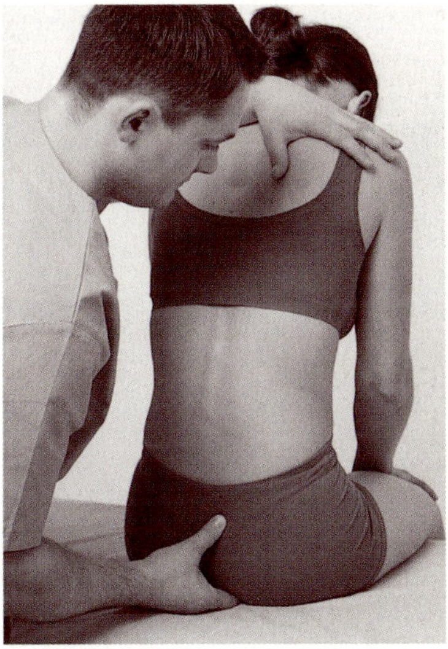
Extrarektale Behandlung der Art. sacrococcygea

5

5.2.2 Intrarektale Behandlung der Art. sacrococcygea

Indikation: Bewegungseinschränkungen des Os coccygis in eine oder mehrere Richtungen
Patient: in Seitenlage, Hüften und Knie flektiert
Therapeut: sitzend, hinter dem Patienten
Handposition:
- die kopfnahe Hand auf das Os sacrum legen, die Finger sind nach kranial gerichtet
- den Zeigefinger der anderen Hand in den After in Richtung Bauchnabel einführen, die palmare Seite des Fingers dabei nach posterior richten
- mit dem Zeigefinger Kontakt mit der anterioren Seite des Os coccygis aufnehmen, der Daumen liegt dabei über der posterioren Seite

Ausführung:
- einen Druck auf das Steißbein nach anterior, posterior oder lateral bis zur Bewegungsgrenze induzieren
- in dieser Position auf eine Entspannung des myofaszialen Systems des Steißbeins und eine palpatorische Besserung der Dysfunktion warten (je nach Ausprägung der Dysfunktion Dauer zwischen 10–90 Sek.)
- es ist auch möglich, vorsichtig einen Impuls entgegen der Dysfunktionsrichtung auszuführen, wenn eine Entspannung des myofaszialen Systems nicht möglich ist

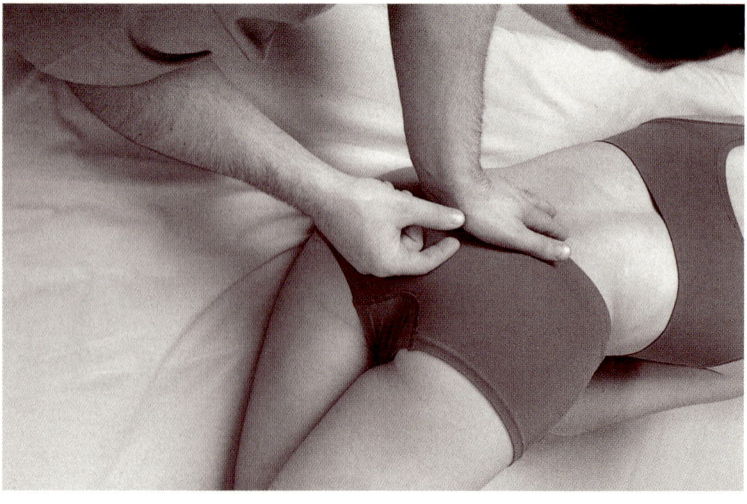

Intrarektale Behandlung der Art. sacrococcygea

6 Lendenwirbelsäule

Inhalt

Autor: C. Fossum und P. Sommerfeld (6.1.6), L. H. Vincent
Therapeut auf den Fotos: L. H. Vincent

6

6.1 Diagnostik

6.1.1 Anamnese

Schmerzen, Bewegungseinschränkung

- Schmerzlokalisation
- Abhängigkeit von Bewegung, Belastung, Lage
- Ausstrahlung der Schmerzen: dermatomale Zuordnung möglich?
- Schmerzcharakter: bohrend, dumpf, ziehend, brennend
- Beginn der Beschwerden: plötzlich, langsam, nach Trauma, Belastung, Krankheit
- Schmerzen beim Husten, Niesen
- eingeschränkte Bewegungen, z. B. Schuhe binden, längeres Sitzen

Andere Symptome

- Sensibilitätsstörungen in den Beinen, im Gesäß
- Schwäche der unteren Extremitäten
- Miktions-, Defäkationsstörungen
- Schmerzen beim Koitus

Vor-, Begleiterkrankungen

- Infektionen
- systemische Erkrankungen (z. B. Osteomalazie, Osteoporose)
- Rheumatische Erkrankungen (z. B. Spondylitis ankylosans, Morbus Reiter)
- frühere Rückenbeschwerden (Therapien, Untersuchungen, bildgebende Diagnostik)
- berufliche Belastung

6.1.2 Inspektion

- Ptose des Abdomens
- Höhenunterschied der Cristae iliacae, Sulci gluteales, Taillenwinkel
- Vorwölbung oder Schwellung im Leistenbereich (möglicher Hinweis auf Leistenhernie)

6.1.3 Palpation

Knochenpalpation

- Querfortsätze L1–5
- Dornfortsätze und Interspinalräume Th12–S1
- Sakrumbasis
- Crista iliaca
- 11. und 12. Rippen

Weichteilpalpation

- M. erector spinae
- M. quadratus lumborum
- M. iliopsoas (von ventral)
- Lig. supraspinale (bis L2)
- Lig. iliolumbale

6.1.4 Tests und Bewegungsprüfung

Biomechanik

- **Gelenkpartner** eines Bewegungssegments:
  - inferiore Seite des oberen und superiore Seite des unteren Wirbelkörpers, getrennt durch Zwischenwirbelscheibe
  - Proc. articularis inferior des oberen und Proc. articularis superior des unteren Wirbelbogens
- **Gelenktyp:** Synchondrose zwischen Wirbelkörpern, plane Gelenke zwischen Wirbelbögen
- **Bewegungsmöglichkeiten:** Flexion, Extension, Seitneigung, Rotation

Aktive Bewegungsprüfung

Hip-drop-Test (am Beispiel Beugung rechtes Knie)

Patient: stehend

Therapeut: stehend oder sitzend, hinter dem Patienten

Handposition: die Hände beiderseits über die Cristae iliacae legen, die Daumen befinden sich über der Sakrumbasis

Ausführung:

- den Patienten auffordern, die rechte Beckenhälfte zu senken, indem er das rechte Knie beugt, bis das ganze Gewicht auf dem linken Bein lastet
- beide Füße bleiben dabei in Bodenkontakt

Bewertung: Auf die Bewegung des Beckens achten.

6

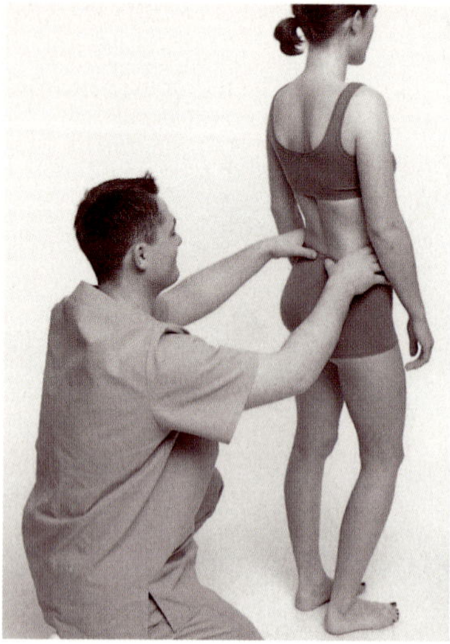

Hip-drop-Test

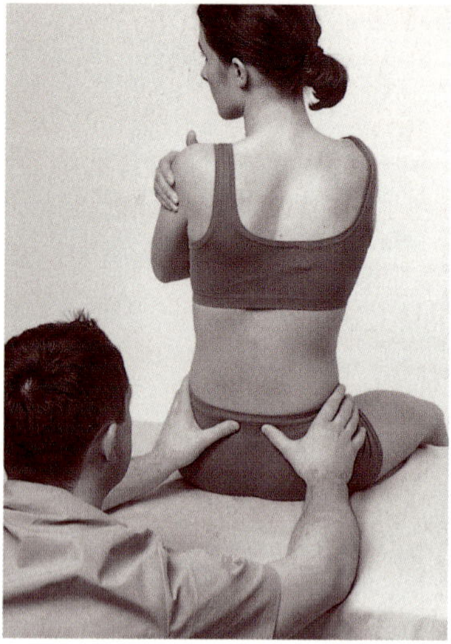

Rotation der LWS

- Normalbefund: Die rechte Crista iliaca senkt sich deutlich ab (≥ 25°), die rechte Sakrumbasis bewegt sich nach anterior, die LWS ist rechts konvex.
- Eine eingeschränkte Bewegung kann auf eine Dysfunktion des Os sacrum in Bezug zu L5 deuten.

Rotation (am Beispiel linke Rumpfrotation)

Patient: sitzend, die Arme über dem Brustkorb verschränkt
Therapeut: sitzend, hinter dem Patienten
Handposition: mit den Daumen beiderseits die Sakrumbasis palpieren
Ausführung: den Patienten auffordern, den Oberkörper nach links zu drehen
Bewertung: Auf die Bewegung der Sakrumbasis achten.
- Normalbefund: Die linke Sakrumbasis bewegt sich nach posterior.
- Eine eingeschränkte Bewegung kann auf eine Dysfunktion des Os sacrum in Bezug zu L5 deuten.

Seitneigung (am Beispiel linke Rumpfbeugung)

Patient: sitzend, die Arme über dem Brustkorb verschränkt
Therapeut: sitzend, hinter dem Patienten
Handposition:
- mit den Daumen beiderseits die AIL palpieren
- mit den Zeigefingern die Sakrumbasis palpieren

Ausführung: den Patienten auffordern, sich nach links zu beugen
Bewertung: Auf die Bewegung des Os sacrum achten.

- Normalbefund: Die rechte Sakrumbasis bewegt sich nach anterior, der linke AIL nach posterior, die LWS ist links konkav.
- Eine eingeschränkte Bewegung kann auf eine Dysfunktion des Os sacrum in Bezug zu L5 deuten.

Passive Bewegungsprüfung

Flexion und Extension

Patient: in Seitenlage, Knie und Hüften 90° flektiert

Therapeut: stehend, vor dem Patienten

Handposition:

- mit den fußnahen Fingern die Dornfortsätze der LWS palpieren
- mit dem kopfnahen Arm die Knie unterstützen, die auf den Oberschenkeln des Therapeuten ruhen

Ausführung:

- die Bewegung der Hüften des Patienten mit den Beinen kontrollieren
- die Hüften abwechselnd flektieren und extendieren
- dabei die Flexion und Extension der Lendenwirbel palpieren

Bewertung: Die Bewegungsamplitude und -qualität der einzelnen Wirbel in Flexion und Extension vergleichen.

- Normalbefund: Flexion und Extension sind uneingeschränkt möglich, die Bewegungsqualität ist in beide Richtungen gut.
- Tritt ein Widerstand nach Flexion auf, kann dies auf eine Dysfunktion in Extension hinweisen und umgekehrt.

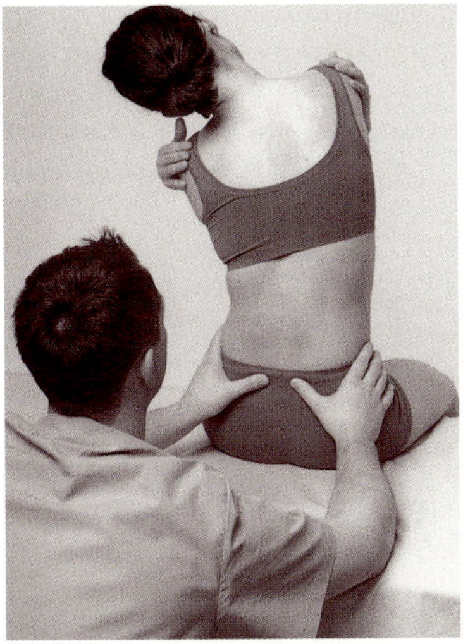

Seitneigung der LWS

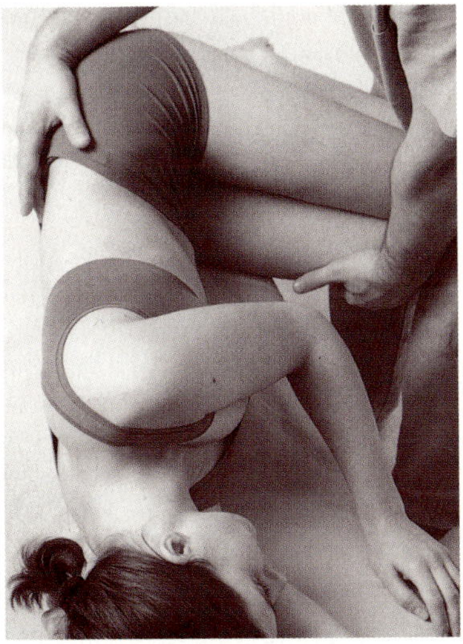

Flexion und Extension der LWS

6

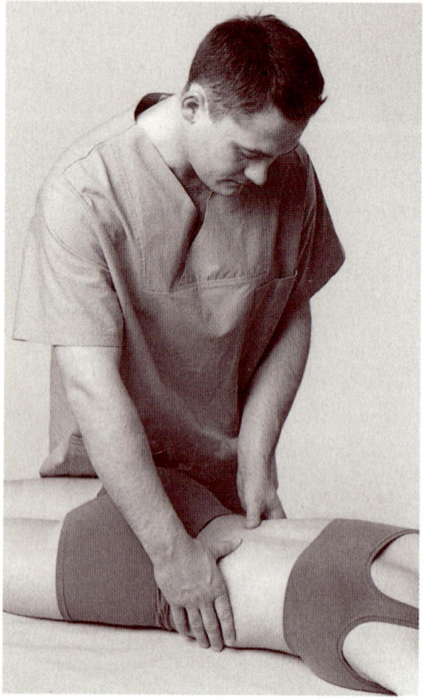

Rotation der LWS

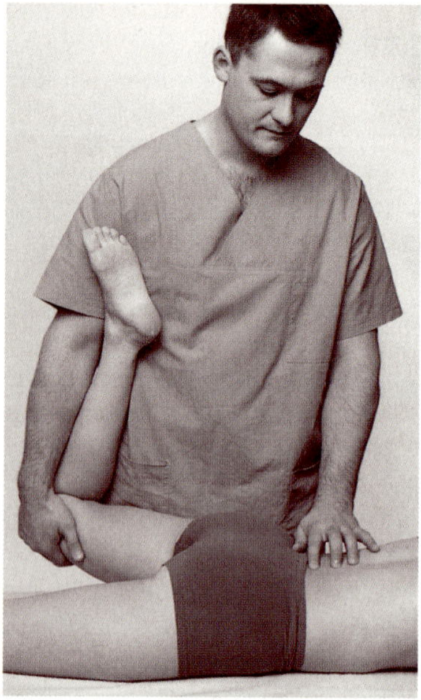

Seitneigung der LWS

Rotation

Patient: in Bauchlage

Therapeut: stehend, seitlich des Patienten, Blick nach kranial gerichtet

Handposition: Daumen beiderseits auf die Querfortsätze des zu prüfenden Wirbels legen

Ausführung: mit den Daumen einen alternierenden Druck nach ventral ausüben

Bewertung: Die Bewegungsamplitude und -qualität der Bewegung der Querfortsätze nach anterior vergleichen.

- Normalbefund: Beide Querfortsätze bewegen sich gleich weit nach anterior, die Bewegungsqualität ist beidseitig gut.
- Tritt ein Widerstand am rechten (linken) Querfortsatz auf, kann dies auf eine Dysfunktion in rechter (linker) Rotation hinweisen.

Seitneigung (am Beispiel linke Beugung)

Patient: in Bauchlage, linkes Knie 90° flektiert

Therapeut: stehend, an der linken Seite des Patienten

Handposition:

- mit den linken Fingern die Dornfortsätze der LWS palpieren
- mit der rechten Hand das linke Knie untergreifen

Ausführung: die linke Hüfte abduzieren, bis die Bewegung in der LWS als Seitneigung palpiert werden kann

Bewertung: Die Bewegungsamplitude und -qualität der einzelnen Wirbel im Seitenvergleich beurteilen.

- Normalbefund: Die Seitneigung ist nach beiden Seiten gleich weit möglich, die Bewegungsqualität ist beiderseits gut.
- Tritt ein Widerstand in Seitneigung links auf oder ist die Bewegungsamplitude im Vergleich zur anderen Seite verringert, kann dies auf eine Dysfunktion in Seitneigung rechts hinweisen.

Neurologische Tests

Reflexprüfung

Physiologische Muskeleigenreflexe

- **Patellarsehnenreflex (L2–4):** Knie leicht anheben, auf Entspannung des M. quadriceps femoris achten, Schlag auf die Patellarsehne → Kontraktion des M. quadriceps femoris
- **Achillessehnenreflex (S1–2):** bei leicht gebeugtem Knie den Fuß dorsalflektieren, Schlag auf die Achillessehne → Plantarflexion

Pathologische Reflexe

- **Babinski-Reflex:** laterale Plantarseite/Außenkante des Fußes von der Ferse im Bogen in Richtung Großzehe mit einem spitzen Gegenstand bestreichen → pathologisch ist eine Dorsalflexion der Großzehe bei gleichzeitiger Plantarflexion und Spreizung der anderen Zehen (= positiver Babinski)

Nervendehnungstests

- **Lasègue-Test:** gestrecktes Bein in Rückenlage anheben → lumbale Schmerzen mit Ausstrahlung in das angehobene Bein; Angabe des Beugewinkels, bei dem Schmerzen auftreten. Positiv bei Wurzelreizung L4, L5, S1, S2, Meningitis.
- **Umgekehrter Lasègue-Test:** in Bauchlage Bein passiv im Kniegelenk beugen → Patient hebt Hüfte auf der betroffenen Seite an. Positiv bei Wurzelreizung L3/4.
- **Bragard-Test:** Fußgelenk bei gebeugter Hüfte und gestrecktem Knie dorsalflektieren → Schmerzen mit Ausstrahlung in den Ischiasnerv. Positiv bei Wurzelreizung L4, L5, S1, S2.
- **Kernig-Zeichen:** in Rückenlage Hüfte und Knie 90° beugen, dann das Knie strecken → lumbale Schmerzen. Positiv bei Wurzelreizung L5/S1, meningealer Reizung.
- **Brudzinski-Zeichen:** passive Kopfbeugung nach vorne → Patient zieht Bein an. Positiv bei meningealer Reizung, Meningitis.

6

Sensibilitätsprüfung

Patient soll Augen schließen. Prüfung der Dermatome (☞ Einbandinnenseite hinten), ob die vom Untersucher ausgeführten Tests empfunden werden. Immer Seitenvergleich beachten.

- **Berührung:** mit Wattebausch/Fingerkuppe bestreichen
- **Schmerz:** mit abgebrochenem Holzstäbchen Spitz-Stumpf-Diskrimination in unregelmäßiger Abfolge prüfen
- **Temperatur:** mit Eis bzw. kaltem Wasser und heißem Wasser prüfen
- **Vibration:** 128 Hz Stimmgabel auf Knochenvorsprünge aufsetzen
- **Bewegung:** großen Zeh medial und lateral anfassen, rasch nach oben und unten bewegen und Patienten empfundene Richtung angeben lassen

Untersuchung der Muskulatur

- **Muskelkraft:** seitenvergleichend gegen die Schwerkraft und den Widerstand des Untersuchers prüfen; M. quadriceps (L2–4), ischiokrurale Muskulatur (L4–S3), M. tibialis anterior (L4), Mm. peronei (L5), M. triceps surae (S1)
- **Muskulärer Widerstand:** einzelne Gelenke passiv, unterschiedlich schnell durchbewegen. Pathologisch sind Muskelkontraktionen, Spastik (Klappmesserphänomen) und Rigor (wächserner Widerstand)

6.1.5 Differentialdiagnosen

- **mechanisch/degenerativ:** Spina bifida occulta, Spondylolisthesis, Spondylolyse, Sakralisation, Lumbalisation, Spondylose, Spondylarthrose, Osteochondrose, Osteomalazie, Morbus Paget, Wirbelkanalstenose, Wirbelfraktur
- **neural/radikulär:** Diskusprotrusion, Diskusprolaps, Nervenwurzelreizung
- **ausstrahlend:** Erkrankungen von Nieren, Harnleiter, Harnblase, Prostata, Uterus, Adnexen, Colon descendens, Sigmoid, Pankreas
- **entzündlich/rheumatisch:** Spondylitis ankylosans, Morbus Reiter, Arthritis psoriatica
- **dysplastisch:** primäre Wirbelsäulentumoren (z.B. Plasmozytom, Osteosarkom, Osteoblastom), Metastasen (z.B. bei Prostata-, Mamma-, Lungen-, Nierenkarzinom), Lymphome
- **infektiös:** Tuberkulose, Brucellose, Discitis, epi- und subdurale Abszesse
- **vaskulär/lymphatisch:** abdominales Aortenaneurysma, Verschluß der Aorta abdominalis, Kompression der V. cava inferior

6.1.6 Osteopathische Beziehungen

Neurologische Beziehungen

- viszero-somatische und somato-viszerale Reflexe (sympathische Innervation): Th10–L2, über die kleines Becken, Colon, Niere, Ureter und Duodenum versorgt werden
- somato-somatische Reflexe: kutane Äste aus dem thorakolumbalen Bereich (Ramus cutaneus posterior, Ramus cutaneus lateralis und Ramus cutaneus anterior) versorgen Lumbosakral-, Hüft- und Leistenbereich
- Muskelinnervation:
  - M. rectus abdominis: Nn. intercostales (Th7–Th12)
  - M. obliquus externus abdominis: kaudale Nn. intercostales, N. iliohypogastricus, N. ilioinguinalis (Th5–Th12)
  - M. obliquus internus abdominis: kaudale Nn. intercostales, N. iliohypogastricus, N. ilioinguinalis (Th8–L2)
  - M. transversus abdominis: kaudale Nn. intercostales, N. iliohypogastricus, N. ilioinguinalis, N. genitofemoralis (Th5–L2)
  - M. quadratus lumborum: Rr. musculares des Plexus lumbalis, N. thoracicus (Th12–L3)

Vaskuläre Beziehungen

- venolymphatisch: über den klappenlosen Plexus venosus vertebralis und die Vv. lumbales Drainage in die V. lumbalis ascendens (V. azygos und hemiazygos) und in die V. cava inferior, Verbindung zum venösen System v.a. der linken Niere und zu den Beckenorganen und indirekt zur V. portae sowie nach kranial zu Venen der Schädelbasis und Sinus venosus duralis
- arteriell:
  - Aa. lumbales aus der Aorta
  - A. lumbalis V aus A. iliolumbalis (A. sacralis mediana, A. sacralis lateralis oder der Aorta)

Mechanische Beziehungen

- viszerale Dysfunktionen und assoziierte artikuläre Restriktionen (nach Barral):
  - Zwerchfell und Magen: L1
  - Duodenum: Th12–L1
  - Jejunum und Ileum: Th10–L2
  - Colon: untere LWS
  - Niere: Th10–L1
  - Nierenptose 1. und 2. Grades: L1–4 durch die Verbindung mit dem M. psoas
  - urogenitale Beschwerden: lumbosakraler Übergang

6

- über Ligg. arcuata Verbindung vom Zwerchfell zu L1–L2 und 12. Rippe
- Dysfunktionen im thorakolumbalen Übergang beeinflussen die Mechanik der gesamten LWS und sind oft für rezidivierende Probleme im Bereich L3–S1 verantwortlich. Durch die gute Mobilität von L5 gegenüber der restlichen LWS könnten Mobilitätsverluste aus dem thorakolumbalen Übergang dort kompensiert werden, allerdings mit der Folge gehäufter Dysfunktionen in diesem Bereich.
- Die Stoßdämpfersysteme der unteren Extremität (Fußarchitektur, unteres Sprunggelenk, Art. femoropatellaris, Lenden-Becken-Schere) haben einen starken Einfluß auf die Belastung der LWS während des Gehens und Laufens. Bei funktionellen Beeinträchtigungen eines der genannten Teile kann es zu Überbeanspruchungen der Wirbelkörper selbst und vor allem der Bandscheiben kommen.
- Änderungen der intraabdominellen Druckverhältnisse können die Statik und folglich die Mechanik der LWS beeinflussen, z. B. führt eine Überlastung der vorderen Leibeswand zur Insuffizienz des lumbalen Fasziensystems durch Veränderung der Lordose oder des Becken-Thorax-Verhältnisses im Stehen
- Beeinflussung des Peritoneum parietale über dorsale Strukturen, z. B. Treitz-Band, Faszie von Toldt, Radix mesenterii und retrorenale Faszien

Muskuläre Beziehungen

- M. iliacus: oft für rezidivierende Probleme im Bereich des lumbosakralen Übergangs verantwortlich, durch Faszien in enger Verbindung mit Organen
- M. psoas ist mit Th12–L4 verbunden und durch Faszien eng mit der Niere und dem Zwerchfell. Durch seine Schichten läuft der Plexus lumbalis.

Ein Hypertonus der folgenden Muskeln kann Ursache sein von Dysfunktionen

- von Th12/L1, 12. Rippe, Iliosakralgelenken: M. quadratus lumborum
- von L5 durch einen Hebelarmeffekt, Th12/L1, L1/L2: M. psoas
- von L5/S1: M. iliacus

Triggerpunkte

Folgende Muskeln können Ursache sein von

- abdominellen Schmerzen: M. rectus abdominis, M. abdominis obliquus externus, M. iliocostalis thoracis, M. quadratus lumborum
- lumbalen Schmerzen: M. gluteus medius, M. multifidus, M. iliopsoas, M. iliocostalis, M. quadratus lumborum, M. iliocostalis thoracis

6

6.2 Behandlung der Lendenwirbelsäule (HVLA)

! Fryettes Beobachtungen der gekoppelten Bewegungen konnten an der LWS nicht bestätigt werden. Nur in Flexionsstellung konnte eine gewisse Regelmäßigkeit in der Kopplung von homolateraler Rotation und Seitneigung gefunden werden. Deshalb sollten die folgenden HVLA an die palpatorischen Befunde adaptiert werden.
Es erweist sich am effektivsten, jede einzelne Bewegungskomponente des blockierten Segmentes zu testen und das Segment zur Ausführung der HVLA entsprechend dieses Palpationsbefundes einzustellen (☞ 6.2.1).

6.2.1 Lumbale Derotationstechnik Th10–L5 nach Hartmann (am Beispiel L3)

Indikation: Bewegungseinschränkung von L3
Patient: in rechter Seitenlage, Hüften und Knie ca. 45° gebeugt
Therapeut: stehend, vor dem Patienten, Füße nach kranial gerichtet
Handposition:
- für die Positionierung mit der linken Hand das linke Handgelenk umgreifen, die rechte auf die linke Schulter des Patienten legen
- durch Zug am linken Arm des Patienten eine Rotation und/oder Seitneigung der Wirbelsäule induzieren (☞ Bild 1)

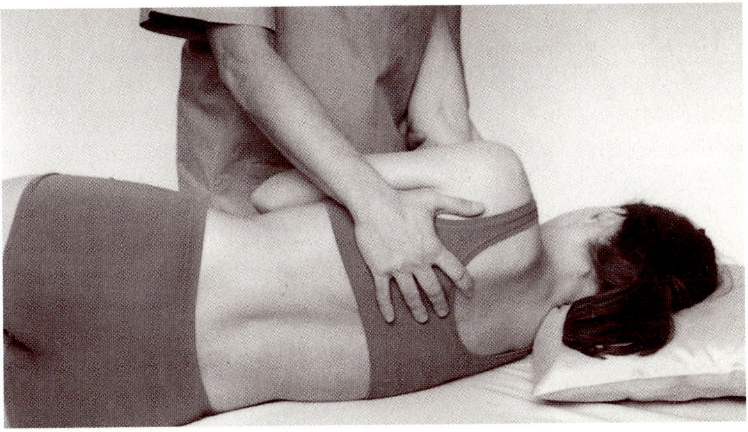

Lumbale Derotationstechnik nach Hartmann (Bild 1)

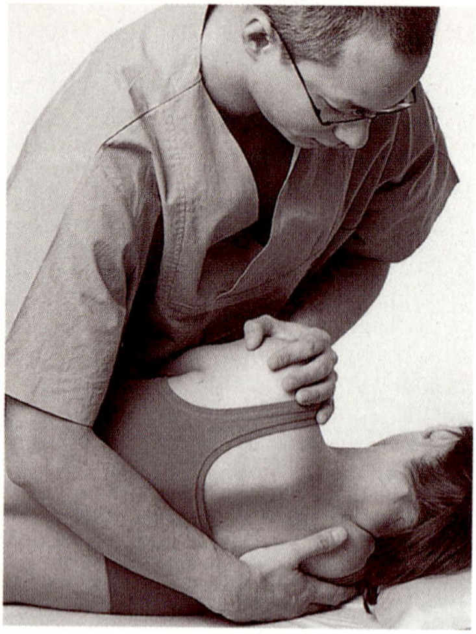

Lumbale Derotationstechnik nach Hartmann (Bild 2)

- alternativ kann auch die rechte Schulter nach anterior geschoben werden, während die linke Hand die linke Schulter fixiert; dadurch entsteht eine geringere Belastung für die Schulter (☞ Bild 2)
- dann die Lage des Thorax mit dem linken Arm seitlich auf dem linken Thorax des Patienten fixieren und L3 und L4 mit den Fingern palpieren
- mit der rechten Hand eine Flexion der Hüften durchführen, bis diese zwischen L3 und L4 palpiert werden kann
- den Patienten auffordern, das rechte Bein auszustrecken
- den linken Vorfuß in die rechte Kniekehle legen
- der rechte Ellenbogen nimmt dabei Kontakt mit dem lateralen Os ilium zwischen Mm. gluteus maximus und medius auf, der Unterarm liegt auf dem Os sacrum

Ausführung:

- durch die Kombination verschiedener Bewegungsebenen die Bewegungsgrenze der Dysfunktion in Rotation, Seitneigung, Flexion und Extension sowie durch Kompression oder Dekompression aufsuchen, dafür mit dem Arm am

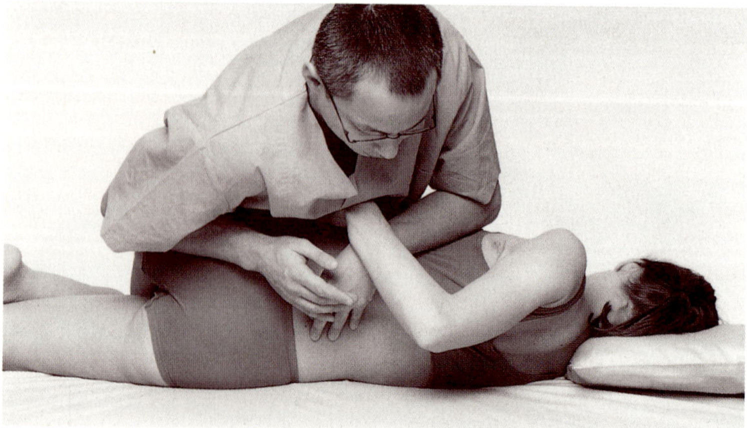

Lumbale Derotationstechnik nach Hartmann (Bild 3)

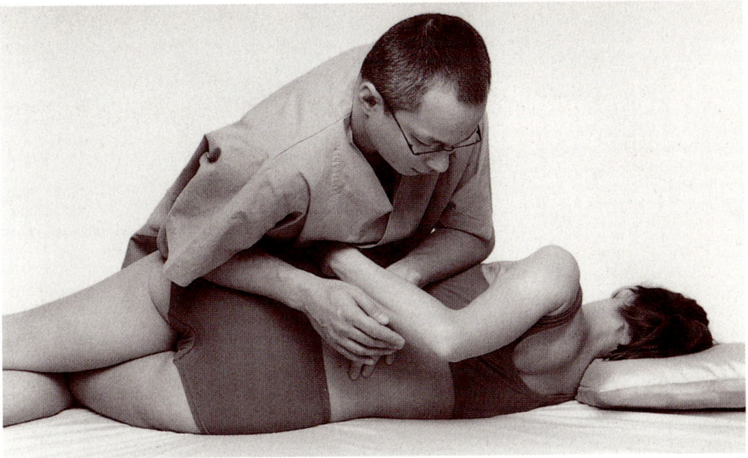

Lumbale Derotationstechnik nach Hartmann (Bild 4)

Os sacrum und der Hand am Os ilium Zug bzw. Druck in die gewünschte Richtung ausüben (☞ Bild 3)

- am Ende einer tiefen Exspirationsphase einen Impuls mit dem rechten Unterarm auf dem linken Os ilium in Richtung Rotation ausführen
- alternativ kann nach L. Hartman zur Öffnung des Foramen intervertebrale ein Impuls in Seitneigung ausgeführt werden; zur Einstellung der Seitneigung das unten liegende Bein anwinkeln und das oben liegende Bein strecken, gegebenenfalls zusätzlich leicht flektieren oder extendieren (☞ Bild 4)
- Vorgang auf der anderen Seite wiederholen

6.2.2 Dysfunktion von Th10–L5 in NSR (am Beispiel L3 in NSR_R)

Indikation: Seitneigung nach rechts und Rotation nach links von L3 vermindert
Palpation: Querfortsatz von L3 befindet sich in Posteriorität rechts
Patient: in rechter Seitenlage, beide Beine in der Hüfte leicht gebeugt
Therapeut: stehend, vor dem Patienten
Handposition:

- zur Positionierung des Patienten mit der linken Hand eine Flexion der Hüften durchführen, bis diese mit der rechten Hand zwischen L3 und L4 palpiert werden kann
- eine Rotation nach links und Seitneigung des Thorax nach rechts durch Zug am rechten Arm des Patienten nach anterior und kaudal induzieren, bis diese mit der linken Hand palpiert werden kann

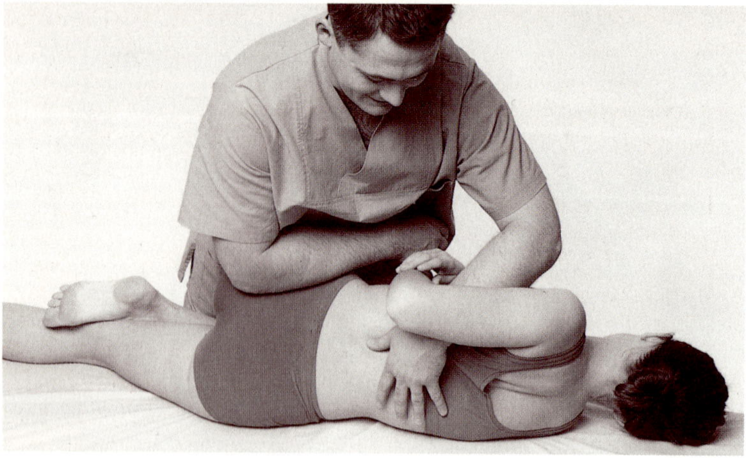

Behandlung von L3 in NSR_R

- diese Lage mit dem linken Ellbogen auf der linken Schulter des Patienten stabilisieren
- den Patienten auffordern, sein rechtes Bein auszustrecken
- den linken Vorfuß in die rechte Kniekehle legen
- den rechten Unterarm auf dem lateralen Anteil des linken Os ilium positionieren, die Finger palpieren L3 und L4

Ausführung:

- mit dem linken Arm durch Kontakt an der linken Schulter den Oberkörper fixieren und mit dem rechten Arm das Becken zu sich rollen, bis L3 gegen L4 verriegelt ist
- am Ende einer tiefen Exspirationsphase mit dem rechten Unterarm auf dem lateralen Anteil des linken Os ilium einen Impuls nach anterior ausführen

6.2.3 Dysfunktion von Th10–L5 in FRS (am Beispiel L2 in FRS_R)

Indikation: Extension, Seitneigung und Rotation nach links von L2 vermindert
Palpation: Querfortsatz von L2 befindet sich in Posteriorität rechts
Patient: in rechter Seitenlage, Beine in der Hüfte leicht gebeugt
Therapeut: stehend, vor dem Patienten
Handposition:

- zur Positionierung des Patienten mit der linken Hand eine Flexion der Hüften durchführen, bis diese mit der rechten Hand zwischen L2 und L3 palpiert werden kann

- eine Extension des Thorax durch eine Translation am rechten Ellenbogen nach posterior induzieren, bis diese mit der rechten Hand zwischen L2 und L3 palpiert werden kann
- den Rumpf durch Zug am rechten Arm nach links rotieren
- diese Lage mit dem linken Ellbogen auf der linken Schulter des Patienten stabilisieren
- den Patienten auffordern, sein rechtes Bein auszustrecken
- den linken Vorfuß in die rechte Kniekehle legen
- den rechten Unterarm auf dem lateralen Anteil des linken Os ilium positionieren, die Finger palpieren L2 und L3

Ausführung:

- mit dem linken Arm auf der linken Schulter den Oberkörper fixieren, mit dem rechten Arm das Becken zu sich rollen, bis L2 gegen L3 verriegelt ist
- am Ende einer tiefen Exspirationsphase mit dem rechten Unterarm auf dem lateralen Anteil des linken Os ilium einen Impuls nach anterior ausführen

> **!** Diese Dysfunktion ist häufig mit einer Verspannung des M. iliopsoas auf der Seite der Seitneigung und Rotation gekoppelt. Diesen daraufhin prüfen und gegebenenfalls mit behandeln.

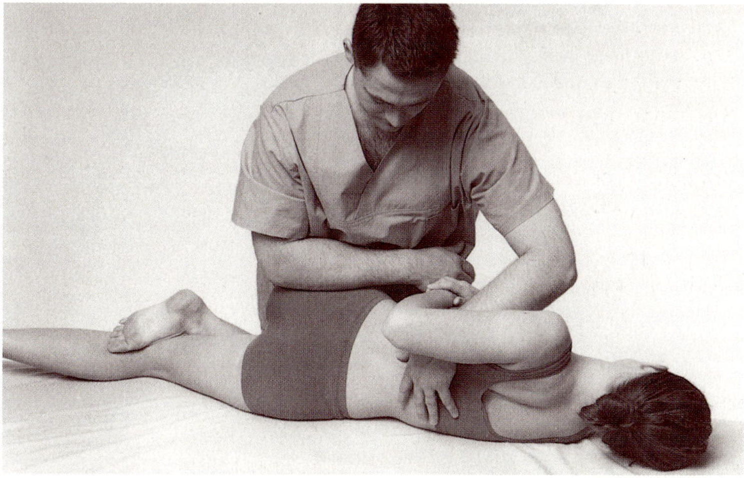

Behandlung von L2 in FRS_R

6.2.4 Dysfunktion von Th10–L5 in ERS (am Beispiel L2 in ERS_R)

Indikation: Flexion, Seitneigung und Rotation nach links von L2 vermindert
Palpation: Querfortsatz von L2 befindet sich in Posteriorität rechts
Patient: in rechter Seitenlage, Beine in der Hüfte leicht gebeugt
Therapeut: stehend, vor dem Patienten
Handposition:

6

- zur Positionierung des Patienten mit der linken Hand eine Flexion der Hüften durchführen, bis diese mit der rechten Hand zwischen L2 und L3 palpiert werden kann
- eine Seitneigung des Thorax nach links durch Zug am rechten Arm nach kranial induzieren, bis diese mit der rechten Hand an L2 und L3 palpiert werden kann
- eine Flexion des Thorax wird durch Zug am rechten Ellenbogen nach anterior, eine Rotation durch Zug nach anterior und oben (Richtung Decke) erreicht
- diese Lage mit dem linken Ellbogen auf der linken Schulter des Patienten stabilisieren
- den Patienten auffordern, sein rechtes Bein auszustrecken
- den linken Vorfuß in die rechte Kniekehle legen
- den rechten Unterarm auf dem lateralen Anteil des linken Os ilium positionieren, die Finger palpieren L2 und L3

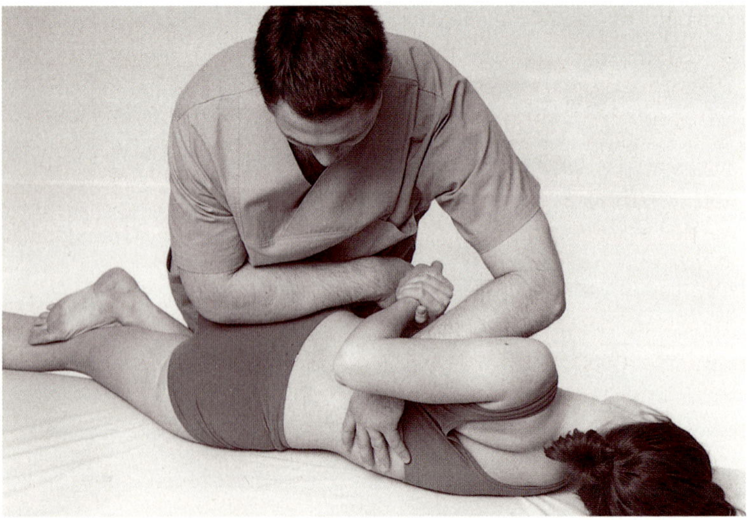

Behandlung von L2 in ERS_R

Ausführung:
- mit dem linken Arm den Oberkörper auf der linken Schulter fixieren, mit dem rechten Arm das Becken zu sich rollen, bis L2 gegen L3 verriegelt ist
- am Ende einer tiefen Exspirationsphase mit dem rechten Unterarm auf dem lateralen Anteil des linken Os ilium einen Impuls nach anterior ausführen

6.3 Behandlung der Lendenwirbelsäule (MET)

6

> **!** Mit Ausnahme der Flexionsstellung konnte kaum eine Regelmäßigkeit in der Kopplung von Rotation und Seitneigung an der LWS beobachtet werden. Deshalb sollten die folgenden MET an die palpatorischen Befunde adaptiert werden.
> Es erweist sich am effektivsten, jede einzelne Bewegungskomponente des blockierten Segmentes zu testen und das Segment zur Ausführung der MET entsprechend dieses Palpationsbefundes einzustellen. Zunächst das Segment in Richtung seiner Bewegungseinschränkung in Flexion/Extension, Seitneigung und Rotation einstellen. Anschließend kann eine isometrische Anspannung entgegen der Richtung der deutlichsten Bewegungseinschränkung erfolgen. Die weitere Vorgehensweise entspricht der Beschreibung der MET-Techniken. Wenn notwendig, kann in der Folge zusätzlich eine Anspannung entgegen der Richtung der zweitdeutlichsten Einschränkung erfolgen. Alternativ kann versucht werden, entgegen der Richtung aller Bewegungseinschränkungen eine isometrische Kontraktion ausführen zu lassen.
> Z.B.: L3 zeigt eine deutliche Einschränkung in Extension sowie eine leichte Einschränkung in Seitneigung links und nur geringe Einschränkung in Rotation rechts. Für die Therapie das betroffene Segment in Flexion, Rotation links und Seitneigung rechts einstellen und den Patienten auffordern, gegen den Widerstand des Therapeuten in Richtung der Flexion anzuspannen. Sollte es notwendig sein, kann der Patient anschließend zusätzlich in die Seitneigung rechts und zuletzt auch in die Rotation links anspannen.

6.3.1 Dysfunktion von Th10–L5 in NSR (am Beispiel L3 in NSR_R)

Indikation: Seitneigung nach rechts und Rotation nach links von L3 vermindert
Palpation: Querfortsatz von L3 befindet sich in Posteriorität rechts

6

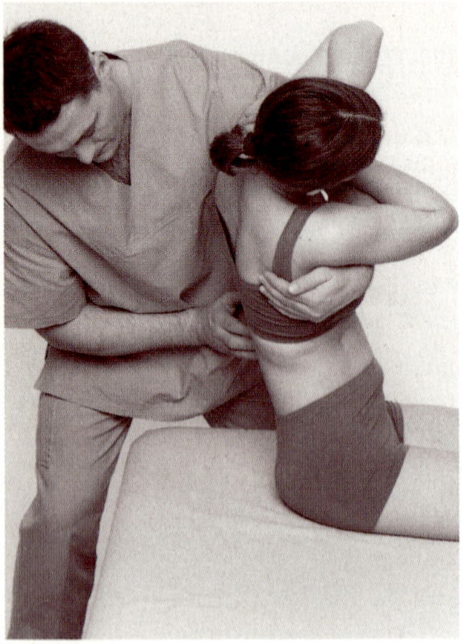

Behandlung von L3 in NSR_R (Variation 1)

Variation 1

Patient: aufrecht sitzend, die linke Hand liegt im Nacken, die rechte Hand auf dem linken Ellenbogen

Therapeut: stehend, hinter dem Patienten

Handposition:

- den linken Arm unter der linken Achsel hindurch über den Oberkörper des Patienten legen, die Hand kommt auf dem rechten Oberarm des Patienten zu liegen
- mit den Fingern der rechten Hand L3 und L4 palpieren

Ausführung:

- mit dem linken Arm durch eine Translation des Rumpfes nach links eine Seitneigung nach rechts induzieren, bis die Bewegungsgrenze an L3 zu palpieren ist
- den Rumpf bis zur Bewegungsgrenze nach links rotieren
- den Patienten auffordern, eine Seitneigung des Oberkörpers nach links gegen den Widerstand des Therapeuten auszuführen
- die Spannung 3–6 Sek. halten
- in der Entspannungsphase wird die neue Bewegungsgrenze durch Verstärkung der Seitneigung nach rechts und Rotation nach links erreicht
- diesen Vorgang 3–5× wiederholen

Variation 2

Patient: in linker Seitenlage, Hüften und Knie sind 90° gebeugt, der Schultergürtel liegt senkrecht zum Behandlungstisch

Therapeut: stehend, vor dem Patienten

Handposition:

- mit der linken Hand den linken distalen Unterschenkel umgreifen
- mit den Fingern der rechten Hand L3 und L4 palpieren

Ausführung:

- eine Seitneigung der Wirbelsäule nach rechts durch Anheben beider Unterschenkel nach oben von der Behandlungsliege induzieren, bis die Bewegungsgrenze an L3 zu palpieren ist
- den Patienten auffordern, die Füße Richtung Boden gegen den Widerstand des Therapeuten zu drücken
- die Spannung 3–6 Sek. halten

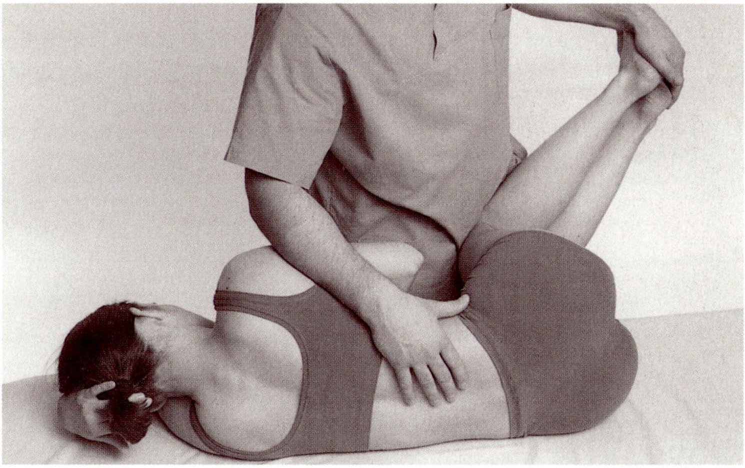

Behandlung von L3 in NSR_R (Variation 2)

- in der Entspannungsphase wird die neue Bewegungsgrenze durch Verstärkung der Seitneigung nach rechts erreicht
- diesen Vorgang 3–5× wiederholen

6.3.2 Dysfunktion von Th10–L5 in FRS (am Beispiel Th11 in FRS_R)

Indikation: Extension, Seitneigung und Rotation nach links von Th11 vermindert

Palpation: Querfortsatz von Th11 befindet sich in Posteriorität rechts

Patient: sitzend, Arme über die Brust verschränkt

Therapeut: stehend, hinter dem Patienten

Handposition:

- mit den Fingern der rechten Hand Th11 palpieren
- den linken Arm quer über die linke Schulter des Patienten legen, die Hand ruht dabei auf der rechten Schulter des Patienten

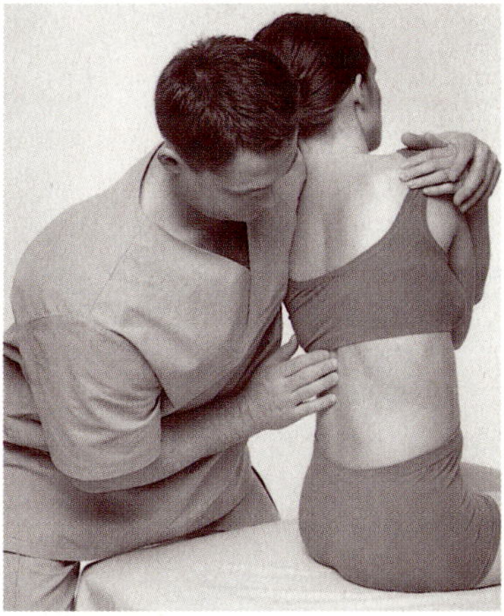

Behandlung von Th11 in FRS_R

Ausführung:

- mit dem linken Arm den Rumpf nach links rotieren und durch Translation nach rechts nach links seitneigen, bis die Bewegungsgrenze an Th11 zu palpieren ist
- den Patienten auffordern, sich aufzurichten, bis Th11 auf Th12 extendiert
- den Patienten auffordern, die linke Schulter gegen den Widerstand des Therapeuten nach superior und anterior zu drücken
- die Spannung 3–6 Sek. halten
- in der Entspannungsphase wird die neue Bewegungsgrenze durch Verstärkung der Seitneigung und Rotation nach links erreicht
- diesen Vorgang 3–5× wiederholen

6.3.3 Dysfunktion von Th10–L5 in ERS (am Beispiel L4 in ERS_R)

Indikation: Flexion, Seitneigung und Rotation nach links von L4 vermindert
Palpation: Querfortsatz von L4 befindet sich in Posteriorität rechts
Patient: liegend, Becken und Beine in linker Seitenlage, Hüften und Knie 90° gebeugt, die Schultern in Bauchlage, Kopf nach rechts gedreht
Therapeut: stehend, vor dem Patienten
Handposition:

- mit der linken Hand beide distalen Unterschenkel umgreifen
- mit den Fingern der rechten Hand L4 und L5 palpieren

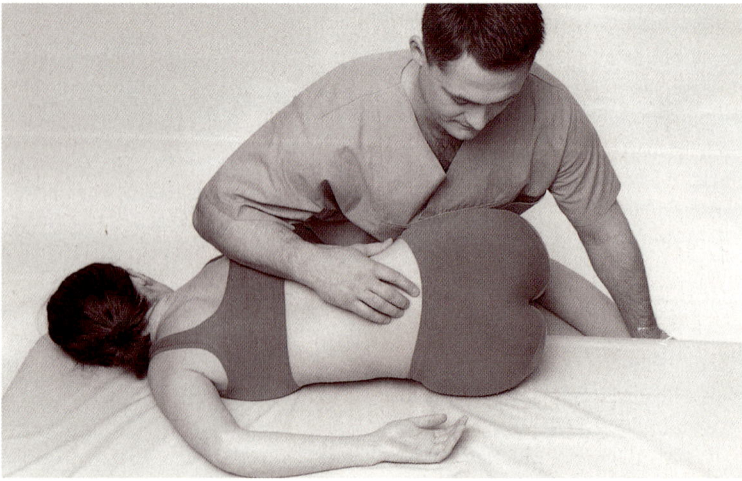

Behandlung von L4 in ERS_R

Ausführung:
- mit der linken Hand die Hüften und Wirbelsäule flektieren, bis die Bewegungsgrenze an L4 zu palpieren ist
- eine Seitneigung der Wirbelsäule nach links durch Druck auf die Füße in Richtung Boden erzeugen
- den Patienten auffordern, die Füße Richtung Decke gegen den Widerstand des Therapeuten zu heben
- die Spannung 3–6 Sek. halten
- in der Entspannungsphase wird die neue Bewegungsgrenze durch Verstärkung der Seitneigung nach links und der Flexion erreicht
- diesen Vorgang 3–5× wiederholen

6.3.4 Dysfunktion von Th10–L5 in bilateraler Flexion (am Beispiel L3)

Indikation: Rotation von L3 beidseitig vermindert, gelegentlich auch die Seitneigung, Flexion von L3 verstärkt, Extension vermindert
Patient: in Rückenlage
Therapeut: sitzend, seitlich des Patienten
Handposition:
- mit den Fingern der kopfnahen Hand L3 palpieren
- die Finger der anderen Hand unter die erste Hand legen, um diesen Kontakt zu unterstützen

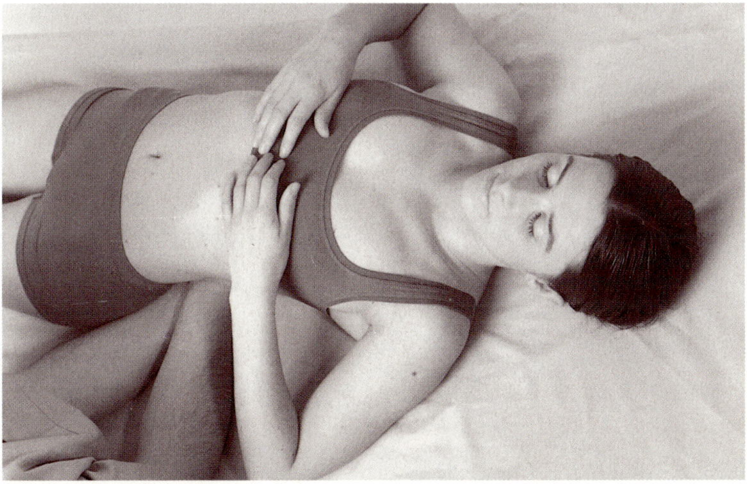

Behandlung von L3 in bilateraler Flexion

Ausführung:
- durch Druck auf L3 nach ventral eine Extension bis zur Bewegungsgrenze induzieren
- den Patienten auffordern, die LWS nach posterior gegen die Hände des Therapeuten zu drücken
- die Spannung 3–6 Sek. halten
- in der Entspannungsphase wird die neue Bewegungsgrenze durch Verstärkung der Extension erreicht
- diesen Vorgang 3–5× wiederholen

6.3.5 Dysfunktion von Th10–L5 in bilateraler Extension (am Beispiel L3)

Indikation: Rotation von L3 beidseitig vermindert, gelegentlich auch die Seitneigung, Extension von L3 verstärkt, Flexion vermindert
Patient: in Rückenlage, beide Beine angestellt
Therapeut: stehend, an der linken Seite des Patienten
Handposition:
- mit den Fingern der rechten Hand L3 palpieren
- mit der linken Hand beide Knie umfassen
- mit dem Thorax zu den Knien Kontakt aufnehmen

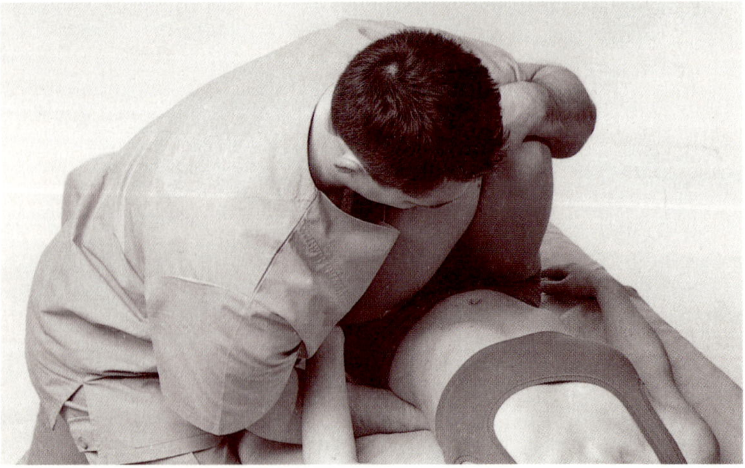

Behandlung von L3 in bilateraler Extension

Ausführung:

- mit der linken Hand und dem Thorax die Hüften flektieren, bis die Bewegungsgrenze an L3 zu palpieren ist
- den Patienten auffordern, seine Knie gegen den Widerstand des Therapeuten zu drücken
- die Spannung 3–6 Sek. halten
- in der Entspannungsphase wird die neue Bewegungsgrenze durch Verstärkung der Flexion erreicht
- diesen Vorgang 3–5× wiederholen

7 Brustwirbelsäule

Inhalt

Autor: C. Fossum und P. Sommerfeld (7.1.6), U. Senger
Therapeut auf den Fotos: U. Senger

7

7.1 Diagnostik

7.1.1 Anamnese

Schmerzen, Bewegungseinschränkung

- Schmerzlokalisation
- Abhängigkeit von Bewegung, Belastung, Lage, Ein- oder Ausatmung
- Ausstrahlung: Zwischenrippenraum, zwischen Schulterblättern, Schulter-Nacken-Bereich, sternal oder parasternal, Brachialgien, Oberbauch
- Schmerzcharakter: bohrend, dumpf, ziehend, brennend
- Einschränkung der Atmung

Andere Symptome

- Palpitation, Herzstechen
- Husten, Atemlosigkeit, Auswurf
- Blasenfunktionsstörung, Schmerzen bei der Miktion

Vor-, Begleiterkrankungen, Sozialanamnese

- Asthma bronchiale, akute oder chronische Bronchitis
- Rheumatische Erkrankungen: Spondylitis ankylosans (Morbus Bechterew)
- Probleme im Wachstumsalter (Hinweise auf Morbus Scheuermann)
- Nikotinabusus
- Arbeitsplatz: Allergene, Reizstoffe, Staub

7.1.2 Inspektion

- Ausprägung der Brustkyphose
- Skoliose, Rotoskoliose
- Schultergürtelposition, Gibbus
- Ödeme, Narben, Hautausschlag mit Lokalisation in einem bestimmten Dermatom

7.1.3 Palpation

Knochenpalpation

- Procc. spinosi und Procc. transversi der BWS: Stellung, Abstand, Druckschmerz

7

Weichteilpalpation

- M. trapezius
- Mm. rhomboideus major und minor
- M. latissimus dorsi
- M. erector spinae

7.1.4 Tests und Bewegungsprüfung

Biomechanik

- **Gelenkpartner** eines Bewegungssegments:
  - inferiore Seite des oberen und superiore Seite des unteren Wirbelkörpers, getrennt durch Zwischenwirbelscheibe
  - Proc. articularis inferior des oberen und Proc. articularis superior des unteren Wirbelbogens
- **Gelenktyp:** Synchondrose zwischen Wirbelkörpern, plane Gelenke zwischen Wirbelbögen
- **Bewegungsmöglichkeiten:** Flexion, Extension, Rotation, Seitneigung

Aktive Bewegungsprüfung

Seitneigung

Patient: aufrecht stehend oder sitzend, die Arme über dem Brustkorb verschränkt

Therapeut: stehend oder sitzend, hinter dem Patienten

Handposition: mit der einen Hand die Dornfortsätze des zu überprüfenden sowie des darüber- und darunterliegenden Wirbels palpieren

Ausführung: den Patienten auffordern, sich nach rechts und danach nach links zu beugen

Bewertung: Auf die Bewegung der Dornfortsätze achten.

- Normalbefund: Die Dornfortsätze bewegen sich gleich weit nach rechts und nach links, die Konkavität ist gleich ausgeprägt.
- Eine eingeschränkte Bewegung kann auf eine Dysfunktion eines oder mehrerer Brustwirbel hindeuten.

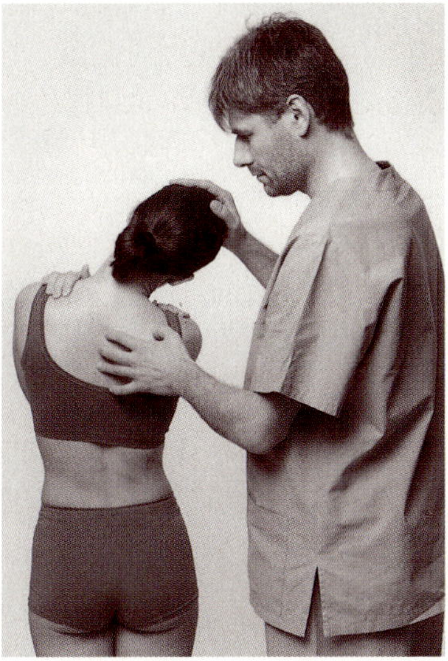

Seitneigung der BWS

7

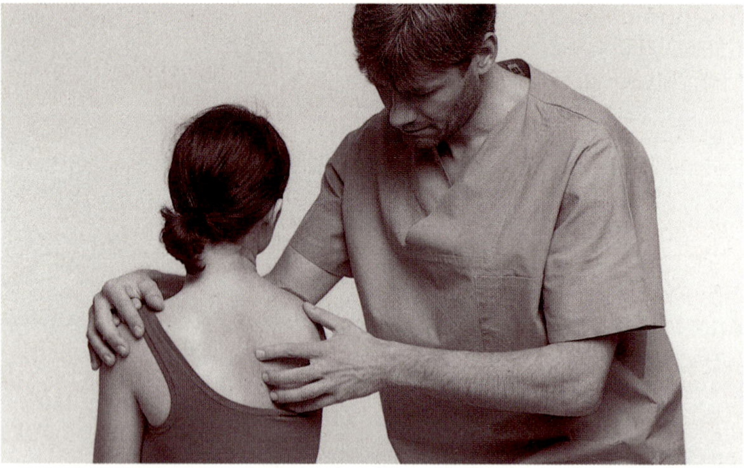

Rotation der BWS

Rotation

Patient: sitzend, die Arme über dem Brustkorb verschränkt
Therapeut: hinter dem Patienten
Handposition: mit der einen Hand die Dornfortsätze des zu überprüfenden sowie des darüber- und darunterliegenden Wirbels palpieren

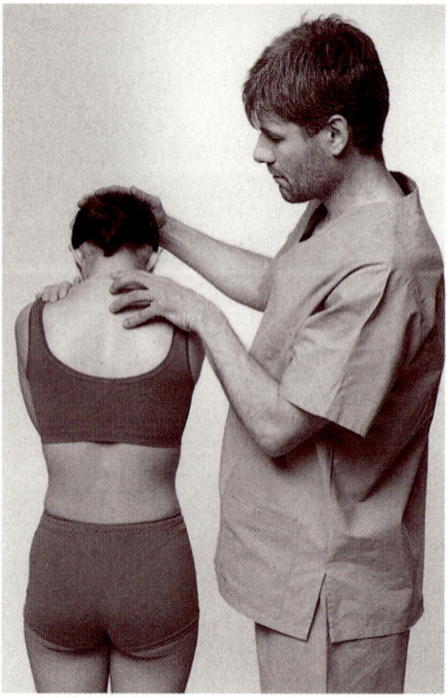

Flexion der BWS

Ausführung: den Patienten auffordern, den Oberkörper nach rechts und danach nach links zu drehen
Bewertung: Auf die Bewegung der Dornfortsätze achten.

- Normalbefund: Die Dornfortsätze bewegen sich gleich weit nach rechts und nach links.
- Eine eingeschränkte Bewegung kann auf eine Dysfunktion eines oder mehrerer Brustwirbel hindeuten.

Flexion und Extension

Patient: stehend oder sitzend, die Arme über dem Brustkorb verschränkt
Therapeut: stehend oder sitzend, hinter dem Patienten

Handposition: mit der einen Hand die Dornfortsätze des zu überprüfenden sowie des darüber- und darunterliegenden Wirbels palpieren
Ausführung: den Patienten auffordern, sich nach vorne und nach hinten zu beugen
Bewertung: Auf die Bewegung der Dornfortsätze achten.

- Normalbefund: Die Dornfortsätze bewegen sich in Flexion auseinander, in Extension nähern sie sich an. Es finden keine Ausweichbewegungen in Rotation oder Seitneigung während der Flexion oder Extension statt.
- Eine eingeschränkte Annäherung oder Auseinanderbewegung der Dornfortsätze und Ausweichbewegungen in Rotation oder Seitneigung kann auf eine Dysfunktion eines oder mehrerer Brustwirbel hindeuten.

Passive Bewegungsprüfung

Beurteilung von BWK 1–4

Patient: stehend oder sitzend
Therapeut: stehend, hinter dem Patienten
Handposition:

- mit der einen Hand die Dornfortsätze des zu überprüfenden sowie des darüber- und darunterliegenden Wirbels palpieren
- mit der anderen Hand die Bewegung des Kopfes durch Kontakt auf dem Schädeldach kontrollieren

Ausführung: den Kopf passiv in Flexion, Extension, Seitneigung und Rotation bringen

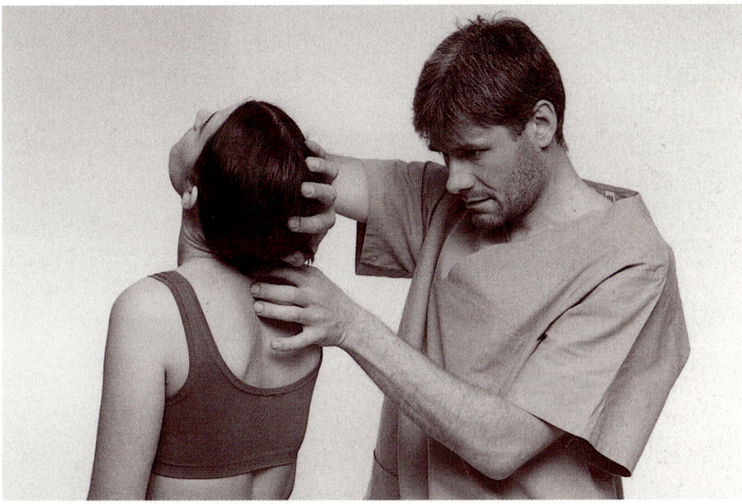

Beurteilung von BWK 1–4

Bewertung: Die Qualität und Quantität der Bewegungen vergleichen.
- Normalbefund: Freie Beweglichkeit der getesteten Wirbel in alle Richtungen.
- Tritt ein Widerstand in eine Richtung auf, kann dies auf eine Dysfunktion hinweisen.

Beurteilung von BWK 5–12

Patient: sitzend, die Arme vor dem Thorax verschränkt
Therapeut: stehend, seitlich des Patienten
Handposition:
- einen Arm unter der Achsel durchführen und auf die kontralaterale Schulter des Patienten legen
- mit den Fingern der anderen Hand die Dornfortsätze des zu überprüfenden sowie des darüber- und darunterliegenden Wirbels palpieren

Ausführung: den Rumpf passiv in Flexion, Extension, Seitneigung und Rotation bringen
Bewertung: Die Qualität und Quantität der Bewegungen vergleichen.
- Normalbefund: Freie Beweglichkeit der getesteten Wirbel in alle Richtungen.
- Tritt ein Widerstand in eine Richtung auf, kann dies auf eine Dysfunktion hinweisen.

Spring-Test (Federtest) für die BWS

Patient: in Bauchlage
Therapeut: stehend, seitlich des Patienten, auf Höhe der BWS
Handposition:
- die ulnare Handkante der einen Hand zwischen die Dornfortsätze des zu testenden Bewegungssegments positionieren
- mit der anderen Hand die Testhand am Handgelenk unterstützen
- beide Arme sind gestreckt, im rechten Winkel zur Wirbelsäule

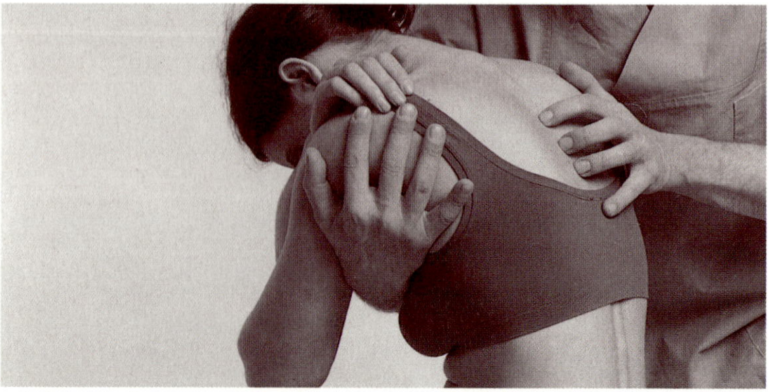

Beurteilung von BWK 5–12

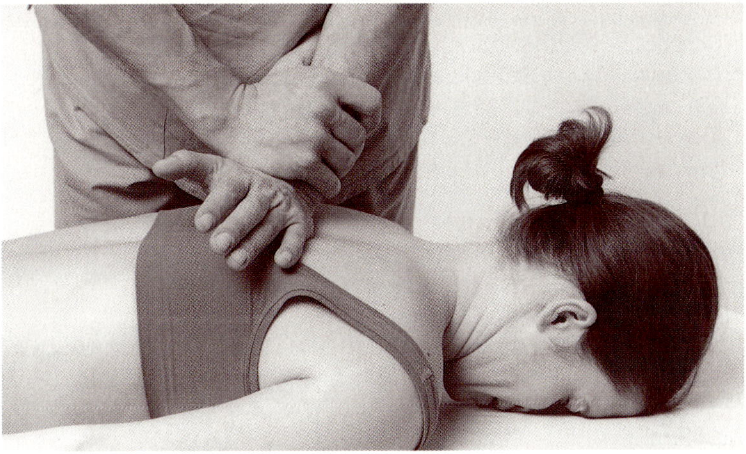

Spring-Test (Federtest)

Ausführung: einen senkrechten Druck auf das zu testende Segment ausüben
Bewertung: Die Qualitat und Quantität der Bewegung vergleichen.
- Normalbefund: Festelastisches Endgefühl.
- Ein hartes Endgefühl kann auf eine Flexionsdysfunktion hinweisen, ein weiches auf segmentale Hypermobilität oder eine Extensionsdysfunktion.

Kibler-Test

Patient: in Bauchlage
Therapeut: stehend, seitlich des Patienten
Ausführung: nacheinander jeweils rechts und links paravertebral eine Hautrolle von kaudal nach kranial zwischen Daumen und Fingern aufrollen

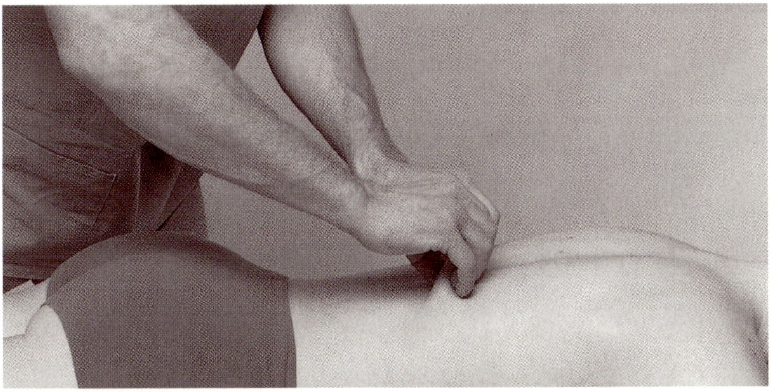

Kibler-Test

Bewertung: Auf Hautverquellungen und Ödeme achten, die durch Unverschieblichkeit deutlich hervortreten.

- Normalbefund: Die Hautrolle ist ohne Widerstand und ohne Bildung von Verdickungen entlang der Wirbelsäule aufzurollen.
- Unverschiebliche Hautverquellungen und Ödeme können ein Hinweis auf eine lokale segmentale Dysfunktionen sein.

Positionierungstest (Movement-Test)

Patient: kniend auf der Bank, der Rumpf ist maximal eingerollt, die Hände befinden sich seitlich der Knie (Flexionsstellung) (☞ Bild 1)

Therapeut: stehend, seitlich des Patienten

Handposition: mit den Daumen oder den Zeigefingern die Procc. transversi des zu überprüfenden sowie des darüber- und darunterliegenden Wirbels palpieren

Ausführung:

- den Patienten dazu auffordern, den Oberkörper mit abgestützten Armen nach vorne zu bewegen, bis er in Bauchlage auf die gestreckten Arme gestützt ist
- den Patienten auffordern, die HWS zu extendieren (den Blick zur Decke zu richten; extreme Extensionsstellung) (☞ Bild 2)

Bewertung: Die Position der Procc. transversi im Seitenvergleich in der Neutralposition sowie in Flexion und Extension beurteilen.

- Normalbefund: Die getesteten Procc. transversi befinden sich in Neutralstellung, in Flexion und Extension weder in Anteriorität noch Posteriorität.

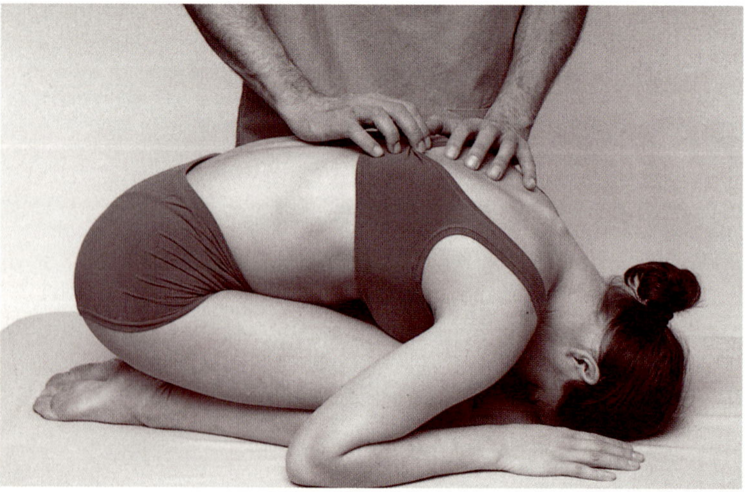

Positionierungstest (Movement-Test): Bild 1

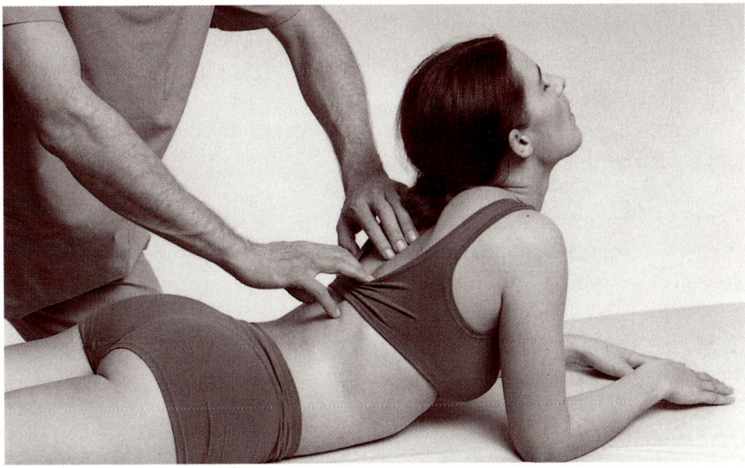

Positionierungstest (Movement-Test): Bild 2

- Befindet sich ein Proc. transversus in Posteriorität und vermindert sich diese in Flexion und verstärkt sich in Extension, so handelt es sich um eine Flexionsdysfunktion.
- Befindet sich ein Proc. transversus in Posteriorität und vermindert sich diese in Extension und verstärkt sich in Flexion, so handelt es sich um eine Extensionsdysfunktion.
- Bei unklarem Befund kann die Bewertung der Abstände der Proc. spinosi hinzugezogen werden. Der Abstand zwischen den getesteten Proc. spinosi bei einer Extensionsdysfunktion vergrößert sich nicht während der Flexion, bei einer Flexionsdysfunktion nicht während der Extension.

7.1.5 Differentialdiagnosen

- **mechanisch/degenerativ:** Spondylose, Spondylarthrose, Trauma oder Fraktur der BWS, Keilwirbel, Blockwirbel
- **neural/radikulär:** Diskusprotrusion, Diskusprolaps, Herpes Zoster
- **ausstrahlend:** Erkrankungen von Herz, Lungen, Pleura, Nieren, Oberbauch
- **entzündlich/rheumatisch:** Morbus Scheuermann, Morbus Bechterew, Morbus Reiter
- **dysplastisch:** primäre Wirbelsäulentumoren (z.B. Plasmozytom, Osteosarkom, Osteoblastom), Metastasen (z.B. bei Prostata-, Mamma-, Lungen-, Nierenkarzinom), Lymphome
- **infektiös:** Spondylitis, Tuberkulose
- **vaskulär/lymphatisch:** abdominales Aortenaneurysma

7.1.6 Osteopathische Beziehungen

Neurologische Beziehungen

- viszero-somatische und somato-viszerale Reflexe (sympathische Innervation):
  - Th1 – Th4: Ösophagus und Bronchien
  - Th1 – Th4: Kopf und Hals
  - Th1 – Th5: Herz und Lunge
  - Th5 – Th9 (rechts): Leber und Gallenblase
  - Th5 – Th9 (links): Milz und Magen
  - Th10 – Th12: Duodenum
  - Th10 – Th12: Niere und Ureter
  - Th10 – L2: Colon
  - Th9 – Th11: Nebenniere
  - Th10 – L2: kleines Becken
- Muskelinnervation: ☞ auch 11.1.6
  - M. latissimus dorsi: N. thoracodorsalis (C5/C6)
  - M. pectoralis major: Nn. pectorales medialis und lateralis (C5 – Th1)
  - M. pectoralis minor: Nn. pectorales medialis und lateralis (C6 – Th1)
  - M. subclavius: N. subclavius (C5/C6)
  - M. subscapularis: Nn. subscapulares (C5 – C7)
  - Mm. intercostales externi: Nn. intercostales
  - Mm. intercostales interni: Nn. intercostales

Vaskuläre Beziehungen

- venolymphatisch: die klappenlosen Plexus venosi vertebrales haben Verbindung mit dem Azygossystem sowie nach kranial zu Venen der Schädelbasis und Sinus venosi durales
- lymphatisch: über den Hiatus aorticus Einfluß auf die Zisterna chyli
- die Atmung beeinflußt maßgeblich in der V. cava inferior den venösen Rückstrom zum Herzen und den Lymphrückfluß in den Thorax
- arteriell: insbesondere bei Dysfunktionen im Bereich des thorakolumbalen Übergangs mit Zwerchfellbeteiligung über den Hiatus aorticus Einfluß auf den Truncus coeliacus und damit die Versorgung der Oberbauchorgane
- Dysfunktionen von Th12 können die A. radicularis magna Adamkievics beeinflussen, die der Versorgung des Lendensakralbereiches dient und nur einseitig, meist links, in Höhe des Wirbelsegments Th12 entspringt

Mechanische Beziehungen

- Zwerchfell
  - viszerale Verbindung mit dem Ösophagus, besonders durch Hiatus oesophageus

- viszerale Verbindung mit dem Perikard über die Facies diaphragmatica, über das Perikard selbst bindegewebige Verbindungen zum Mediastinum, Sternum und zur oberen BWS
- viszerale Verbindung mit den Lungen über die Pleurablätter; dies ist besonders bei entzündlichen Prozessen von Relevanz
- direkte viszerale Verbindung mit den abdominalen Organen: über das Lig. coronarium hepatis und Lig. triangulare sinistrum zur Leber, über das Lig. gastrophrenicum zum Magen, über den M. suspensorius duodeni (Treitz-Band) zum Dünndarm, über das Lig. phrenicocolicum zum Dickdarm sowie über die Fascia renalis und retrorenalis zur Niere
- indirekte viszerale Verbindung mit den abdominellen Organen: über das Lig. falciforme hepatis und Lig. teres hepatis zum Bauchnabel und über die Chorda urachi zur Blase
- enge Lage zur Milz
- wichtig für die Aufrechterhaltung der Druckunterschiede der Körperhöhlen

- zervikothorakales Diaphragma mit Anteilen aus: pleurovertebralen und kostopleuralen Ligamenten, M. longus colli, der Sibson-Faszie und mittleren zervikalen Aponeurose hat Einfluß auf die
  - Mechanik von C6–Th3, 1. und 2. Rippe sowie Sternum
  - Mobilität der Clavicula über den M. subclavius und somit auf die Mechanik der Art. humeri
  - Spannung der Mm. pectorales major und minor und damit auf die Versorgung des Armes (Thoracic-outlet-Syndrom bei Kompression) und die Mechanik des zervikothorakalen Überganges (Probleme bei Verkürzung der ventralen Strukturen)
- viszerale und fasziale Verbindungen des Thorax mit: Mediastinum, Perikard, Lungen, Pleura und Ösophagus

Muskuläre Beziehungen

Restriktionen der folgenden Muskeln können Ursache sein von Dysfunktionen

- im Sinne von Rippenblockierungen: zwischen M. intercostalis internus und Pleura parietalis
- in Inspiration: M. serratus anterior, M. quadratus lumborum, abdominale Muskulatur, M. serratus posterior superior
- in Exspiration: Mm. scaleni anterior, medialis und posterior, M. pectoralis minor, M. latissimus dorsi, Mm. intercostales externus und internus
- der 1. Rippe: Mm. scaleni anterior und medialis
- der 2. Rippe: M. scalenus posterior
- der 2.–4. Rippe: M. serratus posterior superior
- der 3.–5. Rippe: M. pectoralis minor
- der 9.–12. Rippe: M. serratus posterior inferior
- der 12. Rippe: M. quadratus lumborum

Triggerpunkte

Folgende Muskeln können Ursache sein von

- anterioren Brustschmerzen: Mm. pectoralis major und minor, Mm. scaleni, M. sternocleidomastoideus, M. sternalis, M. subclavius
- lateralen Brustschmerzen: M. serratus anterior, M. latissimus dorsi
- tiefen thorakalen Rückenschmerzen: M. iliocostalis thoracicus, M. multifidus, M. serratus posterior inferior, M. rectus abdominis

7.2 Behandlung der Brustwirbelsäule (HVLA)

7.2.1 Dysfunktion von Th3–12 in bilateraler Flexion (am Beispiel Th6)

Indikation: Rotation von Th6 beidseitig vermindert, gelegentlich auch die Seitneigung, Flexion verstärkt, Extension vermindert

Tests: beim Movement-Test verkleinert sich der Abstand der Procc. spinosi von Th6 zu Th7 in Extensionsstellung nicht (☞ S. 210), beim Federtest hartes Endgefühl (☞ S. 208)

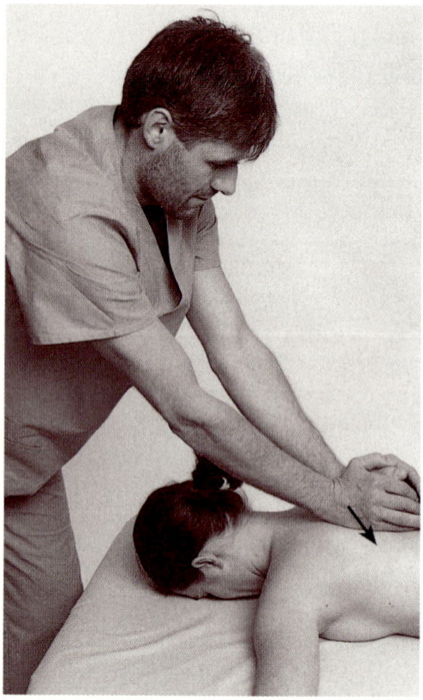

Behandlung von Th6 in bilateraler Flexion

Patient: in Bauchlage, die Stirn auf die Bank gestützt, die Arme seitlich am Körper

Therapeut: stehend, am Kopfende des Patienten

Handposition:

- das Os pisiforme beider Hände auf den rechten und linken Proc. transversus von Th6 positionieren
- die Arme dabei strecken

Ausführung:

- durch Druck auf die Procc. transversi in Richtung anterior und inferior die Bewegungsgrenze des Wirbels in Extension suchen
- den Patienten auffordern, tief auszuatmen
- am Ende der Ausatmung einen Impuls nach anterior und inferior ausführen

> **!** Die gleiche Technik kann bei einer Dysfunktion in bilateraler Extension ausgeführt werden. Der Therapeut steht dabei seitlich des Patienten, nach kranial gerichtet. Einstellung und Impulsrichtung finden nach anterior und superior statt.

7.2.2 Dysfunktion von Th3–12 in bilateraler Extension (am Beispiel Th8)

Indikation: Rotation von Th8 beidseitig vermindert, gelegentlich auch die Seitneigung, Extension verstärkt, Flexion vermindert
Tests: beim Movement-Test vergrößert sich der Abstand der Procc. spinosi von Th8 zu Th9 in Flexionsstellung nicht (☞ S. 210), beim Federtest weiches Endgefühl (☞ S. 208)
Patient: in Rückenlage, Hände im Nacken, Ellenbogen zusammen und auf die Brust gezogen
Therapeut: stehend, seitlich des Patienten
Handposition:
- mit Daumengrundgelenk und gebeugtem Zeigefinger der fußnahen Hand Kontakt mit den Procc. transversi von Th8 aufnehmen
- mit dem kopfnahen Unterarm und der Hand die Ellenbogen umgreifen

Ausführung:
- über die Ellenbogen des Patienten die Flexion der BWS auf Th8 einstellen
- mit dem Sternum Kontakt mit den Ellenbogen aufnehmen und Th8 auf Vorspannung in Flexion bringen

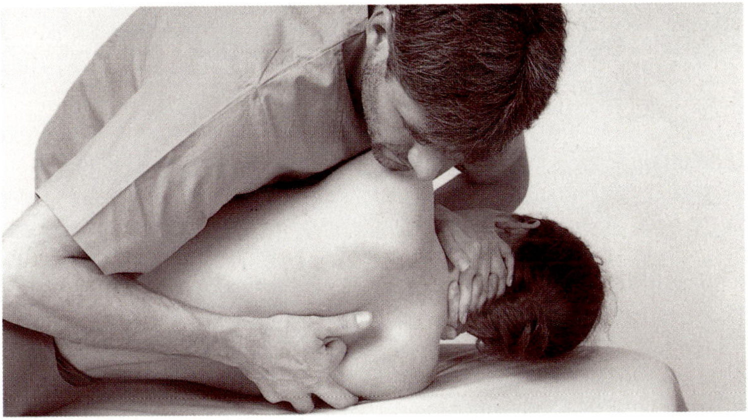

Behandlung von Th8 in bilateraler Extension: Handposition

7

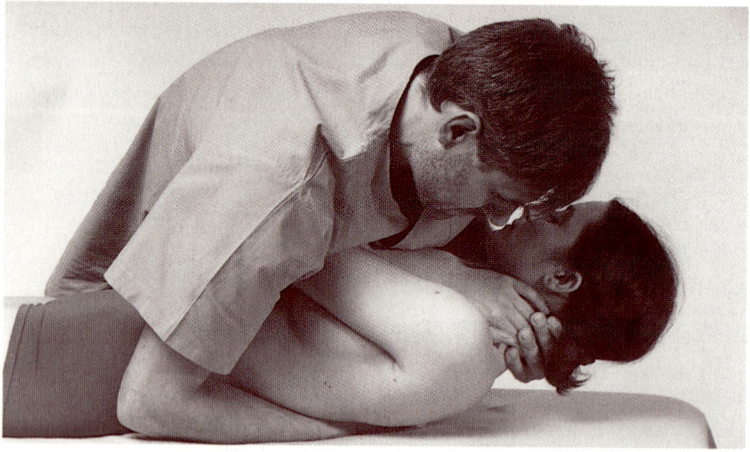

Behandlung von Th8 in bilateraler Extension: Ausführung

- den Patienten auffordern, die Luft nach tiefer Einatmung anzuhalten
- einen Impuls nach posterior ausführen

> **!** Die gleiche Technik kann bei einer Dysfunktion in bilateraler Flexion ausgeführt werden. Hierfür mit der fußnahen Hand Kontakt mit den Procc. transversi des Wirbels unterhalb des in Dysfunktion befindlichen aufnehmen (für bilaterale Flexion Th8 also mit den Procc. transversi von Th9). Th8 auf Vorspannung in Extension bringen und einen Impuls mit dem Sternum nach posterior ausführen.

7.2.3 Dysfunktion von Th3–12 in NSR (am Beispiel Th5 in NSR_R)

Indikation: Seitneigung von Th5 nach rechts, Rotation nach links vermindert
Palpation: Querfortsatz von Th5 befindet sich in Posteriorität rechts
Tests: beim Movement-Test keine Auffälligkeiten (☞ S. 210), beim Federtest normales Endgefühl (☞ S. 208)
Patient: in Rückenlage, die Arme über dem Brustkorb verschränkt
Therapeut: stehend, an der rechten Seite des Patienten
Handposition:

- mit dem Daumengrundgelenk der rechten Hand Kontakt mit dem rechten Proc. transversus aufnehmen (den bei einer Gruppendysfunktion am meisten hervortretenden Wirbel wählen)

- den linken Arm unter den Schultergürtel legen und die Position des Thorax kontrollieren

Ausführung:

- mit dem linken Arm den Rumpf nach rechts beugen und nach links rotieren, bis die Bewegungsgrenze am Wirbel in Dysfunktion erreicht ist
- mit dem Sternum Kontakt mit den Ellenbogen aufnehmen und Th5 auf Vorspannung bringen
- den Patienten verstärkt ein- und ausatmen lassen und nach Prüfung der myofaszialen Spannung eine Korrektur in Ein- oder Ausatmung vornehmen

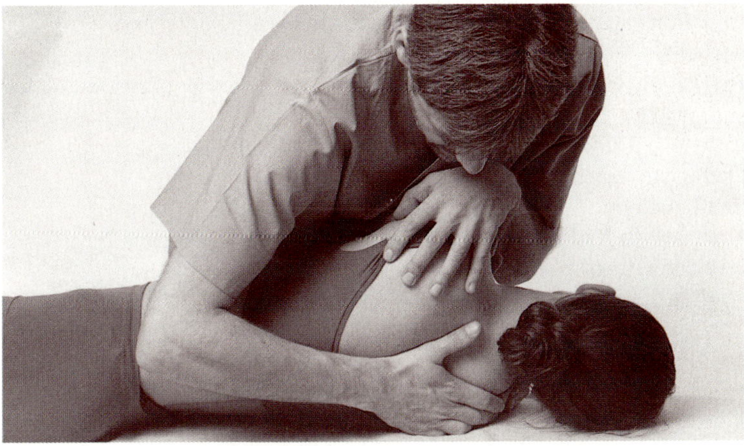

Behandlung von Th5 in NSR_R: Handposition

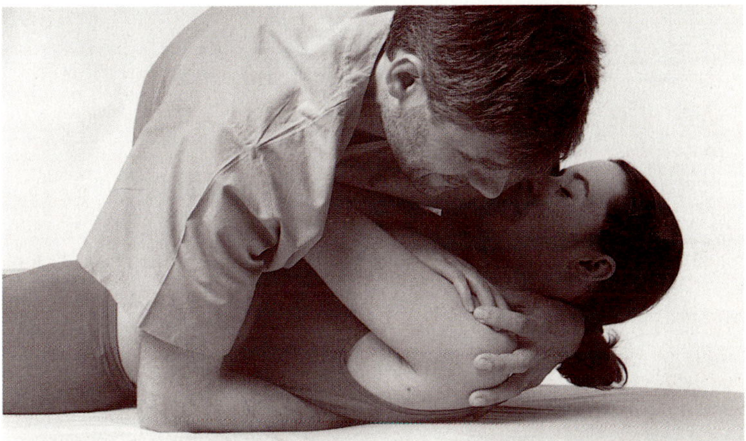

Behandlung von Th5 in NSR_R: Ausführung

- den Patienten auffordern, nach tiefer Ein- oder Ausatmung die Luft anzuhalten
- einen Impuls mit dem Sternum auf den Ellenbogen nach posterior ausführen

7.2.4 Dysfunktion von Th3–12 in FRS (am Beispiel Th11 in FRS_L)

Indikation: Extension, Seitneigung, Rotation von Th11 nach rechts vermindert
Palpation: Querfortsatz von Th11 befindet sich in Posteriorität links
Tests: beim Movement-Test verkleinert sich der Abstand der Procc. spinosi von Th11 zu Th12 in Extensionsstellung nicht (☞ S. 210), beim Federtest hartes Endgefühl (☞ S. 208)
Patient: in Bauchlage, Kopf nach links gedreht
Therapeut: stehend, an der rechten Seite des Patienten
Handposition:
- mit dem Os pisiforme der linken Hand Kontakt mit dem unteren Teil des linken Proc. transversus von Th11 aufnehmen
- mit dem Os pisiforme der rechten Hand den oberen Teil des rechten Proc. transversus von Th11 kontaktieren

Ausführung:
- durch Druck auf den linken Proc. transversus nach anterior und superior und Druck auf den rechten Proc. transversus nach inferior die Vorspannung suchen

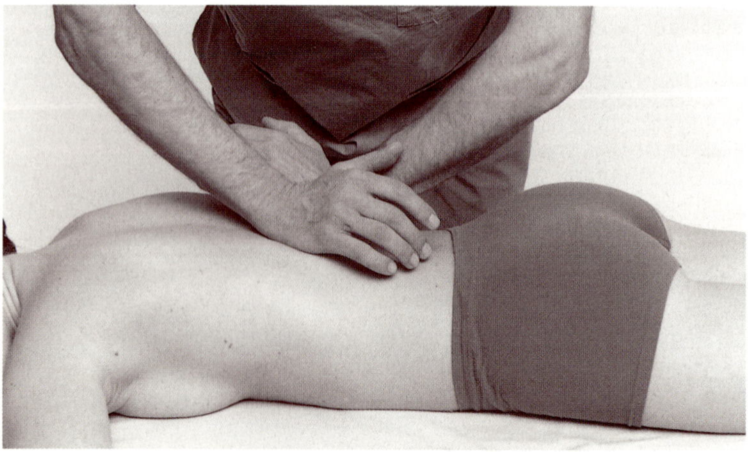

Behandlung von Th11 in FRS_L

- den Patienten anweisen, nach dem Einatmen die Luft anzuhalten
- mit beiden Händen einen Impuls in Richtung der eingestellten Parameter ausführen

> **!** Die gleiche Technik kann bei einer Dysfunktion in ERS_L ausgeführt werden. Mit dem Os pisiforme der kopfnahen Hand dabei den rechten Proc. transversus des Wirbels unterhalb der Dysfunktion fixieren. Der Impuls erfolgt dann über den linken Proc. transversus des Wirbels in Dysfunktion nach superior und anterior.

7.2.5 Dysfunktion von Th3–12 in ERS (am Beispiel Th8 in ERS_R)

Indikation: Flexion, Seitneigung, Rotation von Th8 nach links vermindert
Palpation: Querfortsatz von Th8 befindet sich in Posteriorität rechts
Tests: beim Movement-Test vergrößert sich der Abstand der Procc. spinosi von Th8 zu Th9 in Flexionsstellung nicht (☞ S. 210), beim Federtest weiches Endgefühl (☞ S. 208)
Patient: in Rückenlage, für die Behandlung von Th3–4 Hände im Nacken, für die Behandlung von Th5–12 Arme über dem Brustkorb verschränkt
Therapeut: stehend, an der linken Seite des Patienten
Handposition:
- mit Daumengrundgelenk und gebeugtem Zeigefinger der linken Hand Kontakt mit den Procc. transversi von Th8 aufnehmen
- mit dem rechten Arm von hinten beide Schulterblätter umfassen

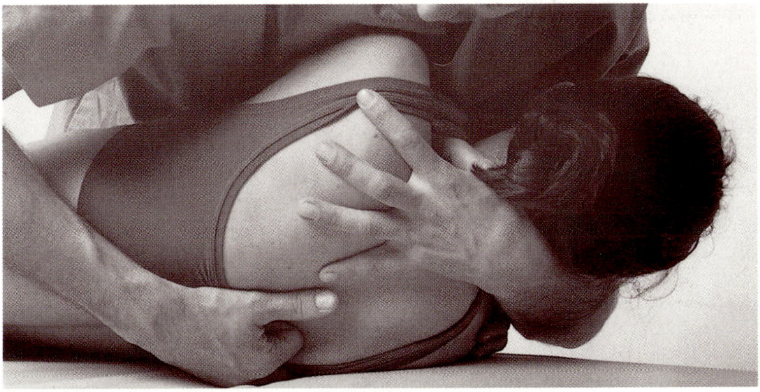

Behandlung von Th8 in ERS_R: Handposition

7

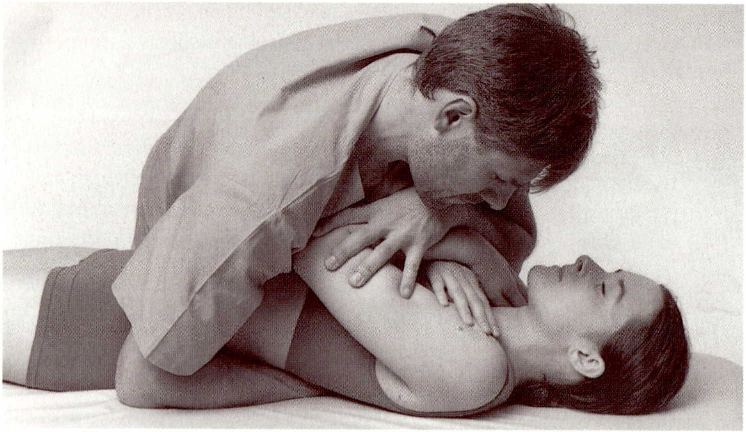

Behandlung von Th8 in ERS_R: Ausführung

Ausführung:
- durch Flexion, Seitneigung und Rotation des Thorax nach links die Bewegungsgrenze von Th8 aufsuchen
- mit dem Sternum Kontakt mit den Ellenbogen aufnehmen und Th8 auf Vorspannung bringen
- den Patienten auffordern, nach tiefem Einatmen die Luft anzuhalten
- einen Impuls mit dem Sternum auf den Ellenbogen nach posterior und inferior ausführen

! Die gleiche Technik kann bei einer Dysfunktion in FRS_R ausgeführt werden. Dafür mit Daumen und Zeigefinger die Procc. transversi des Wirbels unterhalb der Dysfunktion fixieren und die Vorspannung in Extension, Rotation und Seitneigung suchen. Die Richtung des Impulses ist nach posterior.

7.3 Behandlung der Brustwirbelsäule (MET)

7.3.1 Dysfunktion von Th1–4 in NSR (am Beispiel Th2 in NSR_R)

Indikation: Seitneigung nach rechts und Rotation von Th2 nach links vermindert
Palpation: Querfortsatz von Th2 befindet sich in Posteriorität rechts

Tests: beim Movement-Test keine Auffälligkeiten (☞ S. 210), beim Federtest normales Endgefühl (☞ S. 208)
Patient: aufrecht sitzend
Therapeut: stehend, hinter dem Patienten, der linke Fuß steht auf der Bank, der Oberschenkel befindet sich dabei unter der linken Achsel des Patienten
Handposition:
- mit den Fingern der rechten Hand die Procc. spinosi von Th2 und der darüber- und darunterliegenden Wirbel palpieren
- mit der linken Hand die Bewegung des Kopfes durch Kontakt auf dem Schädeldach kontrollieren
- den linken Unterarm seitlich an den Kopf des Patienten legen

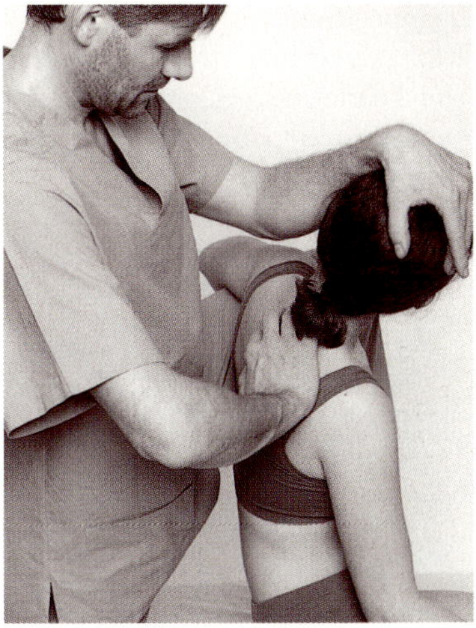
Behandlung von Th2 in NSR_R

Ausführung:
- durch Rotation des Kopfes mit der linken Hand nach links und Translation des Thorax mit dem Knie nach links die Bewegungsgrenze in Rotation links und Seitneigung rechts suchen
- den Patienten auffordern, den Kopf nach links gegen den Widerstand des Unterarms des Therapeuten zu drücken
- die Spannung 3–6 Sek. halten
- in der Entspannungsphase wird die neue Bewegungsgrenze durch Rotation des Kopfes nach links und Seitneigung des Thorax nach rechts erreicht (weitere Translation nach links mit dem Knie)
- diesen Vorgang 3–5× wiederholen

7.3.2 Dysfunktion von Th1–4 in FRS (am Beispiel Th3 in FRS_R)

Indikation: Extension, Seitneigung, Rotation von Th3 nach links vermindert
Palpation: Querfortsatz von Th3 befindet sich in Posteriorität rechts
Tests: beim Movement-Test verkleinert sich der Abstand der Procc. spinosi von Th3 zu Th4 in Extensionsstellung nicht (☞ S. 210), beim Federtest hartes Endgefühl (☞ S. 208)
Patient: sitzend
Therapeut: stehend, hinter dem Patienten

7

Handposition:

- mit den Fingern der linken Hand die Procc. spinosi von Th3 und der darüber- und darunterliegenden Wirbel palpieren
- mit der rechten Hand die Bewegung des Kopfes durch Kontakt auf der Stirn kontrollieren
- den rechten Unterarm seitlich an den Kopf des Patienten legen

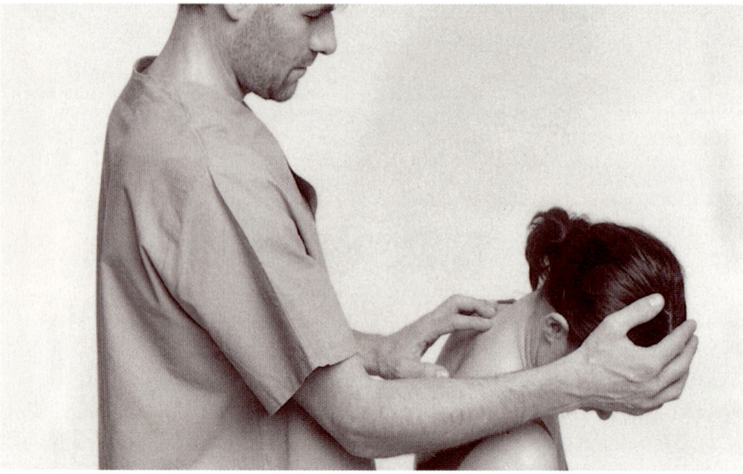

Behandlung von Th3 in FRS_R: Ausgangsposition

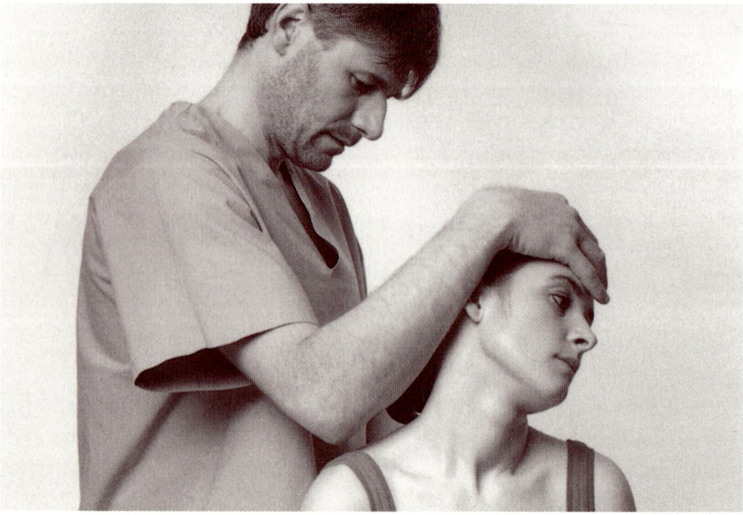

Behandlung von Th3 in FRS_R: Endposition

Ausführung:
- durch Extension, Rotation und Seitneigung des Kopfes nach links die Bewegungsgrenze suchen
- den Patienten auffordern, den Kopf nach vorne und rechts gegen den Widerstand von Hand und Unterarm des Therapeuten zu drücken
- die Spannung 3–6 Sek. halten
- in der Entspannungsphase wird die neue Bewegungsgrenze durch Rotation und Seitneigung des Kopfes nach links und Extension erreicht
- diesen Vorgang 3–5× wiederholen

7.3.3 Dysfunktion von Th1–4 in ERS (am Beispiel Th1 in ERS_L)

Indikation: Flexion, Seitneigung, Rotation von Th1 nach rechts vermindert
Palpation: Querfortsatz von Th1 befindet sich in Posteriorität links
Tests: beim Movement-Test vergrößert sich der Abstand der Procc. spinosi von Th1 zu Th2 in Flexionsstellung nicht (☞ S. 210), beim Federtest weiches Endgefühl (☞ S. 208)
Patient: sitzend
Therapeut: stehend, hinter dem Patienten
Handposition:
- mit den Fingern der rechten Hand die Procc. spinosi von Th1 und der darüber- und darunterliegenden Wirbel palpieren

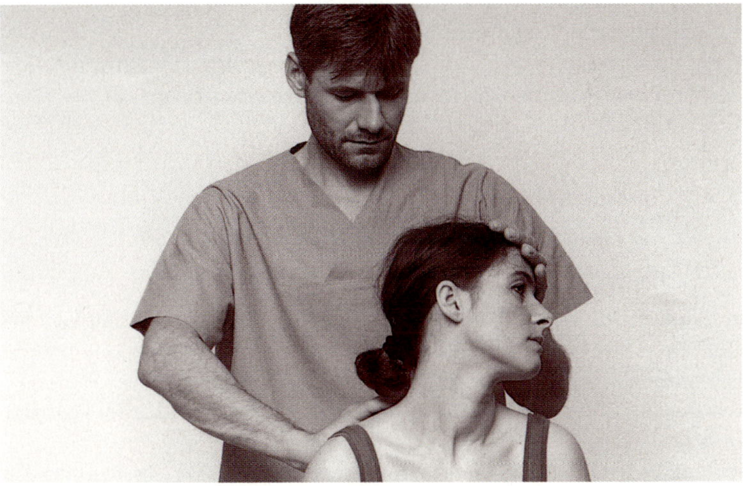

Behandlung von Th1 in ERS_L: Ausgangsposition

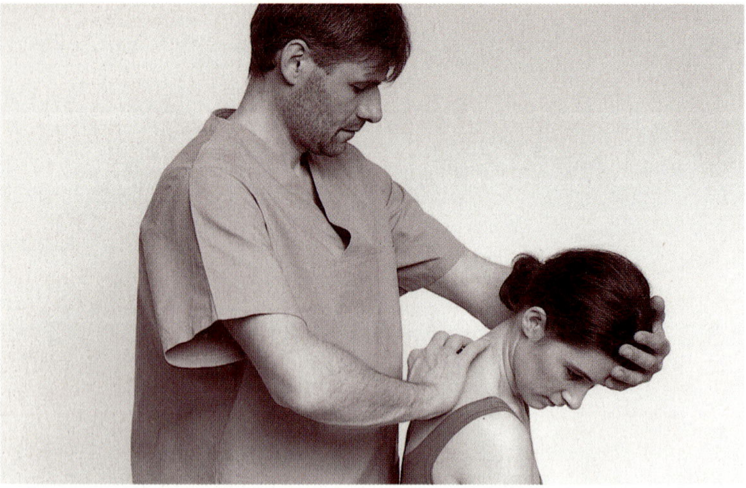

Behandlung von Th1 in ERS_L: Endposition

- mit der linken Hand die Bewegung des Kopfes durch Kontakt auf dem Schädeldach kontrollieren
- den linken Unterarm seitlich an den Kopf des Patienten legen

Ausführung:

- durch Flexion, Rotation und Seitneigung des Kopfes nach rechts die Bewegungsgrenze suchen
- den Patienten auffordern, den Kopf nach hinten und links gegen den Widerstand von Hand und Unterarm des Therapeuten zu drücken
- die Spannung 3–6 Sek. halten
- in der Entspannungsphase wird die neue Bewegungsgrenze durch Rotation und Seitneigung des Kopfes nach rechts und Flexion erreicht
- diesen Vorgang 3–5× wiederholen

7.3.4 Dysfunktion von Th5–12 in NSR (am Beispiel Th9 in NSR_L)

Indikation: Seitneigung nach links und Rotation von Th9 nach rechts vermindert

Palpation: Querfortsatz von Th9 befindet sich in Posteriorität links

Tests: beim Movement-Test keine Auffälligkeiten (☞ S. 210), beim Federtest normales Endgefühl (☞ S. 208)

Patient: aufrecht sitzend, die Arme vor dem Brustkorb verschränkt oder die Hände im Nacken (je nach Patient und Höhe der Dysfunktion)

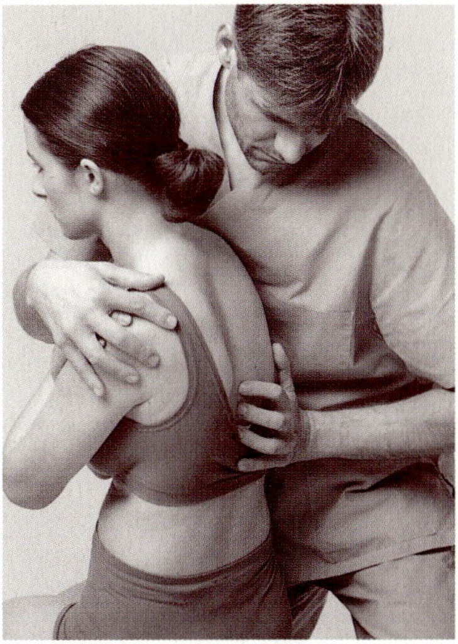

Behandlung von Th9 in NSR_L

Therapeut: stehend, an der rechten Seite des Patienten

Handposition:

- mit den Fingern der linken Hand die Procc. spinosi von Th9 und der darüber- und darunterliegenden Wirbel palpieren
- den rechten Arm über den Brustkorb des Patienten legen, die Hand ruht auf der linken Schulter
- mit dem Thorax Kontakt mit der rechten Schulter des Patienten aufnehmen

Ausführung:

- durch Rotation des Thorax nach rechts und Seitneigung nach links die Bewegungsgrenze suchen
- den Patienten auffordern, mit der rechten Schulter nach vorne gegen den Widerstand des Therapeuten zu drücken
- die Spannung 3–6 Sek. halten
- in der Entspannungsphase wird die neue Bewegungsgrenze durch Rotation nach rechts und Seitneigung nach links erreicht
- diesen Vorgang 3–5× wiederholen

7.3.5 Dysfunktion von Th5–12 in FRS (am Beispiel Th11 in FRS_L)

Indikation: Extension, Seitneigung, Rotation von Th11 nach rechts vermindert
Palpation: Querfortsatz von Th11 befindet sich in Posteriorität links
Tests: beim Movement-Test verkleinert sich der Abstand der Procc. spinosi von Th3 zu Th4 in Extensionsstellung nicht (☞ S. 210), beim Federtest hartes Endgefühl (☞ S. 208)
Patient: sitzend, die Arme vor dem Brustkorb verschränkt
Therapeut: stehend, seitlich des Patienten
Handposition:

- mit den Fingern der linken Hand die Procc. spinosi von Th11 und der darüber- und darunterliegenden Wirbel palpieren
- den rechten Arm über den Brustkorb des Patienten legen, die Hand ruht auf der linken Schulter
- mit dem Thorax Kontakt mit der rechten Schulter des Patienten aufnehmen

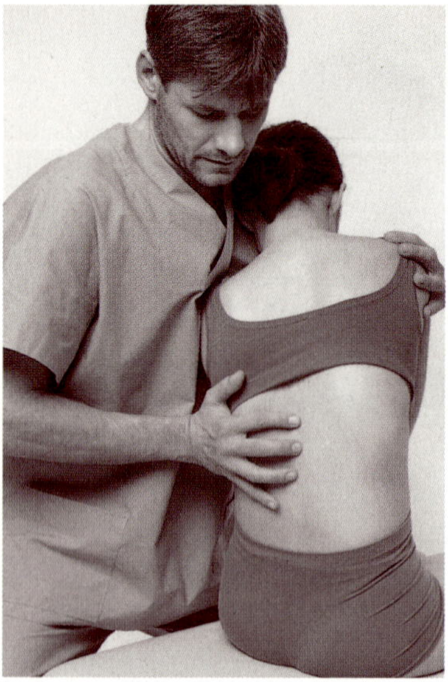

Behandlung von Th11 in FRS_L: Ausgangsposition

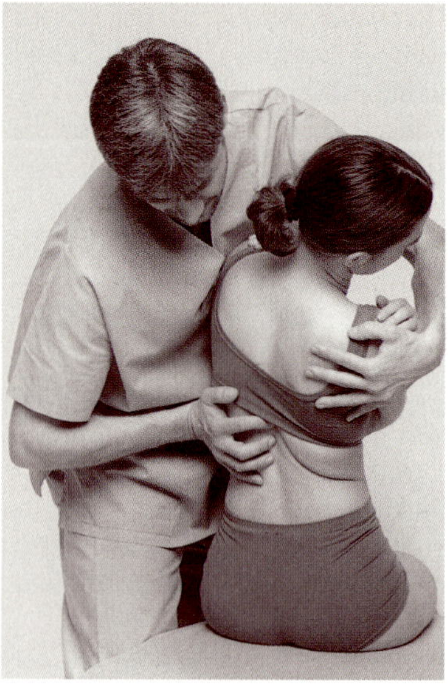

Behandlung von Th11 in FRS_L: Endposition

7

Ausführung:
- durch Extension, Rotation und Seitneigung des Thorax nach rechts die Bewegungsgrenze suchen
- den Patienten auffordern, mit der rechten Schulter nach oben und nach vorne gegen den Widerstand des Therapeuten zu drücken
- die Spannung 3–6 Sek. halten
- in der Entspannungsphase wird die neue Bewegungsgrenze durch Extension, Rotation und Seitneigung nach rechts erreicht
- diesen Vorgang 3–5× wiederholen

7.3.6 Dysfunktion von Th5–12 in ERS (am Beispiel Th8 in ERS_L)

Indikation: Flexion, Seitneigung, Rotation von Th8 nach rechts vermindert
Palpation: Querfortsatz von Th8 befindet sich in Posteriorität links
Tests: beim Movement-Test vergrößert sich der Abstand der Procc. spinosi von Th1 zu Th2 in Flexionsstellung nicht (☞ S. 210), beim Federtest weiches Endgefühl (☞ S. 208)
Patient: sitzend, die Arme vor dem Brustkorb verschränkt
Therapeut: stehend, hinter dem Patienten

Handposition:

- mit den Fingern der linken Hand die Procc. spinosi von Th8 und der darüber- und darunterliegenden Wirbel palpieren
- den rechten Arm über den Brustkorb des Patienten legen, die Hand ruht auf der linken Schulter
- mit dem Thorax Kontakt mit der rechten Schulter des Patienten aufnehmen

Ausführung:

- durch Flexion, Rotation und Seitneigung des Thorax nach rechts die Bewegungsgrenze suchen
- den Patienten auffordern, mit der rechten Schulter nach unten und vorne gegen den Widerstand des Therapeuten zu drücken
- die Spannung 3–6 Sek. halten
- in der Entspannungsphase wird die neue Bewegungsgrenze durch Flexion, Rotation und Seitneigung nach rechts erreicht
- diesen Vorgang 3–5× wiederholen

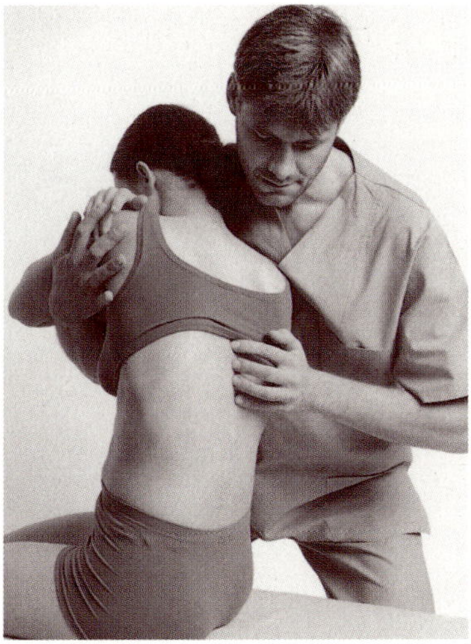

Behandlung von Th8 in ERS_L: Ausgangsposition

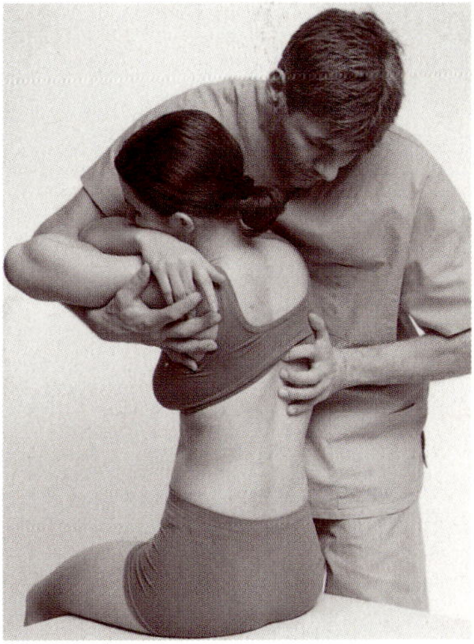

Behandlung von Th8 in ERS_L: Endposition

Halswirbelsäule

8

Inhalt

Autor: T. K. Dobler (8.3), C. Fossum und P. Sommerfeld (8.1.6),
D. Taylor (8.1, 8.2)
Therapeut auf den Fotos: T. K. Dobler (MET), D. Taylor (HVLA)

8.1 Diagnostik

8.1.1 Anamnese

Schmerzen, Bewegungseinschränkung

- Schmerzlokalisation
- Abhängigkeit von Bewegung, Belastung, Lage
- Schmerzcharakter: bohrend, dumpf, ziehend, brennend
- Beginn der Beschwerden: plötzlich, langsam, nach Trauma, Belastung, Krankheit
- Schmerzen beim Husten, Niesen
- eingeschränkte Bewegungen, z. B. Schulterblick beim Fahren, Blick nach oben

Andere Symptome

- Schwindel
- Kopfschmerzen, Migräne
- Doppelbilder, Gesichtsfeldausfälle
- Tinnitus
- Geruchsverminderung oder -ausfall
- Geschmacksstörungen
- Sensibilitätsstörungen im Kopf- und Halsbereich
- Koordinationsstörungen, Sprachstörungen
- Schwäche der oberen oder unteren Extremitäten

Vor-, Begleiterkrankungen, Sozialanamnese

- Rheumatische Erkrankungen (z. B. chronische Polyarthritis)
- Schlaganfall
- Aneurysmen der Kopfarterien
- frühere Rückenbeschwerden (Therapien, Untersuchungen, bildgebende Diagnostik)
- Infekte (z. B. Meningitis, Enzephalitis, im HNO-Bereich)
- systemische Erkrankungen (z. B. Multiple Sklerose, Rheumatoide Arthritis)
- berufliche Belastung

8.1.2 Inspektion

- Position des Kopfes
- Haltung der HWS
- Skoliose, Gibbus

- muskuläre Konturen der HWS und oberen Extremitäten
- Narben, Schwellungen, Hautausschlag im Kopf- und Halsbereich

8.1.3 Palpation

Knochenpalpation

- Protuberantia occipitalis externa
- Linea nuchalis suprema
- Proc. mastoideus
- Procc. spinosi und transversi der HWS
- Claviculae
- Scapulae
- erste Rippen

Weichteilpalpation

- M. semispinalis capitis
- M. trapezius
- M. splenius capitis
- M. levator scapulae
- M. sternocleidomastoideus
- Mm. scalenus anterior und scalenus posterior
- Gelenkkapseln C3 – C7 (falls hypertroph)
- Lymphknoten: Nll. submandibulares, cervicales profundi und superficiales, supraclaviculares
- A. carotis communis
- A. temporalis superficialis
- A. brachialis
- A. radialis

8.1.4 Tests und Bewegungsprüfung

Biomechanik

Art. atlantooccipitalis

- **Gelenkpartner:** Condylus occipitalis (konvex) und Foveae articulares superiores des Atlas (konkav)
- **Gelenktyp:** Ellipsoidgelenk
- **Bewegungsmöglichkeiten:** das Gelenk ist für 50% der Flexions- und Extensionsbewegung der HWS verantwortlich, Flexion bis 20°, Extension bis 30°, Seitneigung bis 15°

Art. atlantoaxialis mediana

- **Gelenkpartner:** Facies articularis anterior des Dens axis und Fovea dentis des Atlas, Facies articularis posterior des Dens axis und Lig. transversum atlantis
- **Gelenktyp:** Radgelenk
- **Bewegungsmöglichkeiten:** das Gelenk ist für 50 % der Rotationsbewegungen der HWS verantwortlich

Artt. atlantoaxiales laterales

- **Gelenkpartner:** Facies articularis inferior des Atlas und Facies articularis superior des Axis
- **Gelenktyp:** plane Gelenke
- **Bewegungsmöglichkeiten:** das Gelenk ist für 50 % der Rotationsbewegungen der HWS verantwortlich

C2/C3 bis C7/Th1

- **Gelenkpartner** eines Bewegungssegments: inferiore Seite des oberen und superiore Seite des unteren Wirbelkörpers, getrennt durch Zwischenwirbelscheibe; Proc. articularis inferior des oberen und Proc. articularis superior des unteren Wirbelbogens
- **Gelenktyp:** Synchondrose zwischen Wirbelkörpern, plane Gelenke zwischen Wirbelbögen
- **Bewegungsmöglichkeiten:** gekoppelte Seitneigung und Rotation, Flexion und Extension

Aktive Bewegungsprüfung

Den Patienten auffordern, den Kopf in

- Flexion
- Extension
- Rotation
- Seitneigung

zu bringen. Dabei auf Qualität und Quantität der Bewegungen achten, die ungehindert und in vollem Umfang möglich sein sollten.

Passive Bewegungsprüfung

Adsons-Test (Test für Suffizienz der Skalenuslücke)

Patient: sitzend

Therapeut: stehend, neben dem Patienten

Handposition:

- eine Hand auf das Schädeldach legen
- mit der anderen Hand den Puls der A. radialis der zu testenden Seite palpieren

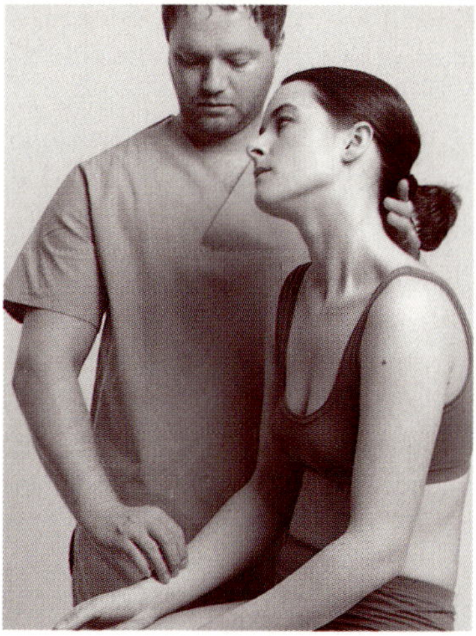

Adsons-Test (Suffizienz der Skalenuslücke)

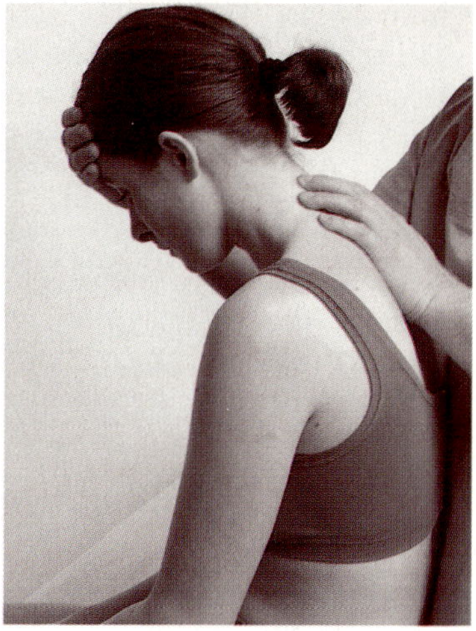

Flexion und Extension der HWS

Ausführung:
- mit der Hand am Kopf den Kopf in Extension und Seitneigung der zu testenden Seite positionieren
- den Patienten auffordern, tief einzuatmen und die Luft anzuhalten
- den Puls der A. radialis unilateral palpieren

Bewertung: Der Test bewertet die Suffizienz der Skalenuslücke, deren Begrenzung während der Ausführung die A. subclavia komprimieren kann.
- Normalbefund: Puls bleibt gleich stark, keine Symptome.
- Der Test ist positiv, wenn der Puls abgeschwächt oder abwesend ist oder wenn Symptome wie Schmerzen im Arm provoziert werden.

Flexion und Extension sitzend

Patient: sitzend
Therapeut: stehend, hinter dem Patienten
Handposition:
- Zeige- und Mittelfinger der palpierenden Hand auf die Procc. spinosi des zu prüfenden und des darunterliegenden Wirbels legen
- mit der anderen Hand die Bewegung des Kopfes durch Kontakt auf dem Schädeldach kontrollieren

Ausführung: mit der Hand am Kopf eine Bewegung in Flexion und Extension induzieren
Bewertung: Die Qualität und Quantität der Bewegungen der Procc. spinosi vergleichen.

- Normalbefund: Eine freie Beweglichkeit der Procc. spinosi in Richtung Flexion und Extension, während der Flexion vergrößert sich der Abstand der Interspinalräume, während der Extension verkleinert er sich.
- Tritt ein Widerstand in eine Richtung auf, kann dies auf eine Dysfunktion hinweisen.

Hautand'sche Probe

Patient: sitzend, Augen geschlossen, Arme 90° antevertiert, Ellenbogen gestreckt, Hände in Supination
Therapeut: stehend, hinter dem Patienten
Ausführung: den Patienten auffordern, bei geschlossenen Augen den Kopf in Extension zubringen, und dann nach links, danach auch nach rechts zu drehen.
Bewertung: Auf die Haltung der Arme achten und den Patienten fragen, ob Schwindel, Schmerz, Übelkeit oder andere Symptome aufteten.

- Normalbefund: Keine Symptome.
- Bei Rotation nach links in Extension können bestehende Verengungen der rechten A. carotis communis und rechten A. vertebralis weiter verengt werden. Bei positivem Test senkt sich der linke Arm und wird proniert, und es können Symptome der vertebro-basilaren Insuffizienz eintreten.
- Bei Rotation nach rechts in Extension können bestehende Verengungen der linken A. carotis communis und linken A. vertebralis weiter verengt werden. Bei positivem Test senkt sich der rechte Arm und wird proniert, und es können Symptome der vertebro-basilaren Insuffizienz eintreten.

Der Therapeut muß sicherstellen, daß der Patient bei auftretenden Symptomen der vertebro-basilaren Insuffizienz oder Schwindel nicht von der Bank fällt, und sollte daher den Patienten durch Kontakt an den Schultern stabilisieren.

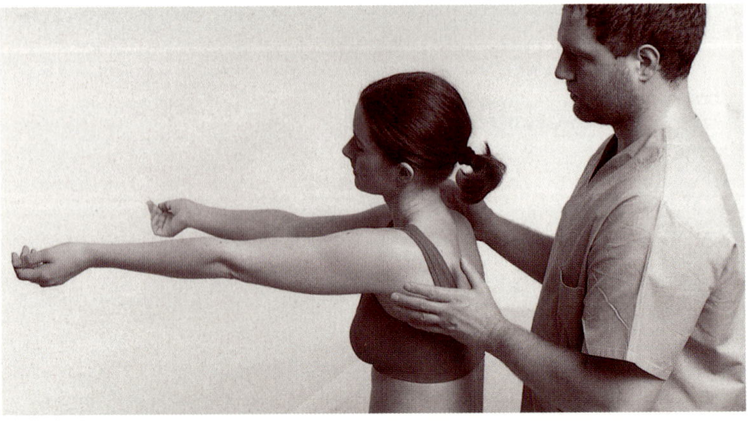

Hautand'sche Probe

8

Kompressionstest

Patient: sitzend

Therapeut: stehend, hinter dem Patienten

Handposition:

- eine Hand flächig auf die HWS legen, um den Patienten zu stabilisieren
- die andere Hand auf das Schädeldach legen

Ausführung: mit der Hand am Kopf diesen in Flexion, Extension und Seitneigung positionieren und in der jeweiligen Position einen Druck nach inferior ausüben

Bewertung: Den Patienten fragen, ob Schmerzen auftreten.

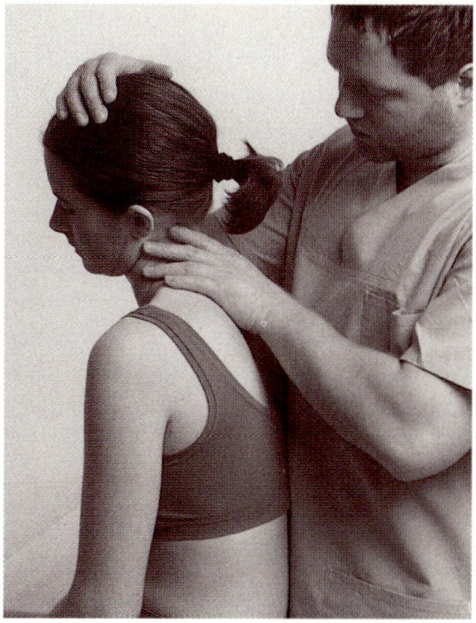

Kompressionstest

- Normalbefund: Keine Schmerzen.
- Treten während der Kompression in Flexion Symptome radikulärer Art auf, kann dies auf eine Läsion des Discus intervertebralis hinweisen.
- Eine Reproduktion der Symptome radikulärer Art während der Kompression in Seitneigung links kann auf eine Nervenwurzelreizung auf der linken Seite hinweisen.
- Schmerzen bei Kompression in Extension deuten auf eine Dysfunktion oder Pathologie der Zwischenwirbelgelenke hin.

Rotation und Seitneigung sitzend

Patient: sitzend

Therapeut: stehend, hinter dem Patienten

Handposition:

- Daumen und Zeigefinger der palpierenden Hand beidseits auf Procc. articulares des zu prüfenden Wirbels legen
- mit der anderen Hand die Bewegung des Kopfes durch Kontakt auf dem Schädeldach kontrollieren

Ausführung: mit der Hand am Kopf eine Bewegung in Seitneigung und Rotation induzieren

Bewertung: Die Qualität und Quantität der Bewegungen vergleichen.

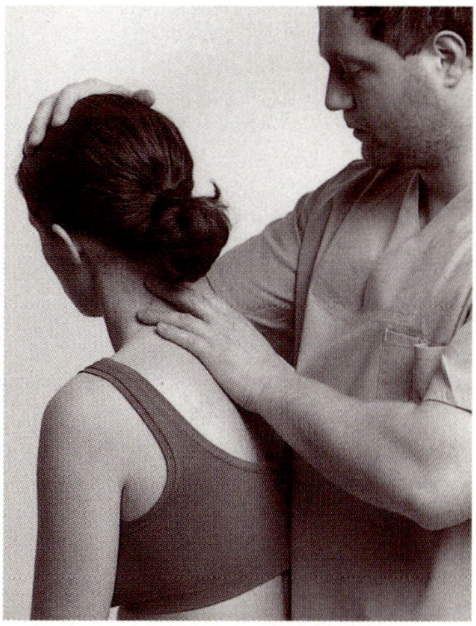

Rotation und Seitneigung der HWS

- Normalbefund: Eine freie Beweglichkeit der getesteten Wirbel in Rotation und Seitneigung, die sich in einer seitengleichen Bewegungsamplitude der Procc. articulares ausdrückt.
- Tritt ein Widerstand in eine Richtung auf, kann dies auf eine Dysfunktion hinweisen.

Test für Komprimierung durch M. pectoralis minor

Patient: sitzend
Therapeut: stehend, hinter dem Patienten
Handposition: das Handgelenk des gestreckten Armes der zu testenden Seite umfassen
Ausführung:

- die Schulter des Patienten in Hyper-Abduktion bringen
- durch Zug nach posterior die Schulter dann in Hyperretroversion bringen

Bewertung: Den Patienten nach auftretenden Symptomen fragen.

- Normalbefund: Keine Symptome.
- Der Test ist positiv, wenn Symptome (z. B. Schmerzen, Parästhesien) im Arm provoziert werden, und deutet auf eine Komprimierung des Korakopektoralraums durch den M. pectoralis minor hin.

Test für kostoklavikuläre Komprimierung

Patient: sitzend
Therapeut: stehend, hinter dem Patienten
Handposition: eine Hand auf die Schulter der zu testenden Seite legen

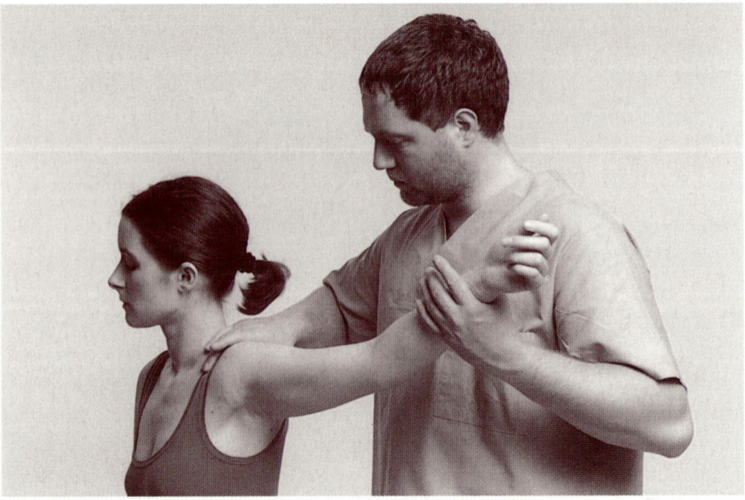

Test für Komprimierung durch M. pectoralis minor

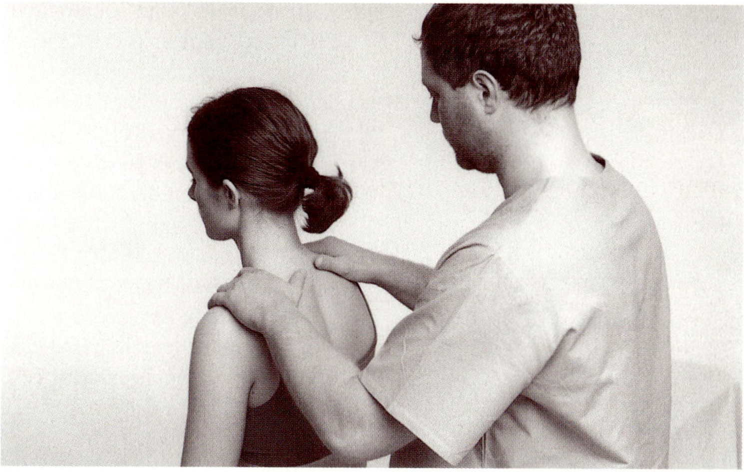

Test für kostoklavikuläre Komprimierung

Ausführung:
- die Schulter des Patienten nach inferior drücken
- den Patienten auffordern, tief einzuatmen und die Luft anzuhalten

Bewertung: Den Patienten nach auftretenden Symptomen fragen.
- Normalbefund: Keine Symptome.
- Der Test ist positiv, wenn Symptome wie Schmerzen im Arm provoziert werden, und deutet auf eine Komprimierung des Kostoklavikularraums hin.

De Klejn-Hängeprobe

Patient: in Rückenlage, Kopf über dem oberen Ende der Liege, die Schultern am Rand der Liege, so dass die HWS frei beweglich ist
Therapeut: stehend, am Kopfende des Patienten
Handposition: mit beiden Hände den Kopf am Okziput halten
Ausführung:
- mit den Händen den Kopf in Extension führen
- treten dabei keine Symptome auf, den Kopf nach links oder rechts rotieren

Bewertung: Den Patienten nach auftretenden Symptomen fragen.

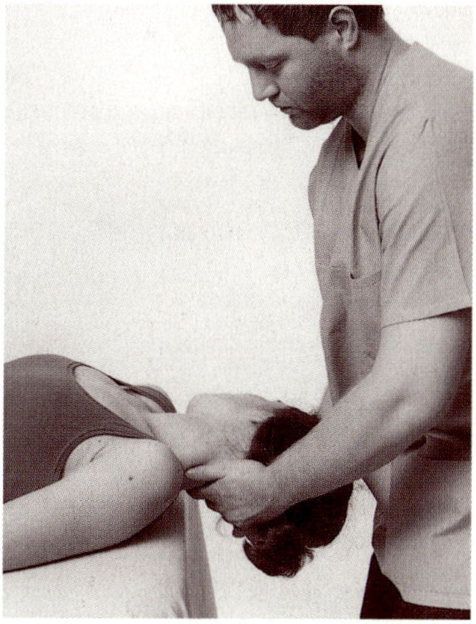

De Klejn-Hängeprobe

8

- Normalbefund: Keine Symptome.
- Bei Rotation nach links in Extension können bestehende Verengungen der rechten A. carotis communis und rechten A. vertebralis weiter verengt werden. Bei positivem Test können Symptome der vertebro-basilaren Insuffizienz auftreten.
- Bei Rotation nach rechts in Extension können bestehende Verengungen der linken A. carotis communis und linken A. vertebralis weiter verengt werden. Bei positivem Test können Symptome der vertebro-basilaren Insuffizienz auftreten.

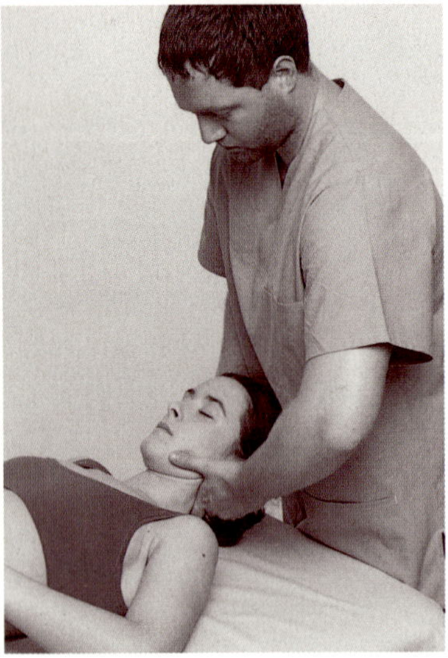

Flexion und Extension der HWS

Flexion und Extension liegend

Patient: in Rückenlage

Therapeut: stehend, am Kopfende des Patienten

Handposition:

- Zeige- und Mittelfinger der palpierenden Hand auf die Procc. spinosi des zu prüfenden und des darunterliegenden Wirbels legen
- mit der anderen Hand die Bewegung des Kopfes durch Kontakt mit dem Handballen am Okziput kontrollieren

Ausführung: mit der Hand am Kopf eine Bewegung in Flexion und Extension induzieren

Bewertung: Die Qualität und Quantität der Bewegungen vergleichen.

- Normalbefund: Freie Beweglichkeit der getesteten Wirbel, während der Flexion vergrößert sich der Interspinalraum, während der Extension verkleinert er sich.
- Tritt ein Widerstand in eine Richtung auf, kann dies auf eine Dysfunktion hinweisen.

Rotation und Seitneigung liegend

Patient: in Rückenlage

Therapeut: stehend, am Kopfende des Patienten

Handposition:

- die Handballen beider Hände beidseits unter das Okziput legen und damit die Bewegung des Kopfes kontrollieren
- der Kontakt muß dem Patienten eine gänzliche Entspannung ermöglichen
- mit den Fingern beider Hände beidseits die Procc. articulares palpieren

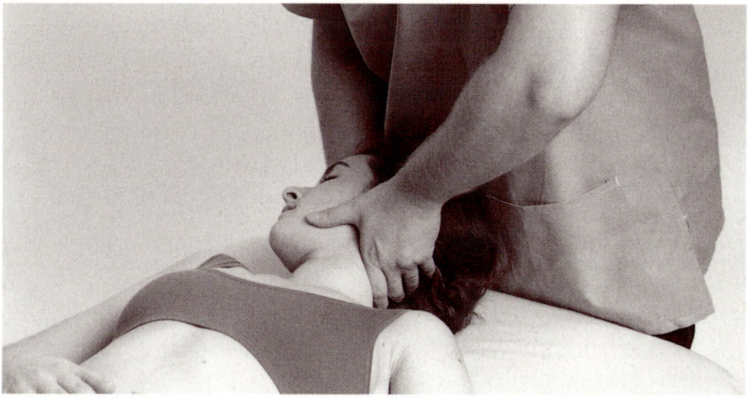

Rotation und Seitneigung der HWS

Ausführung:
- mit den Händen am Kopf eine Bewegung in Seitneigung oder Rotation induzieren
- es kann auch eine kombinierte Seitneigung und Rotation durch eine seitliche Bewegung (Sideshift) induziert werden

Bewertung: Die Qualität und Quantität der Bewegungen vergleichen.
- Normalbefund: Freie Beweglichkeit der getesteten Wirbel in Rotation und Seitneigung, die sich in einer seitengleichen Bewegungsamplitude der Procc. articulares ausdrückt.
- Tritt ein Widerstand in eine Richtung auf, kann dies auf eine Dysfunktion hinweisen.

Blutdruckmessung

Essentiell für die Diagnostik, insbesondere bei Kopfschmerzen, Schwindel, Blackouts. Immer an beiden Armen messen.

Neurologische Tests

Untersuchung der Hirnnerven

- N. olfactorius (I):
  - seitengetrennt, bei geschlossenen Augen mit verschiedenen Geruchsstoffen (Anis, Kaffee, Zimt) prüfen
  - Kontrolle mit Trigeminusreizstoffen (Ammoniak, Essig), die auch bei Anosmie erkannt werden müssen
- N. opticus (II):
  - Visusprüfung: Augen getrennt mit und ohne Brille prüfen
  - direkte Spiegelung des Augenhintergrunds

- N. oculomotorius (III), N. trochlearis (IV), N. abducens (VI):
  - anamnestisch Doppelbilder
  - Lidspalten seitengleich, Exophthalmus, Enophthalmus
  - Stellung der Bulbi
  - Motilitätsuntersuchung: Patienten auffordern, dem Finger des Untersuchers in horizontaler und vertikaler Richtung zu folgen
  - Pupillen: Größe vergleichen, direkte und indirekte Reaktion auf Licht prüfen (Miosis)
  - Nystagmus?
- N. trigeminus (V):
  - Palpation der Mm. masseter und temporales bei festem Kieferschluß
  - Masseterreflex: Patienten auffordern, Mund leicht zu öffnen, Schlag auf den dem Kinn aufliegenden Finger führt zum Kieferschluß
  - Sensibilität: mit Wattebausch/Fingerkuppe prüfen entsprechend dem Ausbreitungsgebiet der drei Trigeminusäste
  - Nervenaustrittspunkte: am Foramen supraorbitale, Foramen infraorbitale und Foramen mentale durch kräftigen Fingerdruck auf Schmerzhaftigkeit prüfen
  - Kornealreflex: mit ausgezogener Watte von seitlich den Rand der Cornea berühren
- N. facialis (VII):
  - anamnestisch Hyperakusis, Geschmacksstörung, verminderte Speichel- oder Tränensekretion
  - Inspektion: Gesichtsasymmetrie, Lidspalte unterschiedlich weit, Stirn- oder Nasolabialfalten verstrichen
  - Gesichtsmuskeln: Stirnrunzeln, Augen zusammenkneifen, Zähne zeigen, Pfeifen
- N. vestibulocochlearis (VIII):
  - Nystagmus?
  - anamnestisch Tinnitus
  - Gleichgewichtsprüfung: Gangversuch, Standversuch bei offenen und geschlossenen Augen, auf beiden Füßen und auf einem Fuß
  - orientierende Hörprüfung: Flüstern, Rascheln, Ticken einer Armbanduhr in verschiedenem Abstand seitenvergleichend prüfen, Stimmgabel-Tests (Weber- und Rinne-Versuch)
- N. glossopharyngeus (IX), N. vagus (X):
  - Gaumensegelparese: Patienten „Ah“ sagen lassen, bei Parese verzieht sich die Uvula zur gesunden Seite
  - Parese N. recurrens: nasale oder kloßige Stimme, Heiserkeit
  - Doppelseitige Vaguslähmung: Schluckstörung, Aphonie
  - Würgreflex: bei Berührung der Rachenhinterwand (kann auch bei Gesunden fehlen)

- N. accessorius (XI):
  - Kraftprüfung des M. sternocleidomastoideus (Kopfdrehung zur Gegenseite), M. trapezius (Schulter hochziehen, Arme über Kopf zusammenführen)
- N. hypoglossus (XII):
  - Zungenbewegung: Zunge weicht beim Herausstrecken zur Seite der Läsion

Reflexprüfung

Physiologische Muskeleigenreflexe

- **Bizepssehnenreflex (C5/6):** Schlag gegen den auf der Bizepssehne liegenden Finger → Kontraktion des M. biceps brachii
- **Radiusperiostreflex (C5/6):** Schlag gegen den auf dem distalen Ende des Radius liegenden Finger → Supination und Flexion im Ellenbogengelenk
- **Trizepssehnenreflex (C7/8):** Schlag gegen die distale Trizepssehne des gebeugten Arms → Kontraktion des M. triceps brachii

Sensibilitätsprüfung

Patient soll Augen schließen. Prüfung der Dermatome (☞ Einbandinnenseite hinten), ob die vom Untersucher ausgeführten Tests empfunden werden. Immer Seitenvergleich beachten.

- **Berührung:** mit Wattebausch/Fingerkuppe bestreichen
- **Schmerz:** mit abgebrochenem Holzstäbchen Spitz-Stumpf-Diskrimination in unregelmäßiger Abfolge prüfen
- **Temperatur:** mit Eis bzw. kaltem Wasser und heißem Wasser prüfen
- **Vibration:** 128 Hz Stimmgabel auf Knochenvorsprünge aufsetzen
- **Bewegung:** Zeigefinger medial und lateral anfassen, rasch nach oben und unten bewegen und Patienten empfundene Richtung angeben lassen

Koordinationsprüfung

- **Zeigeversuche:** auf Zielsicherheit, Flüssigkeit der Bewegung, Intentionstremor und Ataxie achten
  - Finger-Nase-Versuch: erst mit offenen, dann geschlossenen Augen den Finger in weitem Bogen auf die Nasenspitze führen lassen
  - Finger-Folge-Versuch: beide Zeigefingerspitzen in weitem Bogen berühren lassen
  - Knie-Hacken-Versuch: Ferse des einen Beins auf Patella des anderen aufsetzen und die Schienbeinkante herunterfahren lassen
- **Gangprüfung:** auf Flüssigkeit der Bewegung, Mitbewegung der Arme, Seitenabweichung, Schwanken, normale oder breite Führung der Beine achten
  - Normal-, Blind-, Seiltänzergang: mind. 10 Schritte gehen lassen
  - Hüpfen auf einem Bein
- **Diadochokinese:** schnell abwechselnd mit Handrücken und -innenfläche auf Unterlage klopfen oder Hände schnell im Wechsel supinieren und pronieren lassen → gelingt flüssig = Eudiadochokinese, nicht = Dysdiadochokinese

- **Unterberger-Tretversuch:** mit geschlossenen Augen ca. 1 Min. auf der Stelle treten lassen → Drehung um die Körperachse ≥ 45° zur kranken Seite hin. 3× wiederholen
- **Rebound-Phänomen:** nach vorn gestreckte Arme gegen Widerstand des Untersuchers nach oben drücken lassen, Gegendruck plötzlich beenden → durch Innervation der Antagonisten Bewegung schnell abgefedert (= Rebound), bei Kleinhirnläsion schlagen Arme nach oben aus (= pathologischer Rebound)
- **Romberg-Versuch:** mit geschlossenen Füßen zuerst mit offenen, dann geschlossenen Augen stehen lassen → positiv bei unsicherem Stand nach Schließen der Augen (= sensible Ataxie), Fallneigung zur Seite ohne Parese zeigt ipsilaterale Schädigung von Gleichgewichtsorgan oder Kleinhirn

Untersuchung der Muskulatur

- **Muskelkraft:** seitenvergleichend gegen die Schwerkraft und den Widerstand des Untersuchers prüfen; M. biceps brachii (C6), M. triceps brachii (C7), Flexoren und Extensoren des Handgelenks (C8), Flexoren und Extensoren der Finger (Th1)
- **Muskulärer Widerstand:** einzelne Gelenke passiv, unterschiedlich schnell durchbewegen. Pathologisch sind Muskelkontraktionen, Spastik (Klappmesserphänomen) und Rigor (wächserner Widerstand)

8.1.5 Differentialdiagnosen

- **mechanisch/degenerativ:** Trauma, Fraktur, Bänderrisse des Schultergelenks, Schulterluxation, Osteochondrose, Spondylarthrose, Spina bifida, Halsrippe, Klippel-Feil-Syndrom
- **neural/radikulär:** Syringomyelie, Nervenwurzelläsion, Irritation des Plexus cervicalis
- **ausstrahlend:** Erkrankungen von Herz, Strukturen des anterioren Halsbereichs (z.B. Ösophagus, Trachea)
- **entzündlich/rheumatisch:** Spondylitis, Spondylodiszitis, Spondylarthritis, Rheumatoide Arthritis
- **dysplastisch:** Neurinom, Osteosarkom
- **infektiös:** Grippe, Meningitis, Enzephalitis, Osteomyelitis
- **vaskulär/lymphatisch:** periphere arterielle Verschlußkrankheit, Thrombose

8.1.6 Osteopathische Beziehungen

Neurologische Beziehungen

- sympathische Innervation der Strukturen der HWS: Th1 – Th4
- C0/C2: viszerale Strukturen, die in Verbindung mit dem N. vagus stehen
- C3/C5: viszerale Strukturen, die in Verbindung mit dem N. phrenicus stehen
- C1 – C3: Strukturen mit afferenten Fasern am zervikalen Nucleus trigeminalis
- Wirbeldysfunktionen können die zervikalen Halsganglien beeinträchtigen
- Nerven von C0 – C3: N. occipitalis major, N. occipitalis minor, N. auricularis magnus, N. glossopharyngeus, N. accessorius, N. hypoglossus, N. vagus

Vaskuläre Beziehungen

- venolymphatisch: die klappenlosen Plexus venosi vertebrales haben nach kranial Verbindung zu denen Sinus venosi durales, den Vv. vertebrales und Venen der inneren und äußeren Schädelbasis; Lymphabflußstörungen von Kopf und Nacken bei supraklavikulären Verquellungen/Ödemen/Druckempfindlichkeit
- die V. jugularis kann durch hochzervikale muskuläre oder artikuläre Dysfunktionen beeinträchtigt werden
- arteriell: A. vertebralis (→ Aa. spinales posteriores und A. spinalis anterior C0 – L2), segmentale Zuflüsse aus mehreren Halsgefäßen, z.B. A. cerebralis descendens und profunda

Mechanische Beziehungen

- zentrale Faszienkette des Körpers: Faszien vom Schädel zur HWS (Schaltstelle C0 – C2; Fascia praevertebralis), zum Perikard, Mediastinum und zur Pleura (Schaltstelle C6 – Th2), zum Zwerchfell (Schaltstelle Th11 – L2) und zum Abdomen und kleinen Becken
- Dura mater im Bereich der oberen HWS: über bindegewebige Verbindungen zwischen M. rectus capitis posterior minor und Dura mater bzw. Lig. nuchae und der posterioren atlantoaxialen Membran der Dura mater, starke Anheftungen der Dura mater an C0 und C2
- Um die Augen in der Horizontalen zu halten, benötigt der Kopf eine gute Funktion im Segment C2/C3. Mechanische Dysbalancen aus dem gesamten Körper können Kompensationen und Dysfunktionen in diesem Segment verursachen.
- die intrakranialen Duraduplikaturen wirken als Vermittler des Kräftegleichgewichts zwischen Gesichtsschädel und dem kompensierenden Tonus der Nackenmuskeln
- Kiefergelenk und HWS beeinflussen sich gegenseitig, z.B. tritt bei einer Retrusion meist eine Hyperlordose der HWS auf, bei einer Protrusion hingegen eher eine Extension der HWS

- nach Littlejohn beeinflußt das Os hyoideum Okziput und Th4
- Gelenke des Schultergürtels und besonders die Art. sternoclavicularis beeinflussen den M. sternocleidomastoideus

Muskuläre Beziehungen

Ein Hypertonus der folgenden Muskeln kann Ursache sein von Dysfunktionen

- in Flexion mit assoziierter Rotation und Seitneigung der HWS: Mm. scaleni und verschiedene Fasern und Ansätze des M. longus colli
- in Extension mit assoziierter Rotation und Seitneigung der HWS: M. levator scapulae
- von C0/C1/(C2): suboccipitale Muskeln
- der oberen anterioren HWS und oberen Rippen: Mm. scaleni
- von C1 – C3: M. trapezius
- von C0 – C3, Os temporale, Sutura occipitomastoidea: M. sternocleidomastoideus

Triggerpunkte

Folgende Muskeln können Ursache sein von

- posterioren Nackenschmerzen: M. trapezius, M. multifidus cervicis, M. levator scapulae, M. splenius cervicis, M. infraspinatus
- anterioren Halsschmerzen: M. sternocleidomastoideus, M. digastricus, M. pterygoideus medialis
- occipitalen Kopf- und Nackenschmerzen: M. trapezius, M. sternocleidomastoideus, Mm. semispinalis capitis und cervicis, Mm. occipitales, M. digastricus, M. temporalis, M. suboccipitalis

8.2 Behandlung der Halswirbelsäule (HVLA)

Die Durchführung neurologischer und orthopädischer Tests (☞ 8.1.4) ist besonders im HWS-Bereich für die präzise Bestimmung der Dysfunktion und zur Feststellung eventueller Kontraindikationen (☞ 2.1.8) für die osteopathische Manipulation unerläßlich.

8.2.1 Dysfunktion des okzipitoatlantalen Komplexes in Rotation rechts (Wiege-Griff)

Indikation: Rotation und Seitneigung des Okziput links eingeschränkt
Tests: neurologische Tests negativ (☞ S. 239)
Patient: in Rückenlage

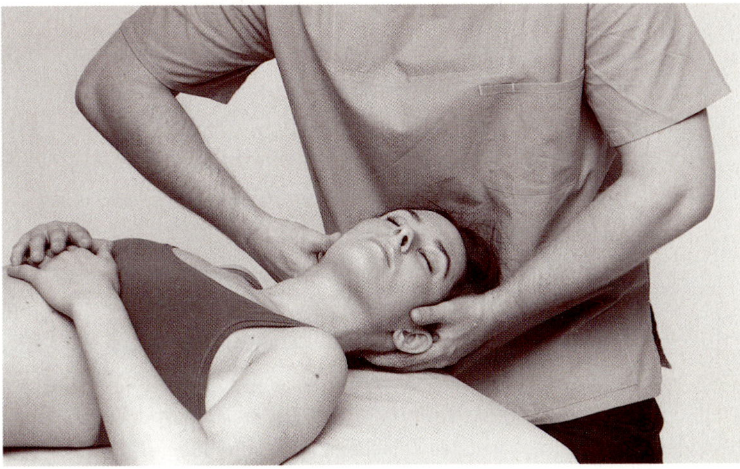

Behandlung des okzipitoatlantalen Komplexes in Rotation (Wiege-Griff)

Atlas re. rotiert

Therapeut: stehend, am Kopfende des Patienten

Handposition:

- die rechte Hand auf das rechte Okziput legen, Finger nach medial gerichtet, der rechte Zeigefinger liegt unmittelbar oberhalb des rechten okzipitoatlantalen Gelenks
- mit der linken Hand den linken Anteil des Kopfes hinter dem linken Ohr umfassen

Ausführung:

- die Hebelkräfte für die Manipulation einstellen: mögliche Hebelkräfte zum Erreichen der Vorspannung der Bewegungseinschränkung des Okziput sind Flexion, Extension, Seitneigung, Rotation, Kompression und Traktion
- das Okzipitoatlantalgelenk durch leichten Schub mit der rechten Hand nach links in Seitneigung rechts bringen
- weitere Hebelkräfte durch Flexion oder Extension über den rechten Zeigefinger einstellen, Kompression oder Traktion durch leichten Schub oder Zug mit dem linken Arm induzieren
- den Kopf nun zusätzlich mit der rechten Hand nach links rotieren, bis die optimale Vorspannung des Okziput lokalisiert wird
- sollten in dieser Position Symptome auftreten, die auf eine Pathologie hinweisen, die Technik nicht ausführen
- einen Impuls mit dem rechten Zeigefinger in Richtung des linken Auges in Seitneigung rechts und Rotation links ausführen

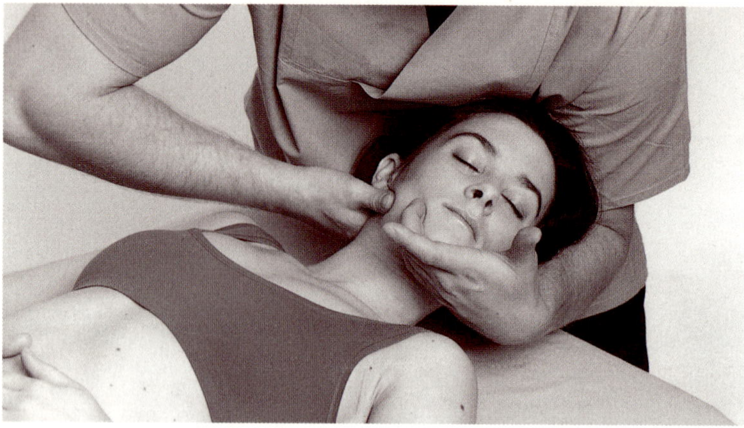

8

Behandlung des okzipitoatlantalen Komplexes in Rotation (Kinn-Griff)

8.2.2 Dysfunktion des okzipitoatlantalen Komplexes in Rotation rechts (Kinn-Griff)

Indikation: Rotation und Seitneigung des Okziput links eingeschränkt
Tests: neurologische Tests negativ (☞ S. 239)
Patient: in Rückenlage
Therapeut: stehend, am Kopfende des Patienten
Handposition:

- die rechte Hand auf das rechte Okziput legen, Finger nach medial gerichtet, der rechte Zeigefinger liegt unmittelbar oberhalb des rechten okzipitoatlantalen Gelenks
- den linken Hinterkopf auf die Ventralfläche des linken Unterarms des Therapeuten legen
- die linke Hand dabei mit der Palmarfläche auf die linke Gesichtshälfte legen, mit den Fingern 4 und 5 das Kinn mit leichtem Kontakt umgreifen
- den Kopf durch den linken Oberarm des Therapeuten zusätzlich fixieren

Ausführung:

- die Hebelkräfte für die Manipulation einstellen: mögliche Hebelkräfte zum Erreichen der Vorspannung der Bewegungseinschränkung des Okziput sind Flexion, Extension, Seitneigung, Rotation, Kompression und Traktion
- das Okzipitoatlantalgelenk durch leichten Schub mit der rechten Hand nach links in Seitneigung rechts bringen
- weitere Hebelkräfte durch Flexion oder Extension über den rechten Zeigefinger einstellen, Kompression oder Traktion durch leichten Schub oder Zug mit dem linken Arm induzieren

- den Kopf nun zusätzlich mit der rechten Hand nach links rotieren, bis die optimale Vorspannung des Okziput lokalisiert wird
- sollten in dieser Position Symptome auftreten, die auf eine Pathologie hinweisen, die Technik nicht ausführen
- einen Impuls mit dem rechten Zeigefinger in Richtung des linken Auges in Seitneigung rechts und Rotation links ausführen

8.2.3 Dysfunktion von C3/C4 in Rotation rechts (Wiege-Griff)

Indikation: Rotation von C3 links eingeschränkt
Tests: neurologische Tests negativ (☞ S. 239)
Patient: in Rückenlage
Therapeut: stehend, am Kopfende des Patienten
Handposition:
- die rechte Hand auf das rechte Okziput legen, Finger nach medial gerichtet, der rechte Zeigefinger befindet sich am rechten Arcus posterior von C3 zwischen dem Proc. spinosus und dem rechten Proc. transversus
- mit der linken Hand den linken Anteil des Kopfes hinter dem linken Ohr umfassen

Ausführung:
- die Hebelkräfte für die Manipulation einstellen: mögliche Hebelkräfte zum Erreichen der Vorspannung der Bewegungseinschränkung von C3 sind Flexion, Extension, Seitneigung, Rotation, Kompression und Traktion

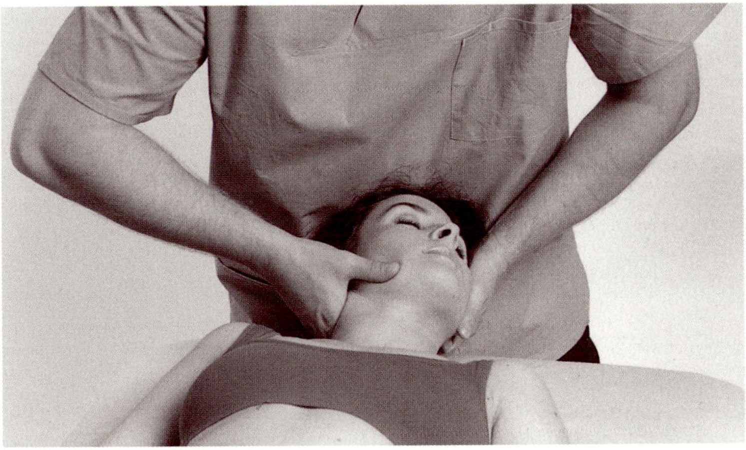
Behandlung von C3/C4 in Rotation (Wiege-Griff)

- den Gelenkkomplex C3/C4 durch leichten Schub mit der rechten Hand nach links in Seitneigung rechts bringen
- weitere Hebelkräfte durch Flexion oder Extension über den rechten Zeigefinger einstellen, Kompression oder Traktion durch leichten Schub oder Zug mit dem linken Arm induzieren
- den Kopf nun zusätzlich mit der rechten Hand nach links rotieren, bis die optimale Vorspannung von C3 lokalisiert wird
- sollten in dieser Position Symptome auftreten, die auf eine Pathologie hinweisen, die Technik nicht ausführen
- einen Impuls mit dem rechten Zeigefinger in transversaler Ebene nach links (Seitneigung rechts und Rotation links) ausführen

8.2.4 Dysfunktion von C3/C4 in Rotation rechts (Kinn-Griff)

Indikation: Rotation von C3 links eingeschränkt
Tests: neurologische Tests negativ (☞ S. 239)
Patient: in Rückenlage
Therapeut: stehend, am Kopfende des Patienten
Handposition:

- die rechte Hand auf das rechte Okziput legen, Finger nach medial gerichtet, der rechte Zeigefinger befindet sich am rechten Arcus posterior von C3 zwischen dem Proc. spinosus und dem rechten Proc. transversus
- den linken Hinterkopf auf die Ventralfläche des linken Unterarms des Therapeuten legen

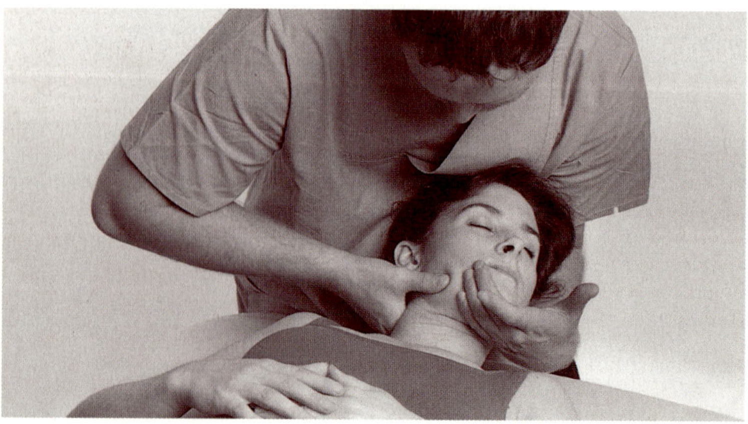

Behandlung von C3/C4 in Rotation (Kinn-Griff)

- die linke Hand dabei mit der Palmarfläche auf die linke Gesichtshälfte legen, mit den Fingern 4 und 5 das Kinn von rechts mit leichtem Kontakt umgreifen
- den Kopf durch den linken Oberarm des Therapeuten zusätzlich fixieren

Ausführung:

- die Hebelkräfte für die Manipulation einstellen: mögliche Hebelkräfte zum Erreichen der Vorspannung der Bewegungseinschränkung von C3 sind Flexion, Extension, Seitneigung, Rotation, Kompression und Traktion
- den Gelenkkomplex C3/C4 durch leichten Schub mit der rechten Hand nach links in Seitneigung rechts bringen
- weitere Hebelkräfte durch Flexion oder Extension über den rechten Zeigefinger einstellen, Kompression oder Traktion durch leichten Schub oder Zug mit dem linken Arm induzieren
- den Kopf nun zusätzlich mit der rechten Hand nach links rotieren, bis die optimale Vorspannung von C3 lokalisiert wird
- sollten in dieser Position Symptome auftreten, die auf eine Pathologie hinweisen, die Technik nicht ausführen
- einen Impuls mit dem rechten Zeigefinger in transversaler Ebene nach links (Seitneigung rechts und Rotation links) ausführen

8.2.5 Dysfunktion von C3/C4 in Rotation rechts (im Sitzen)

Indikation: Rotation von C3 links eingeschränkt

Tests: neurologische Tests negativ (☞ S. 239)

Patient: sitzend

Therapeut: stehend, an der linken Seite des Patienten

Handposition:

- mit Zeige- und Mittelfinger der rechten Hand die HWS von dorsal umgreifen und Kontakt mit der ventralen Fläche des rechten Proc. transversus von C4 aufnehmen
- mit der linken Hand den Kopf von ventral umgreifen und die Hand unter das rechte Ohr legen

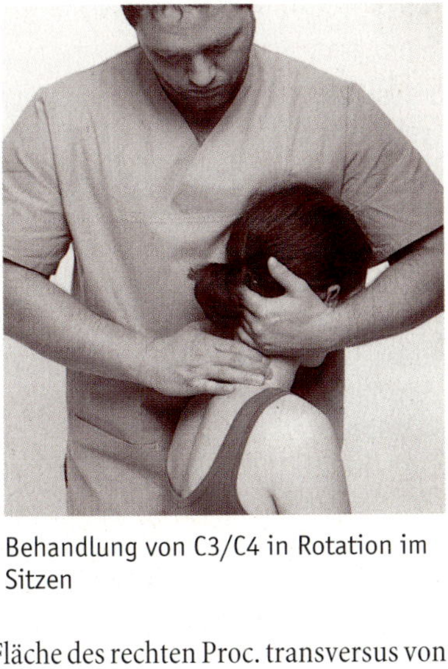

Behandlung von C3/C4 in Rotation im Sitzen

- das Metacarpophalangealgelenk des linken kleinen Fingers auf die dorsale Fläche des rechten Proc. transversus von C3 legen, den Finger entlang des Arcus posterior bis zum Proc. spinosus legen

Ausführung:
- die Hebelkräfte für die Manipulation einstellen: mögliche Hebelkräfte zum Erreichen der Vorspannung der Bewegungseinschränkung von C3 sind Flexion, Extension, Seitneigung, Rotation, Kompression und Traktion
- den Gelenkkomplex C3/C4 durch leichten Zug mit der rechten Hand in Richtung des Therapeuten in Seitneigung rechts bringen
- weitere Hebelkräfte durch Flexion oder Extension über den linken kleinen Finger einstellen
- den Kopf nun mit der linken Hand nach links rotieren, bis die optimale Vorspannung von C3 lokalisiert wird
- sollten in dieser Position Symptome auftreten, die auf eine Pathologie hinweisen, die Technik nicht ausführen
- einen Impuls mit dem linken kleinen Finger in transversaler Ebene nach links (Seitneigung rechts und Rotation links) ausführen

> **!** Da der Patient bei dieser Technik sitzt und die Schwerkraft den Kopf nicht zusätzlich in Richtung Behandlungsliege zieht, ist die sichere und für den Patienten angenehme Lagerung des Kopfes während und nach der Manipulation besonders wichtig.

8.2.6 Dysfunktion von C7/Th1 in Rotation rechts (in Bauchlage)

Indikation: Rotation von C7 links eingeschränkt
Tests: neurologische Tests negativ (☞ S. 239)
Patient: in Bauchlage, Kinn am Sternum
Therapeut: stehend, am Kopfende des Patienten
Handposition:
- mit dem rechten Os pisiforme Kontakt mit dem posterioren Anteil des rechten Proc. transversus von Th1 aufnehmen
- die linke Hand auf den Hinterkopf des Patienten legen, die Finger in Richtung der linken Schulter des Patienten gerichtet

Ausführung:
- die Hebelkräfte für die Manipulation einstellen: mögliche Hebelkräfte zum Erreichen der Vorspannung der Bewegungseinschränkung von C7 sind Flexion, Extension, Kompression und Traktion
- mit der linken Hand den Kopf in Seitneigung links und Rotation rechts bewegen, bis die Bewegung mit der rechten Hand palpiert werden kann

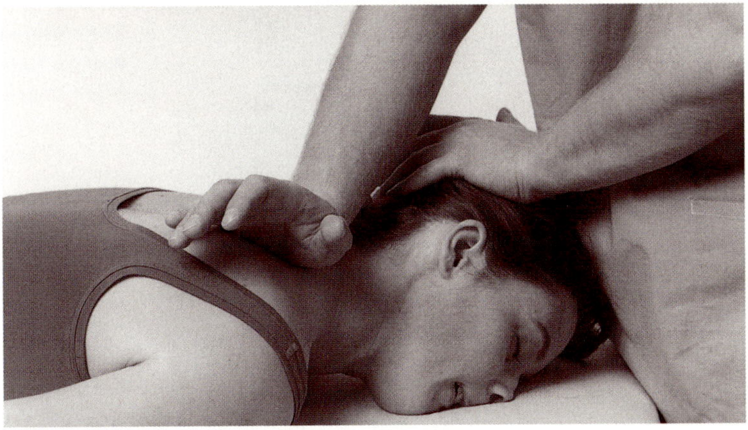

Behandlung von C7/Th1 in Rotation in Bauchlage

- sollten in dieser Position Symptome auftreten, die auf eine Pathologie hinweisen, die Technik nicht ausführen
- einen Impuls ausführen, der aus einer Verstärkung der Seitneigung nach links und Rotation nach rechts mit der Hand am Kopf bei gleichzeitigem Druck des rechten Os pisiforme auf den Proc. transversus von Th1 in Richtung der rechten Axilla besteht

8.2.7 Dysfunktion von C7/Th1 in Rotation rechts (im Sitzen)

Indikation: Rotation von C7 links eingeschränkt
Tests: neurologische Tests negativ (☞ S. 239)
Patient: sitzend
Therapeut: stehend, hinter der Patienten
Handposition:

- den linken Ellenbogen auf die linke Schulter des Patienten möglichst nahe an der Wirbelsäule legen
- den linken Unterarm seitlich entlang der HWS und der linken Gesichtshälfte legen
- mit der linken Hand das Stirnbein von anterior/superior umfassen
- die rechte Hand auf die rechte Schulter legen, mit dem Daumen Kontakt mit dem Proc. spinosus von Th1 von rechts aufnehmen
- das rechte Handgelenk dabei gestreckt lassen

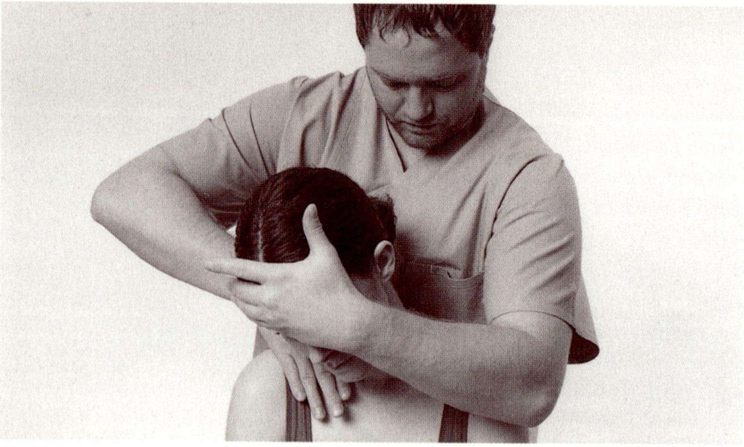

Behandlung von C7/Th1 in Rotation im Sitzen

Ausführung:

- die Hebelkräfte für die Manipulation einstellen: mögliche Hebelkräfte zum Erreichen der Vorspannung der Bewegungseinschränkung von C7 sind Flexion, Extension, Seitneigung, Rotation, Kompression und Traktion
- den Gelenkkomplex C7/Th1 durch Druck mit dem linken Arm nach rechts und Drehung mit der Hand nach links in Seitneigung rechts und Rotation links bringen
- sollten in dieser Position Symptome auftreten, die auf eine Pathologie hinweisen, die Technik nicht ausführen
- einen Impuls ausführen, der aus einer Verstärkung der Seitneigung nach rechts mit dem linken Arm bei gleichzeitigem Druck des rechten Daumens auf den Proc. spinosus von Th1 in Richtung der linken Axilla besteht

8.3 Behandlung der Halswirbelsäule (MET)

8.3.1 Dysfunktion von C0/C1 in FRS_R

Indikation: Extension, Seitneigung links, Rotation rechts des Okziput eingeschränkt

Patient: in Rückenlage

Therapeut: stehend oder sitzend, am Kopfende des Patienten

Handposition:

- die rechte Hand auf das rechte Okziput legen
- mit dem rechten Zeigefinger das rechte okzipitoatlantale Gelenk palpieren

- die linke Hand auf das linke Okziput legen
- mit dem linken Zeigefinger das linke okzipitoatlantale Gelenk palpieren

Ausführung:

- den Kopf in Flexion bringen
- das Okzipitoatlantalgelenk langsam in Extension führen, bis die Bewegungsgrenze erreicht ist
- die Bewegung durch leichten Druck der Zeigefinger nach anterior auf das Okzipitoatlantalgelenk fokussieren
- durch leichten Schub mit der rechten Hand nach links die Bewegungsgrenze in Seitneigung rechts suchen
- den Kopf nun zusätzlich mit der rechten Hand nach links rotieren, bis die Bewegungsgrenze in Rotation links erreicht ist
- den Patienten auffordern, den Kopf gegen den Widerstand des Therapeuten nach rechts zu drehen
- die Spannung 3–6 Sek. halten
- in der Entspannungsphase wird die neue Bewegungsgrenze durch Rotation nach links, Seitneigung nach rechts und Extension erreicht
- diesen Vorgang 3–5× wiederholen

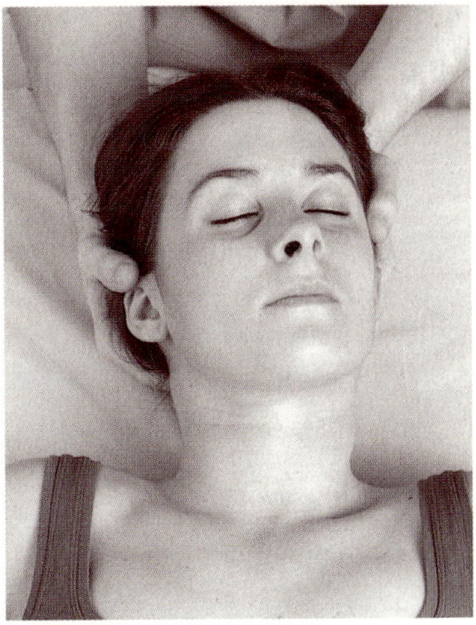

Behandlung von C0/C1 in FRS_R

> **!** Wenn die Bewegungseinschränkung hauptsächlich in Extension oder Seitneigung palpiert wurde oder wenn die Behandlung mit Rotation keine komplette Bewegungsfreiheit erzielt, können Extension und Seitneigung alternativ oder zusätzlich zur Rotation eingesetzt werden.

8.3.2 Dysfunktion von C0/C1 in ERS_L

Indikation: Flexion, Seitneigung rechts, Rotation links des Okziput eingeschränkt

Patient: in Rückenlage

Therapeut: stehend oder sitzend, am Kopfende des Patienten

Handposition:

- die rechte Hand auf das rechte Okziput legen

- mit dem rechten Zeigefinger das rechte okzipitoatlantale Gelenk palpieren
- die linke Hand auf das linke Okziput legen
- mit dem linken Zeigefinger das linke okzipitoatlantale Gelenk palpieren

Ausführung:
- den Kopf in Extension bringen
- das Okzipitoatlantalgelenk langsam in Flexion führen, bis die Bewegungsgrenze erreicht ist
- durch leichten Schub mit der linken Hand nach rechts die Bewegungsgrenze in Seitneigung links suchen
- den Kopf nun zusätzlich mit der linken Hand nach rechts rotieren, bis die Bewegungsgrenze in Rotation rechts erreicht ist
- den Patienten auffordern, den Kopf gegen den Widerstand des Therapeuten nach links zu drehen
- die Spannung 3 – 6 Sek. halten
- in der Entspannungsphase wird die neue Bewegungsgrenze durch Rotation nach rechts, Seitneigung nach links und Flexion erreicht
- diesen Vorgang 3 – 5× wiederholen

! Wenn die Bewegungseinschränkung hauptsächlich in Extension oder Seitneigung palpiert wurde oder wenn die Behandlung mit Rotation keine komplette Bewegungsfreiheit erzielt, können Extension und Seitneigung alternativ oder zusätzlich zur Rotation eingesetzt werden.

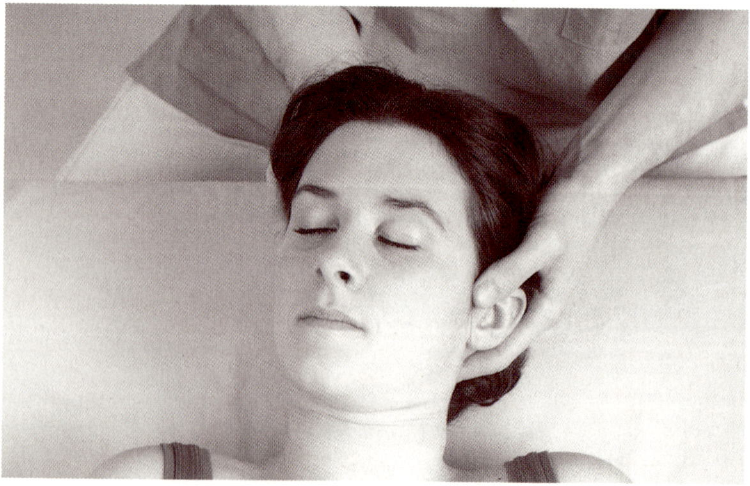

Behandlung von C0/C1 in ERS_L

8.3.3 Dysfunktion von C1/C2 in Rotation rechts

Indikation: Rotation von C1 links eingeschränkt
Patient: in Rückenlage
Therapeut: stehend oder sitzend, am Kopfende des Patienten
Handposition:
- die rechte Hand auf das rechte Okziput legen, Finger nach medial gerichtet
- der rechte Zeigefinger befindet sich am rechten Arcus posterior von C1 zwischen dem Proc. spinosus und dem rechten Proc. transversus
- den linken Hinterkopf auf die Ventralfläche des linken Unterarms des Therapeuten legen
- die linke Hand mit der Palmarfläche auf die linke Gesichtshälfte legen, mit den Fingern 4 und 5 das Kinn von rechts mit leichtem Kontakt umgreifen
- den Kopf durch den linken Oberarm des Therapeuten zusätzlich fixieren

Ausführung:
- den Kopf mit der rechten Hand nach links rotieren, bis die Bewegungsgrenze in Rotation links erreicht ist
- den Patienten auffordern, den Kopf gegen den Widerstand des Therapeuten nach rechts zu drehen
- die Spannung 3–6 Sek. halten
- in der Entspannungsphase wird die neue Bewegungsgrenze durch Rotation nach links erreicht
- diesen Vorgang 3–5× wiederholen

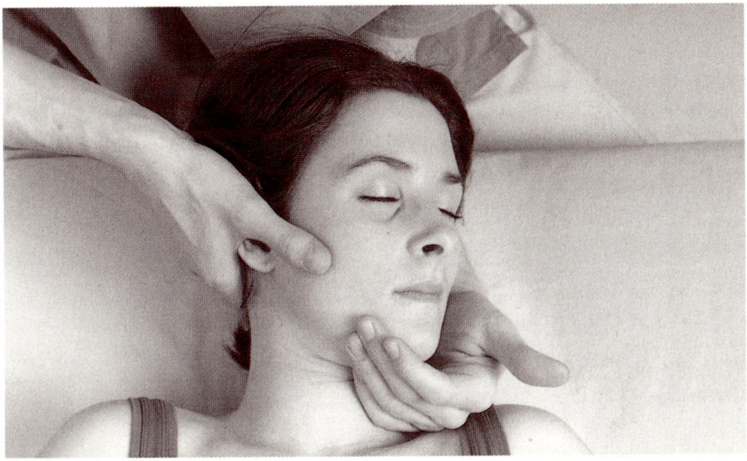

Behandlung von C1/C2 in Rotation

8.3.4 Dysfunktion von C2–7 in ERS (am Beispiel C4/C5 in ERS_R)

Indikation: Flexion, Rotation links, Seitneigung links des Okziput eingeschränkt
Patient: in Rückenlage
Therapeut: stehend oder sitzend, am Kopfende des Patienten
Handposition:
- die rechte Hand auf das rechte Okziput legen
- mit dem rechten Daumen Kontakt mit dem rechten posterioren Anteil des Proc. transversus von C4 aufnehmen, mit dem rechten Zeigefinger mit dem linken Proc. transversus
- mit der linken Hand das Kinn von links umgreifen

8

Ausführung:
- den Kopf in Extension bringen
- C4 durch Anheben des Kopfes mit der rechten Hand in Flexion und Seitneigung links führen, bis die Bewegungsgrenze erreicht ist
- durch leichten Schub mit dem rechten Daumen am Proc. transversus nach anterior C4 in Rotation links führen
- den Patienten auffordern, den Kopf gegen den Widerstand des Therapeuten nach rechts zu drehen
- die Spannung 3–6 Sek. halten
- in der Entspannungsphase wird die neue Bewegungsgrenze durch Rotation nach links, Seitneigung nach links und Flexion erreicht
- diesen Vorgang 3–5× wiederholen

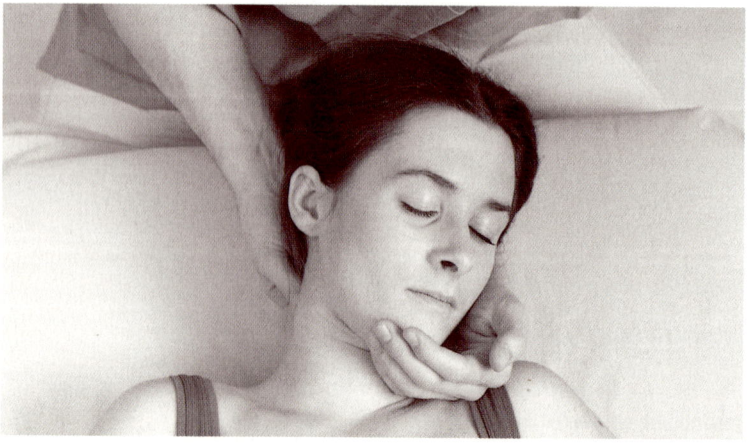

Behandlung von C4/C5 in ERS_R

> **!** Wenn die Bewegungseinschränkung hauptsächlich in Flexion oder Seitneigung palpiert wurde oder wenn die Behandlung mit Rotation keine komplette Bewegungsfreiheit erzielt, können Flexion oder Seitneigung alternativ oder zusätzlich zur Rotation eingesetzt werden.

8.3.5 Dysfunktion von C2–7 in FRS (am Beispiel C6/C7 in FRS_L)

Indikation: Extension, Seitneigung rechts, Rotation rechts von C6 eingeschränkt
Patient: in Rückenlage
Therapeut: stehend oder sitzend, am Kopfende des Patienten
Handposition:

- mit dem linken Daumen Kontakt mit dem linken posterioren Anteil des Proc. transversus von C6 aufnehmen, mit dem linken Zeigefinger mit dem rechten Proc. transversus
- die rechte Hand quer über die Stirn legen

Ausführung:

- C6 durch Schub der linken Hand an den Procc. transversi nach anterior in Extension führen, bis die Bewegungsgrenze erreicht ist
- über den Kontakt an der Stirn eine Rotation und Seitneigung des Kopfes nach rechts induzieren, bis die Bewegungsgrenze von C6 in Rotation und Seitneigung erreicht ist

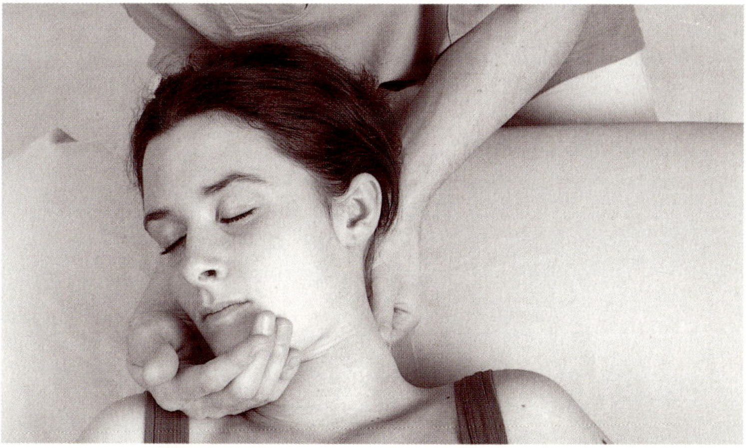

Behandlung von C6/C7 in FRS_L

- den Patienten auffordern, die Stirn gegen den Widerstand des Therapeuten nach anterior zu drücken
- die Spannung 3 – 6 Sek. halten
- in der Entspannungsphase wird die neue Bewegungsgrenze durch Rotation nach rechts, Seitneigung nach rechts und Extension erreicht
- diesen Vorgang 3 – 5× wiederholen

! Wenn die Bewegungseinschränkung hauptsächlich in Rotation oder Seitneigung palpiert wurde oder wenn die Behandlung mit Flexion keine komplette Bewegungsfreiheit erzielt, können Rotation und Seitneigung alternativ oder zusätzlich zur Flexion eingesetzt werden.

9 Rippen

Inhalt

Autor: U. Senger
Therapeut auf den Fotos: U. Senger

9.1 Diagnostik

9.1.1 Anamnese

Schmerzen, Bewegungseinschränkung

- Lokalisation der Schmerzen
- Abhängigkeit von Ein- oder Ausatmung, Bewegung, Belastung, Lage
- Einschränkung der Atmung, lokales Engegefühl
- Schmerzcharakter: bohrend, dumpf, ziehend, brennend
- Ausstrahlung: Zwischenrippenraum, zwischen Schulterblättern, Schulter-Nacken-Bereich, sternal oder parasternal, Brachialgien, Oberbauch

Andere Symptome

- Palpitation, Herzstechen
- retrosternaler Druck
- Husten, Atemlosigkeit

Vor-, Begleiterkrankungen, Sozialanamnese

- Asthma bronchiale, akute oder chronische Bronchitis
- Herpes Zoster im Bereich des Brustkorbs
- Nikotinabusus
- Rheumatische Erkrankungen
- Probleme im Wachstumsalter, Hinweise auf Morbus Scheuermann
- Arbeitsplatz: Allergene, Reizstoffe, Staubbelastung

9.1.2 Inspektion

- Thoraxform
- Schutz- oder Schonhaltung
- Rippen: Form, Kontur
- Ödeme, Narben, Hautausschlag im Thoraxbereich

9.1.3 Palpation

Knochenpalpation

- Position der Anguli costarum und sternochondralen Verbindungen
- Angulus infrasternalis
- Spatium intercostale (vorne, seitlich, hinten)
- Procc. spinosi und transversi der BWS

Weichteilpalpation

- Tonus der Interkostalmuskulatur
- Tonus Atemmuskulatur: Zwerchfell, Zwischenrippenmuskeln, Mm. scaleni, Mm. pectorales
- Tonus der Einatemhilfsmuskulaur: M. sternocleidomastoideus, M. serratus posterior superior, M. serratus posterior inferior, M. quadratus lumborum
- Tonus der Ausatemhilfsmuskulatur: Muskeln der Bauchwand, M. transversus thoracis, M. latissimus dorsi

9.1.4 Tests und Bewegungsprüfung

Biomechanik

Art. sternocostalis (1.–7. Rippe)

- **Gelenkpartner:** Cartilago costalis (konvex) und Incisura costalis des Manubrium sterni bzw. Corpus sterni (konkav)
- **Gelenktyp:** Synchondrose (1., 6., 7. Rippe), Amphiarthrosen (2.–5. Rippe)
- **Bewegungsmöglichkeiten:** s.u.

Art. costovertebralis

- **Gelenkpartner 1., 11., 12. Rippe:** Fovea costalis des Corpus vertebrae (konvex) und Facies articularis tuberculi costae (konkav)
- **Gelenkpartner 2.–10. Rippe:** Fovea costalis inferior des oberen und Fovea costalis superior des unteren Corpus vertebrae (konvex) und Facies articularis capitis costae (konkav) sowie Fovea costalis Proc. transversi des Corpus vertebrae (konkav bis plan) und Facies articularis tuberculi costae (konvex bis plan)
- **Gelenktyp:** Radgelenk
- **Bewegungsmöglichkeit der Rippen bei Inspiration:**
  - in der Gesamtheit macht die Rippe eine Bewegung nach anterior und superior
  - in der Horizontalebene bewegt sich das Rippenköpfchen nach anterior und medial
  - in der Sagittalebene bewegt sich die Rippenspitze nach anterior und superior, während das Rippenköpfchen kaum steigt (Pumpbewegung)
  - in der Frontalebene bewegt sich der am meisten lateral gelegene Teil des Rippenkörpers nach lateral und superior (Henkelbewegung)
- **Bewegungsmöglichkeit der Rippen bei Exspiration:**
  - in der Gesamtheit macht die Rippe eine Bewegung nach posterior und inferior
  - in der Horizontalebene bewegt sich das Rippenköpfchen nach posterior und lateral

- in der Sagittalebene bewegt sich die Rippenspitze nach posterior und inferior, während das Rippenköpfchen kaum absinkt (Pumpbewegung)
- in der Frontalebene bewegt sich der am meisten lateral gelegene Teil des Rippenkörpers nach medial und inferior (Henkelbewegung)

Passive Bewegungsprüfung

Rippen 1–10 anterior und lateral

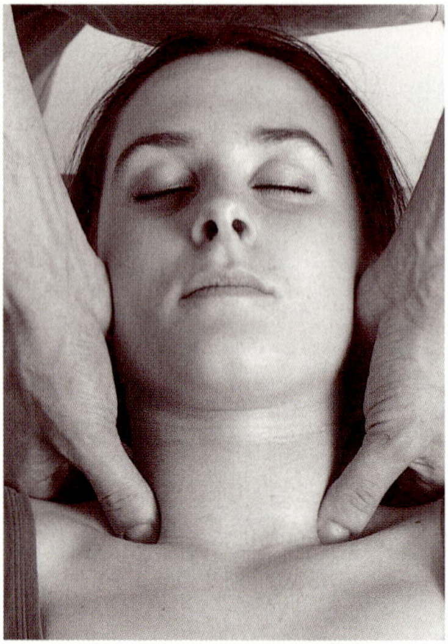

Beurteilung der 1. Rippe anterior

Patient: in Rückenlage

Therapeut: stehend oder sitzend, am Kopfende des Patienten

Handposition:

- für die erste Rippe: die Daumen beiderseits in die Fossa supraclavicularis auf die 1. Rippe legen und Kontakt mit dem Zeigefinger auf dem Angulus costalis aufnehmen
- für die Rippen 2–10: die Daumen beiderseits auf den oberen Rand der zu prüfenden Rippe legen entweder direkt am Knorpelansatz der Rippen (Pumpbewegung) oder in der Medioaxillarlinie (Henkelbewegung)

Ausführung: die Bewegung der Rippen durch Druck auf die Rippen nach inferior prüfen

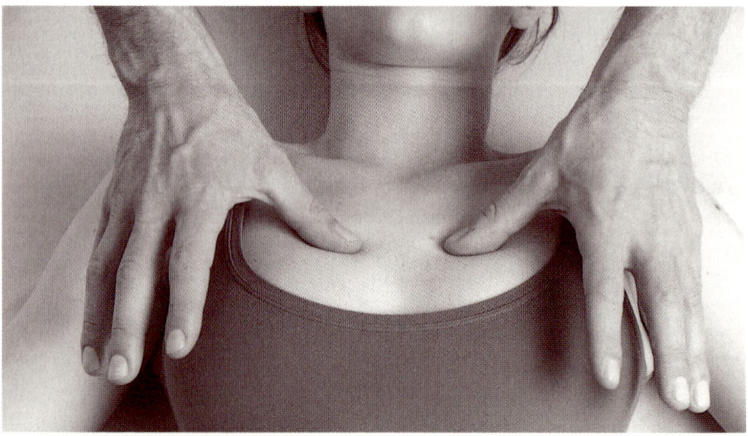

Beurteilung der 3. Rippe anterior

Bewertung: Die Qualität und Quantität der Bewegungen der Rippen vergleichen.

- Normalbefund: Freie Beweglichkeit der Rippe nach inferior.
- Tritt ein Widerstand oder eine Einschränkung der Bewegung nach inferior auf, kann dies auf eine Dysfunktion hinweisen.

Rippen 2–12 posterior

Patient: in Bauchlage
Therapeut: stehend, seitlich des Patienten
Handposition:

- für die Rippen 2–10: die Ossa pisiformia beiderseits auf den oberen Rand der zu prüfenden Rippe am Rippenwinkel legen

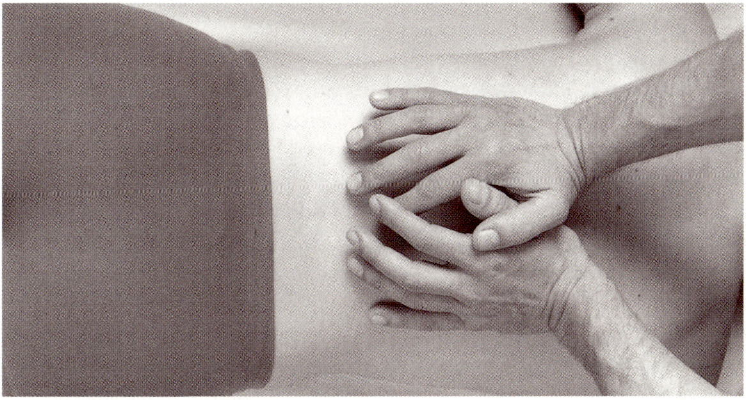

Beurteilung der 2.–10. Rippe posterior

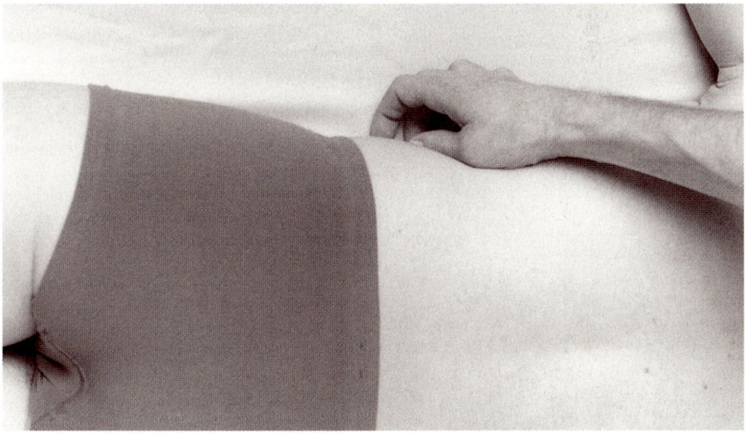

Beurteilung der 11. und 12. Rippe posterior

- für die Rippen 11 und 12: mit den Zeigefingern die Enden der Rippen aufsuchen und auf den oberen Rand legen

Ausführung: die Bewegung der Rippen durch Druck auf die Rippen nach anterior prüfen

Bewertung: Die Qualität und Quantität der Bewegungen der Rippen vergleichen.

- Normalbefund: Freie Beweglichkeit der Rippen nach anterior.
- Tritt ein Widerstand oder eine Einschränkung der Bewegung nach anterior auf, kann dies auf eine Dysfunktion hinweisen.

Aktive Bewegungsprüfung

Bewertung der Gesamtfunktion

Patient: stehend und dann sitzend

Therapeut: stehend oder sitzend, seitlich des Patienten

Handposition:

- hintere Hand in Längsrichtung auf die Procc. spinosi der BWS legen
- vordere Hand quer auf den vorderen Thorax gegenüber von der hinteren Hand legen

Ausführung: die Gesamtfunktion des Thorax während der Atmung in Teilabschnitten palpieren, die Hände werden jeweils um eine Handbreite nach unten verschoben

Bewertung: Die Qualität und Quantität der Bewegungen der Rippen und Wirbelsäule vergleichen.

- Normalbefund: Freie Beweglichkeit in Inspiration und Exspiration.
- Tritt ein Widerstand in eine Richtung auf, kann dies auf eine Dysfunktion hinweisen.

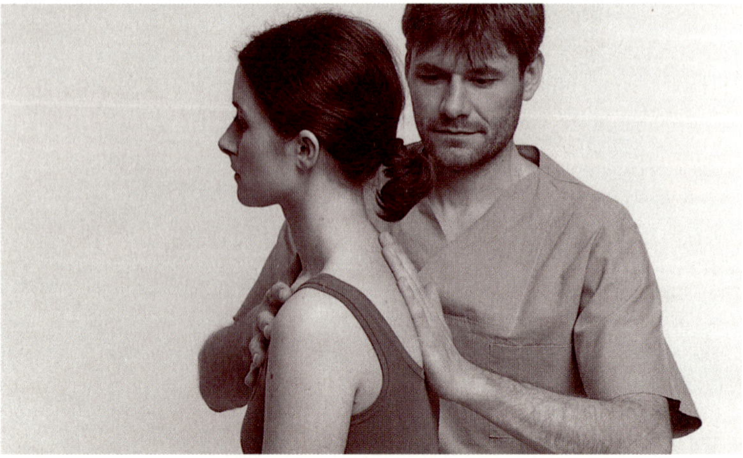

Bewertung der Gesamtfunktion der Rippen

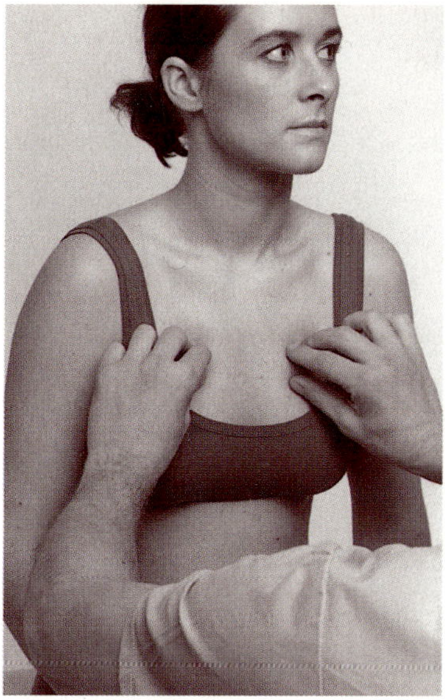

Differenzierungstest Wirbel- oder Rippendysfunktion in Neutralposition

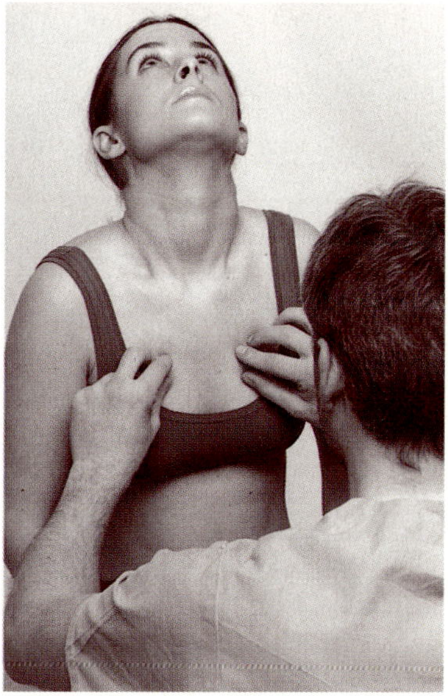

Differenzierungstest Wirbel- oder Rippendysfunktion in Extension

9

Differenzierungstest Wirbel- oder Rippendysfunktion

Patient: sitzend

Therapeut: sitzend, vor dem Patienten, die zu überprüfende Rippe auf Augenhöhe

Handposition: die zu prüfende Rippe wird mit Daumen und Zeigefinger am oberen und unteren Rand palpiert

Ausführung: in drei Ausgangsstellungen beiderseits die Rippenmobilität bei tiefer Atmung des Patienten durch Palpation und visuelle Kontrolle prüfen

- in Neutralposition
- in Flexion: den Patienten auffordern, die Wirbelsäule von oben her bis auf das zu testende Wirbel-Rippen-Segment zu beugen
- in Extension: den Patienten auffordern, die Wirbelsäule von oben her bis auf das zu testende Wirbel-Rippen-Segment zu strecken

Bewertung: Die Qualität und Quantität der Bewegungen der Rippen vergleichen.

- Normalbefund: Freie Beweglichkeit der Rippen bei Inspiration und Exspiration in Flexion und Extension der Wirbelsäule.
- Ein nur in Flexion oder Extension auftretender Mobilitätsverlust der zu testenden Rippe deutet auf eine Wirbeldysfunktion hin.
- Ein von der Wirbelsäulenposition unabhängiger Mobilitätsverlust der zu testenden Rippe deutet auf eine Rippendysfunktion hin.

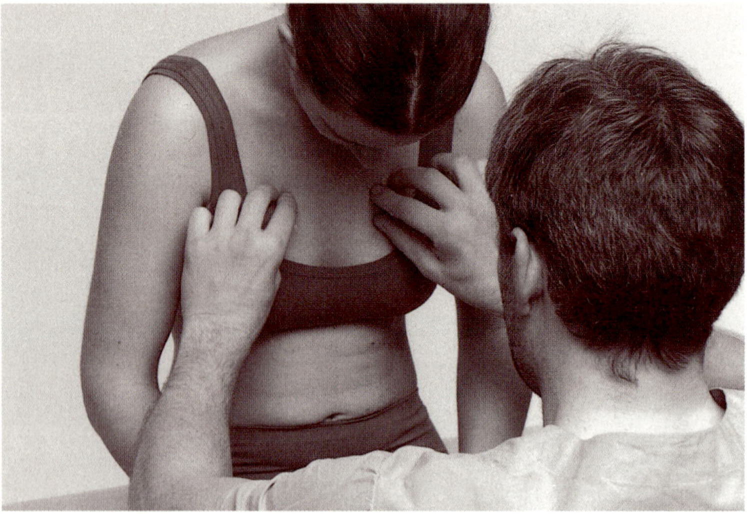

9

Differenzierungstest Wirbel- oder Rippendysfunktion in Flexion

- Zur Festigung der Diagnose wird die Beurteilung des Abstands im Zwischenrippenraum in den drei Ausgangsstellungen hinzugezogen. Der Normalbefund ist eine Vergrößerung des Abstands bei der Flexion und eine Verringerung bei der Extension. Ein gleichbleibender Abstand in Flexion oder Extension kann auf eine Dysfunktion der Wirbel hinweisen.

Mobilitätstest der 2.–12. Rippe

Patient: sitzend
Therapeut: sitzend oder kniend, gegenüber dem Patienten, die zu überprüfende Rippe auf Augenhöhe
Handposition: die zu überprüfende Rippe am chondrokostalen Übergang mit Daumen und Zeigefinger umfassen, die 11. und 12. Rippe an der Rippenspitze
Ausführung: die Rippenbewegung bei normaler und tiefer Atmung des Patienten überprüfen
Bewertung: Die Qualität und Quantität der Bewegungen der Rippen vergleichen.

- Normalbefund: Freie Beweglichkeit der Rippen bei Inspiration und Exspiration.
- Eine ausschließlich qualitative Einschränkung bei normaler Atmung deutet auf eine primäre Wirbeldysfunktion hin, eine quantitative Einschränkung auf eine Rippen- oder Wirbeldysfunktion.
- Eine ausschließlich qualitative Einschränkung bei tiefer Atmung deutet auf eine primäre Wirbeldysfunktion hin, eine qualitative und quantitative Einschränkung auf eine primäre Rippendysfunktion.

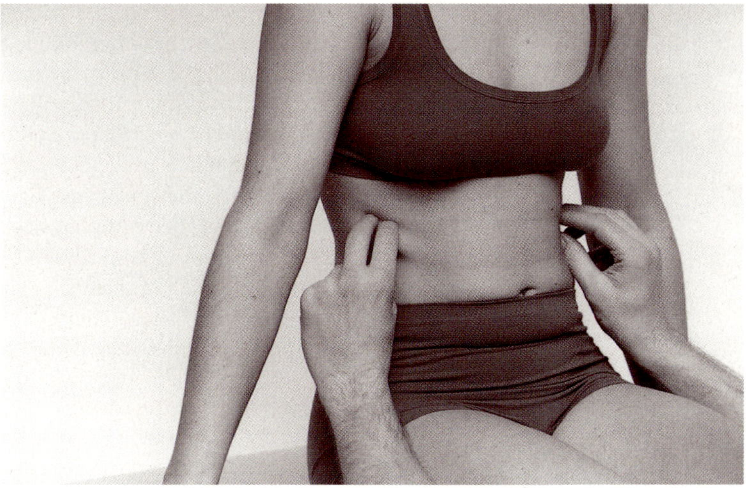

Mobilitätstest der 2.–12. Rippe

Mobilitätstest der 1. Rippe

Patient: in Rückenlage

Therapeut: sitzend, am Kopfende des Patienten

Handposition:

- die Daumen beiderseits auf den Angulus costae legen
- mit den Zeigefingern die 1. Rippe zwischen Clavicula und M. trapezius palpieren
- zum Testen der Pumpbewegung den Zeigefinger möglichst weit medial auf die Rippe, zum Testen der Henkelbewegung möglichst weit lateral auf die Rippe setzen

Ausführung: mit Daumen und Zeigefinger der Rippenbewegung erst bei normaler Atmung, dann bei tiefer Atmung folgen

Bewertung: Die Qualität und Quantität der Bewegungen der Rippen vergleichen.

- Normalbefund: Freie Beweglichkeit der Rippe bei Inspiration und Exspiration.

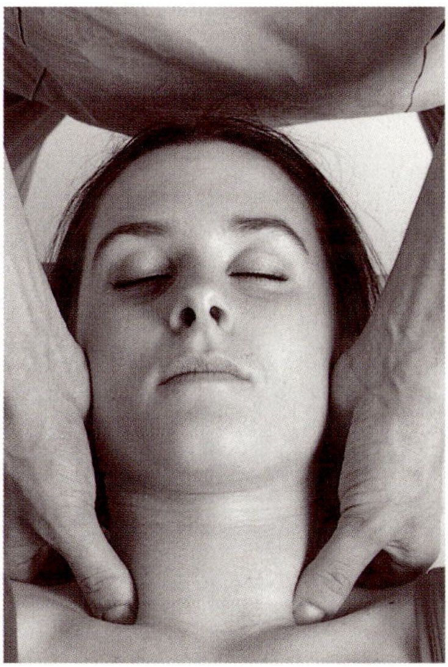

Mobilitätstest der 1. Rippe Pumpbewegung

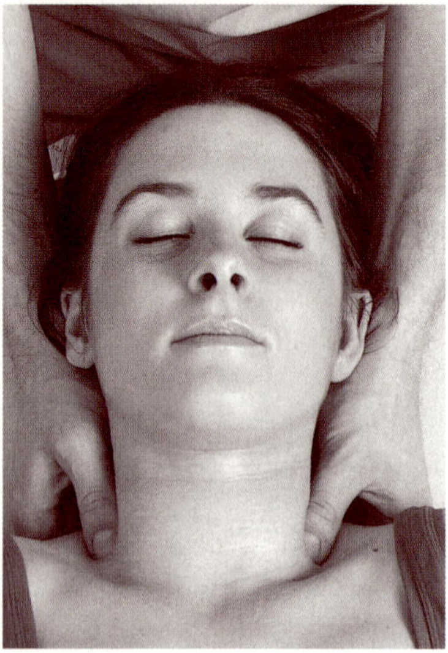
Mobilitätstest der 1. Rippe Henkelbewegung

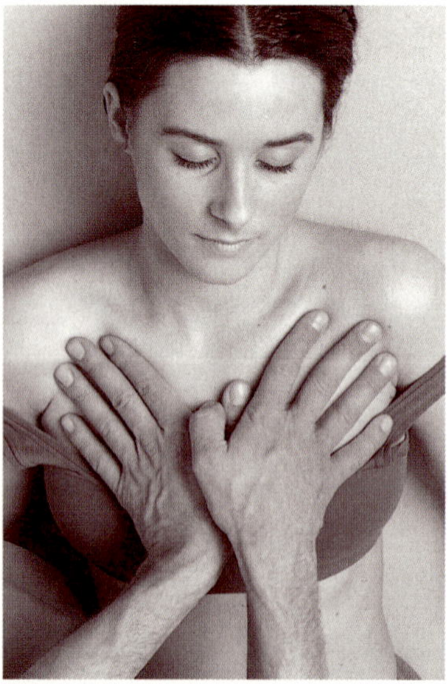
Teilabschnittsüberprüfung der Rippen: oberer Teil

- Eine ausschließlich qualitative Einschränkung bei normaler Atmung deutet auf eine primäre Wirbeldysfunktion hin, eine quantitative Einschränkung auf eine Rippen- oder Wirbeldysfunktion.
- Eine ausschließlich qualitative Einschränkung bei tiefer Atmung deutet auf eine primäre Wirbeldysfunktion hin, eine qualitative und quantitative Einschränkung auf eine primäre Rippendysfunktion.

Teilabschnittsüberprüfung

Patient: in Rückenlage
Therapeut: stehend, seitlich des Patienten
Handposition:
- für den oberen Teilabschnitt die Zeigefinger beiderseits direkt unter den Schlüsselbeinen auf die 2. Rippe legen, die übrigen Finger im Rippenverlauf auf die Rippen 3–5
- für den mittleren und unteren Teilabschnitt die Daumen beiderseits auf den Thorax parallel zum Sternum legen, die übrige Finger im Rippenverlauf auf die Rippen 5–10

Ausführung: die Bewegung der Rippen während der Atmung palpieren
Bewertung: Die Qualität und Quantität der Bewegungen der Rippen vergleichen.
- Normalbefund: Freie Beweglichkeit der Rippen bei Inspiration und Exspiration.
- Tritt ein Widerstand oder eine Bewegungseinschränkung in eine Richtung auf, kann dies auf eine Dysfunktion hinweisen.

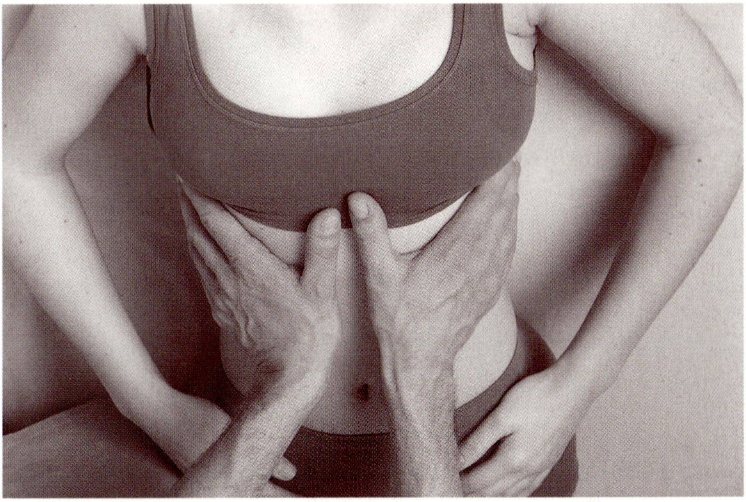

Teilabschnittsüberprüfung der Rippen: mittlerer und unterer Teil

9.1.5 Differentialdiagnosen

- **mechanisch/degenerativ:** Spondylose, Spondylarthrose, Fraktur der Rippen oder Wirbel, Osteoporose
- **neural/radikulär:** Diskusprolaps, Herpes Zoster
- **ausstrahlend:** Herz, Lunge, Pleura, Aortenaneurysma, Nieren, Oberbauch
- **entzündlich/rheumatisch:** Morbus Bechterew, Morbus Scheuermann, Reiter-Syndrom
- **dysplastisch:** sekundäre Tumoren (z.B. Metastasen von Prostata-, Mamma-, Lungen-, Nierenkarzinom)
- **infektiös:** Tuberkulose

9.1.6 Osteopathische Beziehungen

☞ 7.1.6

9.2 Behandlung der 1. Rippe (HVLA und MET)

Im folgenden wird zur besseren Orientierung immer die Behandlung der linken Rippen beschrieben.

9.2.1 Dysfunktion in Subluxation superior (Reziproke Inhibition)

9

Indikation: Mobilitätsverlust bei Exspiration und Inspiration, möglicher Mobilitätsverlust der inferioren Rippen der gleichen Seite bei Inspiration
Palpation: linke Rippe in Superiorität
Patient: sitzend
Therapeut: stehend, hinter dem Patienten, rechtes Knie unter der rechten Achsel des Patienten
Handposition:
- mit dem linken Daumen Kontakt mit dem hinteren Anteil des Angulus costae der 1. Rippe aufnehmen
- mit der rechten Hand durch Kontakt auf dem Schädeldach den Kopf kontrollieren

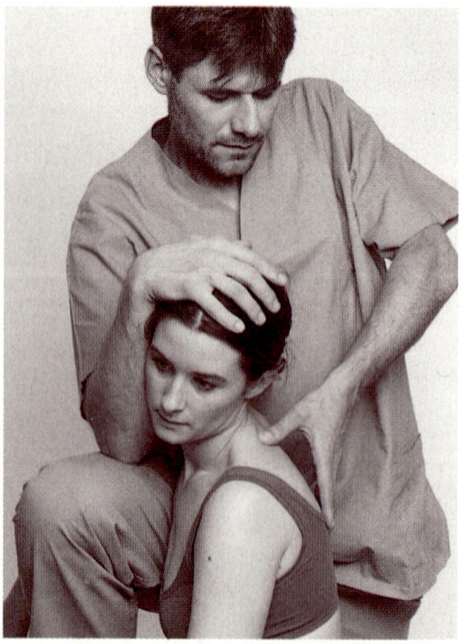
Behandlung der 1. Rippe in Subluxation superior

Ausführung:
- den Kopf nach links neigen und rotieren, bis die Bewegung mit dem Daumen palpiert werden kann
- eine Seitneigung des Kopfes und Rumpfes durch eine Translation des Rumpfes mit dem Knie nach rechts induzieren, bis die Dysfunktionsebene erreicht wird
- die lokal maximale myofasziale Entspannung durch optimale Positionierung in Seitneigung und Rotation suchen
- den Patienten auffordern, den Kopf nach rechts gegen den Widerstand des Therapeuten zu drücken.
- während der Anspannung die Rippe nach anterior, inferior und lateral begleiten

- den Widerstand solange halten, bis eine deutliche Bewegung der Rippe in Schubrichtung zu spüren ist

> **!** Die Stärke des Widerstandes an die Kraft des Patienten anpassen. Bei zu starkem Widerstand stellt sich statt einer Inhibition der Antagonisten eine Kokontraktion ein, durch die eine Dysfunktion weiter verstärkt wird.

9.2.2 Dysfunktion in Subluxation superior (HVLA)

Indikation: Mobilitätsverlust bei Exspiration und Inspiration, möglicher Mobilitätsverlust der inferioren Rippen der gleichen Seite bei Inspiration
Palpation: linke Rippe in Superiorität
Patient: sitzend
Therapeut: stehend, hinter dem Patienten, rechtes Knie unter der rechten Achsel des Patienten
Handposition:
- mit dem linken Daumen Kontakt mit dem hinteren Anteil des Angulus costae der 1. Rippe aufnehmen
- mit der rechten Hand durch Kontakt auf dem Schädeldach den Kopf kontrollieren

Ausführung:
- den Kopf nach links neigen, bis die Bewegung mit dem Daumen palpiert werden kann
- eine Seitneigung des Kopfes und Rumpfes durch eine Translation des Rumpfes mit dem Knie nach rechts induzieren, bis die Dysfunktionsebene erreicht wird
- durch Rotation des Kopfes nach rechts oder links die lokal maximale myofasziale Entspannung suchen
- die Entspannung kann durch Anhalten der Luft in Inspiration oder Exspiration verstärkt werden
- den linken Arm in die Impulsrichtung anterior, inferior und lateral einstellen
- einen Impuls nach anterior, inferior und lateral ausführen

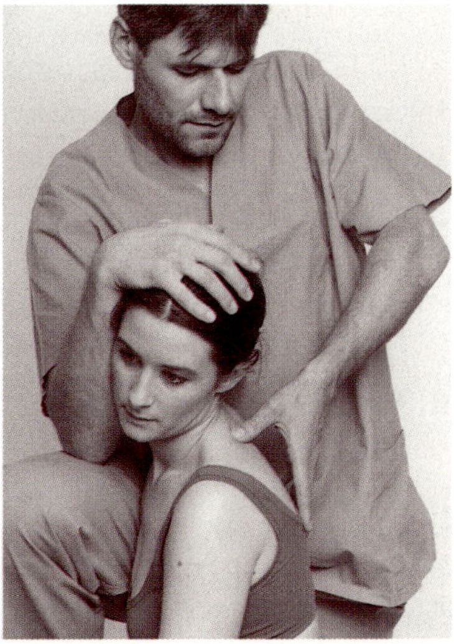
Behandlung der 1. Rippe in Subluxation superior

9

9.2.3 Dysfunktion in Inspir Pumpbewegung (HVLA)

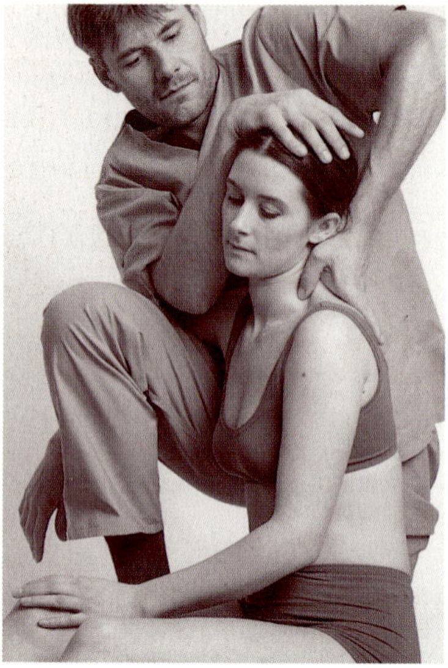

Behandlung der 1. Rippe in Inspir Pumpbewegung

Indikation: Mobilitätsverlust der linken 1. Rippe in Exspiration anterior
Patient: sitzend
Therapeut: stehend, hinter dem Patienten, rechtes Knie unter der rechten Achsel des Patienten
Handposition:
- mit dem linken Daumen Kontakt mit dem Rippenbogen der 1. Rippe in der Fossa supraclavicularis möglichst weit medial und anterior aufnehmen
- mit der rechten Hand durch Kontakt auf dem Schädeldach den Kopf kontrollieren

Ausführung:
- den Kopf nach links neigen, bis die Bewegung mit dem Daumen palpiert werden kann
- eine Seitneigung des Kopfes und Rumpfes durch eine Translation des Rumpfes mit dem Knie nach rechts induzieren, bis die Dysfunktionsebene erreicht wird
- durch Rotation des Kopfes nach rechts oder links die lokal maximale myofasziale Entspannung suchen
- den linken Arm in die Impulsrichtung anterior und inferior einstellen
- den Patienten auffordern, nach tiefer Exspiration die Luft anzuhalten
- einen Impuls nach inferior und anterior mit dem Daumen auf der 1. Rippe ausführen

9.2.4 Dysfunktion in Inspir Pumpbewegung (MET)

Indikation: Mobilitätsverlust der linken 1. Rippe in Exspiration anterior
Patient: in Rückenlage
Therapeut: sitzend, am Kopfende des Patienten
Handposition:
- mit dem linken Daumen möglichst weit medial Kontakt mit dem superioren Rand der 1. Rippe aufnehmen, den linken Zeigefinger hinter den Angulus costae haken

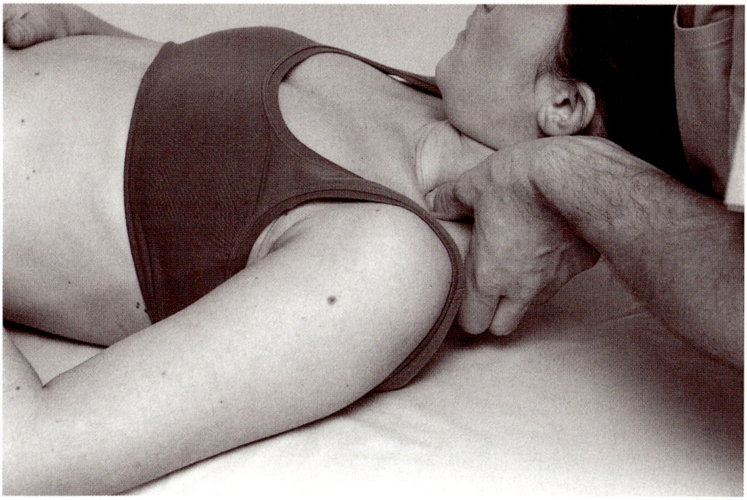

Behandlung der 1. Rippe in Inspir Pumpbewegung

- mit der rechten Hand den Kopf durch Kontakt mit Hinterhaupt und HWS kontaktieren

Ausführung:

- die HWS flektieren, bis die Bewegung am Daumen palpiert werden kann
- den Patienten auffordern, tief auszuatmen und am Ende die Luft anzuhalten
- mit linkem Daumen und Zeigefinger die Rippe in Exspiration nach kaudal begleiten
- während der Inspiration den Mobilitätsgewinn in Exspiration aufrechterhalten
- diesen Vorgang so oft wiederholen, bis kein Bewegungsgewinn in Exspiration mehr zu erzielen ist

9.2.5 Dysfunktion in Inspir Henkelbewegung (HVLA)

Indikation: Mobilitätsverlust der linken 1. Rippe in Exspiration lateral
Patient: sitzend
Therapeut: stehend, hinter dem Patienten, rechtes Knie unter der rechten Achsel des Patienten
Handposition:

- mit dem linken Daumen Kontakt mit dem Rippenbogen der 1. Rippe in der Fossa supraclavicularis möglichst weit lateral aufnehmen
- mit der rechten Hand durch Kontakt auf dem Schädeldach den Kopf kontrollieren

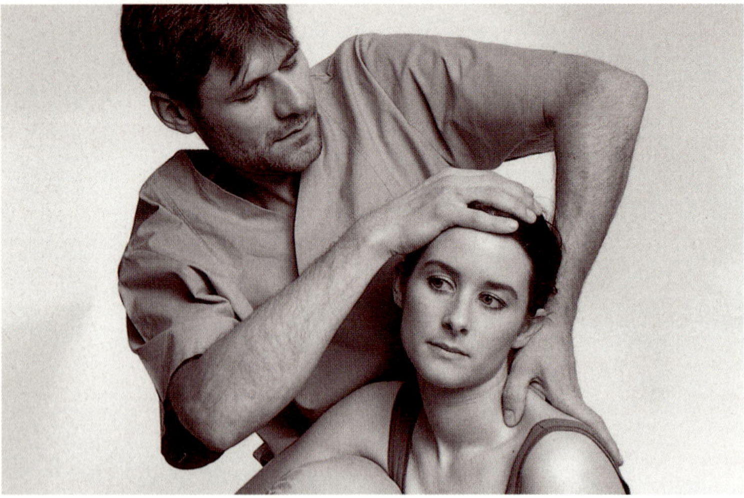

Behandlung der 1. Rippe in Inspir Henkelbewegung

Ausführung:
- den Kopf nach links neigen, bis die Bewegung mit dem Daumen palpiert werden kann
- eine Seitneigung des Kopfes und Rumpfes durch eine Translation des Rumpfes mit dem Knie nach rechts induzieren, bis die Dysfunktionsebene erreicht wird
- durch Rotation des Kopfes nach rechts oder links die lokal maximale myofasziale Entspannung suchen
- den linken Arm in die Impulsrichtung inferior einstellen
- den Patienten auffordern, nach tiefer Exspiration die Luft anzuhalten
- einen Impuls nach inferior mit dem Daumen auf der 1. Rippe ausführen

9.2.6 Dysfunktion in Inspir Henkelbewegung (MET)

Indikation: Mobilitätsverlust der linken 1. Rippe in Exspiration lateral
Patient: in Rückenlage
Therapeut: sitzend, am Kopfende des Patienten
Handposition:
- mit dem linken Daumen Kontakt mit der 1. Rippe in der Fossa supraclavicularis aufnehmen
- mit der rechten Hand den Kopf durch Kontakt an Hinterhaupt und HWS kontrollieren

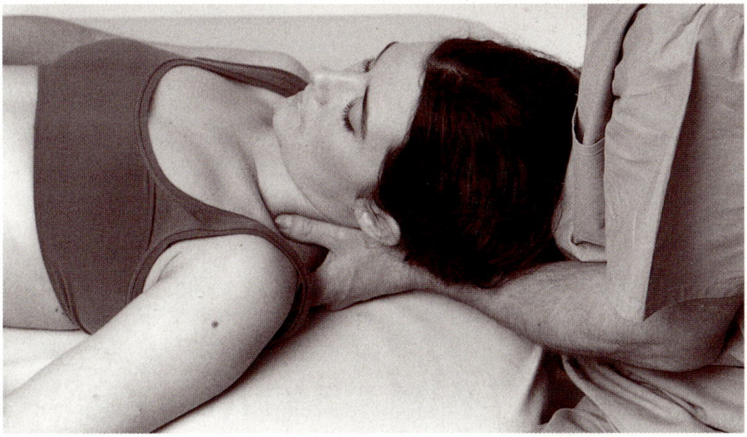

Behandlung der 1. Rippe in Inspir Henkelbewegung

Ausführung:

- die HWS nach links neigen und flektieren, bis die Bewegung am Daumen palpiert werden kann
- den Patienten auffordern, tief auszuatmen und am Ende die Luft anzuhalten
- mit Daumen und Zeigefinger die Rippe in Exspiration nach kaudal begleiten
- während der Inspiration den Mobilitätsgewinn in Exspiration aufrechterhalten
- den Vorgang wiederholen, bis kein Bewegungsgewinn in Exspiration mehr zu erzielen ist

9.2.7 Dysfunktion in Exspir Pumpbewegung (HVLA)

Indikation: Mobilitätsverlust der linken 1. Rippe in Inspiration anterior
Patient: sitzend
Therapeut: stehend, hinter dem Patienten, rechtes Knie unter der rechten Achsel des Patienten
Handposition:

- mit dem linken Daumen Kontakt mit dem Angulus costae der 1. Rippe aufnehmen
- mit der rechten Hand durch Kontakt auf dem Schädeldach den Kopf kontrollieren

Ausführung:

- den Kopf nach links neigen, bis die Bewegung mit dem Daumen palpiert werden kann

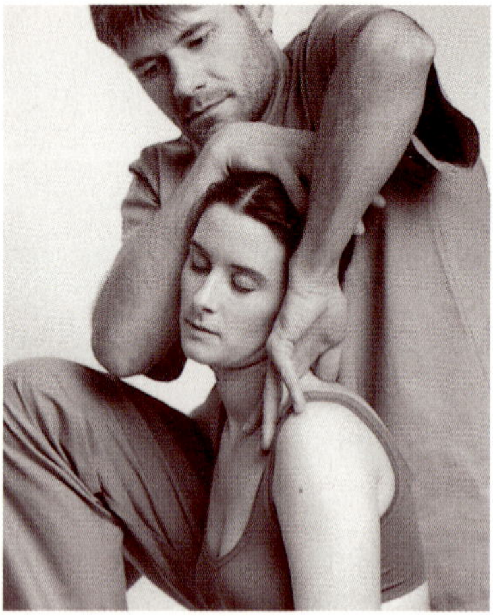

Behandlung der 1. Rippe in Exspir Pumpbewegung

- eine Seitneigung des Kopfes und Rumpfes durch eine Translation des Rumpfes mit dem Knie nach rechts induzieren, bis die Dysfunktionsebene erreicht wird
- durch Rotation des Kopfes nach rechts oder links die lokal maximale myofasziale Entspannung suchen
- den linken Arm in die Impulsrichtung inferior und posterior einstellen
- den Patienten dazu auffordern, nach langer Inspiration die Luft anzuhalten
- einen Impuls nach inferior und posterior mit dem Daumen auf der 1. Rippe ausführen

9.2.8 Dysfunktion in Exspir Pumpbewegung (MET)

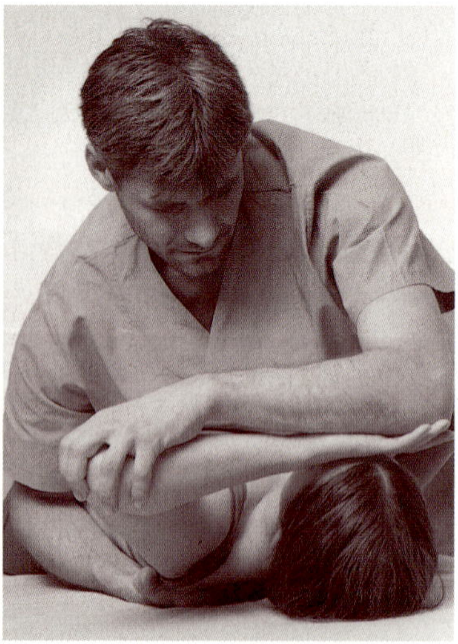

Behandlung der 1. Rippe in Exspir Pumpbewegung

Indikation: Mobilitätsverlust der linken 1. Rippe in Inspiration anterior
Patient: in Rückenlage, der linke Handrücken liegt auf der Stirn
Therapeut: stehend, auf der kontralateralen Seite der Dysfunktion
Handposition:

- mit der rechten Hand den Rumpf untergreifen und von superior mit Zeige- und Mittelfinger am Angulus costae der 1. Rippe einhaken
- mit der linken Hand den linken Ellenbogen des Patienten umgreifen, der Ellenbogen des Therapeuten ist in Kontakt mit der auf der Stirn liegenden Hand

Ausführung:

- den Patienten auffordern, am Ende der Inspiration die Luft anzuhalten

und gleichzeitig mit Kopf und Arm gegen den Widerstand des Therapeuten in Richtung anterior zu drücken
- dabei die Rippe durch Zug am Angulus costae in Inspiration nach kaudal begleiten
- während der Exspiration den Mobilitätsgewinn halten
- den Vorgang wiederholen, bis kein Mobilitätsgewinn mehr zu erzielen ist

9.2.9 Dysfunktion in Exspir Henkelbewegung (MET)

Indikation: Mobilitätsverlust der linken 1. Rippe in Inspiration lateral
Patient: in Rückenlage, der linke Handrücken liegt auf der Stirn
Therapeut: stehend, auf der kontralateralen Seite der Dysfunktion
Handposition:
- mit der rechten Hand den Rumpf untergreifen und mit Os pisiforme oder Zeige- und Mittelfinger Kontakt mit dem inferioren Rand des Angulus costae der 1. Rippe aufnehmen
- mit der linken Hand den linken Ellenbogen des Patienten umgreifen, der Ellenbogen des Therapeuten ist in Kontakt mit der auf der Stirn liegenden Hand

Ausführung:
- den Patienten auffordern, am Ende der Inspiration die Luft anzuhalten und gleichzeitig mit Kopf und Arm gegen den Widerstand des Therapeuten in Richtung anterior zu drücken
- dabei die Rippe durch Druck am Angulus costae in Inspiration nach kranial begleiten
- während der Exspiration den Mobilitätsgewinn halten
- den Vorgang wiederholen, bis kein Mobilitätsgewinn mehr zu erzielen ist

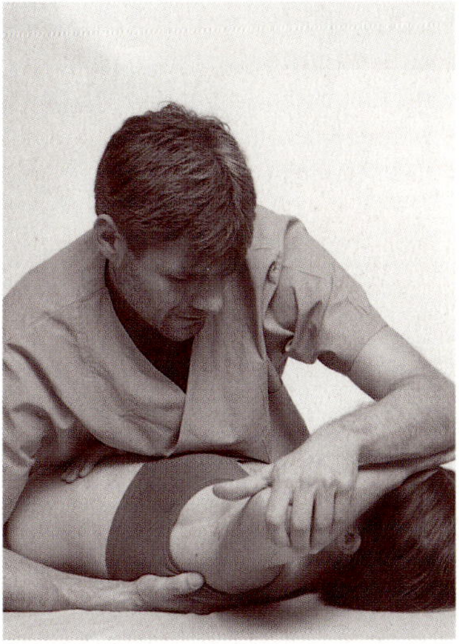

Behandlung der 1. Rippe in Exspir Henkelbewegung

9

9.3 Behandlung der 2. Rippe (MET)

Im folgenden wird zur besseren Orientierung immer die Behandlung der **linken** Rippen beschrieben.

9.3.1 Dysfunktion in Inspir Pumpbewegung

Indikation: Mobilitätsverlust der linken 2. Rippe in Exspiration anterior
Patient: in Rückenlage
Therapeut: sitzend, am Kopfende des Patienten
Handposition:

- mit dem linken Daumen Kontakt mit dem Oberrand der 2. Rippe möglichst weit medial und direkt inferior der Clavicula aufnehmen
- die rechte Hand unter das Okziput legen und die Bewegung von Kopf und HWS kontrollieren

Ausführung:

- den Kopf flektieren und nach links neigen, bis die Bewegung mit dem Daumen an der Rippe palpiert werden kann
- die Rippe während der Exspiration mit dem Daumen nach kaudal begleiten
- während der Inspiration den Mobilitätsgewinn halten
- den Vorgang wiederholen, bis kein Mobilitätsgewinn mehr zu erzielen ist

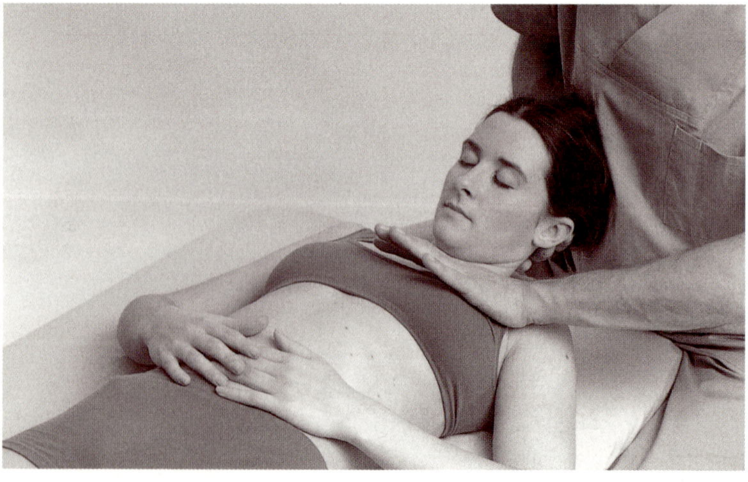

Behandlung der 2. Rippe in Inspir Pumpbewegung

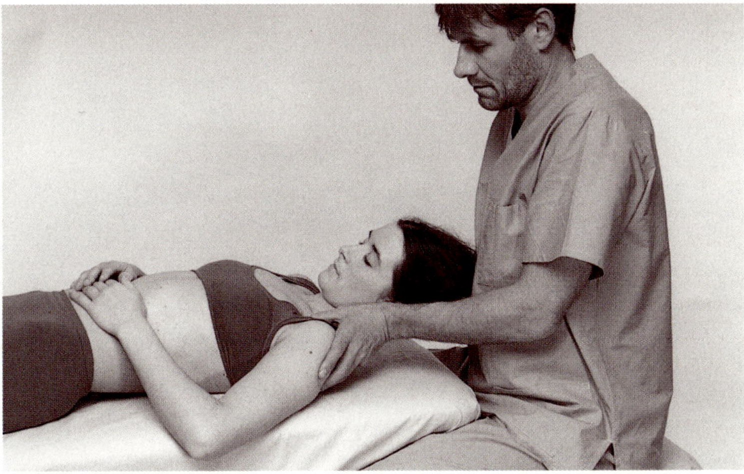

Behandlung der 2. Rippe in Inspir Henkelbewegung

9.3.2 Dysfunktion in Inspir Henkelbewegung

Indikation: Mobilitätsverlust der linken 2. Rippe in Exspiration lateral
Patient: in Rückenlage
Therapeut: sitzend, am Kopfende des Patienten
Handposition:

- mit dem linken Daumen Kontakt mit dem Oberrand der 2. Rippe möglichst weit lateral und direkt inferior der Clavicula aufnehmen
- die rechte Hand unter das Okziput legen und die Bewegung von Kopf und HWS kontrollieren

Ausführung:

- den Kopf nach links neigen und flektieren, bis die Bewegung mit dem Daumen an der Rippe palpiert werden kann
- die Rippe während der Exspiration mit dem Daumen nach kaudal begleiten
- während der Inspiration den Mobilitätsgewinn halten
- den Vorgang wiederholen, bis kein Mobilitätsgewinn mehr zu erzielen ist

9.3.3 Dysfunktion in Exspir Pumpbewegung

Indikation: Mobilitätsverlust der linken 2. Rippe in Inspiration anterior
Patient: in Rückenlage, der linke Handrücken liegt auf der Stirn
Therapeut: stehend, auf der kontralateralen Seite der Dysfunktion

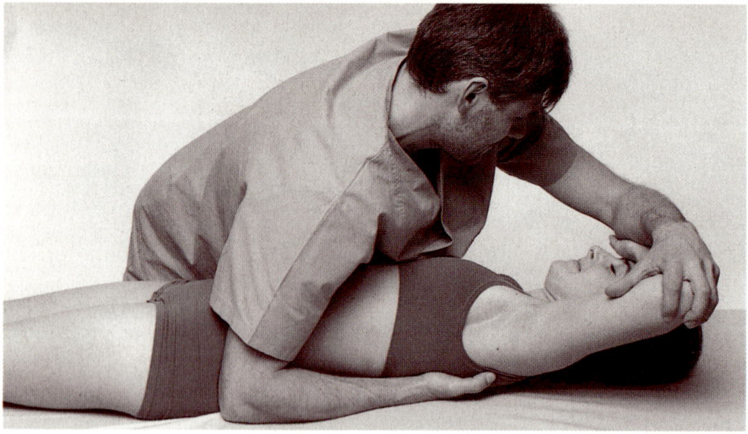

Behandlung der 2. Rippe in Exspir Pumpbewegung

Handposition:

- mit der rechten Hand den Rumpf umgreifen und mit Zeige- und Mittelfinger am superioren Rand des Angulus costae der 2. Rippe einhaken
- mit der linken Hand den linken Ellenbogen des Patienten umgreifen, der Ellenbogen des Therapeuten ist in Kontakt mit der auf der Stirn liegenden Hand

Ausführung:

- den Patienten auffordern, am Ende der Inspiration die Luft anzuhalten und gleichzeitig mit dem Kopf gegen den Widerstand des Therapeuten in Richtung anterior zu drücken
- die Rippe durch Zug am Angulus costae in Inspiration nach kaudal begleiten
- während der Exspiration den Mobilitätsgewinn halten
- den Vorgang wiederholen, bis kein Mobilitätsgewinn mehr zu erzielen ist

9.3.4 Dysfunktion in Exspir Henkelbewegung

Indikation: Mobilitätsverlust der linken 2. Rippe in Inspiration lateral
Patient: in Rückenlage, der linke Handrücken liegt auf der Stirn
Therapeut: stehend, auf der kontralateralen Seite der Dysfunktion
Handposition:

- mit der rechten Hand den Rumpf untergreifen und mit dem Os pisiforme, Zeige- oder Mittelfinger mit dem inferioren Rand des Angulus costae der 2. Rippe Kontakt aufnehmen
- mit der linken Hand den linken Ellenbogen umgreifen, der Ellenbogen des Therapeuten ist in Kontakt mit der auf der Stirn liegenden Hand
- der Kopf befindet sich in Seitneigung und Rotation rechts

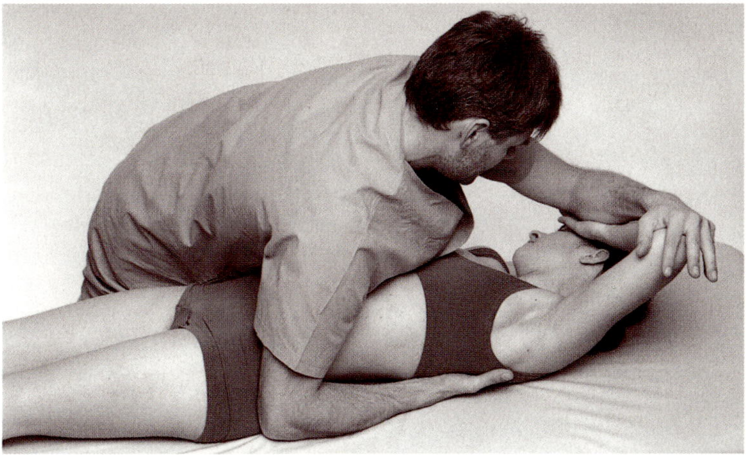

Behandlung der 2. Rippe in Exspir Henkelbewegung

Ausführung:
- den Patienten auffordern, am Ende der Inspiration die Luft anzuhalten und gleichzeitig mit dem Kopf gegen den Widerstand des Therapeuten in Richtung anterior zu drücken
- die Rippe durch Druck am Angulus costae in Inspiration nach kranial begleiten
- während der Exspiration den Mobilitätsgewinn halten
- den Vorgang wiederholen, bis kein Mobilitätsgewinn mehr zu erzielen ist

9.4 Behandlung der 3.–10. Rippe (MET)

Im folgenden wird zur besseren Orientierung immer die Behandlung der **linken** Rippen beschrieben.

9.4.1 Dysfunktion der 3.–10. Rippe in Inspir Pumpbewegung

Indikation: Mobilitätsverlust einer linken 3.–10. Rippe in Exspiration anterior
Patient: in Rückenlage
Therapeut: stehend, am Kopfende des Patienten
Handposition:
- mit der rechten Hand den zervikothorakalen Übergang umfassen, der Kopf des Patienten ruht dabei auf dem Unterarm des Therapeuten

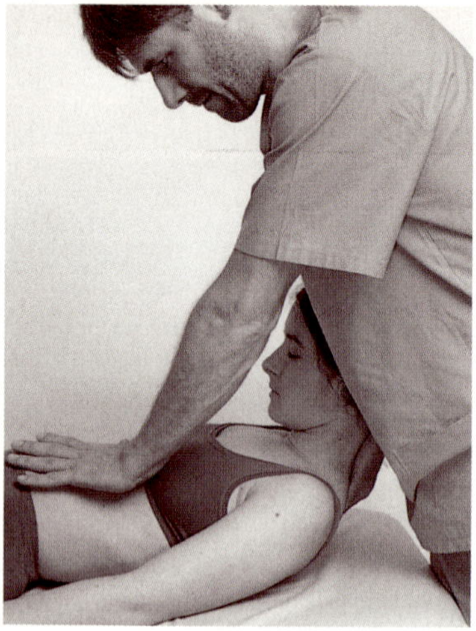

Behandlung der 3.–10. Rippe in Inspir Pumpbewegung

- mit dem Daumen der linken Hand möglichst weit medial Kontakt mit dem ventralen superioren Teil der zu behandelnden Rippe aufnehmen.

Ausführung:
- den Thorax mit dem rechten Arm flektieren, bis die Bewegung mit dem Daumen an der Rippe palpiert werden kann
- während der Exspiration die Rippe mit dem linken Daumen nach inferior begleiten
- während der Inspiration den Mobilitätsgewinn halten
- den Vorgang wiederholen, bis kein Mobilitätsgewinn mehr zu erzielen ist

9.4.2 Dysfunktion der 3.–6. Rippe in Inspir Henkelbewegung

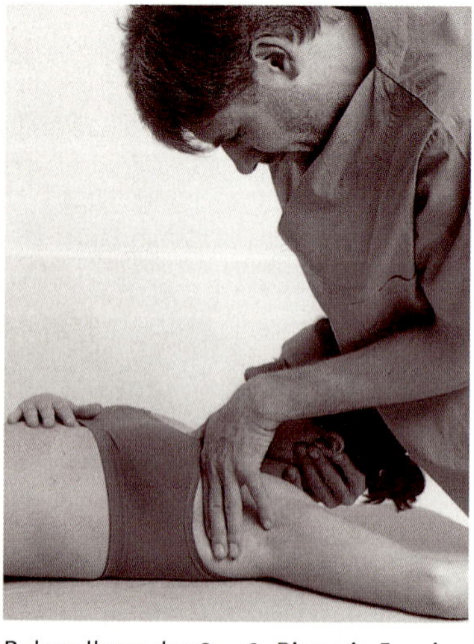

Behandlung der 3.–6. Rippe in Inspir Henkelbewegung

Indikation: Mobilitätsverlust einer linken 3.–6. Rippe in Exspiration lateral

Patient: in Rückenlage

Therapeut: stehend, am Kopfende des Patienten

Handposition:
- mit Daumen und Zeigefinger der linken Hand Kontakt mit dem Oberrand der zu behandelnden Rippe in Höhe der Axillarlinie aufnehmen
- mit der rechten Hand die HWS umfassen

Ausführung:
- den Thorax in Seitneigung links und Flexion führen, bis die Bewegung mit der linken Hand an der Rippe palpiert werden kann

- während der Exspiration die Rippe mit linkem Daumen und Zeigefinger nach kaudal begleiten
- während der Inspiration den Mobilitätsgewinn halten
- den Vorgang wiederholen, bis kein Mobilitätsgewinn mehr zu erzielen ist

9.4.3 Dysfunktion der 6.–10. Rippe in Inspir Henkelbewegung

Indikation: Mobilitätsverlust einer linken 6.–10. Rippe in Exspiration lateral
Patient: in Rückenlage
Therapeut: stehend, am Kopfende des Patienten
Handposition:
- mit der rechten Hand den zervikothorakalen Übergang umfassen, der Kopf des Patienten ruht auf dem Unterarm des Therapeuten
- mit dem Daumen der linken Hand Kontakt mit dem superioren Rand der Rippe in Höhe der Axillarlinie aufnehmen

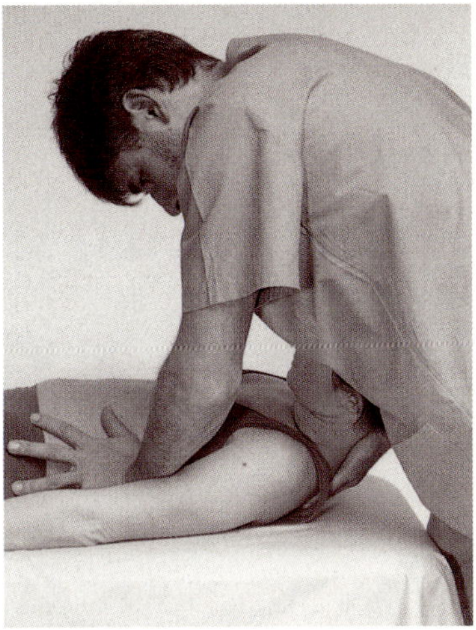
Behandlung der 6.–10. Rippe in Inspir Henkelbewegung

Ausführung:
- den Thorax in Seitneigung links bewegen, bis die Bewegung mit dem Daumen an der Rippe palpiert werden kann
- während der Exspiration die Rippe mit dem linken Daumen nach kaudal begleiten
- während der Inspiration den Mobilitätsgewinn halten
- den Vorgang wiederholen, bis kein Mobilitätsgewinn mehr zu erzielen ist

9.4.4 Dysfunktion der 3.–10. Rippe in Exspir Pumpbewegung

Indikation: Mobilitätsverlust einer linken 3.–10. Rippe in Inspiration anterior
Patient: in Rückenlage, der linke Handrücken liegt auf der Stirn
Therapeut: stehend, auf der kontralateralen Seite der Dysfunktion

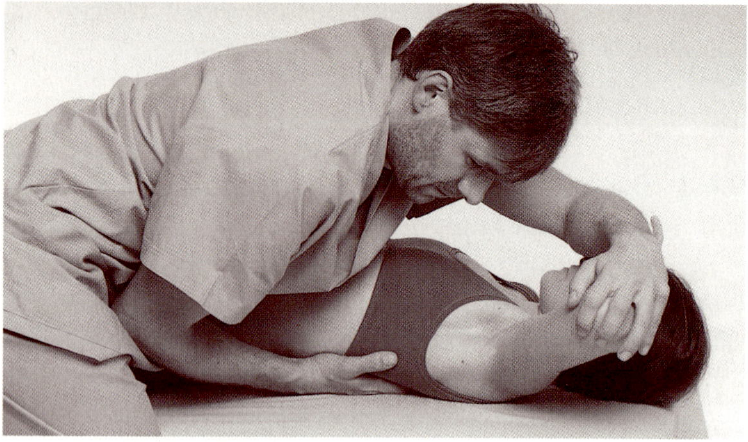

9

Behandlung der 3.–10. Rippe in Exspir Pumpbewegung

Handposition:

- die Finger der rechten Hand am superioren Rand des Angulus costae der zu behandelnden Rippe einhaken
- mit der linken Hand den linken Ellenbogen umgreifen, der Ellenbogen des Therapeuten ist in Kontakt mit der auf der Stirn liegenden Hand

Ausführung:

- den Patienten auffordern, am Ende der Inspiration die Luft anzuhalten und gleichzeitig mit Kopf und Ellenbogen gegen den Widerstand des Therapeuten in Richtung anterior und inferior zu drücken
- die Rippe durch Zug am Angulus costae nach kaudal begleiten
- während der Exspiration den Mobilitätsgewinn halten
- den Vorgang wiederholen, bis kein Mobilitätsgewinn mehr zu erzielen ist

9.4.5 Dysfunktion der 3.–10. Rippe in Exspir Henkelbewegung

Indikation: Mobilitätsverlust einer linken 3.–10. Rippe in Inspiration lateral
Patient: in Rückenlage, der linke Handrücken liegt auf der Stirn, der Thorax befindet sich in Seitneigung rechts
Therapeut: stehend, auf Seite der Dysfunktion
Handposition:

- mit dem rechten Zeigefinger breitflächigen Kontakt am Unterrand der zu behandelnden Rippe in Höhe der Axillarlinie aufnehmen
- mit der linken Hand den linken Ellenbogen umfassen

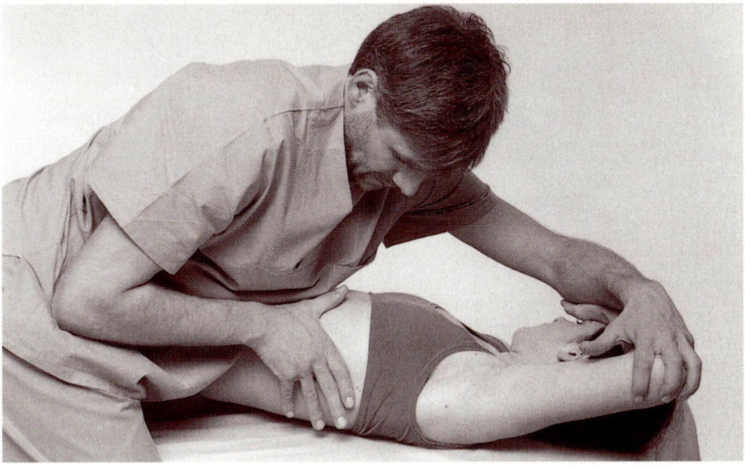

Behandlung der 3.–10. Rippe in Exspir Henkelbewegung

Ausführung:
- den Patienten auffordern, am Ende der Inspiration die Luft anzuhalten und gleichzeitig mit dem Ellenbogen gegen den Widerstand des Therapeuten in Richtung lateral und inferior zu drücken
- die Rippe während der Inspiration mit dem rechten Zeigefinger nach kranial begleiten
- während der Exspiration den Mobilitätsgewinn halten
- den Vorgang wiederholen, bis kein Mobilitätsgewinn mehr zu erzielen ist

9.5 Behandlung der 11. und 12. Rippe (MET)

Im folgenden wird zur besseren Orientierung immer die Behandlung der **linken** Rippen beschrieben.

9.5.1 Dysfunktion in Inspir im Sitzen

Indikation: Mobilitätsverlust der linken 11. und 12. Rippe in Exspiration
Patient: sitzend, die Arme vor dem Thorax überkreuzt
Therapeut: stehend, hinter dem Patienten
Handposition:
- mit linkem Daumen und Zeigefinger flächigen Kontakt mit dem Oberrand der Rippe aufnehmen
- den rechten Arm von dorsal quer über die Schultern des Patienten legen

9

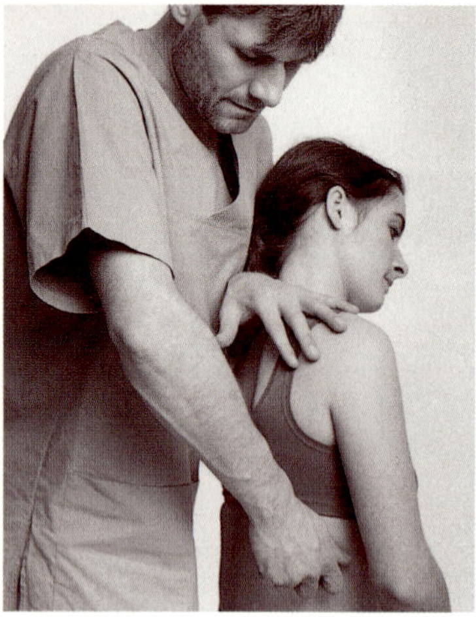

Behandlung der 11. und 12. Rippe in Inspir im Sitzen

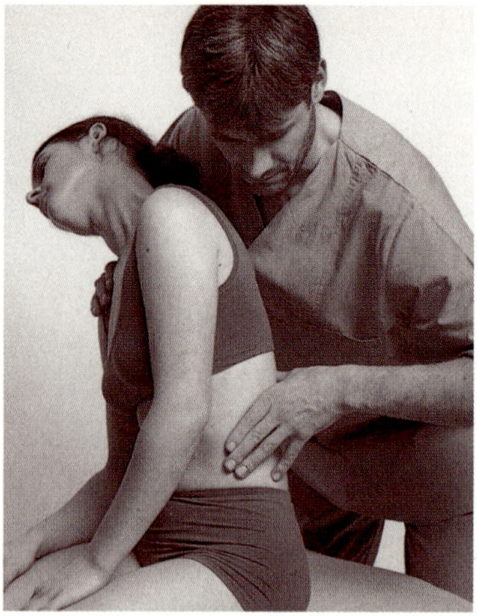

Behandlung der 11. und 12. Rippe in Exspir im Sitzen

Ausführung:
- mit dem rechten Arm eine Seitneigung des Thorax nach links bis auf das zu behandelnde Niveau einstellen
- den Patienten auffordern, tief einzuatmen und das Becken auf der linken Seite anzuheben
- während der Exspiration die Rippe konform mit der Gewebespannung mit dem linken Daumen und Zeigefinger nach inferior und anterior mobilisieren
- während der Inspiration den Patienten auffordern, das Becken zu entspannen, und die gewonnene Mobilität der Rippe halten
- den Vorgang wiederholen, bis kein Mobilitätsgewinn mehr zu erzielen ist

9.5.2 Dysfunktion in Exspir im Sitzen

Indikation: Mobilitätsverlust der linken 11. und 12. Rippe in Inspiration
Patient: sitzend
Therapeut: stehend, hinter dem Patienten
Handposition:
- mit dem linken Zeigefinger flächigen Kontakt mit dem Unterrand der Rippe aufnehmen
- die rechte Hand auf die rechte Schulter legen

Ausführung:
- mit der rechten Hand eine Seitneigung des Thorax nach rechts bis auf das zu behandelnde Niveau einstellen

- den Patienten auffordern, tief auszuatmen
- während der Inspiration die Rippe konform mit der Gewebespannung mit dem linken Zeigefinger nach superior mobilisieren
- während der Exspiration die gewonnene Mobilität der Rippe halten
- den Vorgang wiederholen, bis kein Mobilitätsgewinn mehr zu erzielen ist

9.5.3 Dysfunktion in Inspir in Bauchlage

Indikation: Mobilitätsverlust der linken 11. und 12. Rippe in Exspiration
Patient: in Bauchlage
Therapeut: stehend, auf der kontralateralen Seite der Dysfunktion
Handposition:

- mit dem Zeigefinger der rechten Hand flächigen Kontakt mit dem Oberrand der Rippe aufnehmen
- mit der linken Hand die linke SIAS untergreifen

Ausführung:

- den Patienten auffordern, tief einzuatmen und dabei das Darmbein gegen den Widerstand des Therapeuten in Richtung Bank zu ziehen
- während der Exspiration die Rippe mit dem rechten Zeigefinger nach inferior mobilisieren
- während der Inspiration den Patienten auffordern, das Becken zu entspannen, und die gewonnene Rippenmobilität halten
- den Vorgang wiederholen, bis kein Mobilitätsgewinn mehr zu erzielen ist

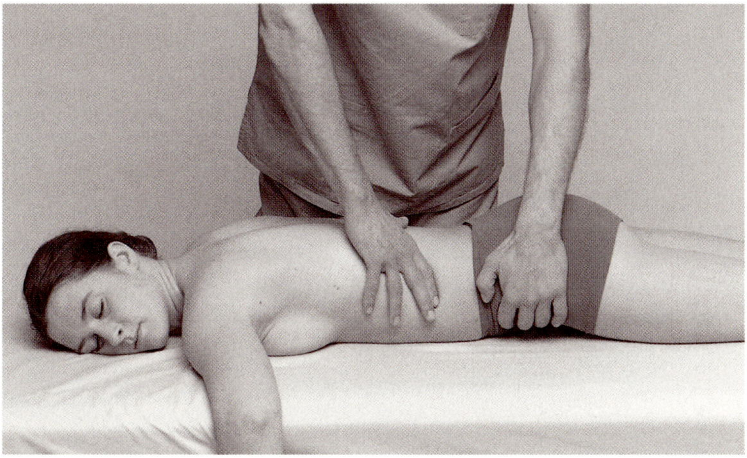

Behandlung der 11. und 12. Rippe in Inspir in Bauchlage

9.5.4 Dysfunktion in Exspir in Bauchlage

Indikation: Mobilitätsverlust der linken 11. und 12. Rippe in Inspiration
Patient: in Bauchlage

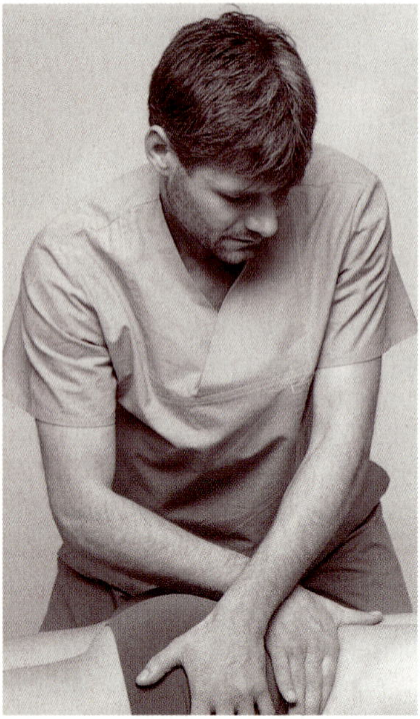

Behandlung der 11. und 12. Rippe in Exspir in Bauchlage

Therapeut: stehend, auf der kontralateralen Seite der Dysfunktion

Handposition:
- mit Daumen oder Zeigefinger der rechten Hand flächigen Kontakt mit dem Unterrand der Rippe aufnehmen
- mit der linken Hand die linke SIAS untergreifen

Ausführung:
- während der Inspiration die Rippe konform mit der Gewebespannung mit dem rechten Daumen oder Zeigefinger nach superior mobilisieren
- durch gleichzeitigen Zug an der SIAS nach posterior eine leichte Dehnung des M. quadratus lumborum ausführen
- während der Exspiration die gewonnene Mobilität halten
- den Vorgang wiederholen, bis kein Mobilitätsgewinn mehr zu erzielen ist

10 Symphysis manubriosternalis

Inhalt

Autor: U. Senger
Therapeut auf den Fotos: U. Senger

10.1 Diagnostik

10.1.1 Anamnese

Schmerzen, Bewegungseinschränkung
- Schmerzlokalisation, Druckempfindlichkeit
- Abhängigkeit von Ein- oder Ausatmung, Bewegung
- Einschränkung der Atmung, lokales Engegefühl
- ausstrahlend zu Schultern, Rippen, Oberbauch

Andere Symptome
- Palpitation, Herzstechen
- retrosternales Druckgefühl
- Husten, Atemlosigkeit

Vor-, Begleiterkrankungen, Sozialanamnese
- Asthma bronchiale, akute oder chronische Bronchitis
- Herzerkrankungen
- Nikotinabusus
- Arbeitsplatz: Allergene, Reizstoffe, Staubbelastung

10.1.2 Inspektion

- Thoraxform: Trichterbrust, Kielbrust
- Schutz- oder Schonhaltung
- Rippen: Form, Kontur
- Ödeme, Narben, Hautveränderungen im Thoraxbereich

10.1.3 Palpation

Knochenpalpation
- Claviculae
- Manubrium und Corpus sterni
- Proc. xiphoideus
- Rippenansätze

Weichteilpalpation

- M. sternocleidomastoideus
- M. pectoralis major
- M. rectus abdominis
- costochondrale Übergänge

10.1.4 Tests und Bewegungsprüfung

Biomechanik

- **Gelenkpartner:** inferiorer Teil des Manubrium sterni und superiorer Teil des Corpus sterni
- **Gelenktyp:** Synchondrose (bei 10% Synostose)
- **Bewegungsmöglichkeiten:** Flexion, Extension

Aktive Bewegungsprüfung

Flexion und Extension

Patient: in Rückenlage

Therapeut: sitzend, am Kopfende des Patienten

Handposition:

- eine Hand quer auf das Manubrium sterni legen
- die andere Hand in Längsrichtung auf das Corpus sterni legen

Ausführung: die Bewegung von Manubrium und Corpus sterni palpieren, während der Patient tief ein- und ausatmet

Bewertung: Die Mobilität im Angulus sterni nach Qualität und Quantität der Bewegung beurteilen.

- Normalbefund: Flexion und Extension sind frei möglich, der Angulus sterni weitet sich während der Extension (bei Ausatmung) und wird bei der Flexion (bei Einatmung) schmaler.
- Eine eingeschränkte Bewegung in Flexion oder Extension kann auf eine Dysfunktion des Gelenks hinweisen.

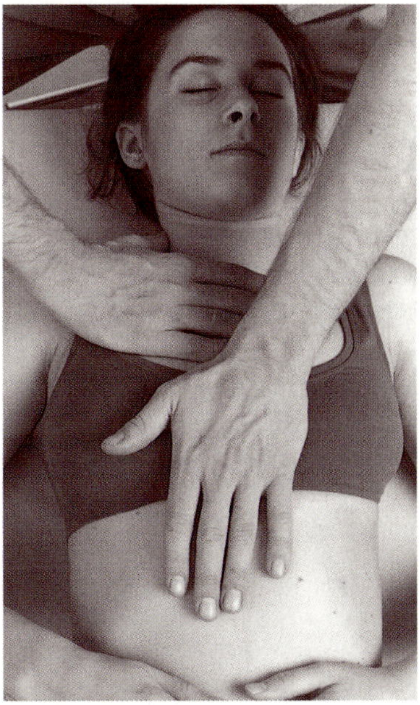

Flexion und Extension des Sternum

> **!** Die aktive Bewegungsprüfung ist nur indirekt während der Atmung möglich.

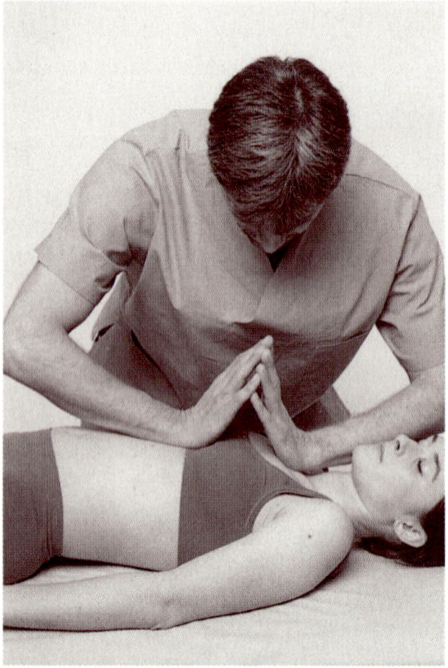

Extension des Sternum

Passive Bewegungsprüfung

Extension

Patient: in Rückenlage
Therapeut: stehend, neben dem Patienten
Handposition:
- das Thenar der kopfnahen Hand auf das Manubrium sterni legen
- das Thenar der fußnahen Hand auf das Corpus sterni legen

Ausführung: einen leichten Druck mit beiden Händen auf das Sternum ausüben
Bewertung: Auf Qualität und Quantität der Bewegung achten.
- Normalbefund: Weiches Endgefühl bei der Ausübung des Drucks.
- Ein Widerstand kann auf eine Dysfunktion in Flexion hindeuten.

Flexion

Patient: in Rückenlage
Therapeut: stehend, neben dem Patienten
Handposition: das Thenar einer Hand auf den Angulus sterni legen

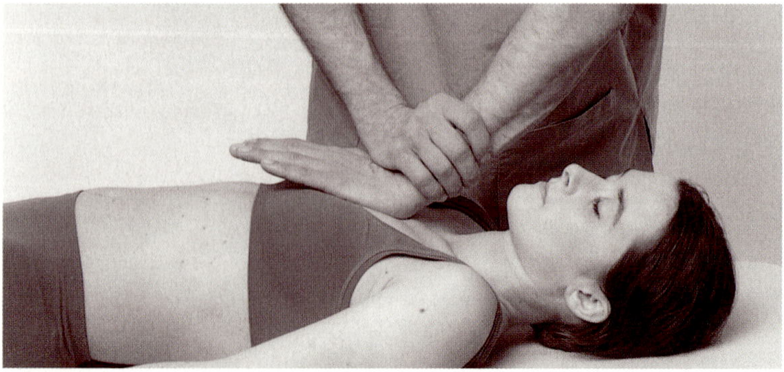

Flexion des Sternum

Ausführung: einen leichten Druck mit der Hand auf den Angulus sterni ausüben
Bewertung: Auf Qualität und Quantität der Bewegung achten.
- Normalbefund: Weiches Endgefühl bei Ausübung des Drucks.
- Ein Widerstand kann auf eine Dysfunktion in Extension hindeuten.

10.1.5 Differentialdiagnosen

- **mechanisch/degenerativ:** Frakturen oder Prellungen von Clavicula, Brustbein, Rippen, Osteoporose
- **neural/radikulär:** Herpes Zoster
- **ausstrahlend:** Erkrankungen von Herz, Lungen, Pleura, Ösophagus, Oberbauch
- **dysplastisch:** sekundäre Tumoren (z. B. Metastasen von Prostata-, Mamma-, Lungen-, Nierenkarzinom)
- **vaskulär/lymphatisch:** Aortenaneurysma

10.1.6 Osteopathische Beziehungen

☞ 7.1.6

10.2 Behandlung des Sternum (MET)

10.2.1 Dysfunktion in Flexion

Indikation: Mobilitätsverlust in Extension
Palpation: Verkleinerung des Angulus sterni
Patient: in Rückenlage
Therapeut: stehend, seitlich des Patienten
Handposition:
- die kopfnahe Hand quer auf das Manubrium sterni legen, den Daumen direkt an den Angulus sterni
- mit der fußnahen Hand Kontakt mit dem Corpus sterni aufnehmen, den Daumen direkt auf den Angulus sterni legen

Ausführung:
- während der Exspiration die manubriosternale Mobilität durch Druck der Daumen am Angulus sterni nach posterior verstärken bei gleichzeitiger gegenläufiger Traktion der Hände

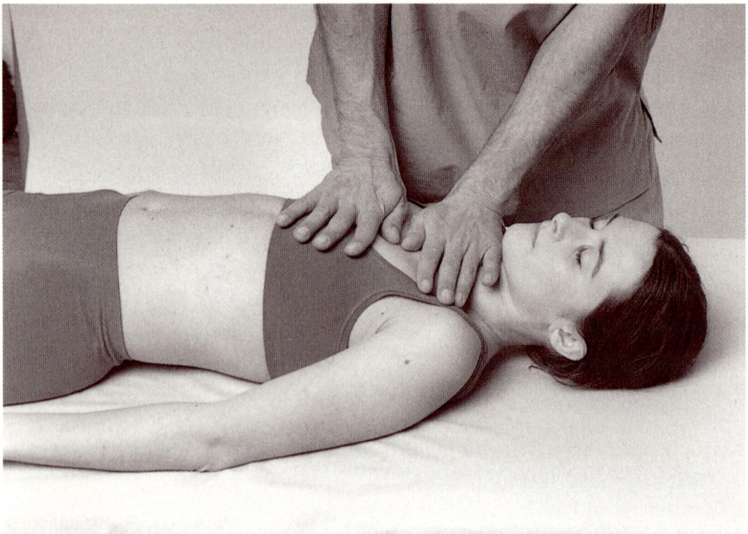

10

Behandlung des Sternum in Flexion

- während der Inspiration möglichst viel der gewonnenen Mobilität halten, während der Exspiration Druck und Traktion verstärken
- diesen Vorgang wiederholen, bis kein Bewegungsgewinn in Extension mehr zu erreichen ist

10.2.2 Dysfunktion in Extension

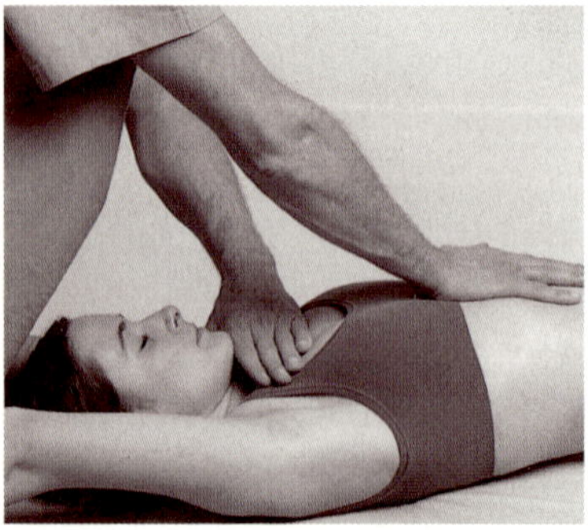

Behandlung des Sternum in Extension

Indikation: Mobilitätsverlust in Flexion

Palpation: Vergrößerung des Angulus sterni

Patient: in Rückenlage

Therapeut: stehend, am Kopfende des Patienten

Handposition:

- die kopfnahe Hand quer auf das Manubrium sterni legen
- die fußnahe auf das distale Ende des Sternum legen

Ausführung:

- den Patienten auffordern, die Arme nach oben zu nehmen und die Hüften des Therapeuten zu umgreifen
- am Ende einer tiefen Einatmung den Patienten auffordern, die Luft anzuhalten
- dabei die kopfnahe Hand nach kranial und dorsal ziehen und die fußnahe Hand nach kaudal und dorsal drücken
- gleichzeitig den Patienten auffordern, die Mm. pectorales majores und minores anzuspannen, indem er kräftig und kontinuierlich an den Hüften des Therapeuten zieht
- diesen Vorgang 3 – 5× wiederholen

Art. sternoclavicularis, Art. acromioclavicularis, Art. humeri

11

Inhalt

Autor: T. K. Dobler, C. Fossum und P. Sommerfeld (11.1.6)
Therapeut auf den Fotos: T. K. Dobler

11.1 Diagnostik

11.1.1 Anamnese

Schmerzen, Bewegungseinschränkung

- Schmerzlokalisation, Druckempfindlichkeit
- Schmerzen in Ruhe, bei Bewegung
- Dauer der Schmerzen
- welche Bewegungsrichtungen sind am meisten betroffen
- Grund der Bewegungseinschränkung erfragen (Schmerz, Schwäche, mechanische Blokkade)
- eingeschränkte alltägliche oder berufliche Bewegungen, z. B. Mantel anziehen, Schlafposition, Überkopfarbeiten

Andere Symptome

- Schwellungen im Bereich der Schulter oder des Armes
- Schweregefühl oder Kraftlosigkeit im Arm
- Parästhesien: genaue Lokalisation (z. B. Dermatom betroffen)
- Verfärbungen der Extremitäten (insbesondere der Akren), Hinweise auf Durchblutungsstörungen
- Hämatome im Schulterbereich

Vor-, Begleiterkrankungen

- Rheumatische Erkrankungen (z. B. chronische Polyarthritis)
- Rheumatisches Fieber
- Trauma, Fraktur und deren Therapie
- frühere Operationen

11.1.2 Inspektion

- Symmetrie beider Seiten: Muskeln, Achselfalten, Schulterhöhe
- Form und Kontur: Claviculae, Fossa supraclavicularis und infraclavicularis (Abflachung kann auf Halsrippe hindeuten), Klaviertastenphänomen (bei Luxation der Art. acromioclavicularis, bei Ruptur oder Überdehnung der Ligg. zwischen Clavicula und 1. Rippe)
- Scapula alata: flügelförmig abstehende Schulterblätter bei Lähmung des M. serratus anterior, Muskelerkrankungen und Haltungsfehlern
- Scapula elevata (Sprengel-Deformität): angeborener, meist einseitiger Schulterblatthochstand, der supraspinale Anteil der Scapula ist meist nach ventral umgebogen, gewöhnlich nur Teilsyndrom bei multiplen Mißbildungen

- Wirbelsäule: Skoliose, BWS-Kyphose
- Muskelatrophien (z.B. M. deltoideus, M. supraspinatus)
- Schwellungen, Hautveränderungen, Narben im Schulter- und Brustbereich

11.1.3 Palpation

Knochenpalpation

- Manubrium sterni
- Art. sternoclavicularis
- Clavicula
- Proc. coracoideus
- Art. acromioclavicularis
- Tuberculum majus und minus humeri
- Sulcus intertubercularis humeri
- Spina scapulae
- Angulus superior und inferior scapulae
- Margo medialis scapulae
- Procc. spinosi von HWS und BWS

Weichteilpalpation

- M. pectoralis major
- M. deltoideus
- M. biceps brachii
- M. triceps brachii
- M. coracobrachialis
- M. trapezius
- M. supraspinatus
- M. latissimus dorsi
- M. teres major und minor
- M. infraspinatus
- Mm. rhomboidei major und minor

11.1.4 Tests und Bewegungsprüfung

Biomechanik

Art. sternoclavicularis

- **Gelenkpartner:** Extremitas sternalis der Clavicula (leicht konvex) und Incisura clavicularis des Manubrium sterni (plan)
- **Gelenktyp:** Kugelgelenk

- **Bewegungsmöglichkeiten:** kraniokaudales und ventrodorsales Gleiten, axiale Rotation

Art. acromioclavicularis

- **Gelenkpartner:** Extremitas acromialis der Clavicula (leicht konvex) und Facies articularis clavicularis des Acromion (plan)
- **Gelenktyp:** Kugelgelenk
- **Bewegungsmöglichkeiten:** kraniokaudales und ventrodorsales Gleiten, axiale Rotation

Skapulothorakale Gleitebene

- **Gelenkpartner:** anteriore Seite der Scapula und posteriore Thoraxwand, dazwischen liegen M. subscapularis und M. serratus anterior
- **Gelenktyp:** kein echtes Gelenk
- **Bewegungsmöglichkeiten:** kraniokaudales und mediolaterales Gleiten, Rotation

Art. humeri

- **Gelenkpartner:** Cavitas glenoidalis der Scapula (konkav) und Caput humeri (konvex)
- **Gelenktyp:** Kugelgelenk
- **Bewegungsmöglichkeiten:** Abduktion, Adduktion, Außenrotation, Innenrotation, Anteversion, Retroversion

Aktive Bewegungsprüfung

Der gesamte Schultergürtel wird vom Patienten aktiv bewegt.

- Art. sternoclavicularis: Protraktion und Retraktion für ventrokaudales Gleiten, Elevation und Depression für kraniokaudales Gleiten, Abduktion für Rotation
- Art. acromioclavicularis: Protraktion und Retraktion für ventrokaudales Gleiten, Elevation und Depression für kraniokaudales Gleiten, Abduktion für Rotation
- Skapulothorakale Gleitebene: Elevation, Depression, Protraktion, Retraktion, Außenrotation, Innenrotation
- Art. humeri: Anteversion, Retroversion, Abduktion, Adduktion (in Anteversion und Retroversion), Außenrotation, Innenrotation

Auf Ausweichbewegungen des Schultergürtels achten, die auf Dysfunktionen der einzelnen Komponenten hinweisen können. Hierbei besonders auf die Mitbewegung der Scapula achten, durch die Bewegungseinschränkungen der anderen Gelenke oft kompensiert werden.

Passive Bewegungsprüfung

Gelenkspiel der rechten Art. sternoclavicularis

Patient: in Rückenlage

Therapeut: stehend, an der rechten Seite des Patienten

Handposition:

- mit der linken Hand die rechte Schulter umgreifen
- mit der rechten Hand das Gelenk palpieren

Ausführung: die Schulter mit der linken Hand nach anterior, posterior, superior und inferior führen

Bewertung: Auf Qualität und Quantität der Bewegung achten.

- Normalbefund: Freie Beweglichkeit des Gelenks, die sich durch Verschiebung der Clavicula am Sternum nach anterior bei Bewegung der Schulter nach posterior, nach posterior bei Bewegung der Schulter nach anterior, nach inferior bei Bewegung der Schulter nach superior und superior bei Bewegung der Schulter nach inferior ausdrückt.
- Eine Bewegungseinschränkung in eine Richtung kann auf eine Dysfunktion hinweisen.

Gelenkspiel der rechten Art. acromioclavicularis

Patient: in Rückenlage

Therapeut: stehend, an der rechten Seite des Patienten

Handposition:

- mit Daumen und Zeigefinger der rechten Hand das laterale Ende der Clavicula umfassen
- mit der linken Hand das Acromion fixieren

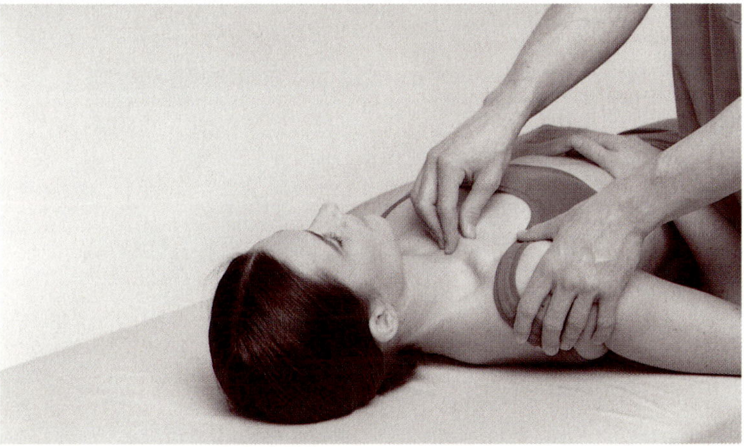

Gelenkspiel der Art. sternoclavicularis

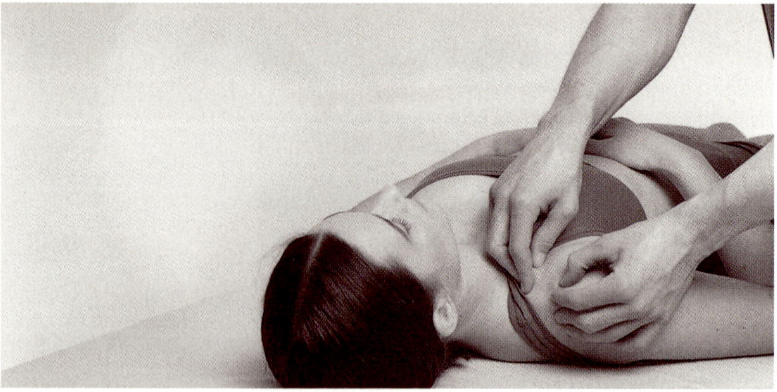

Gelenkspiel der Art. acromioclavicularis

Ausführung: die Clavicula nach anterior, posterior, superior und inferior schieben

Bewertung: Auf Qualität und Quantität der Bewegung achten.

- Normalbefund: Freie Beweglichkeit der Clavicula in alle Richtungen.
- Eine Bewegungseinschränkung in eine Richtung kann auf eine Dysfunktion hinweisen.

Art. humeri und skapulothorakale Gleitebene

- die Schulter in Anteversion, Retroversion, Abduktion, Adduktion (in Anteversion und Retroversion), Außenrotation und Innenrotation führen
- Eine Fixation der Scapula an Spina scapulae und Acromion ermöglicht eine Prüfung der Art. humeri ohne Mitbewegung und Mittestung des restlichen Schultergürtels.

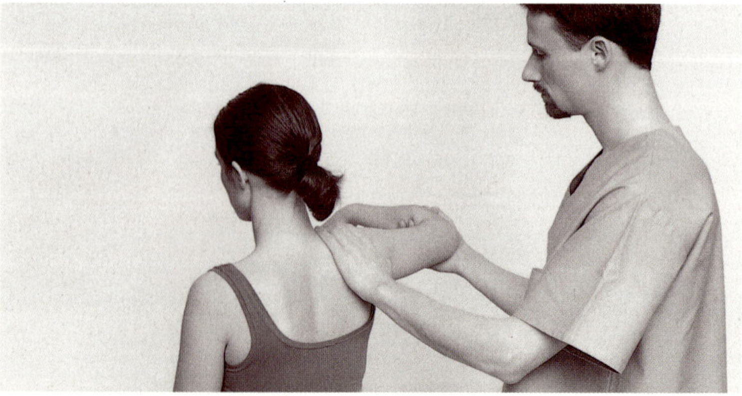

Beurteilung der Art. humeri und skapulothorakalen Gleitebene

- Die Testung der Innen- und Außenrotation erfolgt in Neutralposition und 90° Abduktion sowie bei 90° gebeugtem Ellenbogen.

> **!** Neben Bewegungseinschränkungen und Schmerzen auch auf Krepitationen und Schnappen achten.

Gelenkspiel Art. humeri (Gleiten nach anterior und posterior)

Patient: sitzend
Therapeut: stehend, an Seite des zu testenden Armes
Handposition: die anterioren, posterioren und superioren Anteile des Humeruskopfes mit beiden Händen umfassen
Ausführung: den Humeruskopf nach anterior und posterior schieben
Bewertung: Auf Qualität und Quantität der Bewegung achten.

- Normalbefund: Freie Beweglichkeit des Humeruskopfes nach anterior und posterior.
- Eine Bewegungseinschränkung in eine Richtung kann auf eine Dysfunktion hinweisen.

Gelenkspiel Art. humeri (Gleiten nach superior und inferior)

Patient: sitzend
Therapeut: stehend, hinter dem Patienten
Handposition: mit einer Hand die Scapula durch Kontakt an Spina scapulae und Acromion fixieren, mit der anderen den 90° gebeugten Ellenbogen umgreifen

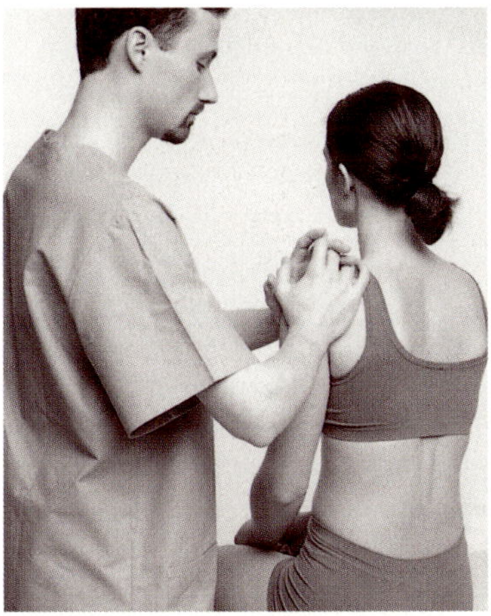

Gelenkspiel der Art. humeri (Gleiten nach anterior und posterior)

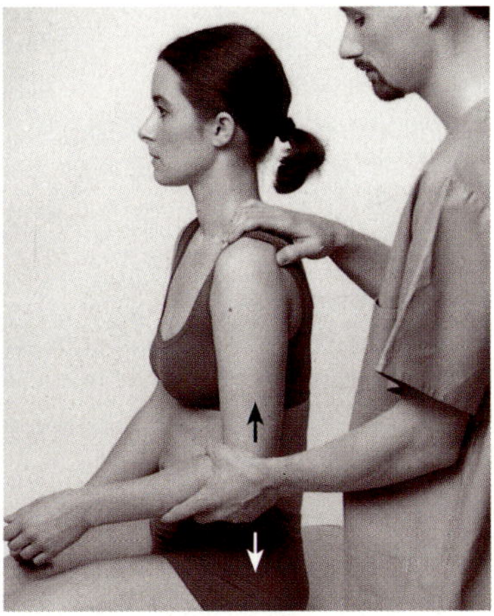

Gelenkspiel der Art. humeri (Gleiten nach superior und inferior)

Ausführung: einen Zug nach inferior bzw. Druck nach superior auf den Ellenbogen ausüben
Bewertung: Auf Qualität und Quantität der Bewegung achten.
- Normalbefund: Freie Beweglichkeit des Humeruskopfes nach superior und inferior.
- Eine Bewegungseinschränkung in eine Richtung kann auf eine Dysfunktion hinweisen.

Muskeltests

Art. thoracoscapularis

- **Elevation:** M. trapezius, M. levator scapulae, Mm. rhomboideus major und minor
- **Depression:** M. pectoralis minor
- **Retraktion:** Mm. rhomboideus major und minor
- **Protraktion:** M. serratus anterior, M. pectoralis minor

Art. humeri

- **Anteversion:** M. coracobrachialis, M. deltoideus (Pars clavicularis), M. pectoralis major (Pars clavicularis), M. biceps brachii (Caput longum und Caput breve)
- **Retroversion:** M. teres major, M. teres minor, M. deltoideus (Pars spinalis), M. latissimus dorsi
- **Abduktion:** M. supraspinatus (0–30°), M. deltoideus (Pars acromialis, 30–90°), M. trapezius, M. serratus anterior (90–180°, Bewegung der Scapula)
- **Adduktion:** M. pectoralis major (besonders wirksam in Elevationsstellung), M. latissimus dorsi, M. teres major (in der Scapularebene)
- **Innenrotation:** M. latissimus dorsi, M. teres major, M. subscapularis, M. pectoralis major
- **Außenrotation:** M. infraspinatus, M. teres minor

Provokationstests

Apprehensiontest für Instabilität des Humeruskopfes

Patient: sitzend
Therapeut: stehend, hinter dem Patienten
Handposition:
- mit der einen Hand den Schultergürtel durch flächigen Kontakt medial des Schultergelenks fixieren
- mit der anderen Hand den 90° gebeugten Ellenbogen umgreifen

Ausführung:
- die Schulter in 90° Abduktion bringen und komplett nach außen rotieren
- unter Stabilisierung des Schultergürtels die Schulter dann vorsichtig in Retroversion führen

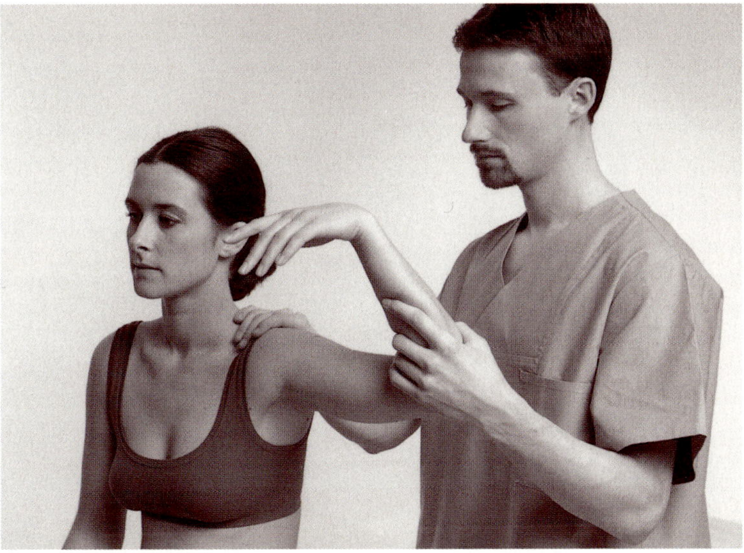

Apprehensiontest

Bewertung: Auf die Reaktion des Patienten achten.

- Normalbefund: Keine Reaktion.
- Wird eine schmerzhafte Reaktion mit Widerstand des Patienten gegen die Weiterführung der Retroversion ausgelöst, deutet dies auf eine Instabilität des Humeruskopfes hin.

Drop-arm-Test

Patient: stehend oder sitzend, zu testender Arm in 90° Abduktion
Therapeut: stehend, hinter dem Patienten
Handposition: mit einer Hand Kontakt mit dem Handgelenk des abduzierten Arms aufnehmen
Ausführung:

- kann der Patient den Arm in dieser Position halten, ihn auffordern, diesen langsam wieder neben den Körper zu bringen
- alternativ leicht auf den Unterarm klopfen, während der Arm noch 90° abduziert ist

Bewertung: Auf die Reaktion des Arms und auftretende Schmerzen achten.

- Normalbefund: Arm bleibt in Abduktion, keine Schmerzen.
- Bei einer teilweisen Ruptur des M. supraspinatus fällt der Arm bei Beginn der Adduktion oder provoziert durch das Klopfen auf den Unterarm unkontrolliert herab.

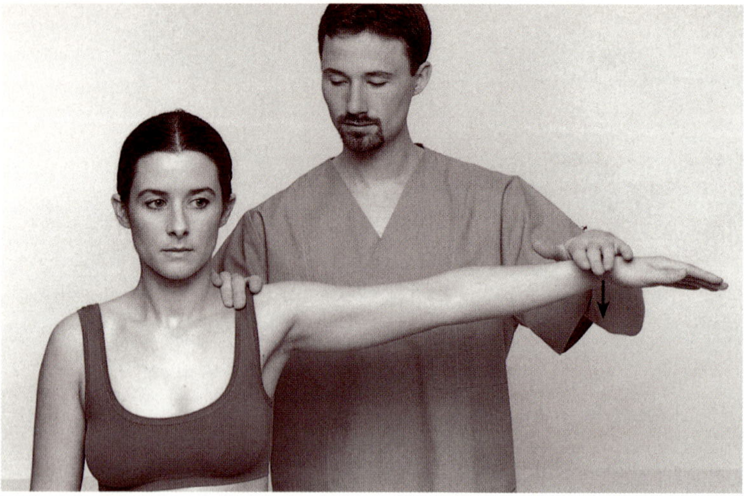

Drop-arm-Test

Bizepssehnentest

Patient: sitzend

Therapeut: stehend, vor dem Patienten

Handposition:

- mit einer Hand den 90° gebeugten Ellenbogen halten
- mit der anderen das Handgelenk umgreifen

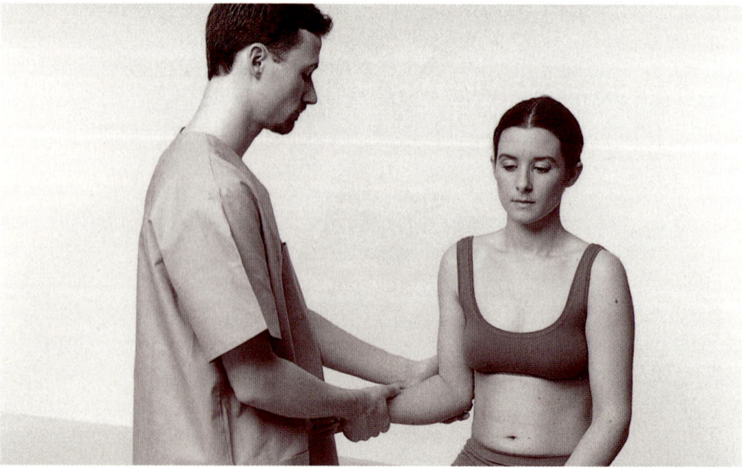

Bizepssehnentest

Ausführung:
- den Patienten auffordern, die Hand gegen den Druck des Therapeuten leicht nach medial zu drücken (Innenrotation)
- damit die Schulter nicht abduziert wird, den Ellenbogen in Richtung des Thorax des Patienten drücken

Bewertung: Die Schulter beobachten und den Patienten nach auftretenden Schmerzen fragen.
- Normalbefund: Keine Schmerzen, Widerstand stark.
- Bei einer Instabilität der langen Bizepssehne springt die Sehne aus dem Sulcus intertubercularis und löst einen akuten Schmerz aus.

Impingementtest
Patient: stehend
Therapeut: stehend, vor dem Patienten
Ausführung: den Patienten auffordern, den gestreckten Arm zu abduzieren
Bewertung: Die Abduktion beobachten und den Patienten nach auftretenden Schmerzen fragen.
- Normalbefund: Volle Abduktion ohne Schmerzen möglich.
- Eine Läsion der Strukturen zwischen Tuberculum majus humeri und Acromion (z.B. Bursitis subacromialis, Irritationszustände an den Sehnenansatzstellen, Tendopathia calcarea) drückt sich in Schmerzen während der Abduktion zwischen 60° und 120° aus. Dies wird als „painful arc" („schmerzhafter Bogen") bezeichnet. Der Schmerz kann auch durch passive Anteversion bei gleichzeitiger Innenrotation ausgelöst werden

11.1.5 Differentialdiagnosen

- **mechanisch/degenerativ:** Luxation, Fraktur, Kalzifikation, arthrotische Veränderungen (z.B. Omarthrose)
- **neural/radikulär:** Nervenwurzelreizung im Bereich der HWS, Diskusprolaps, Kompression des Plexus brachialis (Scalenus- und costo-claviculäres Syndrom), Reizung des N. intercostalis I (1. Rippe)
- **ausstrahlend:** Erkrankungen von Herz, Lunge, Pleura, Zwerchfell, Gallenblase
- **entzündlich/rheumatisch:** chronische Polyarthritis, Kollagenosen, reaktive Arthritiden
- **dysplastisch:** Pancoast-Tumor, Mammakarzinom, Lymphosarkom
- **infektiös:** Arthritis, Herpes Zoster
- **vaskulär/lymphatisch:** Thrombose, akuter Arterienverschluß, Z.n. Lymphknotendissektion, Aortenaneurysma

11.1.6 Osteopathische Beziehungen

Neurologische Beziehungen

- sympathische Innervation der Schulter: Th1 – Th4
- segmentale Integration der Schulter und oberen Extremität: Th2 – Th7, Umschaltung im Ganglion cervicothoracicum (stellatum) und Th1 – Th2, Weg in die Peripherie über Nn. spinales C4 – Th2, N. subclavius
- Verbindung der viszeralen Strukturen der Schulter mit C3 – C5 und N. phrenicus: aufgrund einer Anastomose zwischen N. phrenicus und N. subclavius durch den N. phrenicus accessorius können die von ihnen innervierten Strukturen bei Dysfunktion beeinträchtigt werden
- viszerokutane Reflexe von Magen, Leber und Gallenblase
- Muskelinnervation: ☞ auch 7.1.6
  - M. trapezius: direkte Äste des Plexus cervicalis, N. accessorius (C2 – C4)
  - M. levator scapulae: direkte Äste des Plexus cervicalis, N. dorsalis scapulae (C3 – C5)
  - Mm. rhomboidei: N. dorsalis scapulae (C4/C5)
  - M. serratus anterior: N. thoracicus longus (C5 – C8)
  - M. sternocleidomastoideus: N. accessorius (C1 – C3)
  - M. deltoideus: N. axillaris (C5/C6)
  - M. supraspinatus: N. suprascapularis (C4 – C6)
  - M. infraspinatus: N. suprascapularis (C5 – C7)
  - M. teres minor: N. axillaris (C5/C6)
  - M. teres major: N. subscapularis (C5 – C7)
  - M. biceps brachii: N. musculocutaneus (C6/C7)
  - M. coracobrachialis: N. musculocutaneus (C6/C7)
  - M. brachialis: N. musculocutaneus (C6/C7)
  - M. triceps brachii: N. radialis (C6 – Th1)

Vaskuläre Beziehungen

- venolymphatisch: Lymphabflußstörungen im Bereich der Schulter bei Verquellungen/Ödemen/Druckempfindlichkeit der Achselhöhle, insbesondere im superioren Teil der hinteren Achselfalte
- Venöse Abflußstörungen durch Kompression der V. subclavia zwischen Clavicula und erster Rippe, die ventral vom M. scalenus anterior (bei Vorhandensein einer Halsrippe gibt es hier häufig Beschwerden) und dorsal vom M. pectoralis minor verläuft. Thrombenbildung in diesem Bereich ist besonders bei jungen Patienten nicht selten (z.B. nach ausgedehnten Mountainbike-Touren).

Mechanische Beziehungen

- die Mechanik des Schultergelenks steht in enger Beziehung mit der 1. und 2. Rippe, Funktion und Biomechanik der oberen BWS, den muskulären Strukturen der Scapula und deren Position sowie dem zervikothorakalen Diahpragma
- mit dem Körper ist das Schultergelenk über die zentrale Faszienkette sowohl nach unten als auch nach oben verbunden: mit Abdomen, Zwerchfell, endothorakaler Faszie und zervikalen Faszien
- Einfluß auf den M. trapezius und M. sternocleidomastoideus und darüber auf die obere HWS
- anteriore Dysfunktionen der Art. sternoclavicularis stehen oft in Beziehung zu thorakalen Störungen, während superiore Dysfunktionen eher mit einem zervikalen Problem zusammenhängen

Muskuläre Beziehungen

Ein Hypertonus der folgenden Muskeln kann Ursache sein von Dysfunktionen

- von C1 – C3: M. trapezius
- von C0 – C3, Os temporale, Sutura occipitomastoidea: M. sternocleidomastoideus
- von C1/C2, C2/C3, C7/Th1: M. levator scapulae

Triggerpunkte

Folgende Muskeln können Ursache sein von

- anterioren Schulterschmerzen: M. infraspinatus, M. deltoideus, Mm. scaleni, M. supraspinatus, Mm. pectorales major und minor, M. biceps brachii, M. coracobrachialis
- posteriore Schulterschmerzen: M. deltoideus, M. levator scapulae, M. supraspinatus, Mm. teres major und minor, M. subscapularis, M. serratus posterior superior, M. triceps brachii, M. trapezius

11.2 Behandlung der Art. sternoclavicularis (HVLA und MET)

Wegen der empfindlichen Strukturen im Halsbereich (Lymphknoten, Gefäße und Nerven hinter und unter der Clavicula) den Kontakt an der Clavicula und den Impuls daran immer sehr vorsichtig ausführen.

11.2.1 Prästernale Dysfunktion rechts (HVLA)

Indikation: Mobilitätsverlust der Clavicula am Sternum nach posterior und superior

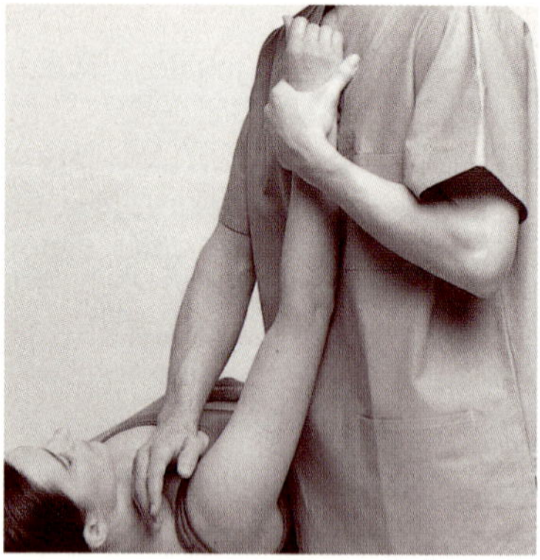
Behandlung der prästernalen Dysfunktion der Art. sternoclavicularis

Palpation: Clavicula steht weiter anterior als auf Gegenseite
Patient: in Rückenlage
Therapeut: stehend, an der rechten Seite des Patienten
Handposition:
- das Os pisiforme der rechten Hand auf den anterio-inferioren Teil des sternalen Endes der Clavicula legen
- mit der linken Hand das Handgelenk des 90° antevertierten rechten Armes halten

Ausführung:
- durch Zug mit der linken Hand die Schulter in Protraktion führen, bis die Bewegung an der Clavicula als Retraktion (Bewegung nach posterior und superior) palpiert werden kann
- die Bewegungsgrenze lokalisieren
- mit der rechten Hand einen Impuls nach posterior und superior an der Clavicula ausführen, mit der linken Hand kann diese Bewegung durch gleichzeitigen Zug am Arm nach anterior verstärkt werden

11.2.2 Prästernale Dysfunktion rechts (MET)

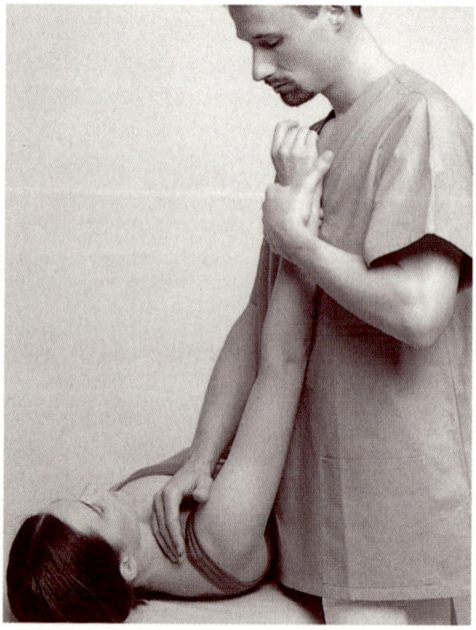
Behandlung der prästernalen Dysfunktion der Art. sternoclavicularis

Indikation: Mobilitätsverlust der Clavicula am Sternum nach posterior und superior
Palpation: Clavicula steht weiter anterior als auf Gegenseite
Patient: in Rückenlage
Therapeut: stehend, an der rechten Seite des Patienten
Handposition:
- das Os pisiforme der rechten Hand auf den anterio-inferioren Teil des sternalen Endes der Clavicula legen
- mit der linken Hand das Handgelenk des 90° antevertierten rechten Armes halten

Ausführung:
- durch Zug mit der linken Hand die Schulter in Protraktion führen, bis

die Bewegung an der Clavicula als Retraktion (Bewegung nach posterior und superior) palpiert werden kann
- die Bewegungsgrenze lokalisieren
- den Patienten auffordern, den Arm gegen den Widerstand des Therapeuten nach hinten zu ziehen (Retraktion der Scapula)
- die Spannung 3–6 Sek. halten
- in der Entspannungsphase wird die neue Bewegungsgrenze durch Protraktion der Schulter und Druck auf die Clavicula nach posterior und superior erreicht
- diesen Vorgang 3–5× wiederholen

11.2.3 Suprasternale Dysfunktion rechts (HVLA)

Indikation: Mobilitätsverlust der Clavicula am Sternum nach anterior und inferior
Palpation: Clavicula steht weiter posterior als auf Gegenseite
Patient: in Rückenlage
Therapeut: stehend, an der rechten Seite des Patienten
Handposition:
- mit rechtem Daumen und Zeigefinger den superio-posterioren Teil des Claviculaschaftes möglichst weit medial im supraklavikulären Raum umgreifen
- mit der linken Hand die rechte Schulter umgreifen

Ausführung:
- durch Druck mit der linken Hand nach posterior die Schulter in Retraktion führen, bis die Bewegung an der Clavicula als Protraktion (Bewegung nach anterior) palpiert werden kann
- die Bewegungsgrenze lokalisieren

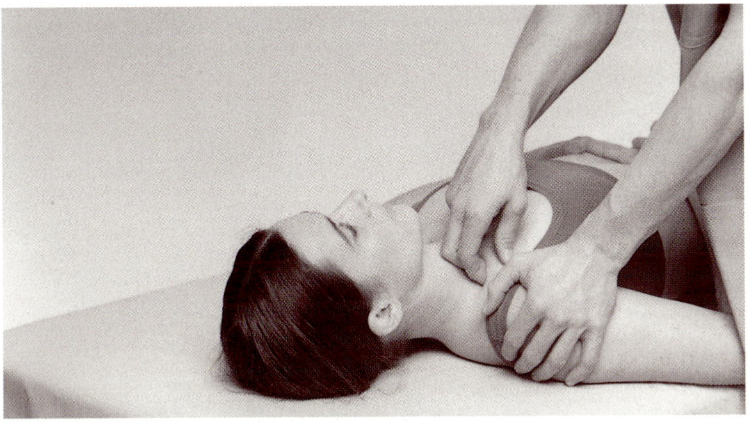

Behandlung der suprasternalen Dysfunktion der Art. sternoclavicularis

- mit der rechten Hand einen Zugimpuls nach anterior und inferior ausführen, mit der linken Hand kann diese Bewegung durch gleichzeitigen Druck an der Schulter nach posterior verstärkt werden

11.2.4 Suprasternale Dysfunktion rechts (MET)

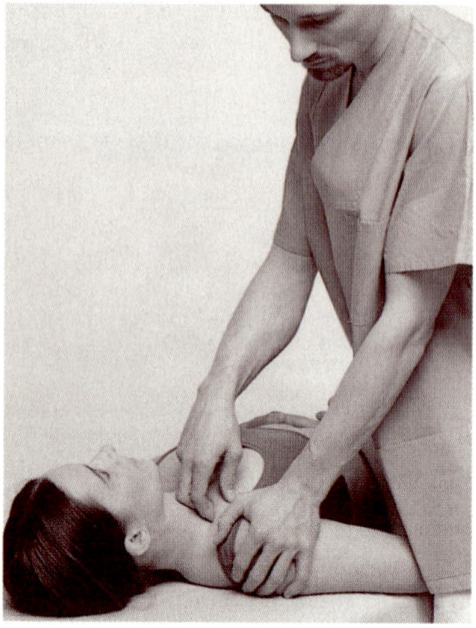

Behandlung der suprasternalen Dysfunktion der Art. sternoclavicularis

Indikation: Mobilitätsverlust der Clavicula am Sternum nach anterior und inferior

Palpation: Clavicula steht weiter posterior als auf Gegenseite

Patient: in Rückenlage

Therapeut: stehend, an der rechten Seite des Patienten

Handposition:

- mit rechtem Daumen und Zeigefinger den superio-posterioren Teil des Claviculaschaftes möglichst weit medial im supraklavikulären Raum umgreifen
- mit der linken Hand die rechte Schulter umgreifen

Ausführung:

- durch Druck mit der linken Hand nach posterior die Schulter in Retraktion führen, bis die Bewegung an der Clavicula als Protraktion (Bewegung nach anterior) palpiert werden kann
- die Bewegungsgrenze lokalisieren
- den Patienten auffordern, die Schulter gegen den Widerstand des Therapeuten nach vorne zu drücken (Protraktion)
- die Spannung 3–6 Sek. halten
- in der Entspannungsphase wird die neue Bewegungsgrenze durch Druck auf die Schulter nach posterior und Zug an der Clavicula nach anterior und inferior erreicht
- diesen Vorgang 3–5× wiederholen

11.3 Behandlung der Art. acromioclavicularis (MET)

11.3.1 Dysfunktion in Rotation anterior rechts

Indikation: Mobilitätsverlust der Clavicula in Rotation posterior rechts, eingeschränkte aktive und passive Innenrotation der Schulter in 90° Abduktion
Tests: schmerzhafte Innenrotation der Schulter in 90° Abduktion
Patient: sitzend
Therapeut: stehend, hinter dem Patienten
Handposition:
- mit der rechten Hand das rechte Handgelenk umfassen
- mit der linken Hand den Ellenbogen stützen

Ausführung:
- den rechten Ellenbogen 90° flektieren, die Schulter 90° abduzieren
- die Bewegungsgrenze durch Außenrotation der Schulter lokalisieren
- den Patienten auffordern, die Hand gegen den Widerstand des Therapeuten nach vorne zu drücken (Innenrotation der Schulter), dabei den Ellenbogen fixieren
- die Spannung 3–6 Sek. halten
- in der Entspannungsphase wird die neue Bewegungsgrenze durch weitere Außenrotation der Schulter erreicht
- diesen Vorgang 3–5× wiederholen

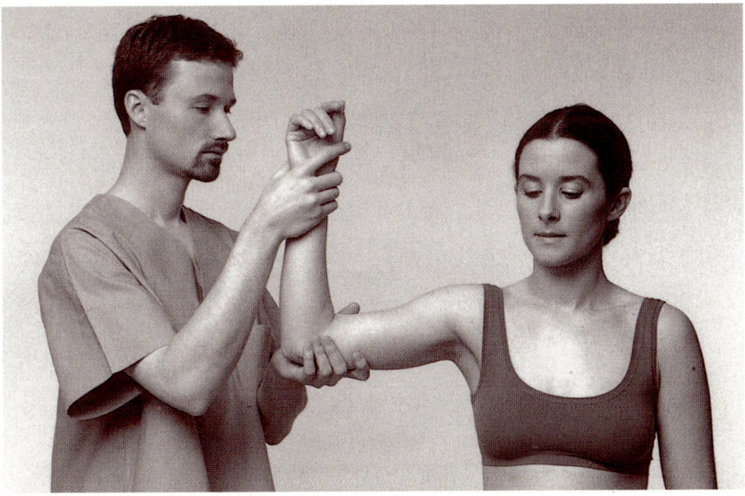

Behandlung der Art. acromioclavicularis in Rotation anterior

11.3.2 Dysfunktion in Rotation posterior rechts

Indikation: Mobilitätsverlust der Clavicula in Rotation anterior rechts, eingeschränkte aktive und passive Außenrotation der Schulter in 90° Abduktion
Tests: schmerzhafte Außenrotation der Schulter in 90° Abduktion
Patient: sitzend
Therapeut: stehend, hinter dem Patienten
Handposition:

- die rechte Hand zwischen Arm und Körper durchführen und das rechte Handgelenk umfassen
- die linke Hand auf die rechte Schulter legen

Ausführung:

- den Ellenbogen ca. 100° flektieren, die Schulter 90° abduzieren
- die Bewegungsgrenze durch Innenrotation der Schulter lokalisieren
- den Patienten auffordern, die Hand gegen den Widerstand des Therapeuten nach oben zu drücken (Außenrotation der Schulter), dabei die Schulter fixieren
- die Spannung 3–6 Sek. halten
- in der Entspannungsphase wird die neue Bewegungsgrenze durch weitere Innenrotation erreicht
- diesen Vorgang 3–5× wiederholen

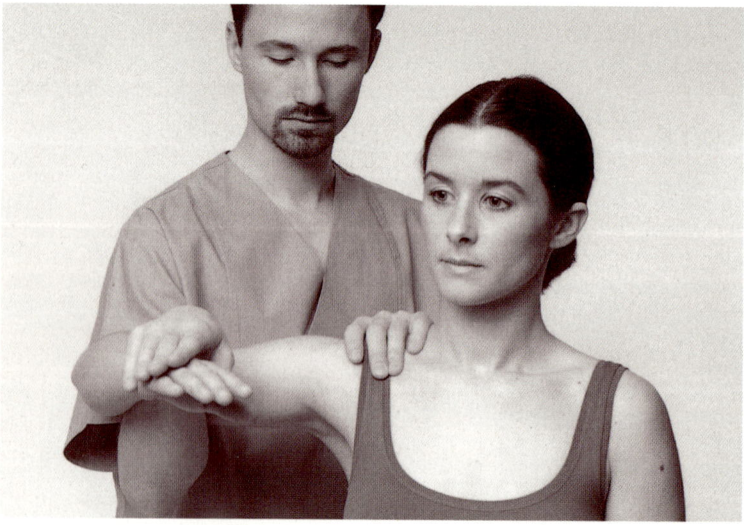

Behandlung der Art. acromioclavicularis in Rotation posterior

11.4 Behandlung der Skapulothorakalen Gleitebene (Mobilisation und MET)

11.4.1 Globale Dysfunktion rechts

Indikation: Mobilitätsverlust der Scapula in eine oder mehrere Bewegungsrichtungen
Palpation: Scapula nach superior oder inferior verschoben, in Innen- oder Außenrotation
Tests: je nach Dysfunktion eingeschränkte Elevation, Depression, Protraktion oder Retraktion
Patient: in linker Seitenlage
Therapeut: stehend, vor dem Patienten
Handposition:
- die rechte Hand auf den oberen Anteil der Scapula legen, mit den Fingern den oberen Teil der Margo medialis umgreifen
- die linke Hand zwischen Oberarm und Körper durchführen und auf den unteren Anteil der Scapula legen, mit den Fingern den unteren Teil der Margo medialis umgreifen
- mit dem Sternum Kontakt mit der Schulter aufnehmen

Ausführung:
- mit Händen und Körper das Gelenk in die Richtungen Protraktion, Retraktion, Abduktion, Adduktion und Rotation bewegen
- Zug nach oben ermöglicht eine Dekoaptation des Gelenks

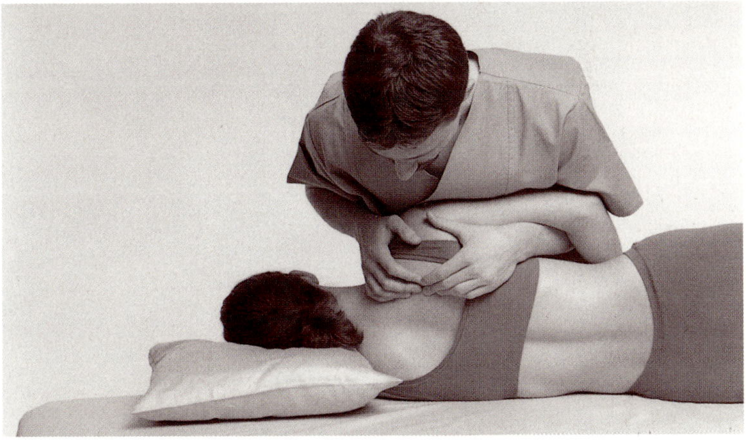

Behandlung der Skapulothorakalen Gleitebene in globaler Dysfunktion

> **!** Die Technik kann zu einer Muskel-Energie-Technik erweitert werden, indem der Patient an der Bewegungsgrenze eine Anspannung gegen den Therapeuten aufbaut. Bei einer eingeschränkten Abduktion baut der Patient eine isometrische Anspannung der Schulter in Richtung Adduktion auf. Durch Dehnung in der Entspannungsphase in Richtung Abduktion wird die neue Bewegungsgrenze aufgesucht. Diesen Vorgang mehrmals wiederholen.

11.5 Behandlung der Art. humeri (HVLA)

11.5.1 Dysfunktion in Anteriorität und Superiorität

Indikation: Mobilitätsverlust des Humeruskopfes nach posterior und inferior
Palpation: Humeruskopf weiter anterior und superior als auf Gegenseite
Patient: in Rückenlage, Arm ca. 40° abduziert
Therapeut: stehend, Blick in Richtung Kopf, auf der Seite der Dysfunktion zwischen abduziertem Arm und Thorax, das patientennahe Bein steht vor dem anderen

Handposition:
- mit dem Os pisiforme der patientennahen Hand Kontakt mit dem antero-medialen Teil des Humeruskopfes aufnehmen
- mit der anderen Hand den gestreckten Arm am Ellenbogen halten

Ausführung:
- mit der Hand am Ellenbogen einen Druck nach medial ausüben, wodurch der Oberarm des Patienten gegen den Oberschenkel des Therapeuten gedrückt wird (Dekoaptation der Art. humeri)

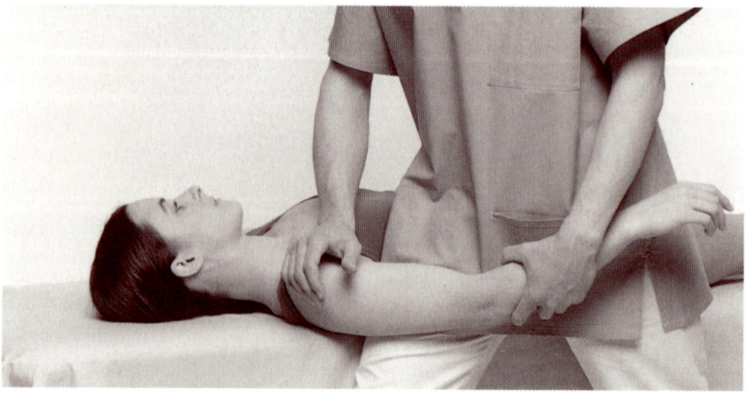

Behandlung der Art. humeri in Anteriorität und Superiorität

- mit der Hand am Humeruskopf einen Impuls nach posterior und lateral bei gleichzeitigem Zug am Ellenbogen nach distal ausführen

11.5.2 Dysfunktion in Anteriorität und Inferiorität

Indikation: Mobilitätsverlust des Humeruskopfes nach posterior und superior
Palpation: Humeruskopf weiter anterior und inferior als auf Gegenseite
Patient: sitzend, die Hand der Dysfunktionsseite auf der kontralateralen Schulter liegend
Therapeut: stehend, hinter dem Patienten, Thorax in Kontakt mit Rücken des Patienten
Handposition: den gebeugten Ellenbogen mit beiden Händen umfassen
Ausführung:

- die Art. humeri durch Hochheben am Ellenbogen um 45° antevertieren
- durch Zug nach kranial und posterior entlang der Achse des Humerus die Gewebeelastizität der Art. humeri aufnehmen und die Vorspannung aufsuchen
- einen direkten Impuls entlang der Achse des Humerus in Richtung kranial und posterior ausführen

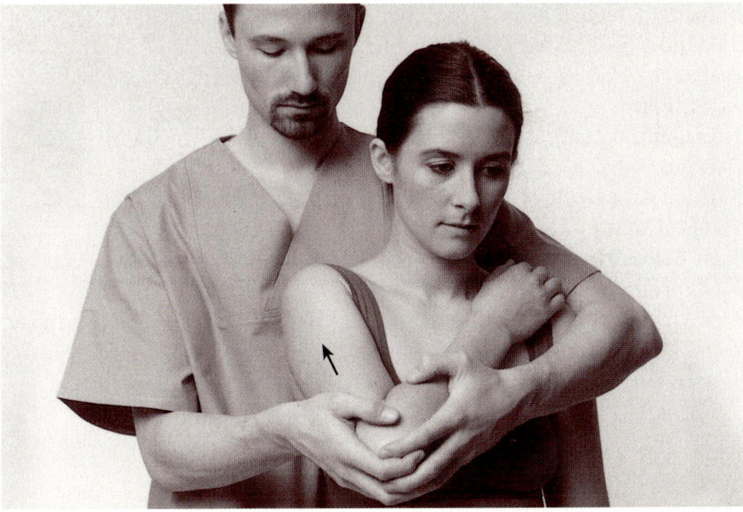

Behandlung der Art. humeri in Anteriorität und Inferiorität

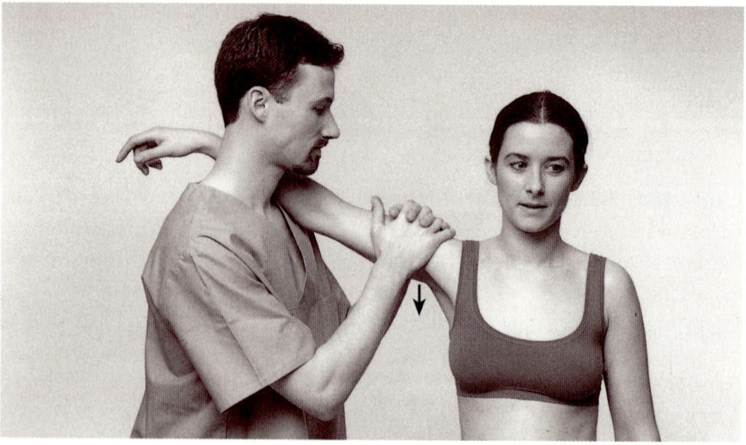

Behandlung der Art. humeri in Superiorität

11.5.3 Dysfunktion in Superiorität

Indikation: Mobilitätsverlust des Humeruskopfes nach inferior
Palpation: Humeruskopf weiter superior als auf Gegenseite
Patient: sitzend, am Ende der Behandlungsliege, die Seite der Dysfunktion frei zugänglich
Therapeut: stehend, auf der Seite der Dysfunktion
Handposition:

- den zu behandelnden Arm ausgestreckt in 90° Abduktion mit dem Ellenbogen auf die Schulter des Therapeuten legen
- mit beiden Händen den oberen Teil des Humeruskopfes umfassen

Ausführung:

- durch Zug nach lateral die Gewebeelastizität der Art. humeri aufnehmen und die Vorspannung aufsuchen
- einen direkten Impuls mit den Händen auf die Art. humeri nach inferior ausführen

11.6 Spencer-Techniken

Die Anwendung der Spencer-Techniken bietet zusätzlich zur AOB eine Möglichkeit, spezielle Bewegungseinschränkungen der **Art. humeri** spezifisch zu behandeln. Es handelt sich dabei um Dehntechniken, die **zusätzlich durch Muskel-Energie-Techniken ergänzt** werden können. Die verschiedenen Bewegungs-

ebenen des Gelenks werden einzeln geprüft und – falls notwendig – sofort behandelt.
Die **Grundlagen** der einzelnen Techniken sind identisch:
Patient: in Seitenlage, Seite der Dysfunktion oben
Therapeut: stehend, vor dem Patienten
Handposition:
- mit einer Hand die Schulter an der Art. humeri stabilisieren, um eine Mitbewegung der Scapula zu verhindern
- mit der anderen Hand den Arm entweder am Ellenbogen (bei angewinkeltem Ellenbogen) oder am Handgelenk (bei ausgestrecktem Arm) halten

Ausführung:
- in der jeweiligen Bewegungsebene nach Aufnahme der Vorspannung des Muskels die Bewegungseinschränkung lokalisieren
- der gefundene Punkt der Bewegungseinschränkung muß sich innerhalb der elastischen Bewegungsgrenze befinden und sollte nicht schmerzhaft sein
- durch sanfte Dehnung entgegen der Dysfunktion den Bewegungsspielraum vergrößern
- um die Dehnung mit Muskel-Energie-Technik zu verstärken, den Patienten auffordern, eine isometrische Kontraktion des Muskels am Punkt der Bewegungseinschränkung in Richtung der Dysfunktion durchzuführen
- die Spannung 3–6 Sek. halten
- in der Entspannungsphase wird die neue Bewegungsgrenze durch Dehnung in Richtung der Einschränkung erreicht
- diesen Vorgang 3–5× wiederholen

11

11.6.1 Dysfunktion in Anteversion

Patient: in Seitenlage, Seite der Dysfunktion oben
Therapeut: stehend, vor dem Patienten
Handposition:
- mit der kopfnahen Hand die Schulter fixieren
- mit der fußnahen Hand das Handgelenk umgreifen

Ausführung:
- den Arm bei gebeugtem Ellenbogen retrovertieren und in Richtung Retroversion dehnen
- für die MET den Patienten auffordern, gegen den Widerstand des Therapeuten mit der Hand in Richtung Anteversion der Schulter nach anterior zu drücken
- die Spannung 3–6 Sek. halten
- in der Entspannungsphase wird die neue Bewegungsgrenze durch Dehnung in Richtung Retroversion erreicht
- diesen Vorgang 3–5× wiederholen

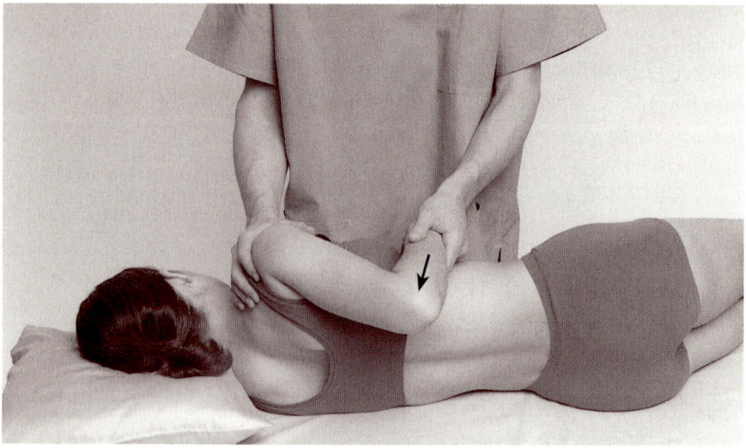

Behandlung der Art. humeri in Anteversion

11.6.2 Dysfunktion in Retroversion

Patient: in Seitenlage, Seite der Dysfunktion oben
Therapeut: stehend, vor dem Patienten
Handposition:

- mit der fußnahen Hand die Schulter fixieren
- mit der kopfnahen Hand den Ellenbogen umgreifen

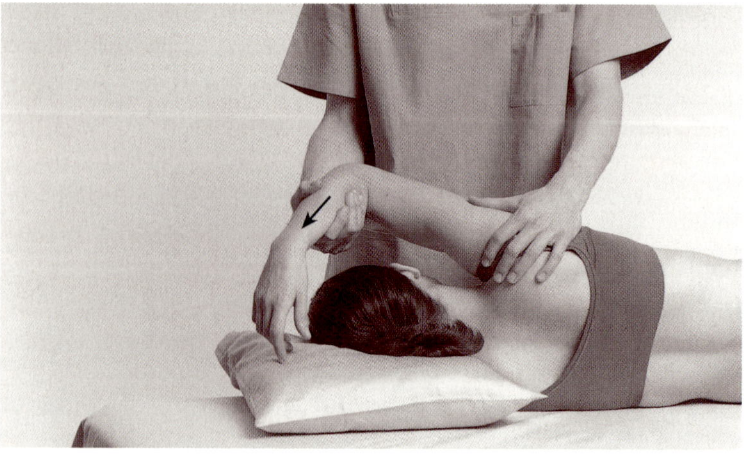

Behandlung der Art. humeri in Retroversion

Ausführung:
- den Arm bei gebeugtem Ellenbogen antevertieren und in Richtung Anteversion dehnen
- für die MET den Patienten auffordern, gegen den Widerstand des Therapeuten mit dem Ellenbogen in Richtung Retroversion der Schulter zu drücken
- die Spannung 3–6 Sek. halten
- in der Entspannungsphase wird die neue Bewegungsgrenze durch Dehnung in Richtung Anteversion erreicht
- diesen Vorgang 3–5× wiederholen

11.6.3 Dysfunktion in Abduktion

Patient: in Seitenlage, Seite der Dysfunktion oben

Therapeut: stehend, vor dem Patienten

Handposition:
- mit der kopfnahen Hand die Schulter fixieren
- den Arm 90° antevertieren und den gebeugten Ellenbogen auf den kopfnahen Arm des Therapeuten legen
- mit der fußnahen Hand den Ellenbogen umgreifen

Ausführung:
- den Arm bei gebeugtem Ellenbogen adduzieren und in Richtung Adduktion dehnen
- für die MET den Patienten auffordern, gegen den Widerstand des Therapeuten mit dem Ellenbogen in Richtung Abduktion der Schulter nach lateral zu drücken

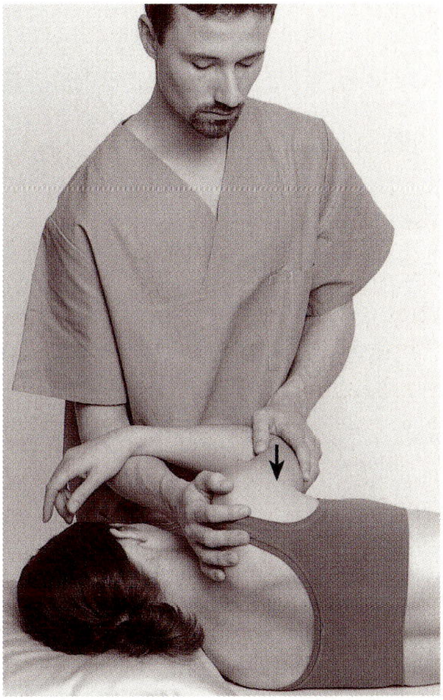

Behandlung der Art. humeri in Abduktion

- die Spannung 3–6 Sek. halten
- in der Entspannungsphase wird die neue Bewegungsgrenze durch Dehnung in Richtung Adduktion erreicht
- diesen Vorgang 3–5× wiederholen

11.6.4 Dysfunktion in Adduktion

Patient: in Seitenlage, Seite der Dysfunktion oben
Therapeut: stehend, vor dem Patienten
Handposition:
- mit der kopfnahen Hand die Schulter fixieren
- den Arm 90° abduzieren, den Ellenbogen flektieren
- den Patienten auffordern, mit der Hand den kopfnahen Unterarm des Therapeuten zu umgreifen
- mit der fußnahen Hand den Ellenbogen umgreifen

Ausführung:
- den Arm bei gebeugtem Ellenbogen abduzieren und in Richtung Abduktion dehnen
- für die MET den Patienten auffordern, gegen den Widerstand des Therapeuten mit dem Ellenbogen in Richtung Adduktion der Schulter nach inferior zu drücken
- die Spannung 3–6 Sek. halten
- in der Entspannungsphase wird die neue Bewegungsgrenze durch Dehnung in Richtung Abduktion erreicht
- diesen Vorgang 3–5× wiederholen

11.6.5 Dysfunktion in Außenrotation

Patient: in Seitenlage, Seite der Dysfunktion oben
Therapeut: stehend, vor dem Patienten

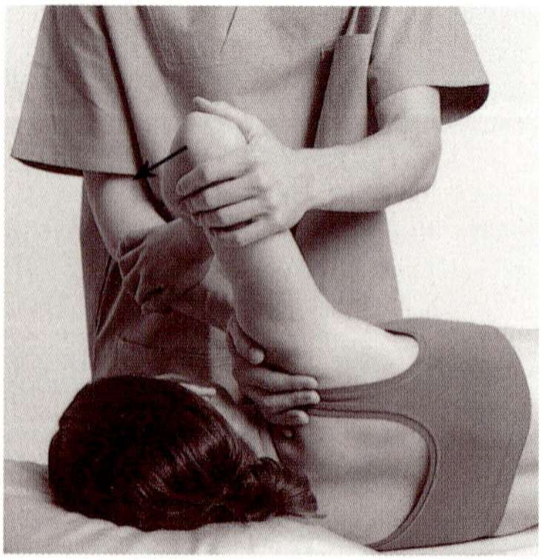

Behandlung der Art. humeri in Adduktion

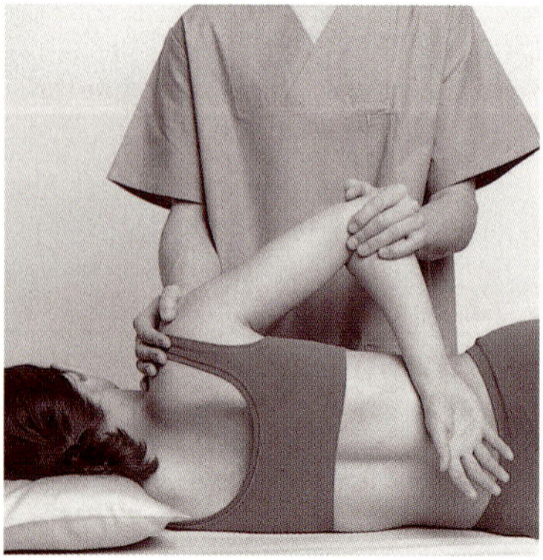

Behandlung der Art. humeri in Außenrotation

Handposition:
- mit der kopfnahen Hand die Schulter fixieren
- den Handrücken des Patienten in die Lende legen, wodurch die Schulter nach innen rotiert wird
- mit der fußnahen Hand den Ellenbogen umgreifen

Ausführung:
- die Schulter durch Zug am Ellenbogen nach anterior in Richtung Innenrotation dehnen
- für die MET den Patienten auffordern, gegen den Widerstand des Therapeuten mit dem Ellenbogen in Richtung Außenrotation der Schulter nach posterior zu drücken
- die Spannung 3–6 Sek. halten
- in der Entspannungsphase wird die neue Bewegungsgrenze durch Zug in Richtung anterior erreicht
- diesen Vorgang 3–5× wiederholen

11.6.6 Dysfunktion in Innenrotation

Patient: in Seitenlage, Seite der Dysfunktion oben
Therapeut: stehend, vor dem Patienten
Handposition:
- mit der fußnahen Hand den 90° gebeugten Ellenbogen fixieren
- mit der kopfnahen Hand das Handgelenk umgreifen
- den Arm 90° abduzieren und nach außen rotieren

Ausführung:
- die Schulter durch Druck am Handgelenk nach posterior in Richtung Außenrotation dehnen
- für die MET den Patienten auffordern, gegen den Widerstand des Therapeuten mit dem Handgelenk in Richtung Innenrotation der Schulter nach anterior zu drücken
- die Spannung 3–6 Sek. halten
- in der Entspannungsphase wird die neue Bewegungsgrenze durch Druck in Richtung posterior erreicht
- diesen Vorgang 3–5× wiederholen

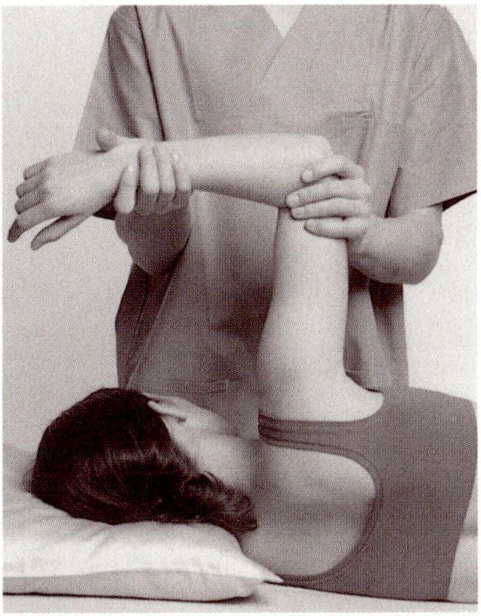
Behandlung der Art. humeri in Innenrotation

Art. cubiti

12

Inhalt

Autor: T. K. Dobler, C. Fossum und P. Sommerfeld (12.1.6)
Therapeut auf den Fotos: T. K. Dobler

12.1 Diagnostik

12.1.1 Anamnese

Schmerzen, Bewegungseinschränkung

- Schmerzlokalisation, Druckempfindlichkeit
- Abhängigkeit von Bewegung, Belastung, Lage
- welche Bewegungsrichtungen sind am meisten eingeschränkt
- Grund der Einschränkung befragen, z.B. Schmerz, Schwäche, mechanische Blockade
- eingeschränkte alltägliche oder berufliche Bewegungen, z.B. Arbeit am PC, Kind tragen, Aufstützen

Andere Symptome

- Schwellungen
- Hautverfärbungen
- Parästhesien: genaue Lokalisation

Vor-, Begleiterkrankungen

- Rheumatische Erkrankungen (z.B. Primär chronische Polyarthritis, Polymyalgia rheumatica)
- Traumen, Frakturen, Wunden, Narben
- Operationen (z.B. Synovektomie)

12.1.2 Inspektion

- Schwellungen: lokal (z.B. Bursa olecrani) oder diffus (z.B. gesamtes Gelenk betroffen)
- Ausbildung der Muskulatur: Atrophie, Hypertrophie (Seitenvergleich!)
- Hautveränderungen, Narben, Rötungen, Hämatome
- Außenarmwinkel (Winkel zwischen Humerus und Ulna): ca. 170° bei Männern und ca. 168° bei Frauen

12.1.3 Palpation

Knochenpalpation

- Epicondylus lateralis
- Epicondylus medialis

- Sulcus nervi ulnaris
- Fossa olecrani
- Olecranon
- Caput radii

Weichteilpalpation

- Lig. collaterale radiale
- Lig. anulare radii
- Lig. collaterale ulnare
- Sehne des M. biceps brachii
- Sehne des M. triceps brachii
- radiale Muskeln des Unterarms: M. brachioradialis, M. extensor carpi radialis longus, M. extensor carpi radialis brevis
- ventrale oberflächliche Muskeln des Unterarms: M. pronator teres, M. flexor carpi radialis, M. palmaris longus, M. flexor carpi ulnaris
- Nll. cubitales (zu palpieren, falls geschwollen)
- Bursa subcutanea olecrani
- A. brachialis
- N. ulnaris im Sulcus nervi ulnaris
- N. medianus medial des distalen M. biceps brachii

12.1.4 Tests und Bewegungsprüfung

Biomechanik

Art. humeroulnaris

- **Gelenkpartner:** Trochlea humeri (konvex), Incisura trochlearis ulnae (konkav)
- **Gelenktyp:** Scharniergelenk
- **Bewegungsmöglichkeiten:** Flexion, Extension

Art. humeroradialis

- **Gelenkpartner:** Capitulum humeri (konvex), Fovea articularis capitis radii (konkav)
- **Gelenktyp:** Kugelgelenk
- **Bewegungsmöglichkeiten:** Flexion, Extension, Rotation

Art. radioulnaris proximalis

- **Gelenkpartner:** Incisura radialis ulnae (konkav), Circumferentia articularis radii (konvex-rund)
- **Gelenktyp:** Radgelenk
- **Bewegungsmöglichkeiten:** Supination, Pronation

Aktive Bewegungsprüfung

Den Patienten auffordern, den Ellenbogen in

- Flexion bei voller Supination und Pronation
- Extension bei voller Supination und Pronation
- Supination bei voller Extension und 90° Flexion
- Pronation bei voller Extension und 90° Flexion

zu bringen. Dabei die Qualität und Quantität der Bewegungen im Seitenvergleich beurteilen, die ungehindert und in vollem Umfang möglich sein sollten.

Passive Bewegungsprüfung

Das Ellenbogengelenk des Patienten in

- Flexion bei voller Supination und Pronation
- Extension bei voller Supination und Pronation
- Supination in unvollkommener Extension
- Pronation in unvollkommener Extension

führen. Dabei die Qualität und Quantität der Bewegungen im Seitenvergleich beurteilen, die ungehindert und in vollem Umfang möglich sein sollten. Den Radiuskopf insbesondere während Supination und Pronation palpieren.

Gelenkspiel (Abduktion und Adduktion)

Patient: sitzend
Therapeut: stehend, vor dem Patienten
Handposition:

- die Hand der zu testenden Seite mit dem Ellenbogen an der Seite des Therapeuten fixieren, der Arm bleibt dabei gestreckt
- mit beiden Händen den Ellenbogen von lateral und medial umfassen

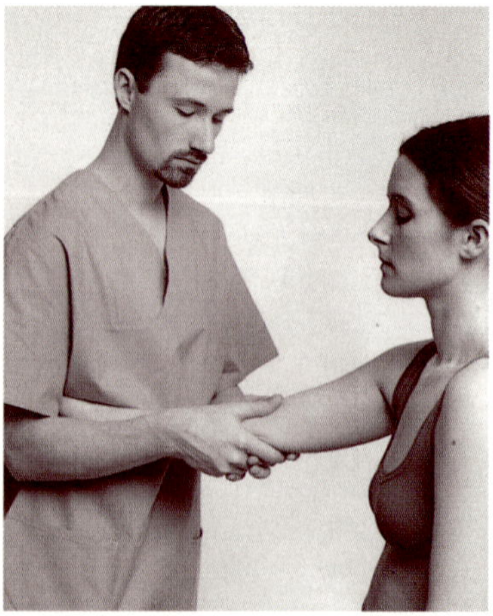

Gelenkspiel der Art. cubiti (Abduktion, Adduktion)

Ausführung: den Ellenbogen in Abduktion und Adduktion führen
Bewertung: Auf die Qualität und Quantität der Bewegung im Seitenvergleich achten.

- Normalbefund: Schmerzlose Beweglichkeit in Abduktion und Adduktion.
- Ein deutlich erhöhtes Bewegungsausmaß in Adduktion oder Abduktion kann auf eine Instabilität der Bänder, eine Bewegungseinschränkung auf eine Dysfunktion hinweisen.

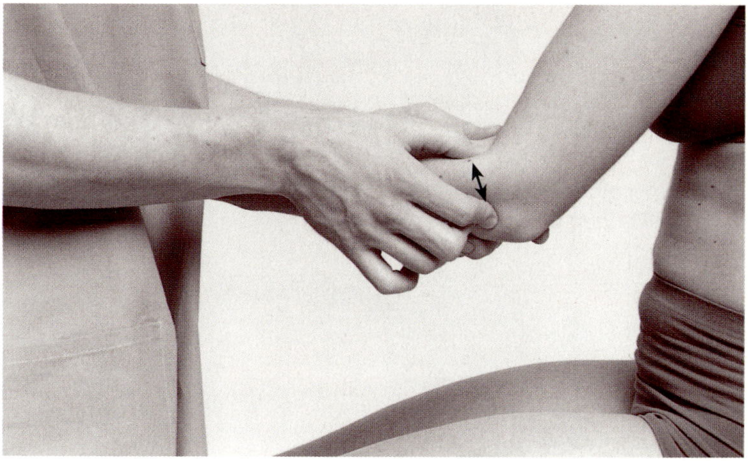

Gleiten des Radiuskopfes nach dorsal und ventral

Gleiten des Radiuskopfes nach dorsal und ventral

Patient: sitzend

Therapeut: stehend, neben dem Patienten

Handposition:

- mit der einen Hand die Ulna fixieren
- mit Daumen und Zeigefinger der anderen Hand das Radiusköpfchen umgreifen

Ausführung: das Radiusköpfchen nach dorsal und ventral schieben

Bewertung: Auf die Qualität und Quantität der Bewegung achten.

- Normalbefund: Freie Beweglichkeit nach dorsal und ventral.
- Eine Bewegungseinschränkung nach dorsal oder ventral deutet auf eine Dysfunktion hin.

Hyperextension

Patient: sitzend

Therapeut: stehend, neben dem Patienten

Handposition:

- mit der einen Hand den Arm oberhalb des Ellenbogens halten
- mit der anderen Hand den Unterarm umgreifen

Ausführung: den Unterarm durch leichtes Auf- und Abbewegen zum Federn bringen

Bewertung: Auf das Endgefühl der Hyperextension achten.

- Normalbefund: Elastisches Endgefühl.
- Ist das Endgefühl nicht elastisch, kann dies auf eine Dysplasie oder Dysfunktion hinweisen.

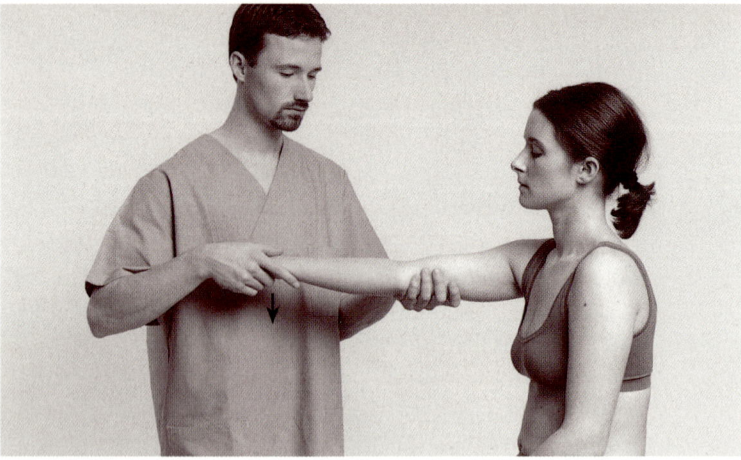

Hyperextension der Art. cubiti

Muskeltests

- **Flexion:** M. biceps brachii (bis 90°), M. brachialis (bis 90°), M. brachioradialis (ab 90°), M. extensor carpi radialis longus, M. pronator teres, M. flexor carpi radialis
- **Extension:** M. triceps brachii, M. anconeus
- **Pronation:** M. pronator teres, M. pronator quadratus, M. flexor carpi radialis
- **Supination:** M. biceps brachii (bei gleichzeitiger Flexion des Ellenbogens von 90°), M. supinator, M. brachioradialis

Provokationstests

Test für Epicondylitis radialis (Tennisellenbogen)

Patient: stehend oder sitzend
Therapeut: stehend, an der Seite des zu testenden Arms
Handposition:

- mit der einen Hand den distalen Oberarm von posterior umgreifen
- mit der anderen Hand das pronierte Handgelenk umfassen

Ausführung:

- den Ellenbogen in Extension führen
- am Ende der Extension das pronierte Handgelenk in Flexion bringen, um die Extensoren zu dehnen
- zusätzlich kann der Patient aufgefordert werden, den Handrücken gegen den Widerstand des Therapeuten in Richtung Extension zu drücken

Bewertung: Auf Schmerzäußerungen des Patienten achten.

- Normalbefund: Keine Schmerzen.

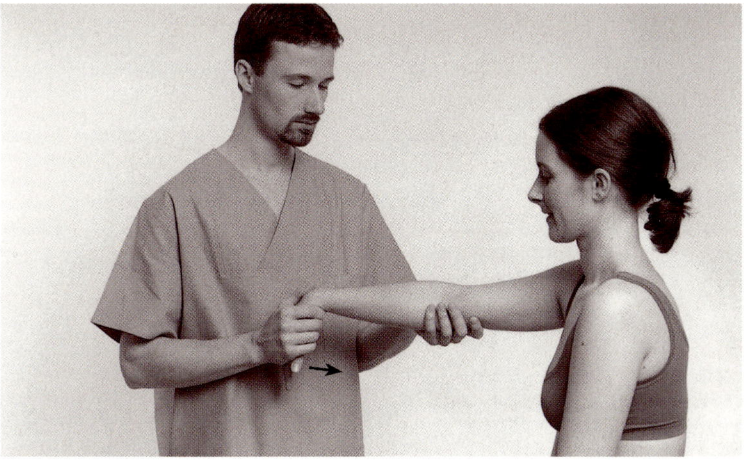

Test für Epicondylitis radialis

- Eine schmerzhafte Dehnung und Anspannung unter Widerstand deutet auf eine Reizung der Extensoren des Handgelenks hin.

Test für Epicondylitis ulnaris (Golferellenbogen)

Patient: stehend oder sitzend
Therapeut: stehend, an der Seite des zu testenden Arms
Handposition:

- mit der einen Hand den distalen Oberarm von posterior umgreifen
- mit der anderen Hand das Handgelenk in Supination umfassen

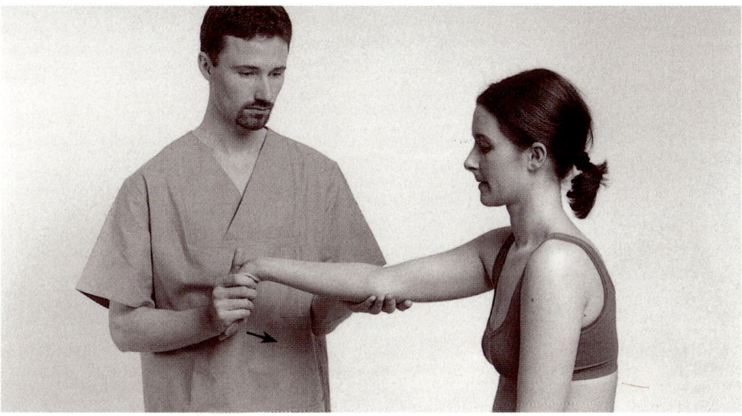

Test für Epicondylitis ulnaris

Ausführung:
- den Ellenbogen in Extension führen
- am Ende der Extension das Handgelenk in Supination in Extension bringen, um die Flexoren zu dehnen
- zusätzlich kann der Patient aufgefordert werden, die Hand gegen den Widerstand des Therapeuten in Richtung Flexion zu drücken

Bewertung: Auf Schmerzäußerungen des Patienten achten.
- Normalbefund: Keine Schmerzen.
- Eine schmerzhafte Dehnung und Anspannung unter Widerstand deutet auf eine Reizung der Flexoren des Handgelenks hin.

Hoffmann-Tinel-Zeichen

Patient: stehend oder sitzend
Therapeut: stehend, hinter dem Patienten
Handposition:
- mit der einen Hand den Ellenbogen umfassen
- mit der anderen Hand den Reflexhammer halten

Ausführung: mit dem Reflexhammer vorsichtig den N. ulnaris im Sulcus nervi ulnaris beklopfen
Bewertung: Auf Schmerzäußerungen des Patienten achten.
- Normalbefund: Keine Schmerzen oder Parästhesien.
- Schmerzen und Parästhesien im Unterarm deuten auf eine Reizung des N. ulnaris (z.B. durch ein Neurom) hin.

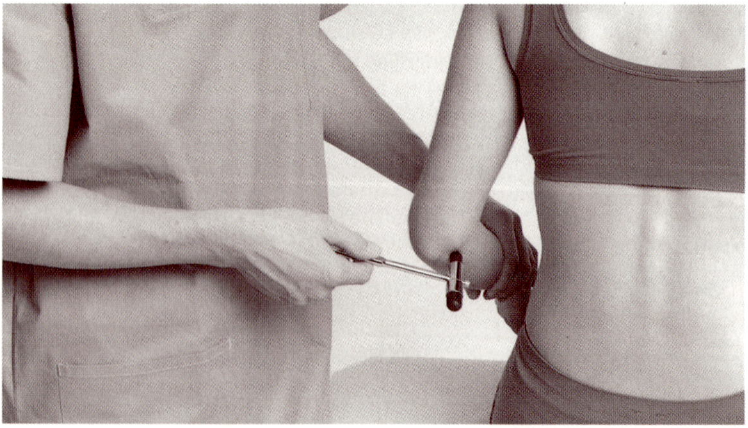

Hoffmann-Tinel-Zeichen

12.1.5 Differentialdiagnosen

- **mechanisch/degenerativ:** Luxation, Fraktur, freie Gelenkkörper (abgebrochene Osteophyten, Osteochondrosis dissecans, Chondromatose, Z.n. Fraktur)
- **neural/radikulär:** Läsion oder Kompression des Plexus brachialis oder peripherer Nerven, Nervenwurzelreizung der HWS
- **ausstrahlend:** Erkrankungen von Schulter, Handgelenk
- **entzündlich/rheumatisch:** primär chronische Polyarthritis, infektiöse und reaktive Arthritiden
- **dysplastisch:** Chondromatose

12.1.6 Osteopathische Beziehungen

Neurologische Beziehungen

- sympathische Innervation des Ellenbogens: Th1 – Th4
- laterale epikondylare Schmerzen: oft Folge einer Dysfunktion im Wirbelsegment C5/C6 oder C6/C7
- mediale epikondylare Schmerzen: oft Folge einer Dysfunktion im Wirbelsegment C7/Th1
- laterale Ellenbogenschmerzen: oft Folge einer Dysfunktion der 1. Rippe, Th1-Tenderpoints nach Jones schmerzhaft
- Muskelinnervation:
  - M. biceps brachii: N. musculocutaneus (C6/C7)
  - M. coracobrachialis: N. musculocutaneus (C6/C7)
  - M. brachialis: N. musculocutaneus (C6/C7)
  - M. brachioradialis: N. radialis (C5/C6)
  - M. triceps brachii: N. radialis (C6 – C8)
  - M. anconeus: N. radialis (C7/C8)
  - M. pronator teres: N. medianus (C6/C7)
  - M. flexor carpi radialis: N. medianus (C6 – C8)
  - M. palmaris longus: N. medianus (C7 – Th1)
  - M. flexor carpi ulnaris: N. ulnaris (C7 – Th1)
  - M. extensor carpi radialis: N. radialis (C5 – C7)
  - M. extensor carpi ulnaris: N. radialis (C6 – C8)
  - M. supinator: N. radialis (C5/C6/(C7))

Vaskuläre Beziehungen

- venolymphatisch: Lymphabflußstörungen im Bereich der Schulter bei Verquellungen/Ödemen/Druckempfindlichkeit der Achselhöhle, insbesondere an der hinteren Achselfalte

- arteriell: Versorgungsbeeinträchtigungen im Bereich der Scalenuslücke und unter dem M. pectoralis minor können besonders bei chronischen Beschwerden im Bereich der distalen oberen Extremität (wie Epikondylitiden, Karpaltunnelsyndrom etc.) die Ursache sein

Mechanische Beziehungen

- muskuläre Beziehung zur Scapula, zum Thorax und zur HWS
- eingeschränkte Funktion der Handwurzelknochen überfordert oft die Extensoren, die Folge kann ein „Tennisellenbogen" sein
- Traumen und Operationen können Spannungszustände der Membrana interossea antebrachii hervorrufen, die wiederum zu rezidivierenden Dysfunktionen im Ellenbogengelenk führen können

Triggerpunkte

Folgende Muskeln können Ursache sein von

- lateralen epikondylaren Schmerzen: M. supinator, M. brachioradialis, M. extensor carpi radialis longus, M. triceps brachii, M. supraspinatus, 4. und 5. Fingerextensoren, M. anconeus
- medialen epikondylaren Schmerzen: M. triceps brachii, Mm. pectorales major und minor
- Schmerzen im Olekranon-Bereich: M. triceps brachii, M. serratus posterior superior
- Schmerzen im anterioren Unterarmbereich: M. brachialis, M. biceps brachii

12.2 Behandlung der Art. humeroulnaris (HVLA und Inhibition)

12.2.1 Dysfunktion in Abduktion (HVLA)

Indikation: Bewegungseinschränkung in Adduktion
Patient: sitzend
Therapeut: stehend, vor dem Patienten
Handposition:

- die Hand der Dysfunktionsseite in Supination mit dem Ellenbogen an der Seite des Therapeuten fixieren
- mit beiden Händen den Ellenbogen von lateral und medial umfassen

Ausführung:

- den Ellenbogen in unvollkommene Extension bringen
- durch Druck auf die mediale Seite des Ellenbogengelenks nach lateral die Bewegungsgrenze in Adduktion aufsuchen
- einen leichten Impuls von medial nach lateral ausführen

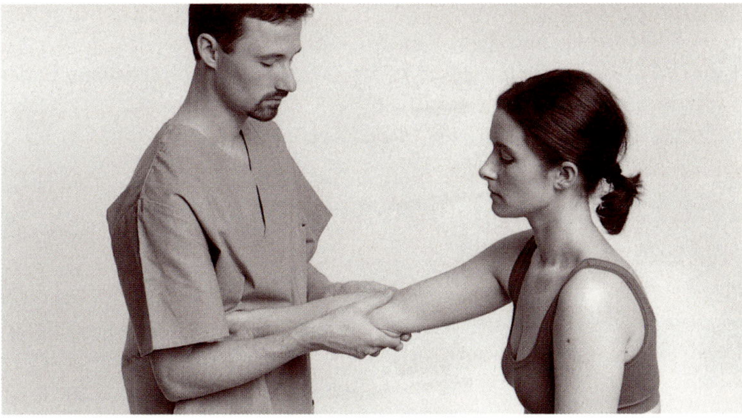

Behandlung der Art. cubiti in Abduktion

12.2.2 Dysfunktion in Adduktion (HVLA)

Indikation: Bewegungseinschränkung in Abduktion
Patient: sitzend
Therapeut: stehend, vor dem Patienten
Handposition:

- die Hand der Dysfunktionsseite in Supination mit dem Ellenbogen an der Seite des Therapeuten fixieren
- mit beiden Händen den Ellenbogen von lateral und medial umfassen

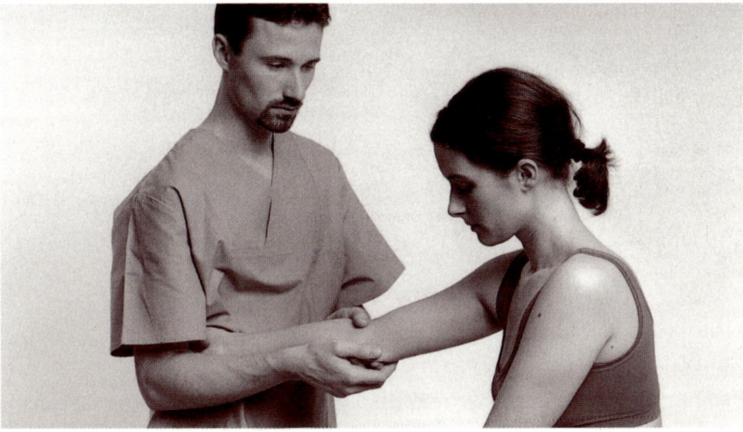

Behandlung der Art. cubiti in Adduktion

Ausführung:
- den Ellenbogen in unvollkommene Extension bringen
- durch Druck auf die laterale Seite des Ellenbogens nach medial die Bewegungsgrenze in Abduktion aufsuchen
- einen leichten Impuls von lateral nach medial ausführen

12.2.3 Dysfunktion in Außenrotation (Inhibition)

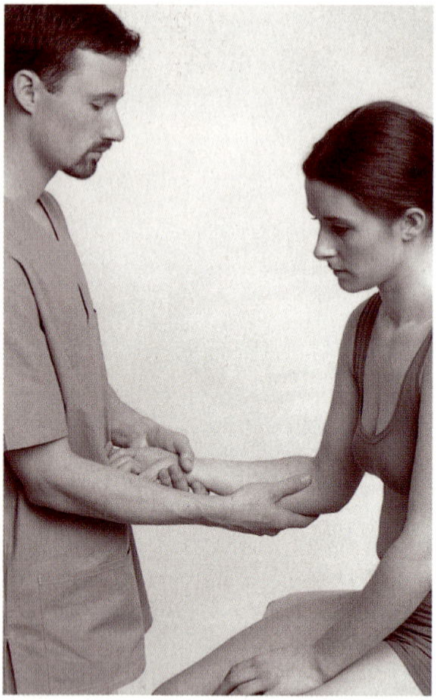

Behandlung der Art. cubiti in Außenrotation

Indikation: Bewegungseinschränkung in Innenrotation
Patient: sitzend, der Ellenbogen der Dysfunktionsseite in 90° Flexion und maximaler Supination
Therapeut: stehend, vor dem Patienten
Handposition:
- mit einer Hand den proximalen Teil der Ulna umfassen
- mit der anderen Hand das Handgelenk fixieren

Ausführung:
- mit der Hand auf der Ulna eine Innenrotation (nicht Pronation) der Ulna induzieren, um die Vorspannung zu finden
- an diesem Punkt auf eine Entspannung der Gewebe warten
- die nächste Spannung durch weitere Innenrotation finden
- diesen Vorgang wiederholen, bis die Gewebespannung überwunden ist

12.2.4 Dysfunktion in Innenrotation (Inhibition)

Indikation: Bewegungseinschränkung in Außenrotation
Patient: sitzend, der Ellenbogen der Dysfunktionsseite in 90° Flexion und maximaler Supination
Therapeut: stehend, vor dem Patienten

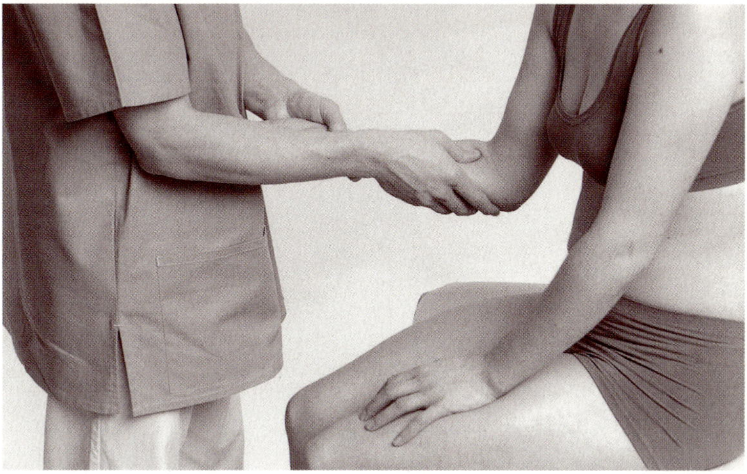

Behandlung der Art. cubiti in Innenrotation

Handposition:
- mit einer Hand den proximalen Teil der Ulna umfassen
- mit der anderen Hand das Handgelenk fixieren

Ausführung:
- mit der Hand auf der Ulna eine Außenrotation (nicht Supination) der Ulna induzieren, um die Vorspannung zu finden
- an diesem Punkt auf eine Entspannung der Gewebe warten
- die nächste Spannung durch weitere Außenrotation finden
- diesen Vorgang wiederholen, bis die Gewebespannung überwunden ist

12.3 Behandlung der Art. humeroradialis (HVLA und MET)

12.3.1 Dysfunktion in Anteriorität (HVLA)

Indikation: Gleiten des Radiuskopfes nach posterior eingeschränkt
Patient: sitzend
Therapeut: stehend, seitlich des Patienten, auf Seite der Dysfunktion
Handposition:
- mit einer Hand das Handgelenk der Dysfunktionsseite umgreifen
- die andere Hand zwischen distalen Oberarm und proximalen Unterarm positionieren, so daß der laterale Teil des zweiten Fingergrundgelenks Kontakt mit dem Radiusköpfchen aufnimmt

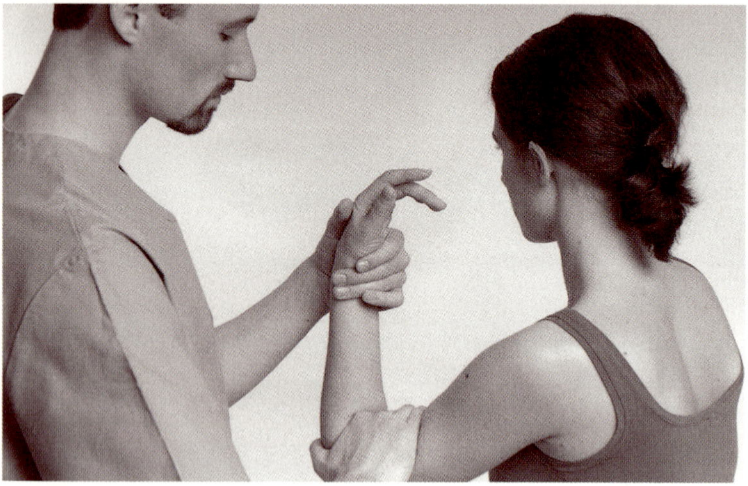

Behandlung der Art. cubiti in Anteriorität

Ausführung:

- den Ellenbogen bei voller Pronation des Unterarms in Flexion bringen, bis die Hand des Therapeuten zwischen Ober- und Unterarm des Patienten fixiert ist
- der Kontakt mit dem Radiusköpfchen darf dabei nicht verloren gehen bzw. muß erneut gesucht werden
- eine weitere Flexion des Ellenbogens mit der einen Hand bei gleichzeitigem Impuls der anderen Hand am Radiusköpfchen nach inferior ausführen

12.3.2 Dysfunktion in Posteriorität (HVLA)

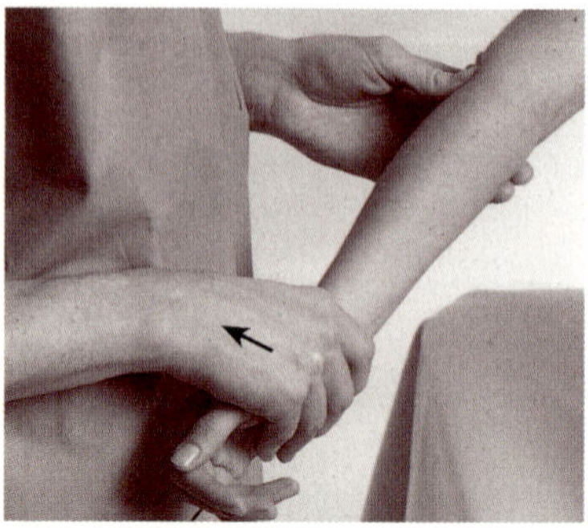

Behandlung der Art. cubiti in Posteriorität

Indikation: Gleiten des Radiuskopfes nach anterior eingeschränkt

Patient: sitzend

Therapeut: stehend, seitlich des Patienten, auf Seite der Dysfunktion

Handposition:

- mit einer Hand das Handgelenk der Dysfunktionsseite umgreifen
- mit der anderen den Ellenbogen von inferior und lateral umfassen, der Daumen nimmt dabei Kontakt mit dem postero-lateralen Teil des Radiusköpfchens auf

Ausführung:
- den Ellenbogen bei voller Supination des Unterarms in unvollkommene Extension bringen
- den Ellenbogen mit der einen Hand in volle Extension bringen und gleichzeitig einen Impuls mit dem Daumen am Radiusköpfchen nach anterior ausführen

> **!** Darauf achten, daß der Ellenbogen nicht in Hyperextension gelangt, da dies für den Patienten schmerzhaft sein kann. Eine Hyperextension kann vermieden werden, indem die Extension in Richtung Thorax des Therapeuten gerichtet und von diesem gestoppt wird.

12.3.3 Dysfunktion in Pronation (MET)

Indikation: Bewegungseinschränkung in Supination
Patient: sitzend
Therapeut: stehend, seitlich des Patienten, auf Seite der Dysfunktion
Handposition:
- mit einer Hand das Handgelenk der Dysfunktionsseite umgreifen
- mit der anderen Hand den Ellenbogen umfassen

Ausführung:
- den Unterarm in Supination bringen, bis die Bewegungsgrenze erreicht ist
- den Patienten auffordern, den Arm gegen den Widerstand des Therapeuten in Pronation zu bringen

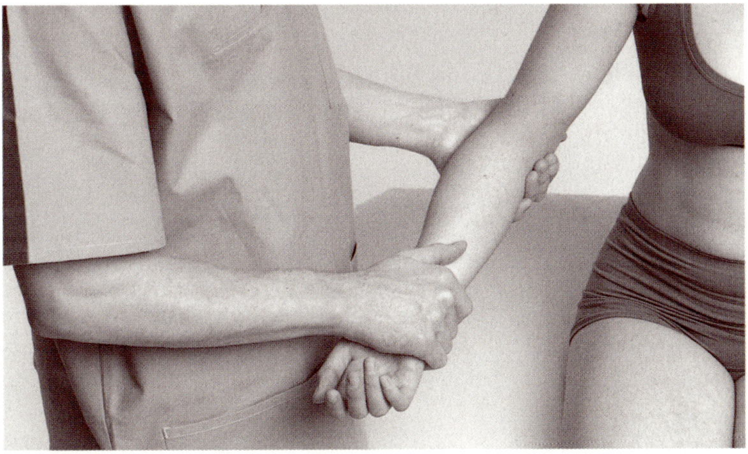

Behandlung der Art. cubiti in Pronation

- die Spannung für 3–6 Sek. halten
- in der Entspannungsphase wird die neue Bewegungsgrenze durch weitere Supination erreicht
- diesen Vorgang 3–5× wiederholen

12.3.4 Dysfunktion in Supination (MET)

Indikation: Bewegungseinschränkung in Pronation
Patient: sitzend
Therapeut: stehend, seitlich des Patienten, auf Seite der Dysfunktion
Handposition:

- mit einer Hand das Handgelenk der Dysfunktionsseite umgreifen
- mit der anderen Hand den Ellenbogen umfassen

Ausführung:

- den Unterarm in Pronation bringen, bis die Bewegungsgrenze erreicht ist
- den Patienten auffordern, den Arm gegen den Widerstand des Therapeuten in Supination zu bringen
- die Spannung für 3–6 Sek. halten
- in der Entspannungsphase wird die neue Bewegungsgrenze durch weitere Pronation erreicht
- diesen Vorgang 3–5× wiederholen

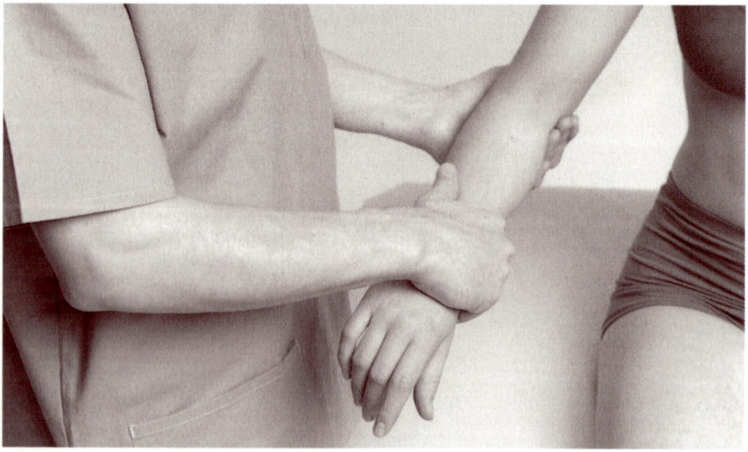

Behandlung der Art. cubiti in Supination

13 Hand- und Fingergelenke

Inhalt

Autor: T. K. Dobler, C. Fossum und P. Sommerfeld (13.1.6)
Therapeut auf den Fotos: T. K. Dobler

13.1 Diagnostik

13.1.1 Anamnese

Schmerzen, Bewegungseinschränkung

- Schmerzlokalisation, Druckempfindlichkeit
- welche Bewegungsrichtungen sind betroffen
- wann treten die Beschwerden auf, z.B. Morgensteifigkeit, Wetterabhängigkeit, in Ruhe oder bei Bewegung
- eingeschränkte Bewegungen, z.B. Flaschen öffnen, Schlüssel drehen, Abstützen, Keyboardspielen

Andere Symptome

- Schwellungen
- Parästhesien
- Hautverfärbungen
- Kraftlosigkeit
- Verformungen

Vor-, Begleiterkrankungen, Sozialanamnese

- Rheumatische Erkrankungen (z.B. Primär chronische Polyarthritis)
- Stoffwechselerkrankungen (z.B. Gicht, Diabetes mellitus)
- Psoriasis
- Belastung im Alltag, am Arbeitsplatz

13.1.2 Inspektion

- Schwellungen: lokal (z.B. Ganglion, Knochen-, Weichteiltumoren) oder diffus (z.B. gesamter Handrücken bei Rechtsherzinsuffizienz)
- Ausbildung der Muskulatur: Atrophie (z.B. gesamte Hand bei Sudeck-Syndrom, Thenar bei chronischem Karpaltunnelsyndrom)
- Knotenbildung: Heberden- und Bouchard-Knoten, Verdickung über Metakarpalköpfchen (bei schnellendem Finger oder Daumen)
- Luxation, Ulnardeviation (bei aktiver oder chronischer Polyarthritis)
- Fallhand (bei proximaler Radialislähmung), Krallenhand (bei Ulnarislähmung), Schwurhand (bei Medianuslähmung)
- Dupuytren-Kontraktur
- Schwanenhalsdeformität (bei palmarer Subluxation im Fingergrundgelenk), Knopflochdeformität (bei Ruptur der Streckaponeurose)

- Uhrglasfingernägel, mykotische Veränderungen der Nägel
- Hautveränderungen, Narben, Rötungen, Hämatome, Palmarerythem

13.1.3 Palpation

Knochenpalpation

- Proc. styloideus radii, Proc. styloideus ulnae
- Tuberculum dorsale
- Ossa carpi: Os scaphoideum, Os lunatum, Os triquetrum, Os pisiforme, Os trapezium, Os trapezoideum, Os capitatum, Os hamatum
- Ossa metacarpi I–V
- Ossa digitorum

Weichteilpalpation

- Thenar, Hypothenar
- Sehnen der oberflächlichen Flexoren, dabei auf Knötchenbildung achten: M. flexor carpi radialis, M. palmaris longus, M. flexor carpi ulnaris
- Sehnen der radialen Muskeln des Unterarms, dabei auf Knötchenbildung achten: M. extensor carpi radialis longus, M. extensor carpi radialis brevis
- Sehnen der oberflächlichen Extensoren, dabei auf Knötchenbildung achten: M. extensor digitorum (communis), M. extensor digiti minimi, M. extensor carpi ulnaris
- Sehnen der tiefen Extensoren, dabei auf Knötchenbildung achten: M. extensor pollicis longus, M. extensor indicis, M. abductor pollicis longus, M. extensor pollicis brevis
- Bänder und Kapseln der Fingergelenke
- Karpaltunnel, gebildet von Os scaphoideum, Os trapezium, Os pisiforme, Os hamatum und Retinaculum musculorum flexorum
- Puls der A. radialis
- Puls der A. ulnaris

13.1.4 Tests und Bewegungsprüfung

Biomechanik

Art. radioulnaris distalis

- **Gelenkpartner:** Incisura ulnaris radii (konkav) und Circumferentia articularis ulnae (konvex)
- **Gelenktyp:** Radgelenk
- **Bewegungsmöglichkeiten:** dorsoventrales Gleiten

Art. radiocarpalis

- **Gelenkpartner:** Facies articularis carpalis radii und Discus articularis (konkav) und proximale Gelenkflächen von Os scaphoideum, Os lunatum und Os triquetrum (konvex)
- **Gelenktyp:** Eigelenk
- **Bewegungsmöglichkeiten:** Palmarflexion, (Dorsalextension), Ulnarabduktion, Radialabduktion

Art. mediocarpalis

- **Gelenkpartner:** proximale Handwurzelknochen (Os scaphoideum, Os lunatum und Os triquetrum) und distale Handwurzelknochen (Os trapezium, Os trapezoideum, Os capitatum, Os hamatum)
- **Gelenktyp:** Scharniergelenk
- **Bewegungsmöglichkeiten:** Dorsalextension, (Palmarflexion, Ulnarabduktion, Radialabduktion)

Art. carpometacarpalis pollicis

- **Gelenkpartner:** Os trapezium (in radio-ulnarer Richtung konkav und nach dorsopalmar konvex) und Basis ossis metacarpi I (in radio-ulnarer Richtung konvex und nach dorsopalmar konkav)
- **Gelenktyp:** Sattelgelenk
- **Bewegungsmöglichkeiten:** Opposition, Reposition, Abduktion, Adduktion

Artt. carpometacarpales II–V

- **Gelenkpartner:** distale Handwurzelknochen (Os trapezium, Os trapezoideum, Os capitatum, Os hamatum) und Basis ossis metacarpi II–V
- **Gelenktyp:** Amphiarthrosen
- **Bewegungsmöglichkeiten:** Palmarflexion, Dorsalextension

Artt. metacarpophalangeae

- **Gelenkpartner:** Caput ossis metacarpi I–V (konvex) und Basis phalangis proximalis I–V (konkav)
- **Gelenktyp:** Kugelgelenke
- **Bewegungsmöglichkeiten:** Flexion, Extension, Abduktion, Adduktion

Artt. interphalangeae proximales (PIP, proximales Interphalangealgelenk)

- **Gelenkpartner:** Caput phalangis proximalis I–V (konvex) und Basis phalangis distalis I bzw. mediae II–V (konkav)
- **Gelenktyp:** Scharniergelenke
- **Bewegungsmöglichkeiten:** Flexion, Extension

Artt. interphalangeae distales (DIP, distales Interphalangealgelenk)

- **Gelenkpartner:** Caput phalangis mediae II–V (konvex) und Basis phalangis distalis II–V (konkav)
- **Gelenktyp:** Scharniergelenke
- **Bewegungsmöglichkeiten:** Flexion, Extension

Aktive Bewegungsprüfung

Handgelenk

Den Patienten auffordern, das Handgelenk in Flexion, Extension, Abduktion und Adduktion zu führen.

Finger

Den Patienten auffordern, die Hand zu einer Faust zu schließen und ganz zu öffnen.
Dann die Finger einzeln in Flexion, Extension, Adduktion und Abduktion bewegen lassen.
Um einzelne Gelenke isoliert zu beurteilen, muß das dazu proximale Gelenk fixiert werden (z. B. Fixieren des proximalen Interphalangealgelenks zur isolierten Bewegung des distalen Interphalangealgelenks).

Passive Bewegungsprüfung

Für alle Prüfungen des Gelenkspiels gilt:
Patient: sitzend oder liegend
Therapeut: stehend oder sitzend
Bewertung: Auf die Qualität und die Quantität der Bewegung achten.

- Normalbefund: Freie, schmerzlose Beweglichkeit der Gelenke.
- Eine eingeschränkte Beweglichkeit, Schmerzen, Krepitationen und Schnappen bei der Ausführung der Bewegung können auf eine Dysfunktionen der Gelenke hinweisen.

Gelenkspiel der Art. radioulnaris distalis

Handposition: mit der einen Hand den Proc. styloideus radii fixieren
Ausführung: mit der anderen Hand die Ulna nach anterior und posterior verschieben

Gelenkspiel der Art. radiocarpalis

Handposition: mit der einen Hand Radius und Ulna an ihren distalen Enden fixieren
Ausführung: mit Daumen und Zeigefinger der anderen Hand die proximalen Handwurzelknochen auf Palmar- und Dorsalseite umfassen und diese in Richtung anterior, posterior, medial und lateral bewegen

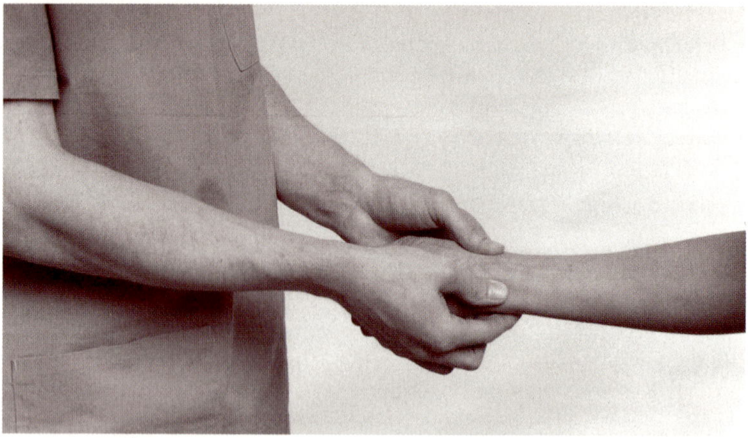

Gelenkspiel der Art. radioulnaris distalis

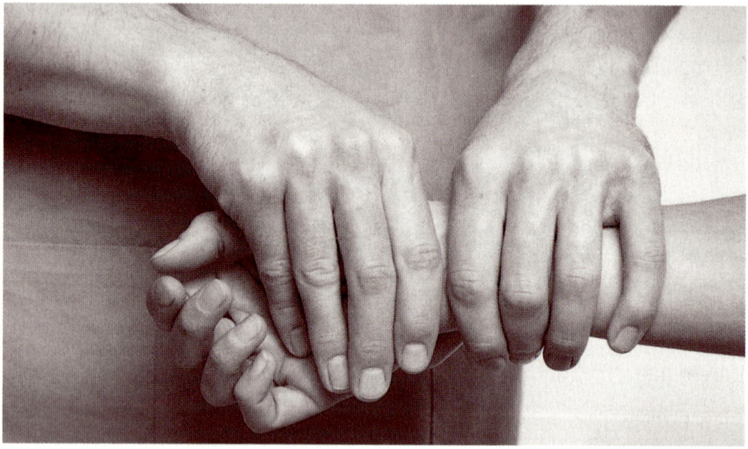

Gelenkspiel der Art. radiocarpalis

Gelenkspiel der Art. mediocarpalis

Handposition: mit Daumen und Zeigefinger der einen Hand die proximalen Handwurzelknochen fixieren

Ausführung: mit Daumen und Zeigefinger der anderen Hand die distalen Handwurzelknochen umfassen und diese nach anterior und posterior bewegen

Gelenkspiel der Art. carpometacarpalis pollicis

Handposition: mit Daumen und Zeigefinger der einen Hand das Os trapezium fixieren

Ausführung:

- Daumen und Zeigefinger der anderen Hand auf Palmar- und Dorsalseite des ersten Mittelhandknochens legen und diesen nach anterior und posterior bewegen (Prüfung von anteriorem und posteriorem Gleiten)
- Daumen und Zeigefinger der anderen Hand auf die mediale und laterale Seite des Mittelhandknochens legen und diesen nach medial und lateral bewegen (Prüfung von medialem und lateralem Gleiten)

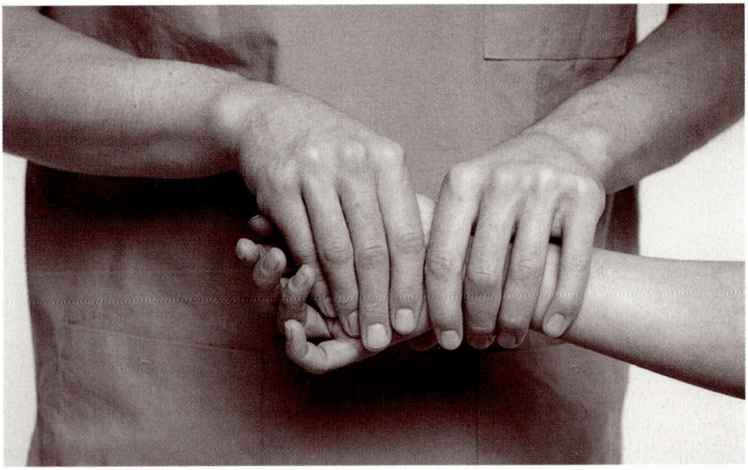

Gelenkspiel der Art. mediocarpalis

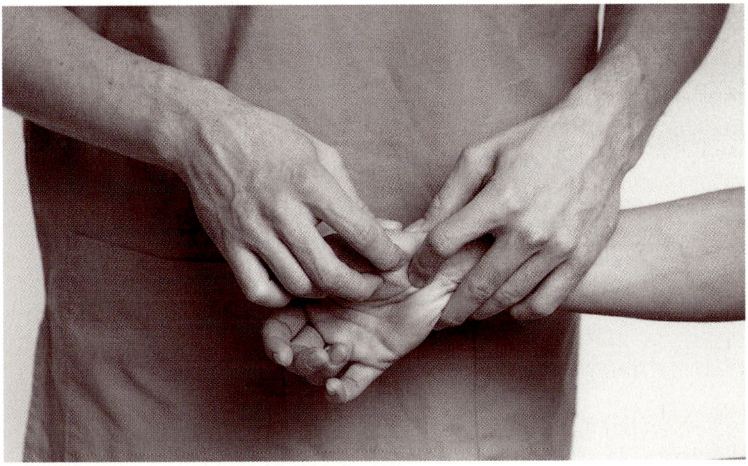

Gelenkspiel der Art. carpometacarpalis pollicis

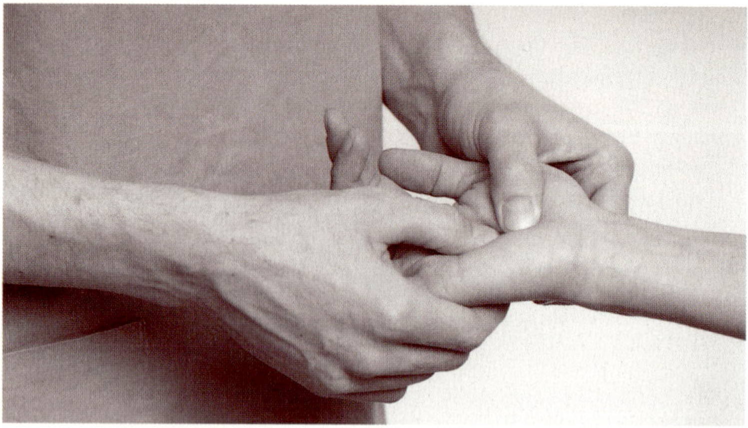

Gelenkspiel der Artt. carpometacarpales II–V

Gelenkspiel der Artt. carpometacarpales II–V

Handposition: mit Daumen und Zeigefinger der einen Hand die distalen Handwurzelknochen fixieren

Ausführung: mit Daumen und Zeigefinger der anderen Hand eine Bewegung nach anterior und posterior mit der Basis der Mittelhandknochen ausführen

13

Gelenkspiel der Artt. metacarpophalangeae

Handposition: mit Daumen und Zeigefinger der einen Hand die Mittelhandknochen fixieren

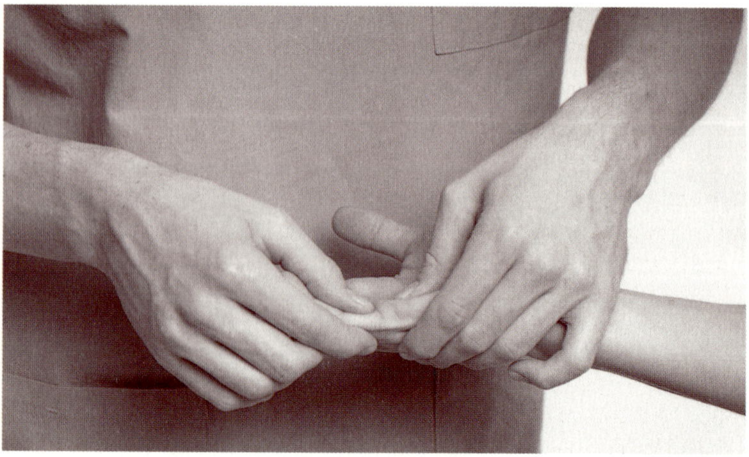

Gelenkspiel der Artt. metacarpophalangeae

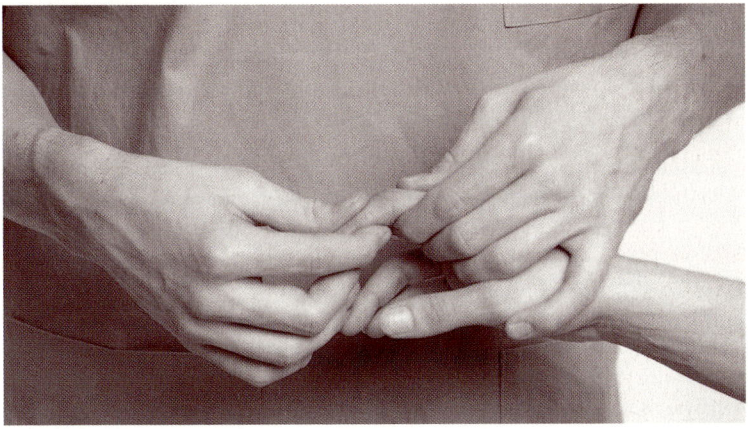

Gelenkspiel der Artt. interphalangeae proximales und distales

Ausführung: mit Daumen und Zeigefinger der anderen Hand die proximalen Phalangen nach anterior und posterior, lateral und medial sowie in Rotation bewegen

Gelenkspiel der Artt. interphalangeae proximales und distales

Handposition: mit Daumen und Zeigefinger der einen Hand die proximale bzw. mediale Phalanx fixieren
Ausführung: mit Daumen und Zeigefinger der anderen Hand die mediale bzw. distale Phalanx nach anterior und posterior, medial und lateral sowie in Rotation bewegen

Muskeltests

Art. radioulnaris distalis

- **Pronation:** M. pronator teres, M. pronator quadratus, M. flexor carpi radialis
- **Supination:** M. biceps brachii (bei Flexion des Ellenbogens von 90°), M. supinator, M. brachioradialis (aus Pronation)

Artt. radiocarpalis und mediocarpalis

- **Palmarflexion:** M. flexor carpi radialis, M. palmaris longus, M. flexor carpi ulnaris
- **Dorsalextension:** M. extensor carpi radialis longus, M. extensor carpi radialis brevis, M. extensor digitorum
- **Ulnarabduktion:** M. extensor carpi ulnaris, M. flexor carpi ulnaris
- **Radialabduktion:** M. extensor carpi radialis longus, M. extensor carpi radialis brevis, M. abductor pollicis longus, M. extensor pollicis brevis, M. flexor carpi radialis

Art. carpometacarpalis pollicis

- **Opposition:** M. abductor pollicis brevis, M. flexor pollicis brevis, M. opponens pollicis, M. adductor pollicis
- **Reposition:** M. extensor pollicis longus, M. extensor pollicis brevis, M. abductor pollicis longus
- **Adduktion:** M. adductor pollicis, M. interosseus dorsalis I
- **Abduktion:** M. abductor pollicis longus, M. abductor pollicis brevis

Artt. carpometacarpales II–V

- **Palmarflexion:** Mm. interossei, Mm. lumbricales, M. flexor digiti minimi brevis, Mm. flexor digitorum superficialis und profundus (bei dorsalextendierten Handgelenken)
- **Dorsalextension:** M. extensor digitorum, M. extensor digiti minimi, M. extensor indicis
- **Abduktion:** Mm. interossei dorsales, M. abductor digiti minimi
- **Adduktion:** Mm. interossei palmares, Mm. flexor digitorum superficialis und profundus (schwach)

Art. metacarpophalangea I

- **Flexion:** M. abductor pollicis brevis, M. flexor pollicis brevis, M. adductor pollicis, M. flexor pollicis longus
- **Extension:** M. extensor pollicis longus, M. extensor pollicis brevis

Art. interphalangea I

- **Flexion:** M. flexor pollicis longus
- **Extension:** M. extensor pollicis longus

Artt. metacarpophalangeae II–V und interphalangeae proximales und distales II–V

- **Flexion:** M. flexor digitorum superficialis (nur Mittelgelenk), M. flexor digitorum profundus
- **Extension:** Mm. interossei, Mm. lumbricales, M. extensor digitorum (schwach)

Provokationstests

Hoffmann-Tinel-Zeichen

Abbildung ☞ S. 332

Patient: stehend oder sitzend

Therapeut: stehend, hinter dem Patienten

Handposition:

- mit der einen Hand den Ellenbogen umfassen
- mit der anderen Hand den Reflexhammer halten

Ausführung: mit dem Reflexhammer vorsichtig den N. ulnaris im Sulcus nervi ulnaris beklopfen
Bewertung: Auf Schmerzäußerungen des Patienten achten.
- Normalbefund: Keine Schmerzen oder Parästhesien.
- Schmerzen und Parästhesien im Unterarm deuten auf eine Reizung des N. ulnaris (z.B. durch ein Neurom) hin.

Phalen-Zeichen
Durch maximale Palmarflexion des Handgelenks werden bei Reizung des N. medianus für 30–40 Sek. Parästhesien im Versorgungsgebiet des Nervs ausgelöst.

Karpal-Kompressionstest
Durch Kompression des Karpaltunnels mit beiden Daumen des Untersuchenden werden bei Reizung des N. medianus für mindestens 30 Sek. Parästhesien im Versorgungsgebiet des Nervs ausgelöst.

Finkelstein-Zeichen
Den Patienten auffordern, den maximal gebeugte Daumen in der Faust der gleichen Hand „einzuschließen" und das Handgelenk nach ulnar zu abduziert. Starke Schmerzen im 1. Strecksehnenfach des M. abductor pollicis longus und M. extensor pollicis brevis weisen auf eine Tendovaginitis stenosans de Quervain hin.

Faustschlußprobe
Um die arterielle Durchblutung der Hand und des Unterarms zu testen, mit den Daumen die A. radialis und A. ulnaris komprimieren. Dann den Patienten auffordern, die erhobene Hand im Sekundentakt bis zu 50× zu öffnen und schließen. Eine verzögerte Rötung der Handinnenflächen nach Aufhebung der Kompression deutet auf eine Durchblutungsstörung hin.

13.1.5 Differentialdiagnosen

- **mechanisch/degenerativ:** Fraktur, Luxation, Diskusläsion in der Art. radiocarpalis, Fehlstellungen nach Sehnenverletzungen (z.B. Skidaumen, Knopflochdeformität, Schwanenhalsdeformität), Schnellender Finger, Rhizarthrose, Skaphoidpseudarthrose
- **neural/radikulär:** Nervenwurzelreizung C5–Th1, Läsion des Plexus brachialis, periphere Nervenläsionen (z.B. Ulnariskompression im Ellenbogen, Karpaltunnelsyndrom)
- **ausstrahlend:** Erkrankungen von Ellenbogen, Schulter
- **entzündlich/rheumatisch:** reaktive Arthritiden, primär chronische Polyarthritis, Infektionen (z.B. der Fingernägel, durch Wunden)

- **dysplastisch:** Ganglion, Enchondrom
- **vaskulär/lymphatisch:** Lunatummalazie, Sudeck-Syndrom, Morbus Raynaud

13.1.6 Osteopathische Beziehungen

Neurologische Beziehungen

- sympathische Innervation des Handgelenks: Th1 – Th4
- Muskelinnervation:
  - M. flexor carpi radialis: N. medianus (C6 – Th1)
  - M. palmaris longus: N. medianus (C7 – Th1)
  - M. flexor digitorum superficialis: N. medianus (C7 – Th1)
  - M. flexor carpi ulnaris: N. ulnaris (C7 – Th1)
  - M. flexor digitorum profundus: N. medianus für radialen Teil, N. ulnaris für ulnaren Teil (C7 – Th1)
  - M. flexor pollicis longus: N. medianus (C7 – Th1)
  - Mm. extensores carpi radialis longus und brevis: N. radialis (C5 – C8)
  - M. extensor digitorum: N. radialis (C6 – C8)
  - M. extensor carpi ulnaris: N. radialis (C6 – C8)
  - M. extensor pollicis longus: N. radialis (C6 – C8)
  - M. abductor pollicis longus: N. radialis (C6 – C8)
  - M. extensor pollicis brevis: N. radialis (C6 – C8)
  - M. palmaris brevis: N. ulnaris, Ramus superficialis (C8/Th1)
  - M. abductor digiti minimi: N. ulnaris, Ramus profundus (C8/Th1)
  - M. flexor digiti minimi brevis: N. ulnaris, Ramus profundus (C8/Th1)
  - M. opponens digiti minimi: N. ulnaris, Ramus profundus (C8)
  - M. abductor pollicis brevis: N. medianus (C6)
  - M. flexor pollicis brevis: Caput superficiale: N. medianus, Caput profundum: N. ulnaris, Ramus profundus (C6/C7)
  - M. opponens pollicis: N. medianus, N. ulnaris (C6/C7)
  - M. adductor pollicis: N. ulnaris, Ramus profundus (C8/Th1)
  - Mm. lumbricales I – IV: N. medianus (I, II), N. ulnaris (III, IV) (C8/Th1)
  - Mm. interossei palmares I – III: N. ulnaris (C8/Th1)
  - Mm. interossei dorsales I – IV: N. ulnaris (C8/Th1)

Vaskuläre Beziehungen

- venolymphatisch: Lymphabflußstörungen im Bereich der Schulter bei Verquellungen/Ödemen/Druckempfindlichkeit der Achselhöhle, insbesondere im inferioren Teil der hinteren Achselfalte, sind oft für Symptome des Handgelenks, z.B. das Karpaltunnelsyndrom, verantwortlich

- arteriell: Versorgungsbeeinträchtigung im Bereich der Scalenuslücke und unter dem M. pectoralis minor können besonders bei chronischen Beschwerden im Bereich der distalen oberen Extremität (wie Epikondylitiden, Karpaltunnelsyndrom etc.) die Ursache sein

Mechanische Beziehungen

- viele Probleme des Handgelenks werden durch Dysfunktionen im Ellenbogen verursacht, v.a. der Art. radioulnaris proximalis und Art. humeroulnaris
- Spannungszustände der Membrana interossea antebrachii können Probleme im Bereich des Handgelenks hervorrufen

Triggerpunkte

Folgende Muskeln können Ursache sein von

- lateralen epikondylaren Schmerzen: M. supinator, M. brachioradialis, M. extensor carpi radialis longus, M. triceps brachii, M. supraspinatus, 4. und 5. Fingerextensoren, M. anconeus
- Schmerzen an der Dorsalseite der Hand: Mm. extensores carpi radialis brevis und longus, M. subscapularis, M. coracobrachialis, M. scalenus minimus
- Schmerzen im Daumenbereich: M. supinator, Mm. scaleni, M. brachialis, M. brachioradialis, M. adductor pollicis, M. opponens pollicis
- Schmerzen im Ulnarbereich: Mm. flexores carpi radialis und ulnaris, M. palmaris longus, M. pronator teres

13.2 Behandlung der Art. radioulnaris distalis (HVLA)

13.2.1 Globale Gelenkdysfunktion

Indikation: Gleiten des Gelenks nach anterior oder posterior eingeschränkt
Patient: sitzend, Ellenbogen 90° gebeugt, Hand in Supination
Therapeut: stehend, vor dem Patienten
Handposition:

- mit Daumen und Zeigefinger beider Hände Proc. styloideus radialis und Proc. styloideus ulnaris umfassen

Ausführung:

- mit der einen Hand den Radius fixieren
- mit der anderen Hand die Ulna am Proc. styloideus nach dorsal und ventral verschieben
- Bewegungseinschränkungen durch einen leichten Impuls nach anterior bzw. posterior lösen

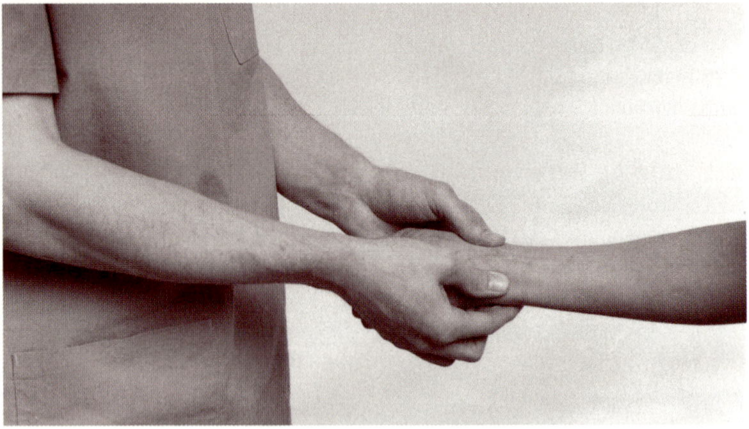

Behandlung der Art. radioulnaris distalis in globaler Dysfunktion

13.3 Behandlung der Hand (Mobilisation und HVLA)

13.3.1 Globale Gelenkdysfunktion des proximalen Handgelenks (Mobilisation)

Indikation: Bewegungseinschränkung des proximalen Handgelenks
Patient: sitzend, Ellenbogen 90° gebeugt, Hand in Supination
Therapeut: stehend, vor dem Patienten, medial des zu behandelnden Gelenks

Variation 1

Handposition:

- die Hand mit beiden Händen von dorsal umgreifen
- einen Zeigefinger auf den posterioren Teil von Os scaphoideum, Os lunatum und Os triquetrum legen, den anderen Zeigefinger darüber legen, um den Kontakt zu verstärken
- mit den Daumen Kontakt mit dem anterioren Teil derselben Knochen aufnehmen

Ausführung:

- auf eine freie Beweglichkeit von Ellenbogen und Schulter achten
- den Ellenbogen durch Zug am Handgelenk in unvollständige Extension bringen
- den Patienten auffordern, sich leicht nach hinten zu lehnen, um die Traktion aufrechtzuerhalten

- mit den Armen eine kreisende Bewegung ausführen und das Gelenk in Zirkumduktion bewegen
- Dysfunktionen in Ulnarabduktion, Radialabduktion, Extension oder Flexion durch Verstärkung der Bewegung zur jeweiligen Gegenseite lösen

Variation 2

Handposition:

- mit Daumen und Zeigefinger der einen Hand den distalen Radius und die distale Ulna von lateral umgreifen, der Zeigefinger liegt dabei auf der posterioren Seite von Radius und Ulna
- mit Daumen und Zeigefinger der anderen Hand die Hand von lateral umgreifen, der Zeigefinger liegt dabei auf der posterioren Seite von Os scaphoideum, Os lunatum und Os triquetrum
- den kleinen Finger zwischen Daumen und Zeigefinger des Patienten legen

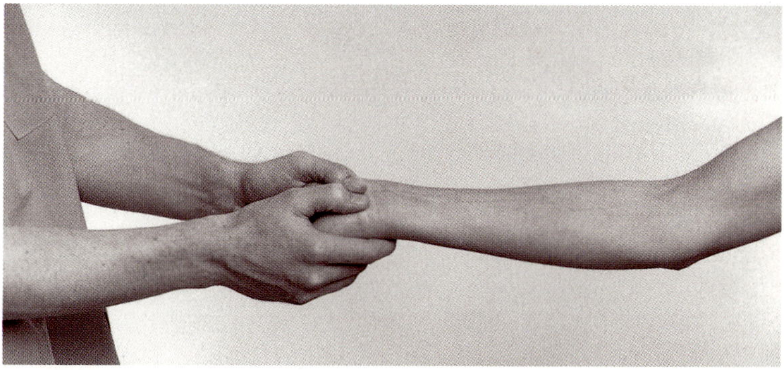

Behandlung des proximalen Handgelenks in globaler Dysfunktion (Variation 1)

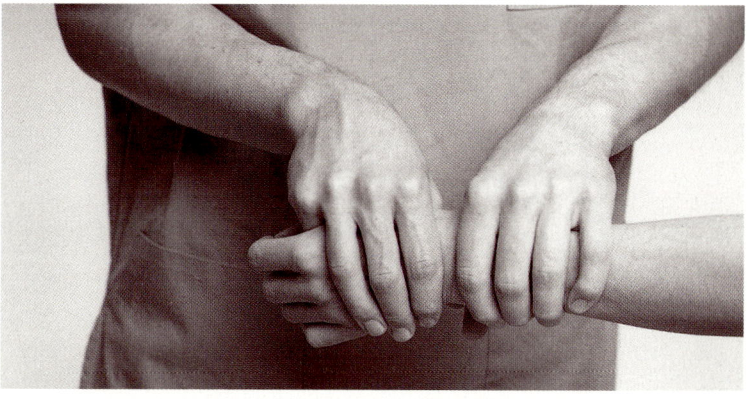

Behandlung des proximalen Handgelenks in globaler Dysfunktion (Variation 2)

Ausführung:
- mit der Hand an Radius und Ulna den Unterarm fixieren
- das Handgelenk unter Traktion bringen, ohne die Haut zu spannen
- bei der Kontaktaufnahme darauf achten, daß eine Hautfalte zwischen den Händen entsteht
- mit der Hand an den Handwurzelknochen Bewegungen nach anterior, posterior, lateral, medial, in Ulnar- und Radialabduktion ausführen
- Dysfunktionen durch Verstärkung der Bewegung zur jeweiligen Gegenseite lösen

13.3.2 Globale Gelenkdysfunktion des distalen Handgelenks (Mobilisation)

Indikation: Bewegungseinschränkung des distalen Handgelenks
Patient: sitzend, Ellenbogen ca. 100° gebeugt, Hand in Mittelstellung zwischen Supination und Pronation
Therapeut: stehend, vor dem Patienten, medial des zu behandelnden Gelenks
Handposition:
- mit Daumen und Zeigefinger der einen Hand die Hand von lateral umgreifen, der Zeigefinger liegt dabei auf der posterioren Seite von Os scaphoideum, Os lunatum und Os triquetrum
- mit Daumen und Zeigefinger der anderen Hand die Hand von medial umgreifen, der Zeigefinger liegt dabei auf der posterioren Seite von Os trapezium, Os trapezoideum und Os capitatum

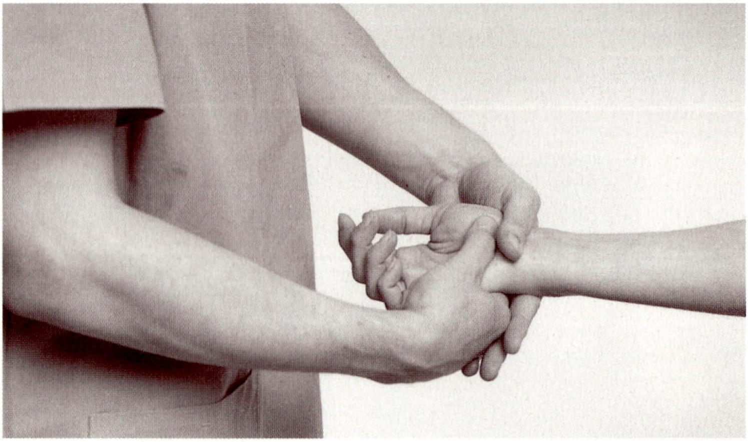

Behandlung des distalen Handgelenks in globaler Dysfunktion

Ausführung:
- mit der Hand an den proximalen Handwurzelknochen diese fixieren
- mit der Hand an den distalen Handwurzelknochen Bewegungen nach anterior und posterior ausführen
- Dysfunktionen durch Verstärkung der Bewegung zur jeweiligen Gegenseite lösen

13.3.3 Dysfunktion des Os scaphoideum in Anteriorität (HVLA)

Indikation: Bewegungseinschränkung des Os scaphoideum nach posterior, dadurch eingeschränkte Flexion des Handgelenks
Patient: sitzend, Ellenbogen ca. 100° gebeugt, Hand in Supination
Therapeut: stehend, vor dem Patienten
Handposition:
- die Hand mit beiden Händen von dorsal umgreifen
- den Daumen der medialen Hand auf den anterioren Teil des Os scaphoideum legen, den anderen Daumen darüber legen, um den Kontakt zu verstärken

Ausführung:
- auf eine freie Beweglichkeit von Ellenbogen und Schulter achten
- die Hand in Ulnarabduktion führen
- mit den Daumen einen Impuls in Richtung eines Halbkreises nach lateral, posterior und dann medial ausführen

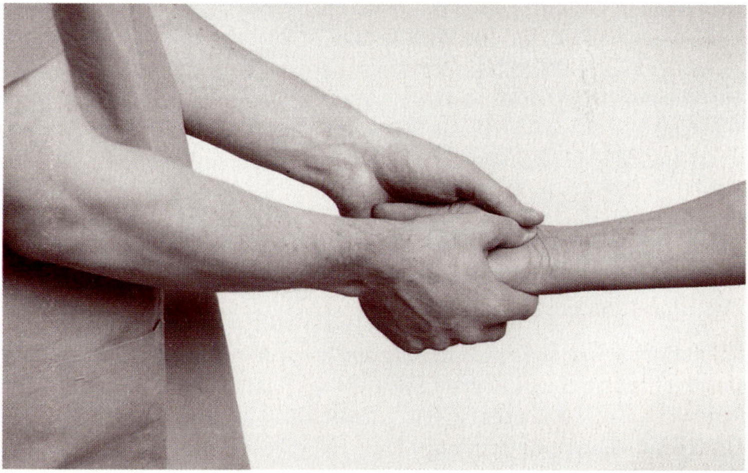

Behandlung des Os scaphoideum in Anteriorität

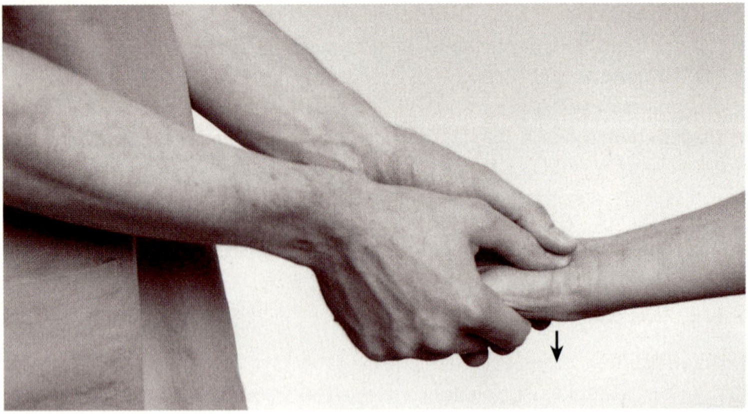

Behandlung des Os lunatum oder Os capitatum in Anteriorität

13.3.4 Dysfunktion des Os lunatum oder Os capitatum in Anteriorität (HVLA)

Indikation: Bewegungseinschränkung des Os lunatum oder Os capitatum nach posterior, dadurch eingeschränkte Flexion des Handgelenks
Patient: sitzend, Ellenbogen ca. 100° gebeugt, Hand in Supination
Therapeut: stehend, vor dem Patienten
Handposition:
- die Hand mit beiden Händen von dorsal umgreifen
- einen Daumen auf den anterioren Teil des Os lunatum bzw. Os capitatum legen, den andere Daumen darüber legen, um den Kontakt zu verstärken

Ausführung:
- auf eine freie Beweglichkeit von Ellenbogen und Schulter achten
- mit den Daumen einen Impuls in Richtung posterior ausführen

13.3.5 Dysfunktion des Os lunatum oder Os capitatum in Posteriorität (HVLA)

Indikation: Bewegungseinschränkung des Os lunatum oder Os capitatum nach anterior, dadurch eingeschränkte Extension des Handgelenks
Patient: sitzend, Ellenbogen ca. 100° gebeugt, Hand in Pronation
Therapeut: stehend, vor dem Patienten
Handposition:
- die Hand mit beiden Händen von ventral umgreifen

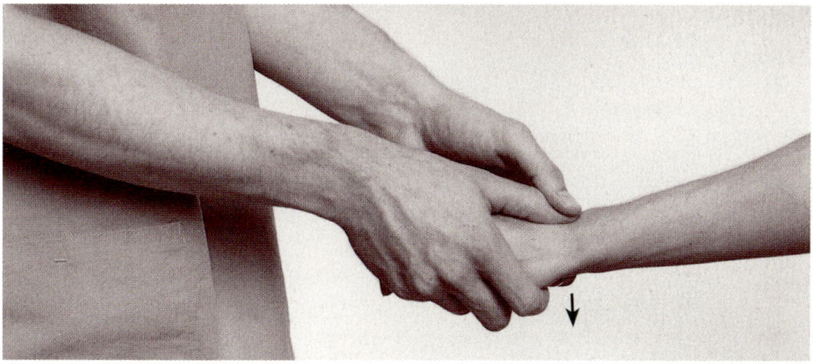

Behandlung des Os lunatum oder Os capitatum in Posteriorität

- einen Daumen auf den posterioren Teil des Os lunatum bzw. Os capitatum legen, den andere Daumen darüber legen, um den Kontakt zu verstärken

Ausführung:

- auf eine freie Beweglichkeit von Ellenbogen und Schulter achten
- mit den Daumen einen Impuls in Richtung anterior ausführen

13.3.6 Dysfunktion der Basis ossis metacarpalis I in Posteriorität (HVLA)

Indikation: Bewegungseinschränkung der Basis des Os metacarpale I nach anterior

Patient: sitzend, Ellenbogen ca. 100° gebeugt, Hand in Mittelstellung zwischen Pronation und Supination

Therapeut: stehend, vor dem Patienten, medial des zu behandelnden Gelenks

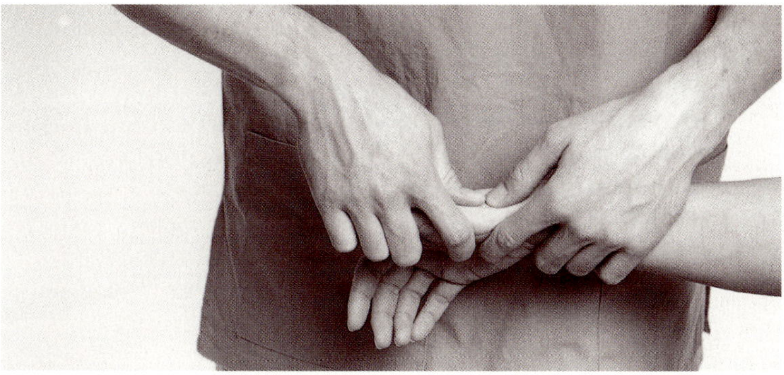

Behandlung der Basis ossis metacarpalis I in Posteriorität

Handposition:
- mit der distalen Hand den Daumen umgreifen und mit dem Daumen Kontakt mit dem posterioren Teil der Basis des Os metacarpale I aufnehmen
- mit der anderen Hand den Unterarm umgreifen

Ausführung:
- die Vorspannung durch Druck des Daumens auf die Basis nach anterior und lateral (Richtung Boden und Therapeut) aufsuchen
- gleichzeitig eine leichte Traktion induzieren
- mit dem Daumen einen Impuls in Richtung anterior und lateral unter Verstärkung der Traktion ausführen

13.3.7 Globale Dysfunktion der Fingergrundgelenke (HVLA)

Indikation: Bewegungseinschränkung der Fingergrundgelenke
Patient: sitzend, Ellenbogen ca. 100° gebeugt, Hand in Pronation
Therapeut: stehend, vor dem Patienten
Handposition:
- mit den Fingern 2–4 der einen Hand den zu behandelnden Finger umgreifen, dessen Endglied zwischen den 4. und 5. Finger legen und fixieren
- mit dem Daumen Kontakt mit dem posterioren Teil des Fingergrundgelenks aufnehmen
- mit der anderen Hand den Unterarm umgreifen

Ausführung:
- eine Traktion des Gelenks durch Zug am Finger induzieren
- das Gelenk in Flexion und Extension bewegen
- einen Impuls in Richtung anterior ausführen, um Bewegungseinschränkungen zu behandeln

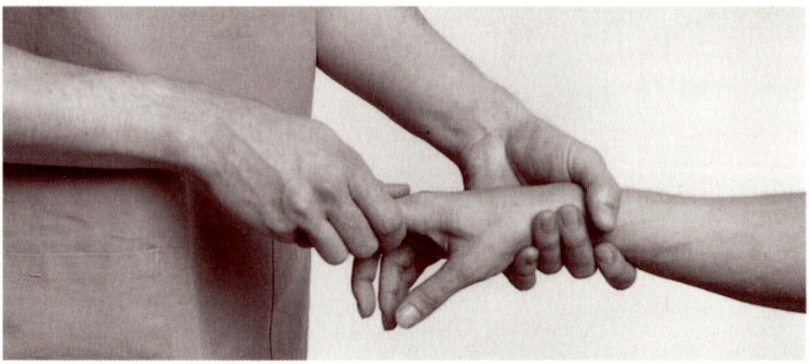

Behandlung der Fingergrundgelenke in globaler Dysfunktion

Art. coxae

14

Inhalt

Autor: T. K. Dobler (Muskeltests), C. Fossum und P. Sommerfeld (14.1.6), S. Tempelhof

Therapeut auf den Fotos: C. Fossum

14.1 Diagnostik

14.1.1 Anamnese

Schmerzen, Bewegungseinschränkung

- Schmerzlokalisation, Druckempfindlichkeit
- Abhängigkeit von Bewegung, Belastung, Lage
- Schmerzdauer
- welche Bewegungsrichtungen sind am meisten betroffen
- Grund der Bewegungseinschränkung erfragen (Schmerz, Schwäche, mechanische Blokkade)
- eingeschränkte Bewegungen, z.B. Treppen steigen, Kupplung treten

Andere Symptome

- Sensibilitätsstörungen in den Beinen: genaue Lokalisation (z.B. Dermatome betroffen)
- Schwellungen des Beines
- Schweregefühl
- Kraftlosigkeit
- Verfärbungen der Extremitäten (insbesondere der Akren), Hinweise auf Durchblutungsstörungen
- Narben, Hämatome

Vor-, Begleiterkrankungen, Sozialanamnese

- Rheumatische Erkrankungen (z.B. primär chronische Polyarthritis, Rheumatisches Fieber)
- Traumen, Frakturen, Operationen und deren Therapie
- frühere und aktuelle berufliche und sportliche Tätigkeiten

14.1.2 Inspektion

- Gangbild, Ausweichbewegungen
- Beinachse
- Form und Kontur von Becken und Hüften
- Wirbelsäulenaufbau
- Hautveränderungen, Prellmarken
- Schwellungen
- Gelenkerguß
- Muskelatrophien

14.1.3 Palpation

Knochenpalpation

- Crista iliaca
- Spina iliaca anterior superior
- Spina iliaca posterior superior
- Tuber ischiadicum
- Trochanter major

Weichteilpalpation

- Trigonum femorale: Lig. inguinale, M. sartorius, M. adductor longus, A. femoralis, Lnn. inguinales
- M. psoas (abdominale Palpation und unter Leistenband)
- M. tensor fasciae latae, Fascia lata
- Ansätze und Muskelbäuche der Hüftadduktoren: M. pectineus, M. adductor minimus, M. adductor brevis, M. adductor longus, M. adductor magnus, M. gracilis
- Ansätze und Verlauf der ischiokruralen Muskulatur: M. biceps femoris, M. semitendinosus, M. semimembranosus
- Glutealmuskulatur
- ventrale Hüftgelenkskapsel

14.1.4 Tests und Bewegungsprüfung

Biomechanik

- **Gelenkpartner:** Acetabulum des Os coxae (konkav) und Caput femoris (konvex)
- **Gelenktyp:** Nußgelenk (Kugelgelenk)
- **Bewegungsmöglichkeiten:** Flexion, Extension, Adduktion, Abduktion, Innenrotation, Außenrotation

Aktive Bewegungsprüfung

Den Patienten auffordern, die Hüfte in Flexion, Extension, Abduktion, Adduktion (in Flexion und Extension), Außenrotation und Innenrotation zu bringen. Auf Qualität und Quantität der Bewegungen achten, die ungehindert und in vollem Umfang möglich sein sollten.

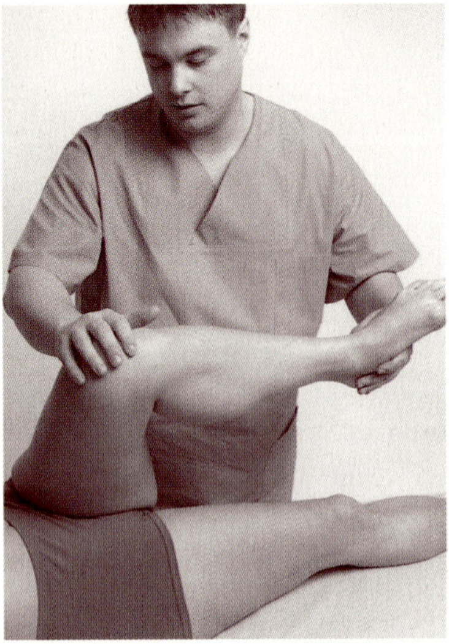

Adduktion der Art. coxae

Passive Bewegungsprüfung

Flexion, Innenrotation, Außenrotation, Adduktion, Abduktion

Patient: in Rückenlage

Therapeut: stehend, seitlich des Patienten

Handposition:

- mit der kopfnahen Hand Kontakt mit dem Knie aufnehmen
- mit der fußnahen Hand den distalen Unterschenkel umgreifen

Ausführung: die Hüfte in Flexion, Adduktion in Flexion, Abduktion, Innenrotation in Flexion und Außenrotation in Flexion führen

Bewertung: Auf die Qualität und Quantität der Bewegung im Seitenvergleich achten.

- Normalbefund: Freie Beweglichkeit in alle Richtungen.
- Bewegungseinschränkungen und Schmerzen deuten auf Dysfunktionen oder pathologische Veränderungen der Hüfte hin. Bei arthrotischen Veränderungen sind zunächst die Innenrotation und Extension betroffen, dann die Abduktion, zuletzt zeigt sich eine Einschränkung der Außenrotation und Flexion.

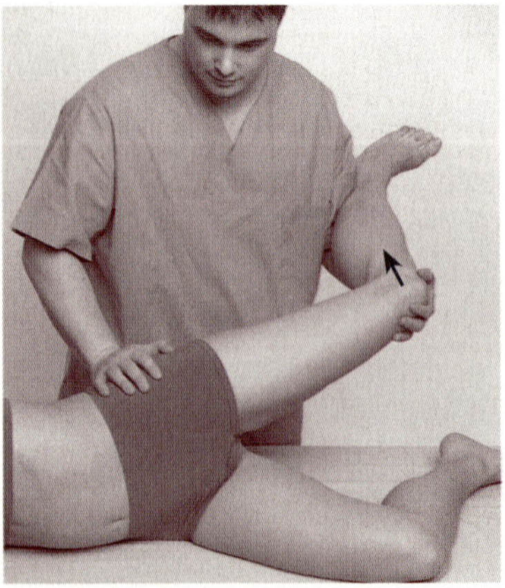

Extension und Zirkumduktion der Art. coxae

Extension und Zirkumduktion

Patient: in Seitenlage

Therapeut: stehend, hinter dem Patienten

Handposition:

- mit der kopfnahen Hand das Becken über Glutealmuskulatur und Bekkenkamm fixieren
- mit der fußnahen Hand das oben liegende Knie untergreifen

Ausführung: die Hüfte in Extension und Zirkumduktion führen

Bewertung: Auf die Qualität und Quantität der Bewegung achten.

- Normalbefund: Freie Beweglichkeit in Extension und Zirkumduktion.

- Bewegungseinschränkungen und Schmerzen deuten auf Dysfunktionen oder pathologische Veränderungen der Hüfte hin. Bei arthrotischen Veränderungen sind zunächst die Innenrotation und Extension betroffen, dann die Abduktion, zuletzt zeigt sich eine Einschränkung der Außenrotation und Flexion.

Muskeltests

- **Flexion:** M. iliopsoas, M. rectus femoris, M. tensor fasciae latae, M. sartorius
- **Extension:** M. gluteus maximus, M. semitendinosus, M. semimembranosus, M. biceps femoris (die letzten drei Muskeln werden als ischiokrurale Muskulatur bezeichnet)
- **Adduktion:** M. pectineus, M. adductor longus, M. adductor brevis, M. adductor magnus, M. gracilis
- **Abduktion:** M. gluteus medius, M. gluteus minimus
- **Innenrotation:** M. gluteus medius, M. gluteus minimus, M. adductor magnus
- **Außenrotation:** M. gluteus medius, M. gluteus minimus, M. gluteus maximus, M. piriformis, M. obturatorius internus, M. obturatorius externus, M. quadratus femoris, M. gemellus superior, M. gemellus inferior

Restriktion der Hüftflexoren

Patient: in Rückenlage, das zu untersuchende Bein ab dem Kniegelenk am Ende der Liege herabhängend, das kontralaterale Bein in Hüfte und Knie maximal gebeugt und mit verschränkten Händen gehalten

Therapeut: seitlich des Patienten, neben dem zu untersuchenden Bein

Ausführung: den Patienten auffordern, das zu untersuchende Bein bis an die Bewegungsgrenze in Hüftextension zu bringen

Bewertung: Auf den Bewegungsausschlag im Seitenvergleich achten.

- Normalbefund: Seitengleiche Extension, keine Schmerzen.
- Ist die Extension eingeschränkt oder schmerzhaft, deutet dies auf eine Dysfunktion (z.B. Restriktion des Iliopsoas) oder pathologische Veränderung der Hüfte hin.

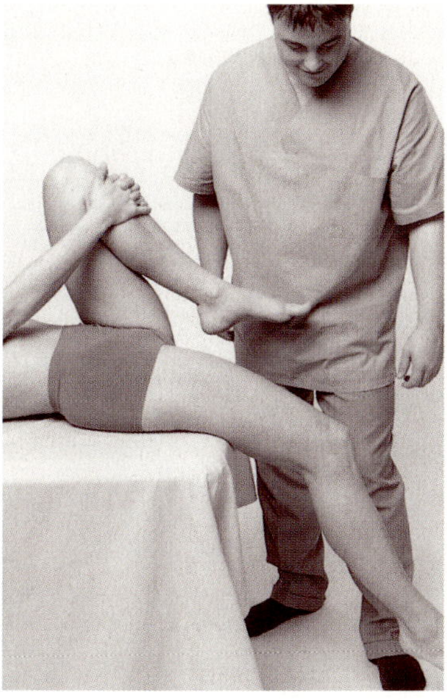
Restriktion der Hüftflexoren

Restriktion der Hüftextensoren (Ischiokrurale Muskulatur)

Patient: in Rückenlage

Therapeut: seitlich des Patienten, neben dem zu untersuchenden Bein

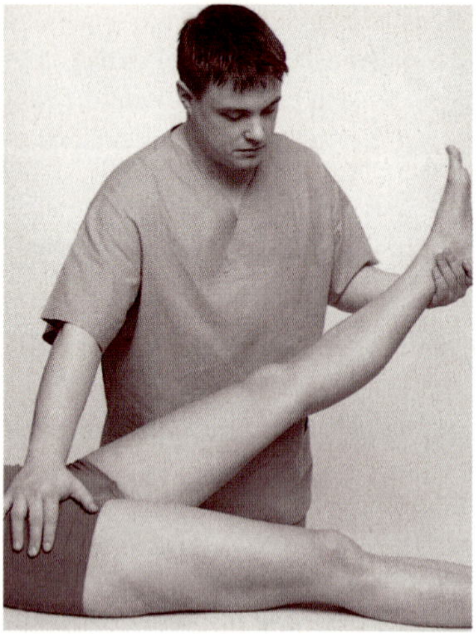

Restriktion der Hüftextensoren (ischiokrurale Muskulatur)

Handposition:

- mit der fußnahen Hand das Sprunggelenk umfassen
- die kopfnahe Hand auf die kontralaterale SIAS legen

Ausführung: das im Kniegelenk gestreckte Bein anheben (zunehmende Flexion der Hüfte)

Bewertung: Auf den Bewegungsausschlag im Seitenvergleich achten und die Kraft testen.

- Normalbefund: Gleich großer Bewegungsausschlag und gleiche Kraft, keine Schmerzen.
- Eine Restriktion der Beinelevation kann auf eine Dysfunktion (z.B. Restriktion der ischiokruralen Muskulatur, Dysfunktion in Hüftextension) oder pathologische Veränderungen der Hüfte hinweisen.

Ist die Flexion der Hüfte bei gestrecktem Knie schmerzhaft bzw. bei ausstrahlenden Schmerzen in Unterschenkel und Fuß, kann die Ursache in einer Nervenwurzelreizung der LWS liegen.

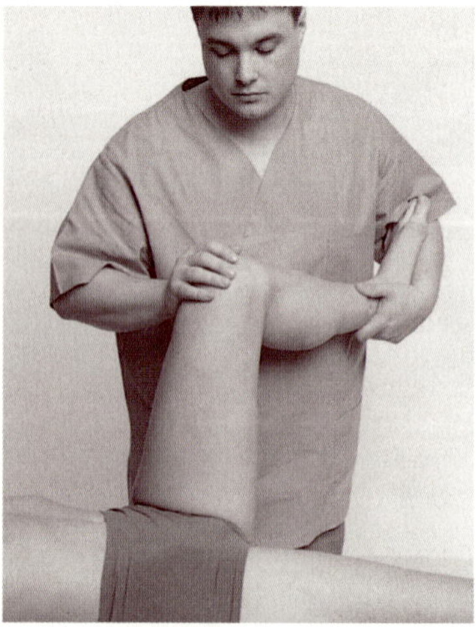

Restriktion der Außenrotatoren

Restriktion der Außenrotatoren

Patient: in Rückenlage

Therapeut: seitlich des Patienten, auf Höhe der zu untersuchenden Hüfte

Handposition:

- mit der kopfnahen Hand das Knie umfassen
- mit der fußnahen Hand den distalen Unterschenkel umgreifen

Ausführung:

- das Bein in Hüft- und Kniegelenk jeweils 90° beugen
- das Hüftgelenk bis zum Erreichen der Barriere innenrotieren

Bewertung: Auf den Bewegungsausschlag im Seitenvergleich achten und die Kraft testen.

- Normalbefund: Gleich großer Bewegungsausschlag und gleiche Kraft, keine Schmerzen.
- Eine Restriktion der Außenrotation kann auf eine Dysfunktion (z.B. Restriktion der Außenrotatoren, Dysfunktion in Innenrotation) oder pathologische Veränderungen der Hüfte hinweisen.

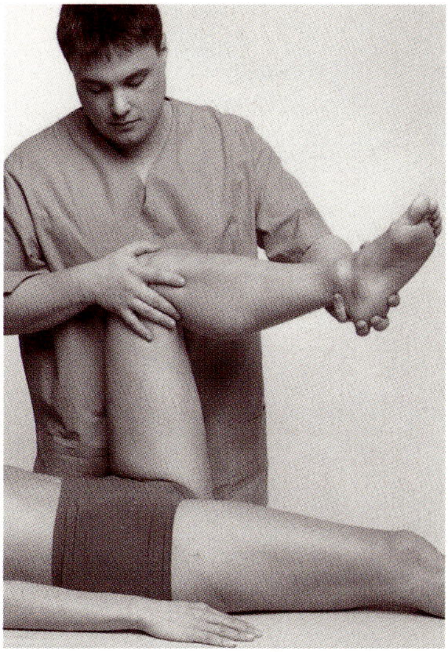
Restriktion der Innenrotatoren

Restriktion der Innenrotatoren

Patient: in Rückenlage
Therapeut: seitlich des Patienten, auf Höhe der zu untersuchenden Hüfte
Handposition:
- mit der kopfnahen Hand das Knie umfassen
- mit der fußnahen Hand den distalen Unterschenkel umgreifen

Ausführung:
- das Bein in Hüft- und Kniegelenk jeweils 90° beugen
- das Hüftgelenk bis zum Erreichen der Barriere außenrotieren

Bewertung: Auf den Bewegungsausschlag im Seitenvergleich achten und die Kraft testen.
- Normalbefund: Gleich großer Bewegungsausschlag und gleiche Kraft, keine Schmerzen.
- Eine Restriktion der Innenrotation kann auf eine Dysfunktion (z.B. Restriktion der Innenrotatoren, Dysfunktion in Außenrotation) oder auf pathologische Veränderungen der Hüfte hinweisen.

Restriktion der Adduktoren

Patient: in Rückenlage
Therapeut: zwischen abduziertem Bein und Liege stehend, Blick nach kranial
Handposition:
- mit der lateralen Hand den distalen Unterschenkel halten
- mit der medialen Hand das andere Bein am Unterschenkel fixieren

Ausführung: das Bein bis zum Erreichen der Barriere abduzieren, dabei die horizontale Ebene unter Vermeidung von Flexion, Extension und Rotation beibehalten
Bewertung: Auf den Bewegungsausschlag im Seitenvergleich achten und die Kraft testen.
- Normalbefund: Gleich großer Bewegungsausschlag und gleiche Kraft, keine Schmerzen.

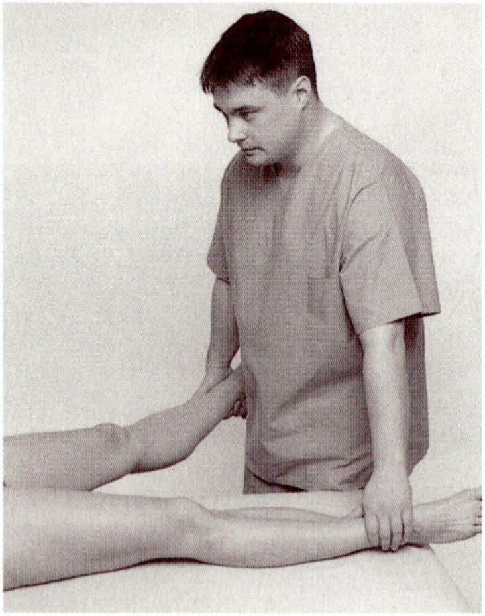

Restriktion der Adduktoren

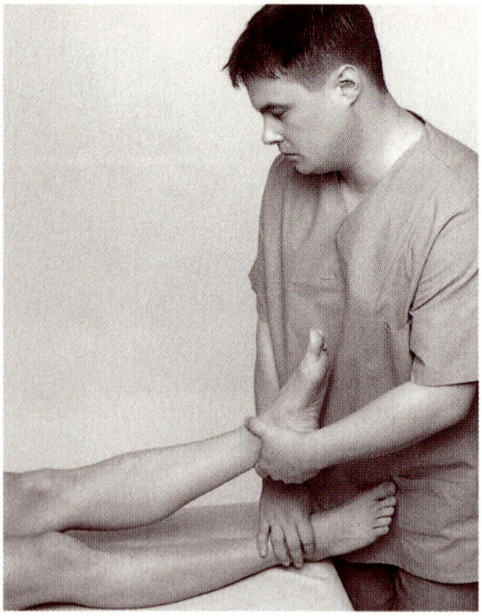

Restriktion der Abduktoren

- Eine Restriktion der Adduktion kann auf eine Dysfunktion (z.B. Restriktion der Adduktoren, Dysfunktion in Abduktion) oder pathologische Veränderungen der Hüfte hinweisen.

Restriktion der Abduktoren

Patient: in Rückenlage
Therapeut: am Fußende der Liege stehend

Handposition:
- mit einer Hand den distalen Unterschenkel umgreifen

Ausführung: das Bein in ca. 10° Hüftflexion führen und bis zum Erreichen der Barriere adduzieren
Bewertung: Auf den Bewegungsausschlag im Seitenvergleich achten und die Kraft testen.
- Normalbefund: Gleich großer Bewegungsausschlag und gleiche Kraft, keine Schmerzen.
- Eine Restriktion der Abduktion kann auf eine Dysfunktion (z.B. Restriktion der Abduktoren, Dysfunktion in Adduktion) oder pathologische Veränderungen der Hüfte hinweisen.

Provokationstests

Patrick-Kubis-Test (Hyperabduktionstest)

Patient: in Rückenlage, das zu untersuchende Bein im Knie- und Hüftgelenk ca. 90° gebeugt
Therapeut: stehend, seitlich des Patienten

Handposition:
- mit der fußnahen Hand durch Kontakt am Knie die Bewegung der Hüfte kontrollieren
- mit der kopfnahen Hand das kontralaterale Becken fixieren

Ausführung:
- den distalen Unterschenkel auf den kontralateralen distalen Oberschenkel legen
- das gebeugte Bein mit der Hand am Knie in Richtung Liege führen

Bewertung: Die Distanz zwischen Knie und Liege im Seitenvergleich beurteilen.
- Normalbefund: Seitengleiche Distanz zwischen Knie und Liege, Bein liegt fast in der Horizontalen.
- Der Test ist positiv, wenn die Abduktion der Hüfte eingeschränkt ist. Dies deutet auf eine Hüftgelenks- oder Iliosakralgelenksaffektion hin.

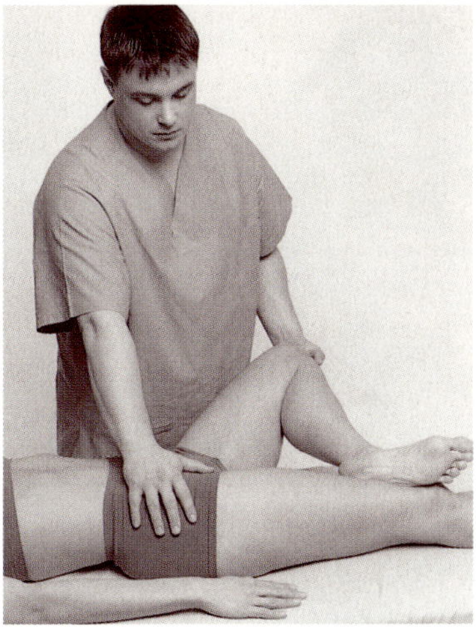

Patrick-Kubis-Test (Hyperabduktionstest)

3-Phasen-Hyperextensionstest

Patient: in Bauchlage

Therapeut: stehend, seitlich des Patienten

Handposition:
- mit der fußnahen Hand den distalen Oberschenkel untergreifen
- 1. Phase: mit der kopfnahen Hand das Os ilium der getesteten Seite über SIPS und Tuber fixieren
- 2. Phase: mit der kopfnahen Hand das Os sacrum medial des Iliosakralgelenks fixieren
- 3. Phase: mit der kopfnahen Hand LWK 5 fixieren

Ausführung: das Bein in Hüftgelenkshyperextension führen

Bewertung: Auf den Bewegungsausschlag im Seitenvergleich und Schmerzhaftigkeit achten.

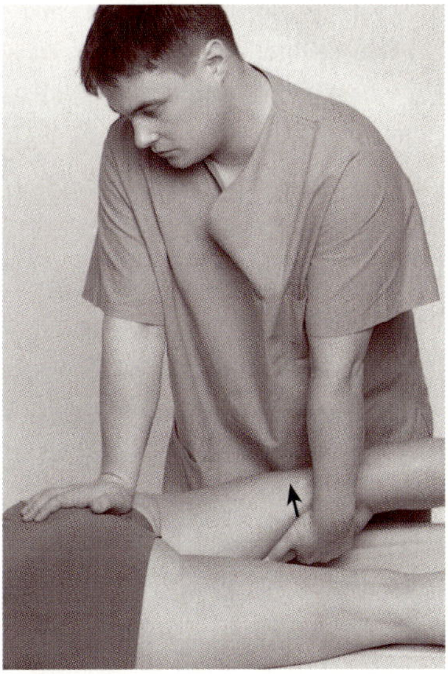

3-Phasen-Hyperextensionstest: 1. Phase

14

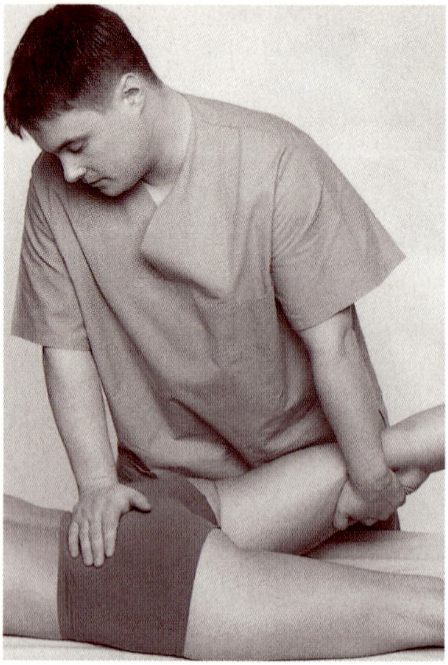

3-Phasen-Hyperextensionstest:
2. Phase

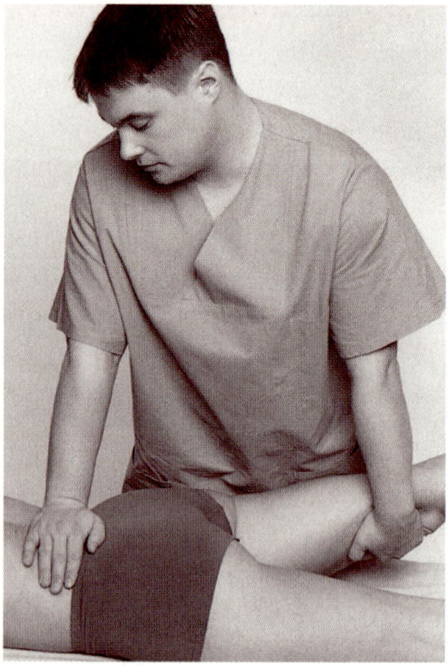

3-Phasen-Hyperextensionstest:
3. Phase

- Normalbefund: Seitengleicher Bewegungsausschlag, keine Schmerzen.
- Durch Fixierung unterschiedlicher Gelenke kann unterschieden werden zwischen Dysfunktionen von:
  - Hüftgelenk: Schmerzen und/oder Bewegungseinschränkung in der 1. Phase
  - Iliosakralgelenk: Schmerzen und/oder Bewegungseinschränkung in der 2. Phase
  - LWS: Schmerzen und/oder Bewegungseinschränkung in der 3. Phase

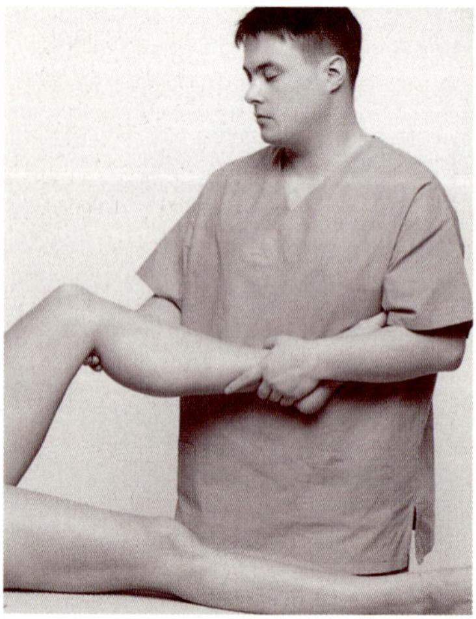

Drehmann-Zeichen

Drehmann-Zeichen

Patient: in Rückenlage

Therapeut: stehend, seitlich des Patienten

Handposition:

- mit der kopfnahen Hand Kontakt mit dem Knie aufnehmen
- mit der fußnahen Hand den distalen Unterschenkel umgreifen

Ausführung: das Bein in Hüftflexion führen

Bewertung: Auf Ausweichbewegungen im Seitenvergleich achten.
- Normalbefund: Flexion der Hüfte frei und schmerzlos.
- Der Test ist positiv, wenn es zu einer zunehmenden Hüftgelenksaußenrotation während der Flexion kommt. Dies deutet auf Hüftgelenkserkrankungen (z.B. Arthrose, Entzündung) und bei Jugendlichen auf eine Epiphyseolysis capitis femoris hin.

Trendelenburg-Duchenne-Zeichen

Patient: stehend
Therapeut: hinter dem Patienten
Ausführung: den Patienten auffordern, ein Bein mit gebeugtem Knie anzuheben
Bewertung: Die pelvitrochantäre Muskulatur (M. gluteus medius, M. gluteus minimus) beurteilen.
- Normalbefund: Das Becken bleibt in der Horizontalen, der Oberkörper wird nicht zur Standbeinseite verlagert.
- Können die Muskeln das Becken nicht stabilisieren und kippt das Becken auf Seite des gebeugten Beines nach inferior ab, ist das Trendelenburg-Zeichen positiv.
- Wird der Oberkörper zur Kompensierung der Muskelinsuffizienz zur Standbeinseite hin verlagert, ist das Duchenne-Zeichen positiv.

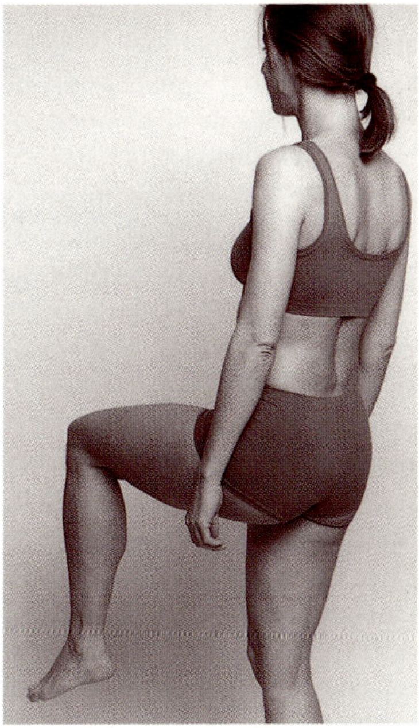

Trendelenburg-Duchenne-Zeichen

Anvil-Zeichen

Patient: in Rückenlage
Therapeut: stehend, am Fußende des Patienten
Handposition: mit einer Hand den distalen Unterschenkel umfassen

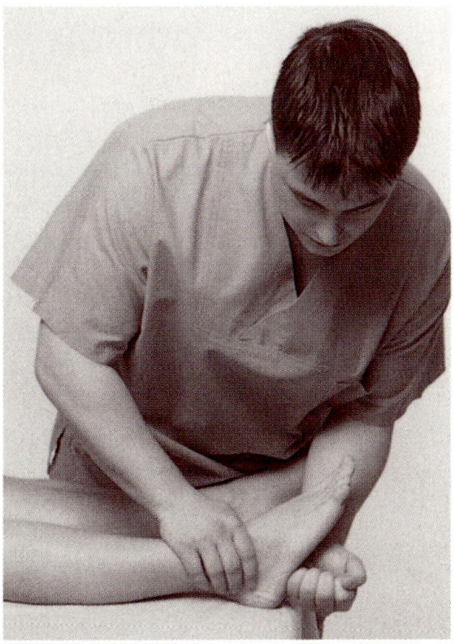

Anvil-Zeichen

Ausführung: mit der Faust der anderen Hand kurze Kompressionen durch leichte Schläge auf die Ferse ausüben

Bewertung: Auf Schmerzäußerungen des Patienten achten.

- Normalbefund: Keine Schmerzen.
- Positiv bei Schmerzen in Hüft-, Kniegelenk oder LWS durch die kurzzeitige Kompression.

14.1.5 Differentialdiagnosen

- **mechanisch/degenerativ (Erwachsene):** Coxarthrose, Hüftdysplasie, Fraktur von Bekken, Acetabulum, Schenkelhals, Coxa saltans, Osteochondrosis dissecans, Periarthrosis coxae (hüftgelenksnahe Tendinosen und Myotendinosen), Coxa valga, vara oder antetorta, Protrusio acetabuli
- **mechanisch/degenerativ (Kinder):** Säuglingscoxitis, Coxitis fugax, Hüftdysplasie, Hüftluxation, Femurdysplasie, Epiphyseolysis capitis femoris
- **neural/radikulär:** Bandscheibenvorfall im LWS-Bereich
- **ausstrahlend:** LWS-Prozesse (Spondylolyse, Spondylolisthesis, Spondylodiszitis), ISG-Symptomatik
- **entzündlich/rheumatisch:** Rheumatoide Arthritis
- **dysplastisch:** Knochen- und Weichteiltumore
- **infektiös:** bakterielle, postinfektiös-reaktive oder Begleitarthritis
- **vaskulär/lymphatisch:** Hüftkopfnekrose, Morbus Perthes

14.1.6 Osteopathische Beziehungen

Neurologische Beziehungen

- sympathische Innervation der Hüfte: Th12–L1
- somato-somatische Reflexe:
  - Th12–L1: M. iliopsoas
  - L5–S1: M. piriformis
  - L2–L4: Adduktoren des Oberschenkels
- Muskelinnervation:
  - M. iliopsoas: Plexus lumbalis (L1–L3(L4))
  - M. quadriceps femoris: N. femoralis (L2–L4)
  - M. sartorius: N. femoralis (L2/L3/(L4))
  - M. tensor fasciae latae: N. gluteus superior (L4–S1)
  - M. gracilis: N. obturatorius (L2–L4)
  - M. pectineus: N. femoralis, N. obturatorius (L2/L3/(L4))
  - M. obturatorius externus: N. obturatorius (L3/L4)
  - Mm. adductores brevis et longus: N. obturatorius (L2–L4)

- M. adductor magnus: N. obturatorius, N. ischiadicus (tibialer Anteil) (L2–S1)
- M. gluteus maximus: N. gluteus inferior (L5–S2)
- Mm. glutei medius et minimus: N. gluteus superior (L4–S1)
- M. piriformis: N. ischiadicus und/oder N. musculi piriformis (L5–S1(S2))
- M. obturatorius internus: N. musculi obturatorii interni und Rami musculares (L5–S2)
- M. biceps femoris: Caput longum: N. ischiadicus (tibialer Anteil), Caput breve: N. ischiadicus (fibularer Anteil) (L5–S3)
- M. semitendinosus: N. ischiadicus (tibialer Anteil) (L5–S3)
- M. semimembranosus: N. ischiadicus (tibialer Anteil) (L4–S2)

Vaskuläre Beziehungen

- venolymphatisch: Lymphabflußstörungen der untere Extremität bei Verquellungen/Ödemen/Druckempfindlichkeit in der Regio inguinalis
- arteriell: Äste der A. profunda femoris, A. acetabularis im Lig. transversum acetabuli

Mechanische Beziehungen

- ☞ auch 3.1.6
- durch den M. obturatorius internus und seine Faszien ist die Hüfte mit der Blase verbunden und über die umbilikale-prävesikale Aponeurose mit den Bauchorganen
- der Überdeckungswinkel zwischen Acetabulum und Femurkopf wird durch die Position des Os ilium bestimmt
- die Stoßdämpfung des Hüftgelenks wird vor allem durch die Stoßdämpfermechanismen des Fußes (Fußarchitektur, unteres Sprunggelenk) und die Lenden-Becken-Schere gewährleistet
- die Hüften bilden den Boden des unteren Dreiecks des Polygons nach Littlejohn (☞ 2.1.5, 19.1): es bestehen Wechselwirkungen zwischen den Störungen im Hüftbereich und den Schwerkraftlinien der Wirbelsäule

Muskuläre Beziehungen

Ein Hypertonus der folgenden Muskeln kann Ursache sein von Dysfunktionen

- von L5–S1, der Art. tibilofibularis proximalis: ischiokrurale Muskeln
- der Symphysis pubica, des Hüftgelenks: Adduktoren des Oberschenkels

Triggerpunkte

Folgende Muskeln können Ursache sein von Hüftschmerzen: M. gluteus minimus, M. vastus lateralis, M. piriformis, M. quadratus lumborum, M. tensor fasciae latae, M. vastus intermedius, M. gluteus maximus, M. rectus femoris

14.2 Behandlung der Art. coxae (HVLA)

14.2.1 Dysfunktion in Außenrotation

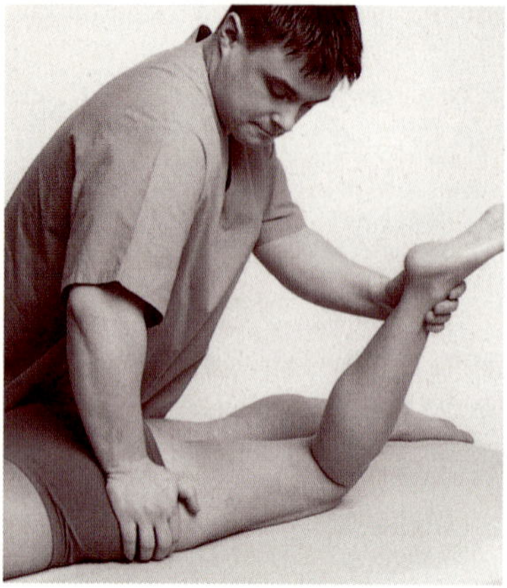

Behandlung der Art. coxae in Außenrotation

Indikation: Bewegungseinschränkung der Hüftinnenrotation
Patient: in Bauchlage, Kniegelenk des Beines der Dysfunktionsseite 90° gebeugt
Therapeut: stehend, auf der kontralateralen Seite des Dysfunktion
Handposition:
- die kopfnahe Hand mit nach kranial gerichteten Fingern auf den posterioren Aspekt des Trochanter major legen, den Weichteilmantel nach dorsal zurückschieben, um einen guten Knochenkontakt zu erreichen
- mit der fußnahen Hand den medialen Teil des Fußes umfassen

Ausführung:
- das Hüftgelenk durch zunehmende Lateralisierung des Fußes in eine Innenrotation führen, bis die Barriere gefunden wird
- mit der den Trochanter stabilisierenden Hand gleichzeitig den nach anterior gerichteten Druck auf den Trochanter major erhöhen, bis die Bewegungsgrenze erreicht ist
- einen kurzen Impuls durch Verstärkung der Innenrotation des Hüftgelenks durch beide Hände ausführen

14.2.2 Dysfunktion in Innenrotation

Indikation: Bewegungseinschränkung der Hüftaußenrotation
Patient: in Rückenlage, der Fußknöchel des Beins der Dysfunktionsseite oberhalb der Patella auf den kontralateralen Oberschenkel gelegt
Therapeut: stehend, auf der kontralateralen Seite des Dysfunktion
Handposition:
- die ulnare Handkante der kopfnahen Hand möglichst proximal in die Leistenregion des betroffenen Hüftgelenkes legen
- die andere Hand auf die Innenseite des Kniegelenks legen

Ausführung:
- den Patienten auffordern, sich bis zum Erreichen der maximalen Barriere in Richtung Therapeut zu drehen, was eine Gelenköffnung bewirkt
- zur Lokalisation der Bewegungsgrenze den nach dorsal gerichteten Druck auf die Leiste und die Außenrotation des Beines durch vermehrten Druck auf das Kniegelenk erhöhen
- einen Impuls durch Verstärkung der Außenrotation der Hüfte im Bereich des Kniegelenkes und gleichzeitigen Druck in der Leistenregion nach postero-lateral ausführen

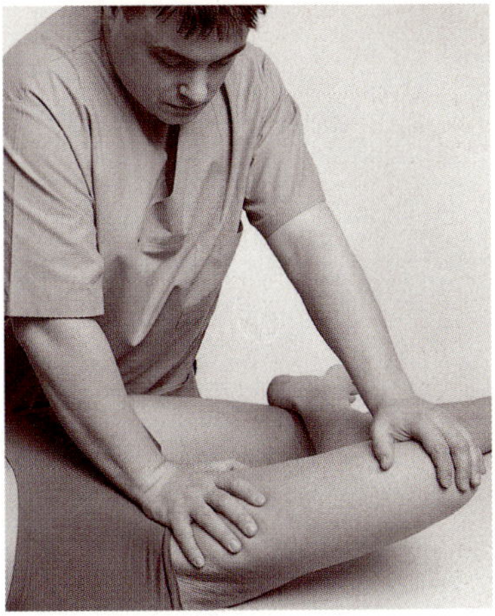
Behandlung der Art. coxae in Innenrotation

! Bei mangelnder Knieflexion des zu therapierenden Beines kann diese Technik auch im Sitzen ausgeführt werden. Hierbei stützt sich der Patient mit seinen außenrotierten Schultergelenken dorsal an der Behandlungsliege ab.

14.2.3 Dysfunktion in Adduktion

Indikation: Bewegungseinschränkung der Hüftabduktion
Patient: in Seitenlage, die Seite der Dysfunktion oben, das unten liegende Bein im Hüftgelenk ca. 45° und im Kniegelenk ca. 90° gebeugt
Therapeut: stehend, hinter dem Patienten
Handposition:
- den kopfnahen Ellenbogen dorso-lateral des Trochanter major in Höhe der Fossa intertrochanterica auflegen, mit der Handfläche dabei das Kniegelenk von lateral fixieren
- mit dem fußnahen Unterarm den Unterschenkel des Patienten von medial stützen, mit der Handfläche dabei das Kniegelenk von medial fixieren

Ausführung:
- das Bein unter leichter Traktion bis zum Erreichen der maximalen Barriere in eine Abduktionsstellung bringen
- am Bewegungsende einen gezielten Impuls über den Ellenbogen nach medial bei gleichzeitiger Abduktion des gesamten Patientenbeines setzen (Schaukelbewegung), den Impuls dabei aus dem gesamten Körper einleiten, nicht aus dem Ellenbogen oder der Hand

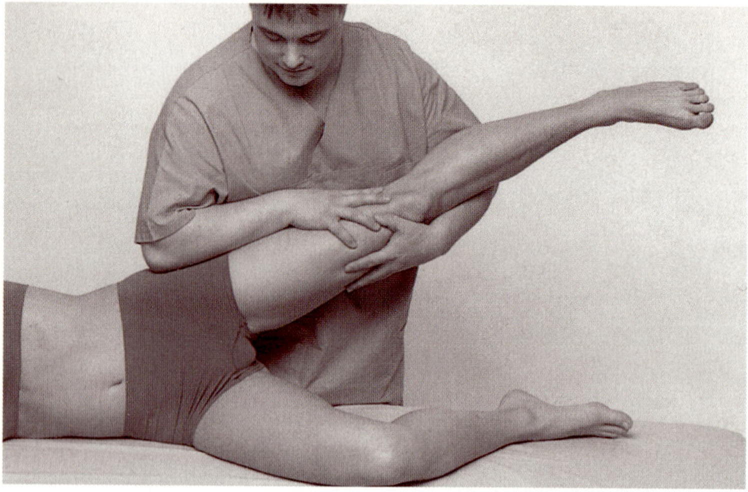

Behandlung der Art. coxae in Adduktion

14.2.4 Dysfunktion in Abduktion

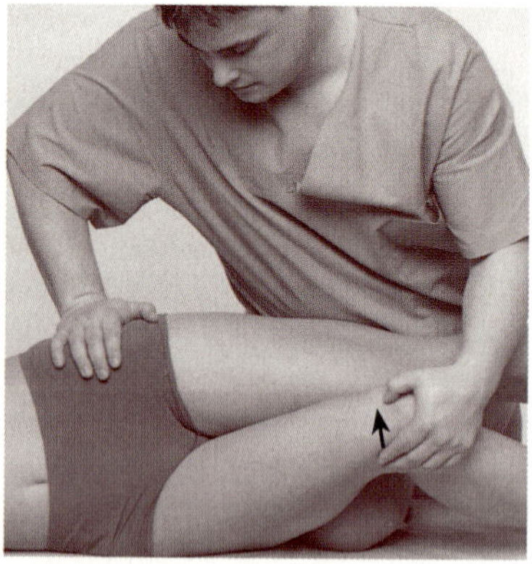

Behandlung der Art. coxae in Abduktion

Indikation: Bewegungseinschränkung der Hüftadduktion

Patient: in Seitenlage, die Seite der Dysfunktion unten, im Hüftgelenk ca. 45° gebeugt, das obere Bein in Extension und am Oberschenkel auf dem Knie des Therapeuten liegend

Therapeut: stehend, hinter dem Patienten, das kopfnahe Knie auf der Bank liegend

Handposition:

- mit der kopfnahen Hand das Os ilium fixieren
- mit der fußnahen Hand das Knie der Dysfunktionsseite untergreifen

Ausführung:

- das Hüftgelenk bis zum Erreichen der Bewegungseinschränkung adduzieren, während am Os ilium gegenfixiert wird
- mit der fußnahen Hand einen Impuls am Knie durch Zug in Richtung der Adduktion ausführen

14.2.5 Dysfunktion in Flexion

Indikation: Bewegungseinschränkung der Hüftextension
Patient: in Bauchlage, das Knie der Dysfunktionsseite 90° gebeugt
Therapeut: stehend, auf der Seite der Dysfunktion
Handposition:
- die kopfnahe Hand postero-lateral über den Trochanter major legen, die Finger sind nach medial gerichtet
- mit der fußnahen Hand das Bein proximal des Knies untergreifen, den Fuß dabei mit der Axilla stabilisieren

Ausführung:
- das Hüftgelenk bis zum Erreichen der Bewegungseinschränkung extendieren
- gleichzeitig mit der über dem Trochanter liegenden Hand eine nach anterior gerichtete Gegenkraft ausüben
- einen Impuls durch sachte Verstärkung der Extension ausführen, dabei gleichzeitig den Druck auf dem Trochanter nach anterior verstärken

14.2.6 Dysfunktion in Extension

Indikation: Bewegungseinschränkung der Hüftflexion
Patient: in Rückenlage
Therapeut: sitzend auf der Behandlungsliege auf der Seite der Dysfunktion, Blick nach kranial gerichtet

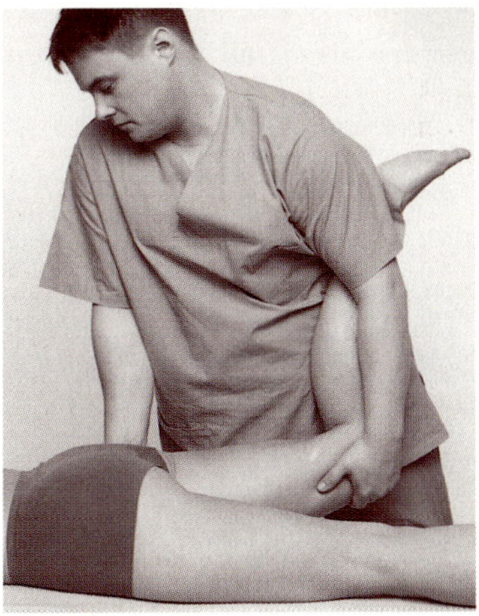

Behandlung der Art. coxae in Flexion

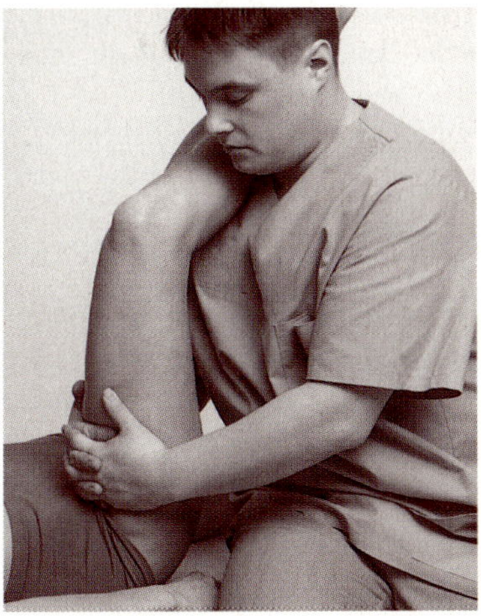

Behandlung der Art. coxae in Extension

Handpositon:

- den Unterschenkel bei flektiertem Kniegelenk auf die Schulter legen
- mit ineinander verschränkten Fingern mit den Handflächen die Vorderseite des Oberschenkels von medial und so proximal wie möglich umgreifen (also über das Caput femoris legen, weil nachher dort ein Impuls ausgeübt werden soll)

Ausführung:

- unter leichter Traktion der Hände am proximalen Oberschenkel einen Impuls an der Bewegungsgrenze in Flexion nach posterior ausführen

14.3 Behandlung der Art. coxae (MET)

14.3.1 Dysfunktion in Außenrotation

Indikation: Bewegungseinschränkung der Innenrotation durch Restriktion der Hüftaußenrotatoren

Patient: in Rückenlage, die Dysfunktionsseite im Hüftgelenk 70°–90° und im Kniegelenk 90° gebeugt

Therapeut: stehend, auf Seite der Dysfunktion

Handposition:

- mit der kopfnahen Hand den lateralen Kniegelenksbereich fixieren
- mit der fußnahen Hand das Sprunggelenk greifen

Ausführung:

- unter Halten der Flexion in Hüft- und Kniegelenk bis zum Erreichen der Barriere die Hüftgelenksinnenrotation einstellen
- den Patienten auffordern, die Hüfte gegen den Widerstand des Therapeuten nach außen zu rotieren
- die Spannung 3–6 Sek. halten
- in der Entspannungsphase wird die neue Bewegungsgrenze durch weitere Innenrotation erreicht
- diesen Vorgang 3–5× wiederholen

14.3.2 Dysfunktion in Innenrotation

Indikation: Bewegungseinschränkung der Außenrotation durch Restriktion der Hüftinnenrotatoren

Patient: in Rückenlage, die Dysfunktionsseite in Hüft- und Kniegelenk 90° gebeugt

Therapeut: stehend, auf Seite der Dysfunktion

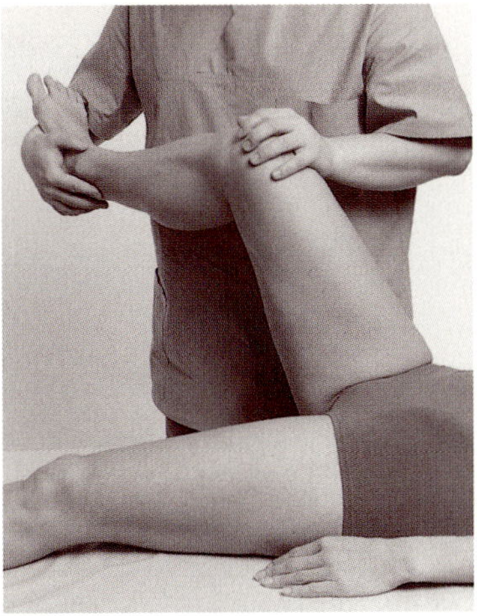

Behandlung der Art. coxae in Außenrotation

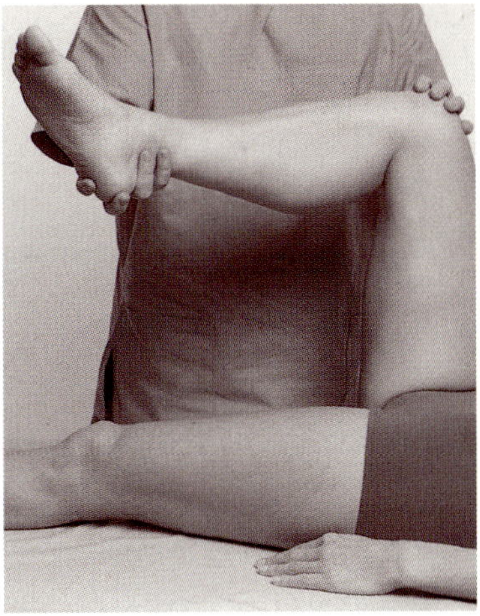

Behandlung der Art. coxae in Innenrotation

Handposition:
- mit der kopfnahen Hand den lateralen Kniegelenksbereich fixieren
- mit der fußnahen Hand das Sprunggelenk umgreifen

Ausführung:
- unter Halten der Flexion in Hüft- und Kniegelenk bis zum Erreichen der Barriere die Hüftgelenksaußenrotation einstellen
- den Patienten auffordern, die Hüfte gegen den Widerstand des Therapeuten nach innen zu rotieren
- die Spannung 3–6 Sek. halten
- in der Entspannungsphase wird die neue Bewegungsgrenze durch weitere Innenrotation erreicht
- diesen Vorgang 3–5× wiederholen

14.3.3 Dysfunktion in Adduktion

Indikation: Bewegungseinschränkung der Abduktion durch Restriktion der Hüftadduktoren
Patient: in Rückenlage, das nicht zu behandelnde Bein im Kniegelenk 90° gebeugt von der Bank herabhängend
Therapeut: zwischen abduziertem Bein der Dysfunktionsseite und Liege stehend, Blick nach kranial gerichtet
Handposition:
- mit den Händen das Sprunggelenk umgreifen

Ausführung:
- das Bein unter Vermeidung von Flexion, Extension und Rotation bis zum Erreichen der Barriere abduzieren
- den Patienten auffordern, die Hüfte gegen den Widerstand des Therapeuten zu adduzieren
- die Spannung 3–6 Sek. halten
- in der Entspannungsphase wird die neue Bewegungsgrenze durch weitere Abduktion erreicht
- diesen Vorgang 3–5× wiederholen

14.3.4 Dysfunktion in Abduktion

Indikation: Bewegungseinschränkung der Adduktion durch Restriktion der Hüftabduktoren
Patient: in Rückenlage, das nicht zu behandelnde Bein angestellt, der Fuß liegt lateral des zu behandelnden Beins
Therapeut: stehend, auf der kontralateralen Seite der Dysfunktion
Handposition:
- mit der fußnahen Hand das Sprunggelenk umgreifen
- mit der kopfnahen Hand das Becken über der SIAS fixieren

Ausführung:
- das Bein bis zum Erreichen der Barriere adduzieren

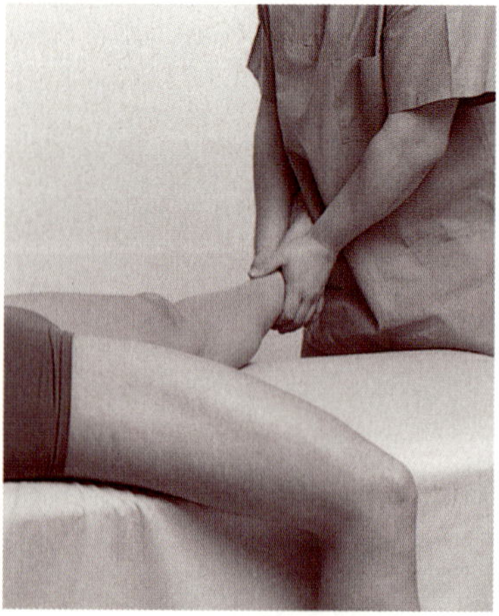
Behandlung der Art. coxae in Adduktion

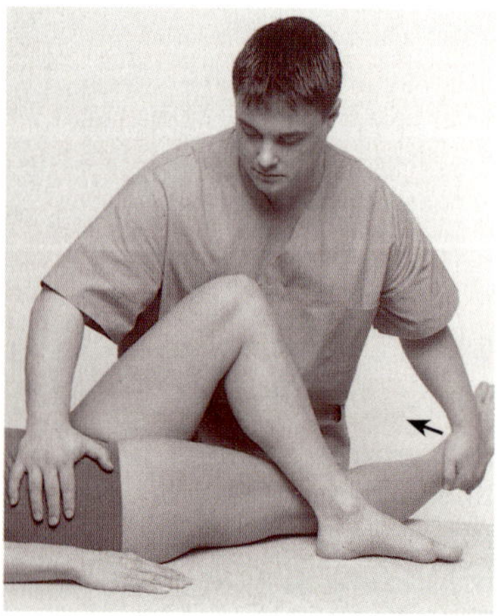
Behandlung der Art. coxae in Abduktion

- den Patienten auffordern, die Hüfte gegen den Widerstand des Therapeuten zu abduzieren
- die Spannung 3–6 Sek. halten
- in der Entspannungsphase wird die neue Bewegungsgrenze durch weitere Adduktion erreicht
- diesen Vorgang 3–5× wiederholen

14.3.5 Dysfunktion in Flexion

Indikation: Bewegungseinschränkung der Hüftgelenksextension durch Restriktion der Flexoren

Patient: in Rückenlage, die Dysfunktionsseite ab Oberschenkelmitte am Ende der Liege herabhängend, das nicht zu behandelnde Bein in Knie- und Hüftgelenk maximal gebeugt und mit der Fußsohle am Therapeutenbecken abgestützt

Therapeut: stehend, zwischen den Beinen des Patienten, Blick zur Dysfunktionsseite gerichtet

Handposition:

- ein Bein an die Innenseite der Dysfunktionsseite proximal des Knies stellen
- eine Hand auf die ventrale Seite des Knies legen
- mit der anderen Hand das Knie der Gegenseite fixieren

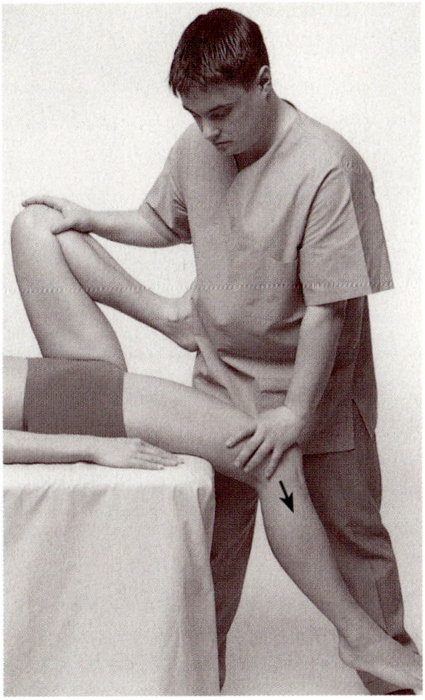

Behandlung der Art. coxae in Flexion

Ausführung:

- das Bein mit der Hand am Knie bis zum Erreichen der Barriere in Extension führen
- den Patienten auffordern, die Hüfte gegen den Widerstand des Therapeuten zu beugen
- die Spannung 3–6 Sek. halten
- in der Entspannungsphase wird die neue Bewegungsgrenze durch weitere Extension erreicht
- diesen Vorgang 3–5× wiederholen

14.3.6 Dysfunktion in Extension

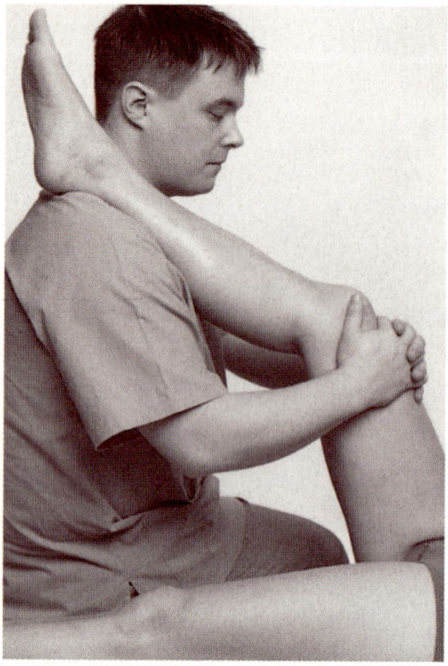

Behandlung der Art. coxae in Extension

Indikation: Bewegungseinschränkung der Hüftgelenksflexion durch Restriktion der ischiokruralen Muskulatur

Patient: in Rückenlage

Therapeut: sitzend, auf der Liege neben der Dysfunktionsseite, Blick nach kranial gerichtet

Handposition:

- das zu behandelnde Bein am Unterschenkel auf die Schulter legen, Hüfte zwischen 40° und 60° in Flexion (je nach Beweglichkeit des Patienten und Stärke der Restriktion)
- die ineinander verschränkten Hände ventral über den distalen Oberschenkelbereich legen

Ausführung:

- durch Extension des Knies die Bewegungseinschränkung der ischiokruralen Muskulatur aufsuchen
- den Patienten auffordern, die Hüfte durch Druck mit dem Unterschenkel gegen die Schulter nach unten gegen den Widerstand des Therapeuten zu strecken
- die Spannung 3–6 Sek. halten
- in der Entspannungsphase wird die neue Bewegungsgrenze durch weitere Flexion der Hüfte erreicht
- diesen Vorgang 3–5× wiederholen

15 Art. genus

Inhalt

Autor: C. Fossum (15.1.6), P. Sommerfeld (medialer und lateraler Shift, Gravity-sign, 15.1.6, 15.2.3, 15.2.4, 15.2.5, 15.2.6, 15.3.2), S. Tempelhof
Therapeut auf den Fotos: P. Sommerfeld

15.1 Diagnostik

15.1.1 Anamnese

Schmerzen, Bewegungseinschränkung

- Schmerzlokalisation, Druckempfindlichkeit
- Abhängigkeit von Bewegung, Belastung, Lage, Tageszeit
- Anlauf-, Ruheschmerz
- eingeschränkte Bewegungen, z.B. Treppen steigen, Hockbewegungen, Gehen von Steigungen

Andere Symptome

- Schwellungen
- Gelenkerguß
- Steifigkeits-, Instabilitätsgefühl
- Blockierungserscheinungen
- Bewegungsgeräusche

Vor-, Begleiterkrankungen, Sozialanamnese

- frühere und aktuelle berufliche und sportliche Tätigkeit
- Traumata, Operationen, Punktionen, Vorbehandlungen

15.1.2 Inspektion

- Gangbild, Ausweichbewegungen
- Beinachse
- Patellafehlstellungen
- Form und Kontur des Kniegelenks
- Hautveränderungen, Prellmarken, Narben
- Schwellungen
- Gelenkerguß
- Muskelatrophien

15.1.3 Palpation

Knochenpalpation

- Patella
- Epicondylus lateralis und medialis des Femur

- Tuberculum adductorium des Femur
- Condylus medialis und lateralis der Tibia
- Tuberositas tibiae

Weichteilpalpation

- Lig. collaterale tibiale
- Lig. collaterale fibulare
- Sehne des M. quadriceps femoris
- Sehnen der ischiokruralen Muskulatur
- innerer und äußerer Gelenkspalt

15.1.4 Tests und Bewegungsprüfung

Biomechanik

Art. femorotibialis

- **Gelenkpartner:** Femurkondylen (konvex) und Facies articularis superior der Tibia (leicht konkav)
- **Gelenktyp:** Drehwinkelgelenk (Radscharniergelenk)
- **Bewegungsmöglichkeiten:** Flexion, Extension, Innenrotation und Außenrotation in Flexion (ab 20–30°)

Art. femoropatellaris

- **Gelenkpartner:** Facies patellaris femoris (konkav) mit Facies articularis der Patella (leicht konvex)
- **Gelenktyp:** Gleitgelenk
- **Bewegungsmöglichkeiten:** Gleiten nach superior, inferior, medial und lateral

Aktive Bewegungsprüfung

Den Patienten auffordern, das Knie in Flexion, Extension, Außenrotation und Innenrotation (in Flexion) zu bringen. Diese Bewegungen unter Belastung (im Stand) und ohne Belastung prüfen.
Auf Qualität und Quantität der Bewegungen achten, die ungehindert und in vollem Umfang möglich sein sollten sowie Geräuschphänomene wie Krepitation, Knacken und Schnappen.

Passive Bewegungsprüfung

Flexion, Extension, Hyperextension, Innenrotation, Außenrotation

Patient: in Rückenlage
Therapeut: stehend, seitlich des Patienten

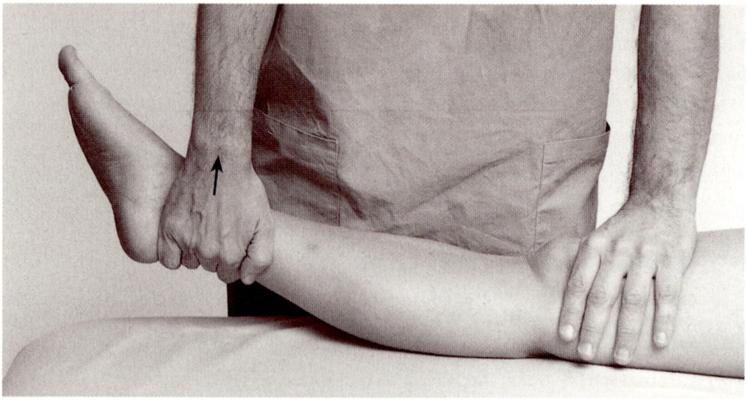

Hyperextension der Art. genus

Handposition:

- mit der kopfnahen Hand Kontakt mit dem Knie aufnehmen
- mit der fußnahen Hand den distalen Unterschenkel umgreifen

Ausführung: das Kniegelenk in Flexion, Extension, Hyperextension, Innenrotation in Flexion und Außenrotation in Flexion führen

Bewertung: Auf den Bewegungsausschlag im Seitenvergleich, Schmerzhaftigkeit sowie Geräuschphänomene wie Krepitation, Knacken und Schnappen achten.

- Normalbefund: Freie Beweglichkeit ohne Schmerzen, keine Geräuschphänomene.
- Bewegungseinschränkungen und Schmerzen deuten auf Dysfunktionen oder pathologische Veränderungen des Knies hin. Bei arthrotischen Veränderungen sind zunächst Innenrotation und Extension betroffen, dann Abduktion, zuletzt zeigt sich eine Einschränkung der Außenrotation und Flexion.

Adduktion, Abduktion

Patient: in Rückenlage

Therapeut: stehend, auf der zu testenden Seite des Patienten

Handposition:

- den distalen Unterschenkel der zu testenden Seite zwischen Thorax und Oberarm halten
- mit den Händen das Knie von medial und lateral umgreifen

Ausführung:

- Phase 1: das Kniegelenk maximal strecken und durch Druck nach lateral und medial am Knie in Adduktion bzw. Abduktion führen
- Phase 2: das Kniegelenk 20° beugen und durch Druck nach lateral und medial am Knie in Adduktion bzw. Abduktion führen

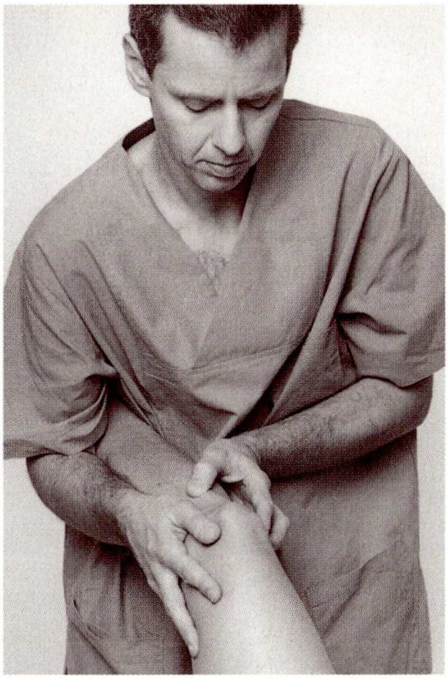

Adduktion der Art. genus

Bewertung: Die mediale und laterale Kniestabilität im Seitenvergleich beurteilen und auf Schmerzhaftigkeit achten.

- In der Phase 1 wird die Kapselstabilität getestet. Normalbefund: keine Aufklappbarkeit in Adduktion oder Abduktion des Knies. Eine Aufklappbarkeit deutet auf eine Kapselverletzung hin. Bei rupturiertem medialen Kollateralband aber intakter hinterer Kapsel und intaktem hinteren Kreuzband besteht keine Aufklappbarkeit in Richtung der Abduktion.
- In der Phase 2 werden die medialen und lateralen Kollateralbänder getestet, unter Entlastung der hinteren Kapsel. Normalbefund: keine Aufklappbarkeit in Adduktion oder Abduktion des Knies. Eine Aufklappbarkeit in Richtung der Adduktion deutet auf eine Verletzung der lateralen Kollateralbänder, in Richtung der Abduktion auf eine der medialen Kollateralbänder hin.

Patella-Verschiebetest

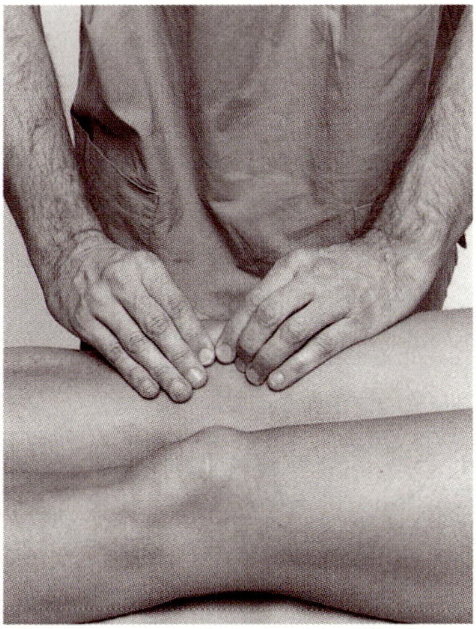

Patella-Verschiebetest

Patient: in Rückenlage

Therapeut: stehend, seitlich des Patienten

Handposition:

- mit Daumen und Zeigefingern die Patella umgreifen

Ausführung: die Patella nach medial, lateral, kranial und kaudal verschieben

Bewertung: Auf den Bewegungsausschlag und die Qualität der Bewegung im Seitenvergleich achten.

- Normalbefund: Freie Beweglichkeit in alle Richtungen ohne Schmerzen.
- Bewegungseinschränkungen und Krepitationen können auf Dysfunk-

15

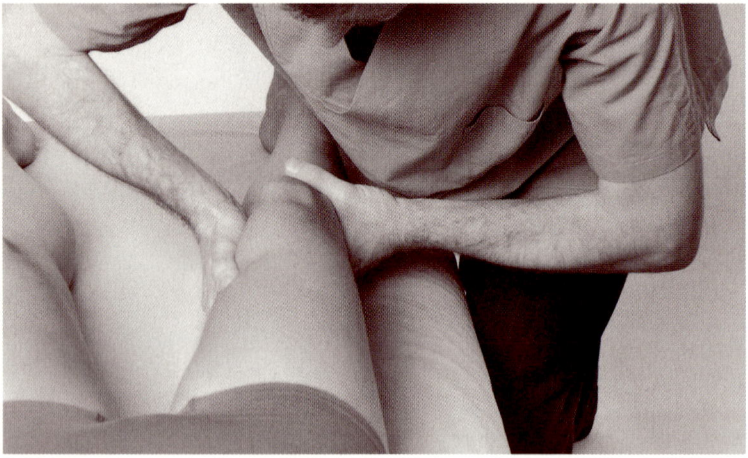

Medialer Shift (Translation) der Art. genus

tionen des M. quadriceps und des Knies oder auf pathologische Veränderungen der retropatellaren Gelenkfläche hinweisen. Eine verstärkte Bewegungsfreiheit nach lateral und medial deutet auf einen lockeren Bandapparat hin.

Medialer und lateraler shift (Translation)

Patient: in Rückenlage
Therapeut: stehend auf der zu testenden Seite, Blick Richtung Kopfende
Handposition:

- mit dem Thenar der einen Hand Kontakt mit dem medialen bzw. lateralen Femurkondylus aufnehmen
- mit dem ersten Interdigitalraum der anderen Hand Kontakt mit dem lateralen bzw. medialen Tibiakondylus aufnehmen
- beide Unterarme sind dabei senkrecht zur Beinlängsachse

Ausführung:

- Phase 1: das Kniegelenk in eine leichte Beugestellung bringen (entriegeln)
- Phase 2: den Femurkondylus von medial bzw. lateral fixieren, das Tibiaplateau von lateral bzw. medial nach medial bzw. lateral schieben

Bewertung: Die laterale bzw. mediale Beweglichkeit der Tibia gegenüber dem Femur in der Art. femorotibialis beurteilen. Darüber hinaus wird das vordere bzw. hintere Kreuzband aufgrund seines Verlaufes in der Frontalebene angespannt.

- Normalbefund: Kleines translatorisches Gelenkspiel, Schmerzfreiheit.
- Ist kein translatorisches Gelenkspiel nach medial bzw. lateral vorhanden, so handelt es sich um eine Dysfunktion des Tibiaplateaus gegenüber dem distalen Femur.

- Bei Schmerzen bzw. übermäßigem Gelenkspiel kann eine Verletzung des vorderen bzw. hinteren Kreuzbandes oder/und eine vordere bzw. hintere Instabilität vorliegen, die jedoch zusätzlich mit spezifischen Tests (vordere bzw. hintere Schublade ☞ S. 390, 391) abzuklären sind.

Gravity-sign-Test

Patient: in Rückenlage, Hüfte und Knie jeweils 90° gebeugt
Therapeut: stehend auf der zu prüfenden Seite
Handposition:
- mit der distalen Hand den distalen Unterschenkel untergreifen
- mit der proximalen Hand die proximale Tibia fixieren

Ausführung: die proximale Hand schnell lösen
Bewertung: Die Position der Tibia bei Fixierung und nach Loslassen vergleichen.
- Normalbefund: Keine Veränderung der Position.
- Sinkt das Tibiaplateau infolge der fehlenden Fixierung durch die proximale Hand unter dem Einfluß der Schwerkraft (= gravity-sign) ab, so liegt eine hintere Instabilität vor.

> **!** Vor der Beurteilung einer möglichen vorderen Instabilität stets eine hintere Instabilität ausschließen, da die Beurteilung einer vorderen Schublade sonst zu falsch-positiven Testergebnissen führt. Dafür bietet sich dieser einfach durchzuführende Test an.

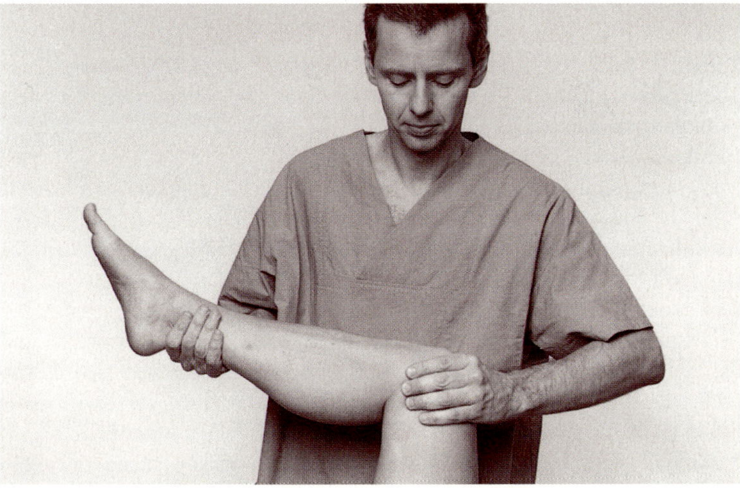

Gravity-sign-Test: Ausgangsstellung

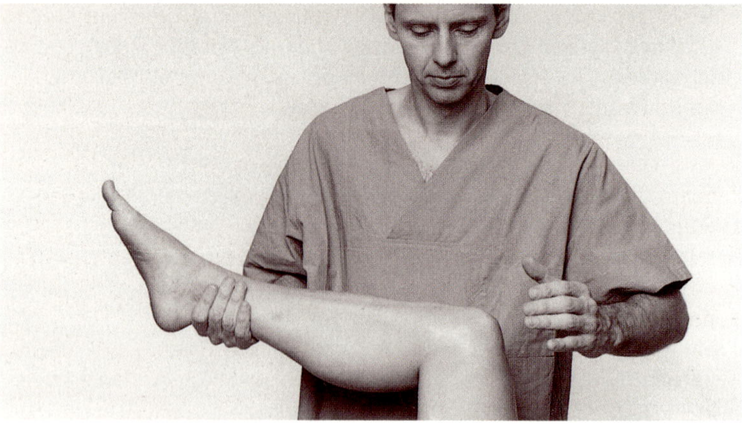

Gravity-sign-Test: Endposition

Muskeltests

- **Flexion:** M. biceps femoris, M. semitendinosus, M. semimembranosus, M. sartorius, M. popliteus, M. gracilis, M. gastrocnemius, M. plantaris
- **Extension:** M. quadriceps femoris
- **Innenrotation:** M. semitendinosus, M. semimembranosus, M. sartorius, M. popliteus, M. gracilis
- **Außenrotation:** M. biceps femoris

Provokationstests Kreuzbänder

15

Lachmanntest (extensionsnahe vordere Schublade)

Patient: in Rückenlage, Hüftgelenk und Kniegelenk jeweils 20° gebeugt
Therapeut: stehend auf der zu prüfenden Seite; angewinkeltes kopfseitiges Bein kann als Unterlagerung für das Kniegelenk des Patienten dienen
Handposition:

- mit einer Hand den Oberschenkel oberhalb des Knies umgreifen und fixieren
- mit der anderen Hand die proximale Tibia umgreifen

Ausführung: durch Zug an der Tibia nach anterior die Tibia gegenüber dem Femur nach ventral verschieben
Bewertung: Die vordere Kreuzbandstabilität im Seitenvergleich beurteilen, auf die Distanz, die zwischen vorderem Tibiaplateau und Femurende entsteht, und das Endgefühl der Bewegung achten. Eine vordere Schublade stellt sich als vergrößerte Beweglichkeit der Tibia nach ventral dar, das Tibiaplateau wird deutlich unter dem Femur sichtbar, als ob eine Schublade aufgezogen würde.

- Normalbefund: nur geringe Verschieblichkeit der Tibia nach anterior möglich, harter Anschlag.

- Eine mögliche vordere Kreuzbandverletzung liegt bei einer vermehrten Schublade, eine sichere bei zusätzlich fehlendem harten Anschlag vor.

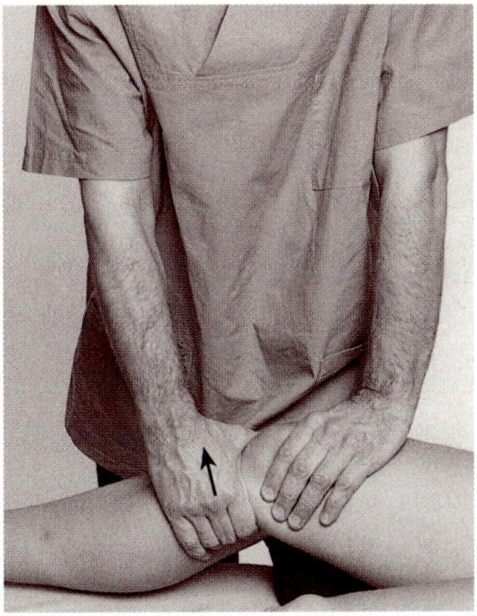

Lachmanntest (extensionsnahe vordere Schublade)

Flexionsnahe vordere Schublade

Patient: in Rückenlage, Hüftgelenk 45° und Kniegelenk 90° gebeugt

Therapeut: sitzend, auf dem Patientenfuß zur Unterschenkelstabilisierung

Handposition:

- mit beiden Händen die proximale Tibia umgreifen
- mit den Daumen den Gelenkspalt palpieren

Ausführung: durch Zug an der proximalen Tibia wird die Tibia gegenüber dem Femur nach ventral verschoben. Dies findet unter Fixieren des Fußes in Neutralstellung, in 15° Außen-, und 30° Innenrotation statt.

Bewertung: Die vordere Kreuzbandstabilität antero-lateral und antero-medial beurteilen und auf den Anschlag achten. Eine vordere Schublade stellt sich als vergrößerte Beweglichkeit der Tibia nach ventral dar, das Tibiaplateau wird deutlich unter dem Femur sichtbar, als ob eine Schublade aufgezogen würde.

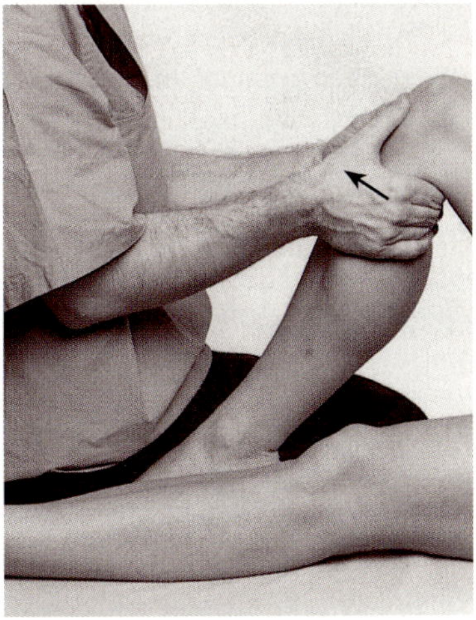

Flexionsnahe vordere Schublade

- Normalbefund: nur geringe Verschieblichkeit der Tibia nach anterior möglich, harter Anschlag.
- Eine mögliche vordere Kreuzbandverletzung liegt bei einer vermehrten Schublade, eine sichere bei zusätzlich fehlendem harten Anschlag vor. Dieser Test ist bei akuten Verletzungen oft falsch negativ, da eine reflexive Anspannung durch andere Bandstrukturen entstehen kann. In diesem Fall ist der Lachmann-Test (☞ S. 390) zu bevorzugen.
- Ist der Test in Außenrotation positiv, so handelt es sich um eine an-

tero-mediale Instabilität, die häufig infolge einer Kombinationsverletzung des vorderen Kreuzbandes, medialen Seitenbandes und der medialen Kapsel (klinisch als „unhappy triade“ bezeichnet) auftritt.
- Ist der Test in Innenrotation positiv, so handelt es sich um eine antero-laterale Instabilität.

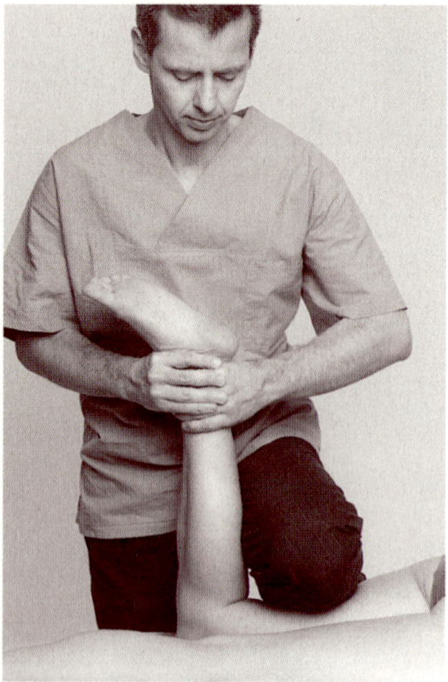

Apley-Distraktions-Test

Provokationstest Kapsel-Band-Apparat

Apley-Distraktions-Test

Patient: in Bauchlage, Kniegelenk 90° gebeugt und angestellt
Therapeut: stehend, auf der zu prüfenden Seite
Handposition:
- mit beiden Händen den distalen Unterschenkel umgreifen
- mit dem kranialen Knie den Patientenoberschenkel von posterior auf der Liege fixieren

Ausführung: unter axialem Zug eine Innen- und Außenrotation der Tibia durchführen
Bewertung: Auf Schmerzhaftigkeit achten.
- Normalbefund: Keine Schmerzen.
- Schmerzen bei Innenrotation deuten auf einen Schaden des lateralen Kapsel-Band-Apparats, bei Außenrotation auf einen des medialen Kapsel-Band-Apparats hin.

Provokationstests Menisci

In der Orthopädie wird heutzutage auf die spezifischen Meniskustests meist verzichtet. Nach neueren Untersuchungen erreicht kaum ein Test eine Spezifität von 50 %.
Zur Prüfung wird der jeweilige Außen- bzw. Innenmeniskus durch Kniegelenksflexion unter eine Kompression mit zusätzlicher Druckausübung durch Innen- bzw. Außenrotation (Varus- bzw. Valgusstreß) und Kniegelenkskreiselung gesetzt. Aus didaktischen Gründen werden einzelne Tests gesondert herausgestellt.

Grinding-Test

Patient: in Bauchlage, Kniegelenk 90° gebeugt und angestellt
Therapeut: stehend, auf der zu prüfenden Seite

Handposition:
- mit beiden Händen den distalen Unterschenkel umgreifen
- die patientenseitigen Axilla hat dabei Kontakt mit dem Calcaneus

Ausführung:
- mit der patientenseitigen Axilla axialen Druck auf die Tibia ausüben
- unter Kompression eine Innen- und Außenrotation des Knies durchführen

Bewertung: Auf Schmerzhaftigkeit achten.
- Normalbefund: Keine Schmerzen.
- Schmerzen bei Innenrotation deuten auf einen Schaden des Außenmeniskus, bei Außenrotation auf einen des Innenmeniskus hin.

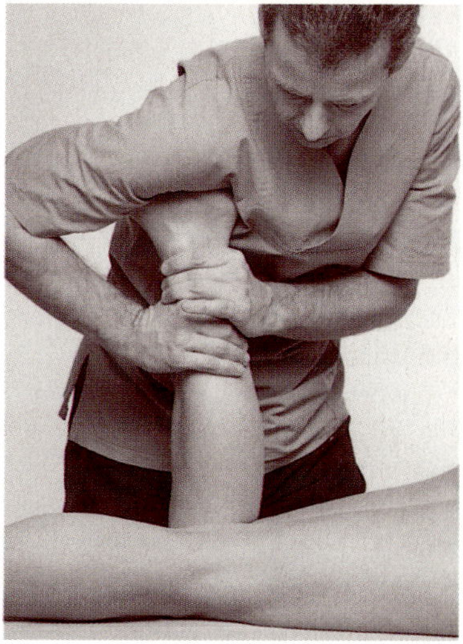
Grinding-Test

Steinmann-I-Zeichen

Patient: in Rückenlage, Kniegelenk ca. 90° gebeugt und angestellt
Therapeut: stehend, auf der zu testenden Seite
Handposition:
- mit der kopfnahen Hand das Knie von posterior untergreifen
- mit der fußnahen Hand den distalen Unterschenkel umgreifen

Ausführung: den Unterschenkel in eine schnell ausgeführte forcierte Außen-, dann Innenrotation bringen

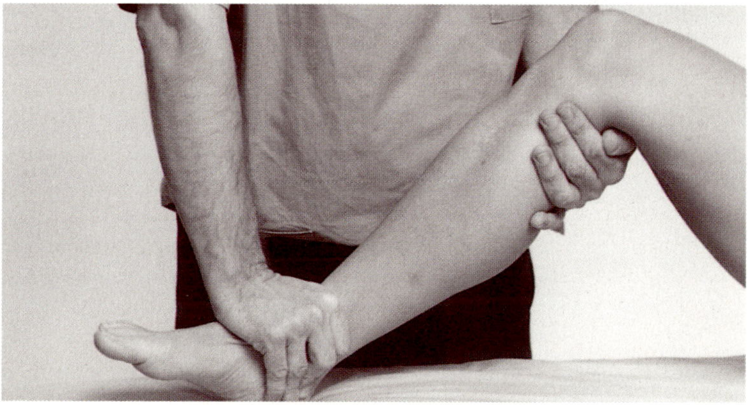
Steinmann-I-Zeichen

Bewertung: Auf die Schmerzhaftigkeit der Bewegung achten.
- Normalbefund: Keine Schmerzen.
- Schmerzen bei forcierter Außenrotation deutet auf einen Schaden des Innenmeniskus, bei Innenrotation auf einen des Außenmeniskus hin.

McMurray-Test

Patient: in Rückenlage, Knie- und Hüftgelenk der zu testenden Seite maximal gebeugt
Therapeut: stehend, auf der zu testenden Seite
Handposition:
- mit der kopfnahen Hand das Knie umgreifen
- mit der fußnahen Hand den Fuß umgreifen

Ausführung:
- das Kniegelenk maximal nach innen oder außen rotieren
- das Kniegelenk bis zu einer Flexion von 90° strecken
- dabei mit den Fingern der kopfnahen Hand den medialen bzw. lateralen Gelenkspalt palpieren

Bewertung: Auf Schmerzhaftigkeit und Schnappen im Knie achten.
- Normalbefund: Keine Schmerzen, kein Schnappen.
- Bei der Außenrotation auftretende Schmerzen können Hinweis auf eine Läsion des Innenmeniskus, bei Innenrotation auf eine des Außenmeniskus sein. Schnappen während des Tests deutet auf Einklemmung eines gerissenen Stückes des Meniskus hin.

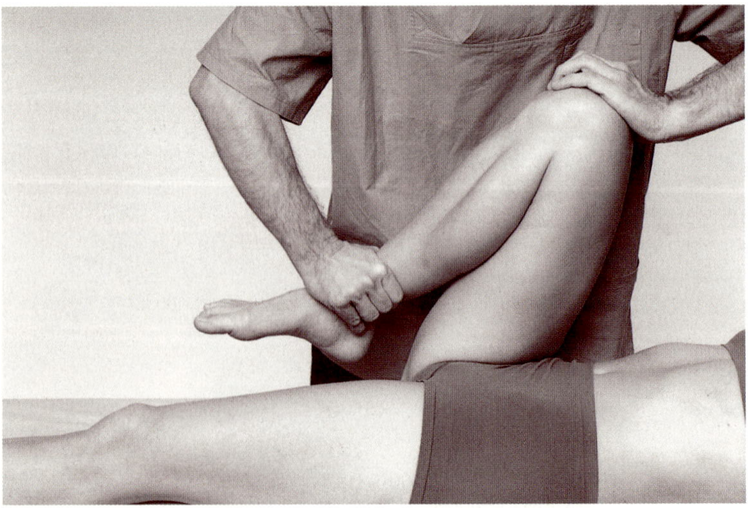

McMurray-Test

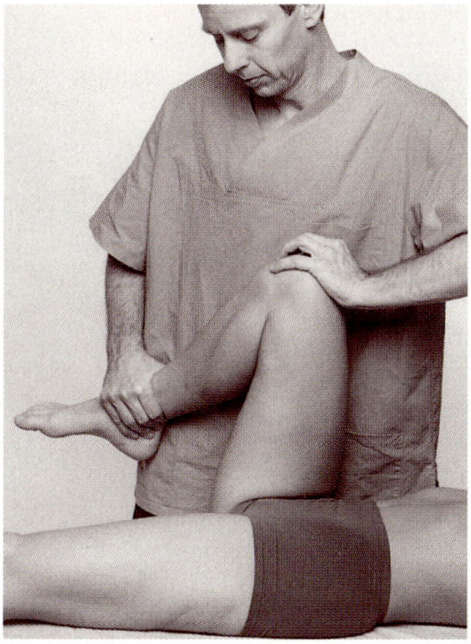

Payr-Test: Valgusstreß

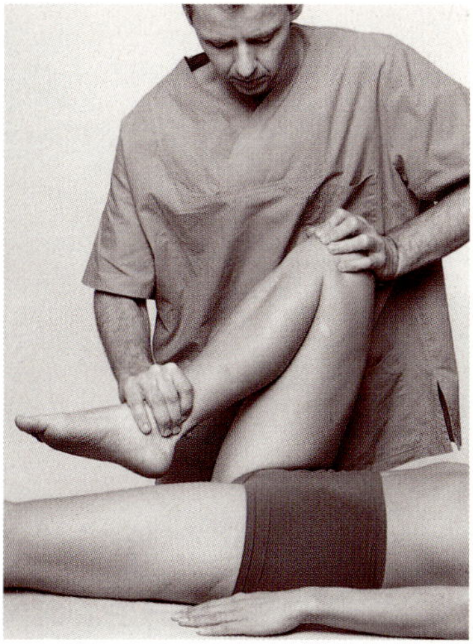

Payr-Test: Varusstreß

Payr-Test

Patient: in Rückenlage, Knie- und Hüftgelenk der zu testenden Seite maximal gebeugt

Therapeut: stehend, auf der zu testenden Seite

Handposition:

- mit der kopfnahen Hand das Knie umgreifen
- mit der fußnahen Hand den Fuß umgreifen

Ausführung:

- das Kniegelenk maximal flektieren, nach innen rotieren und abduzieren (Valgusstreß) bzw. nach außen rotieren und adduzieren (Varusstreß)
- mit den Fingern der kopfnahen Hand den medialen bzw. lateralen Gelenkspalt palpieren

Bewertung: Auf Schmerzhaftigkeit und Schnappen im Knie achten.

- Normalbefund: Keine Schmerzen, kein Schnappen.
- Bei der Innenrotation und Abduktion auftretende Schmerzen können ein Hinweis auf eine Läsion des Hinterhorns des Außenmeniskus sein.
- Treten Schmerzen bei Außenrotation und Adduktion der Tibia auf, so kann eine Läsion des Hinterhorns des Innenmeniskus vermutet werden.
- Schnappen während des Tests deutet auf Einklemmung eines gerissenen Stücks des Meniskus hin.

! Da der Test in maximaler Beugestellung und mit zusätzlicher Ab- bzw. Adduktion der Tibia durchgeführt wird, ist er als Provokationstest für die

Hinterhörner des Außen- bzw. Innenmeniskus zu betrachten. Dies gilt insbesondere dann, wenn der McMurray-Test (☞ S. 394) ein falsch negatives Ergebnis bringt.

Provokationstests Patella

Zohlen-Zeichen

Patient: in Rückenlage

Therapeut: stehend, auf der zu testenden Seite

Handposition:

- mit beiden Händen das Knie umfassen, die Daumen liegen auf dem oberen Teil der Patella

Ausführung:

- mit dem Daumen die Patella kaudalisieren und einen Druck in Richtung Knie ausüben
- den Patienten auffordern, den Fuß von der Liege anzuheben; dadurch wird der M. quadriceps angespannt, die Patella kranialisiert und auf das femoropatellare Gleitlager gepresst

Bewertung: Auf Schmerzhaftigkeit achten.

- Normalbefund: Keine Schmerzen.
- Schmerzen während der passiven und aktiven Kaudalisierung der Patella weisen auf eine Chondropathia retropatellaris hin.

Eine Schmerzprovokation ist auch bei gesunden Patienten möglich. Der Test muß daher von den anderen Untersuchungsergebnissen unterstützt werden.

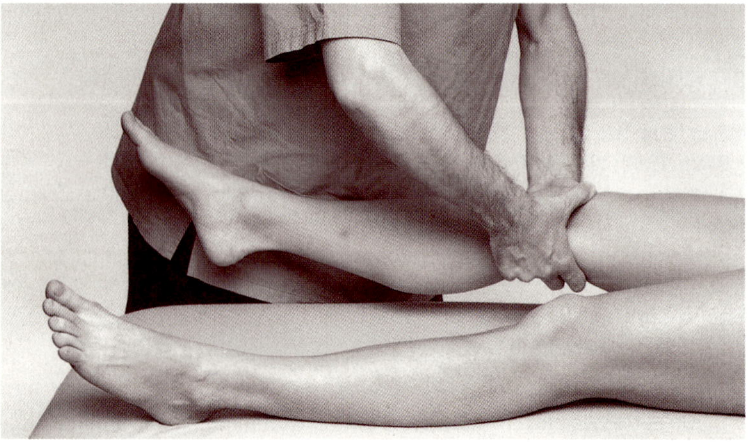

Zohlen-Zeichen

Fairbank-Apprehensiontest

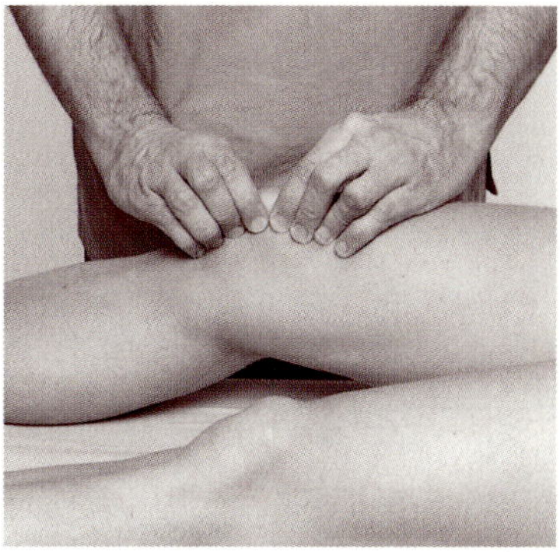

Fairbank-Apprehensiontest

Patient: in Rückenlage
Therapeut: stehend, auf der zu testenden Seite
Handposition:
- mit Daumen und Zeigefingern beider Hände die Patella umgreifen

Ausführung:
- die Patella durch Zug mit den Fingern nach lateral lateralisieren
- den Patienten auffordern, das Kniegelenk zu beugen

Bewertung: Auf die Reaktion des Patienten achten.
- Normalbefund: Flexion ohne Schmerzen möglich.
- Schmerzen und Stoppen der Flexion durch den Patienten deuten auf eine vorangegangene Patellaluxation hin, die der Patient vermeiden will.

15.1.5 Differentialdiagnosen

- **mechanisch/degenerativ:** Fraktur, Luxation, Bandruptur, Meniskusläsion, Genu recurvatum, Genu varum oder valgum, kongenitale Kontrakturen, Luxatio genus congenita, Gonarthrose, Osteochondrosis dissecans, Poplitealzyste, Meniskusganglion
- **neural/radikulär:** Nervenwurzelreizung L2/3
- **ausstrahlend:** Erkrankungen von Hüfte, Sprunggelenk
- **entzündlich/rheumatisch:** reaktive Arthritiden, Gicht, Bursitis, Morbus Osgood-Schlatter, Rheumatisches Fieber, Osteomyelitis
- **dysplastisch:** Osteosarkom, Riesenzelltumor, synoviales Sarkom

15.1.6 Osteopathische Beziehungen

Neurologische Beziehungen
- sympathische Innervation des Kniegelenks: Th12 – L2
- Schmerzen im medialen oder ventralen Bereich des Kniegelenks sind oft Folge von Dysfunktionen auf Höhe von L2 – L3 und/oder L3 – L4
- Muskelinnervation:
  - M. quadriceps femoris: N. femoralis (L2 – L4)
  - M. sartorius: N. femoralis (L2/L3/(L4))
  - M. gracilis: N. obturatorius (L2 – L4)

- M. biceps femoris: Caput longum: N. ischiadicus (tibialer Anteil), Caput breve: N. ischiadicus (fibularer Anteil) (L5–S3)
- M. semitendinosus: N. ischiadicus (tibialer Anteil) (L4–S2)
- M. semimembranosus: N. tibialis (L4–S2)
- M. popliteus: N. tibialis (L4–S1)

Vaskuläre Beziehungen

- venolymphatisch: Lymphabflußstörungen im Bereich des Unterschenkel bei Verquellungen/Ödemen/Druckempfindlichkeit der Kniekehle

Mechanische Beziehungen

- vor allem die biartikulären Muskeln des Oberschenkels (ischiokrurale Muskeln, M. biceps femoris, M. tensor fasciae latae) arbeiten im Kniegelenk (wie auch im Hüftgelenk) gegen die Schwerkraft und unterstützen dabei die Stabilisation und Funktion des Knies, so daß sich Dysfunktionen des Knies oder der Hüfte wechselseitig beeinflussen können
- die Kinematik des oberen und unteren Sprunggelenks hat vor allem über rotatorische Komponenten einen Einfluß auf Rotationen der Art. genus, wobei oft die Menisken betroffen sind, sowie auf Stabilität und Kraftverarbeitung der Art. femoropatellaris
- Einfluß über das Stoßdämpfersystem der unteren Extremität auf die Art. femoropatellaris, den Seitenbandapparat und die Menisken, wobei besonders Dysfunktionen im unteren Sprunggelenk zu einer Irritation im Bereich der Menisken führen können
- eine normale Funktion im Kniegelenk (artikulär, muskular und faszial) ist abhängig von einer normalen Funktion der gesamten unteren Extremität (v.a. des Sprunggelenks) und des Beckens

Muskuläre Beziehungen

- Spannungen im M. biceps femoris und M. tensor fasciae latae können oft zu einer Rotationsstellung im Kniegelenk führen und einen lateralen Shift der Tibia hervorrufen
- ein Hypertonus der ischiokruralen Muskeln kann Ursache sein von Dysfunktionen von L5–S1 und der Art. tibiofibularis proximalis
- die folgenden Muskeln haben ihren Ursprung im Becken und können bei Dysfunktionen im Beckenbereich beeinträchtigt werden und in der Folge die Funktion des Kniegelenks stören: Einfluß des
  - M. biceps femoris auf die Fibula
  - M. semimembranosus auf die Strukturen im Bereich des Ansatzes im Kniegelenk wie Meniscus medialis, Lig. collaterale tibiale, Lig. popliteum obliquum, Faszie des M. popliteus
  - M. rectus femoris auf die Art. femoropatellaris

- lateral stabilisierenden Systems von den Hüftabduktoren auf den Tractus iliotibialis
- die Rotationsstellung des Unterschenkels wird oft vom M. tibialis posterior und von den Mm. peronei longus und brevis beeinflußt, über die Dysfunktionen des Fußes und Sprunggelenks Probleme im Kniegelenk verursachen können

Triggerpunkte

Folgende Muskeln können Ursache sein von

- anterioren Knieschmerzen: M. rectus femoris, M. vastus medialis, Mm. adductores longus und brevis
- anterior-medialen Knieschmerzen: M. vastus medialis, M. gracilis, M. sartorius, M. rectus femoris, Mm. adductores longus and brevis
- posterioren Knieschmerzen: M. gastrocnemius, M. biceps femoris, M. popliteus, M. semitendinosus, M. semimembranosus

15.2 Behandlung der Art. genus (HVLA)

15.2.1 Dysfunktion in Adduktion

Indikation: Bewegungseinschränkung der Tibiaabduktion

Patient: in Rückenlage, das zu behandelnde Bein über den Behandlungstisch hängend

Therapeut: am Fußende des Patienten, auf der Seite der Dysfunktion, Blick nach kranial gerichtet

Handposition:

- die Füße so überkreuzen, daß das laterale Bein vorne zu liegen kommt
- dabei eine leichte Kniegelenksflexion ausüben
- mit dem Thenar der medialen (patientenseitigen) Hand Kontakt mit dem medialen Femurkondylus aufnehmen
- mit dem Thenar der lateralen Hand Kontakt mit dem lateralen Tibiakondylus aufnehmen
- beide Unterarme stehen in der Frontalebene etwa vertikal zur Beinlängsachse

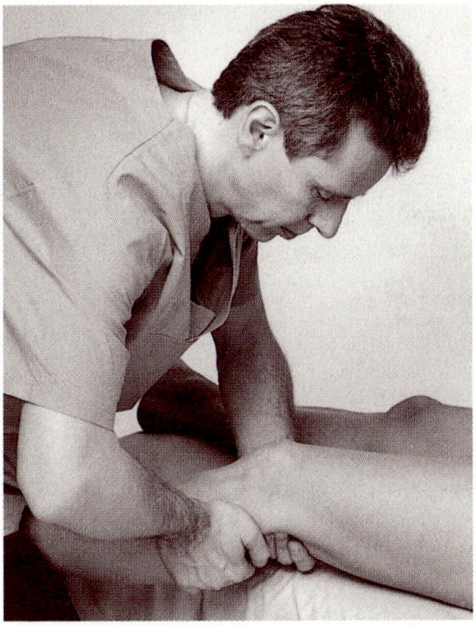

Behandlung der Art. genus in Adduktion

Ausführung:

- mit der lateral am Tibiakopf angelegten Ausführungshand eine medial gerichtete Vorspannung bei Fixierung des Femur mit der Haltehand aufnehmen
- mit den Beinen eine leichte Traktion des Patientenbeines aufnehmen und gleichzeitig mit der Ausführungshand einen kurzen medialen Impuls ausführen; dabei den Oberkörper nach vorne beugen, damit der Unterarm soweit wie möglich horizontal zur Impulsrichtung zu liegen kommt

15.2.2 Dysfunktion in Abduktion

Indikation: Bewegungseinschränkung der Tibiaadduktion
Patient: in Rückenlage, das zu behandelnde Bein über den Behandlungstisch hängend
Therapeut: am Fußende des Patienten, auf der Seite der Dysfunktion, Blick nach kranial gerichtet
Handposition:

- das Bein zwischen die Beine klemmen
- die Füße so überkreuzen, daß das patientenseitige Bein vorne zu stehen kommt
- dabei eine leichte Kniegelenksflexion ausüben
- mit dem Thenar der lateralen Hand Kontakt mit dem lateralen Femurkondylus aufnehmen
- mit dem Thenar der medialen (patientenseitigen) Hand Kontakt mit dem medialen Tibiakondylus aufnehmen
- beide Unterarme stehen in der Frontalebene etwa vertikal zur Beinlängsachse

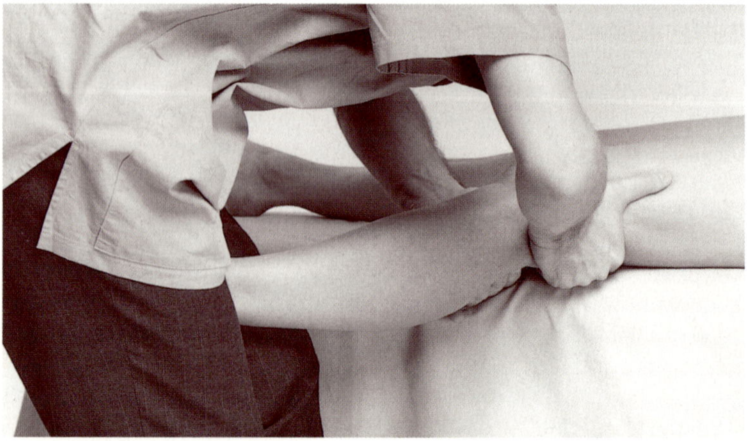

Behandlung der Art. genus in Abduktion

Ausführung:
- mit der medial am Tibiakopf angelegten Ausführungshand eine lateral gerichtete Vorspannung bei Fixierung des Femur mit der Haltehand aufnehmen
- mit den Beinen eine leichte Traktion des Patientenbeines aufnehmen und gleichzeitig mit der Ausführungshand einen kurzen lateralen Impuls ausführen; dabei den Oberkörper nach vorne beugen, damit der Unterarm soweit wie möglich horizontal zur Impulsrichtung zu liegen kommt

15.2.3 Dysfunktion in Außenrotation

Indikation: Bewegungseinschränkung der Tibiainnenrotation

Variation 1: Mit Extensionsbewegung

Patient: in Rückenlage

Therapeut: am Fußende des Patienten, auf der Seite der Dysfunktion, Blick nach kranial gerichtet

Handposition:
- das Bein am Sprunggelenk zwischen Oberarm und Körper halten
- mit beiden Händen den Tibiakopf von medial und lateral umfassen

Ausführung:
- den Oberschenkel in eine mittlere Abduktionsstellung bringen
- das Kniegelenk ca. 30° beugen
- die Tibia innenrotieren; dies kann durch Neigung des Oberkörpers in Richtung des Patienten erleichtert werden
- nach Aufnahme der Gewebespannung einen die Innenrotation verstärkenden Impuls bei gleichzeitiger leichter Extension ausführen

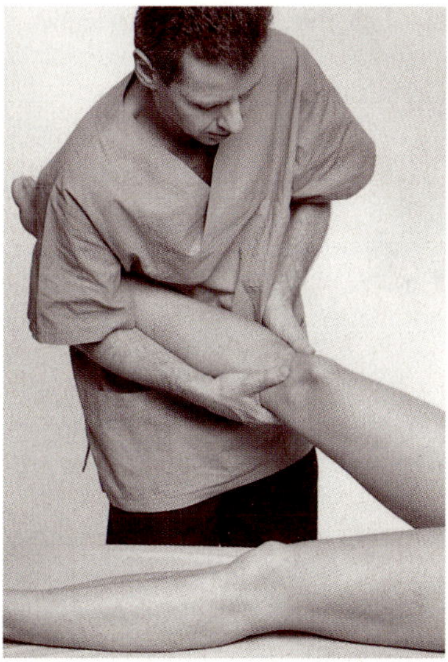

Behandlung mit Extensionsbewegung der Art. genus in Außenrotation

Variation 2: In Flexionsstellung

Patient: in Rückenlage, Hüfte ca. 90° gebeugt, Knie maximal gebeugt

Therapeut: auf Kniehöhe, auf der Seite der Dysfunktion, Blick nach kranial gerichtet

Handposition:
- die laterale Hand in die Kniekehle legen
- mit der medialen Hand den distalen Unterschenkel umgreifen

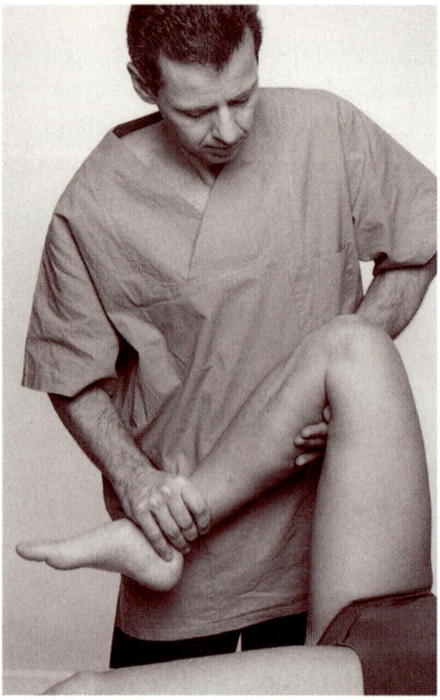
Behandlung in Flexionsstellung der Art. genus in Außenrotation

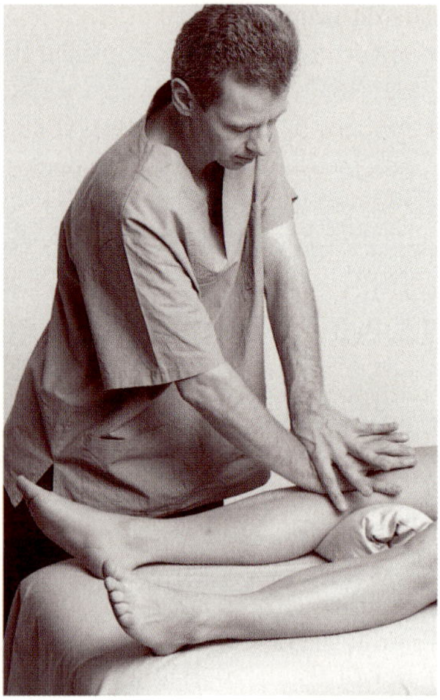
Behandlung der Art. genus in Außenrotation (Recoil)

Ausführung:
- radiale Handkante in den lateralen Teil der Kniekehle legen
- über den Thenar Kontakt mit der dorsalen Fläche des lateralen Tibiakondylus aufnehmen
- mit der medialen Hand den Unterschenkel in guter Flexion halten und nach außen drehen, wodurch der dorsale Aspekt des lateralen Tibiaplateaus noch mehr in Kontakt mit dem Thenar der lateralen Hand kommt, was auch den Aufbau der Vorspannung unterstützt
- nach Aufnahme der Gewebespannung einen die Innenrotation verstärkenden Impuls mit der lateralen Hand ausführen

Variation 3: Recoil

Patient: in Rückenlage, Knie unterlagert und dadurch leicht gebeugt

Therapeut: am Fußende, auf der Seite der Dysfunktion, Blick nach kranial gerichtet

Handposition:
- mit dem Os pisiforme der lateralen Hand Kontakt mit dem anterioren Aspekt des medialen Tibiakondylus im Bereich des Pes anserinus superficialis aufnehmen
- die mediale Hand als Führungshand mit dem ersten Interdigitalraum auf das Handgelenk der anderen Hand legen

Ausführung:
- mit dem lateralen Unterarm eine leichte Supination durchführen, um die Hautverschieblichkeit in der Kontaktzone zu minimieren
- den medialen Tibiakondylus nach posterior drücken und dadurch eine Innenrotation induzieren, um die Vorspannung aufzunehmen
- einen kurzen Impuls geben, wobei das Wegziehen der Arme betont wird

15.2.4 Dysfunktion in Innenrotation

Indikation: Bewegungseinschränkung der Tibiaaußenrotation

Variation 1: Mit Extensionsbewegung

Patient: in Rückenlage
Therapeut: am Fußende des Patienten, auf der Seite der Dysfunktion, Blick nach kranial gerichtet
Handposition:
- das Bein am Sprunggelenk zwischen Oberarm und Körper halten
- mit beiden Händen den Tibiakopf von medial und lateral umfassen

Ausführung:
- den Oberschenkel in eine mittlere Abduktionsstellung bringen
- das Kniegelenk ca. 30° beugen
- die Tibia außenrotieren; dies kann durch Neigung des Oberkörpers vom Patienten weg erleichtert werden
- nach Aufnahme der Gewebespannung einen die Außenrotation verstärkenden Impuls bei gleichzeitiger leichter Extension ausführen

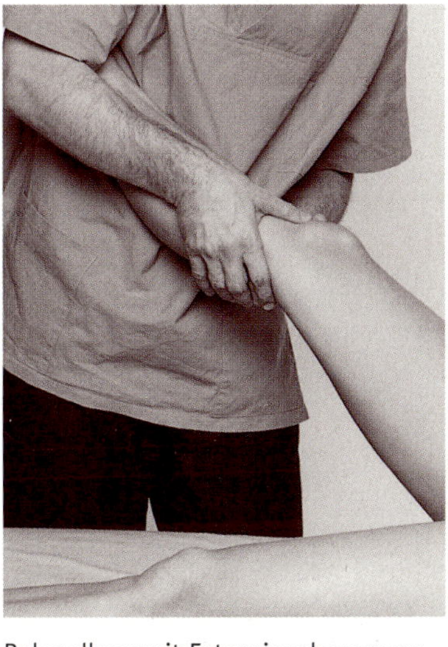

Behandlung mit Extensionsbewegung der Art. genus in Innenrotation

Variation 2: In Flexionsstellung

Patient: in Rückenlage, Hüfte ca. 90° gebeugt, Knie maximal gebeugt
Therapeut: auf Kniehöhe, auf der Seite der Dysfunktion, Blick nach kranial gerichtet
Handposition:
- die laterale Hand in der Kniekehle legen
- mit der medialen Hand den distalen Unterschenkel umgreifen

Ausführung:
- die radiale Handkante in den medialen Teil der Kniekehle legen

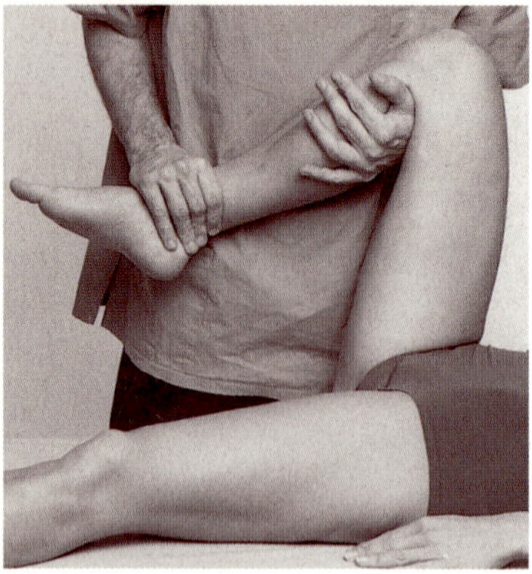

Behandlung in Flexionsstellung der Art. genus in Innenrotation

- über den Thenar Kontakt mit der dorsalen Fläche des medialen Tibiakondylus aufnehmen
- mit der medialen Hand den Unterschenkel in guter Flexion halten und nach innen drehen, wodurch der dorsale Aspekt des medialen Tibiaplateaus noch mehr in Kontakt mit dem Thenar der lateralen Hand kommt, was auch den Aufbau der Vorspannung unterstützt
- nach Aufnahme der Gewebespannung einen die Außenrotation verstärkenden Impuls mit der lateralen Hand ausführen

Variation 3: Recoil

Patient: in Rückenlage, Knie unterlagert und dadurch leicht gebeugt
Therapeut: am Fußende, auf der Seite der Dysfunktion, Blick nach kranial gerichtet
Handposition:

- die Arme überkreuzen, wobei der patientenseitige, mediale Arm über dem außenseitigen, lateralen liegt

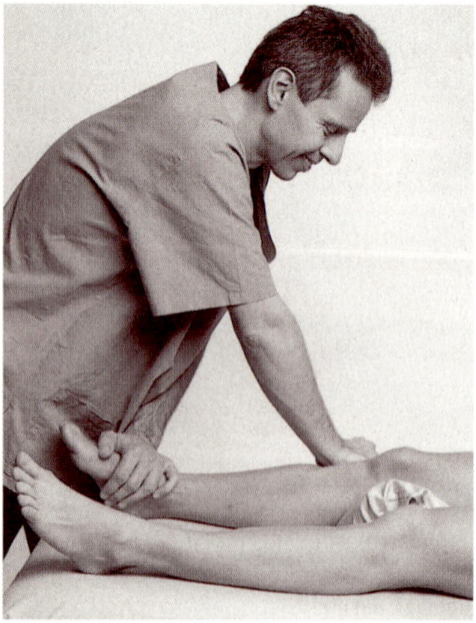

Behandlung der Art. genus in Innenrotation (Recoil)

- mit der ulnaren Handkante der patientenseitigen Hand Kontakt mit dem anterioren Aspekt des lateralen Tibiakondylus aufnehmen
- mit der lateralen Hand knöchelnah Kontakt mit dem lateralen Aspekt des Fußes aufnehmen

Ausführung:

- mit der lateralen Hand das Bein etwas in Innenrotation drehen, was den Kontakt für die mediale Hand intensiviert und den Aufbau der Vorspannung unterstützt
- den lateralen Tibiakondylus nach posterior drücken und dadurch eine Außenrotation induzieren, um die Vorspannung aufzunehmen
- einen kurzen Impuls mit dem patientenseitigen Arm durchführen

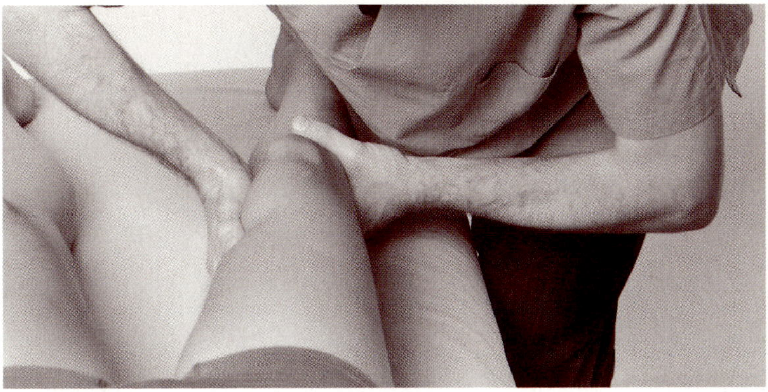

Behandlung der Art. genus in lateraler Translation

15.2.5 Dysfunktion in lateraler Translation

Indikation: Bewegungseinschränkung der medialen Translation der Tibia
Patient: in Rückenlage
Therapeut: stehend, auf der zu testenden Seite des Patienten, Blick Richtung Kopfende
Handposition:
- mit dem Thenar der patientenseitigen Hand Kontakt mit dem medialen Femurkondylus aufnehmen
- mit dem ersten Interdigitalraum der äußeren Hand Kontakt mit dem lateralen Tibiakondylus aufnehmen
- der Kontakt ist möglichst nahe am Gelenkspalt und beide Unterarme sind senkrecht zur Beinlängsachse, um eine reine Translationsbewegung in der Frontalebene induzieren zu können

Ausführung:
- mit dem Oberkörper über das Bein beugen
- das Kniegelenk in eine leichte Beugestellung bringen (entriegeln)
- den Femurkondylus von medial fixieren
- mit der lateralen Hand Vorspannung aufnehmen und mit einem kurzen Impuls das Tibiaplateau von lateral nach medial bringen

15.2.6 Dysfunktion in medialer Translation

Indikation: Bewegungseinschränkung der lateralen Translation der Tibia
Patient: in Rückenlage

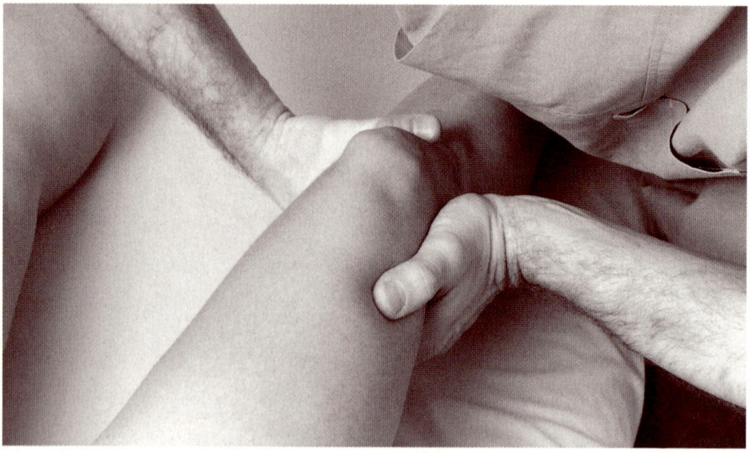

Behandlung der Art. genus in medialer Translation

Therapeut: stehend, auf der zu testenden Seite des Patienten, Blick Richtung Kopfende

Handposition:

- mit dem Thenar der patientenseitigen Hand Kontakt mit dem lateralen Femurkondylus aufnehmen
- mit dem ersten Interdigitalraum der äußeren Hand Kontakt mit dem medialen Tibiakondylus aufnehmen
- der Kontakt ist möglichst nahe am Gelenkspalt und beide Unterarme sind senkrecht zur Beinlängsachse, um eine reine Translationsbewegung in der Frontalebene induzieren zu können

Ausführung:

- mit dem Oberkörper über das Bein beugen
- das Kniegelenk in eine leichte Beugestellung bringen (entriegeln)
- den Femurkondylus von lateral fixieren
- mit der medialen Hand Vorspannung aufnehmen und mit einem kurzen Impuls das Tibiaplateau von medial nach lateral bringen

15.2.7 Dysfunktion der Tibia in Anteriorität und Posteriorität

Indikation: Bewegungsverlust der Tibia nach anterior oder posterior im Verhältnis zum Femur

Patient: in Rückenlage, Kniegelenk in 90° Flexion, Fußsohle angestellt

Therapeut: sitzend, am Tischende auf Seite des zu behandelnden Beines

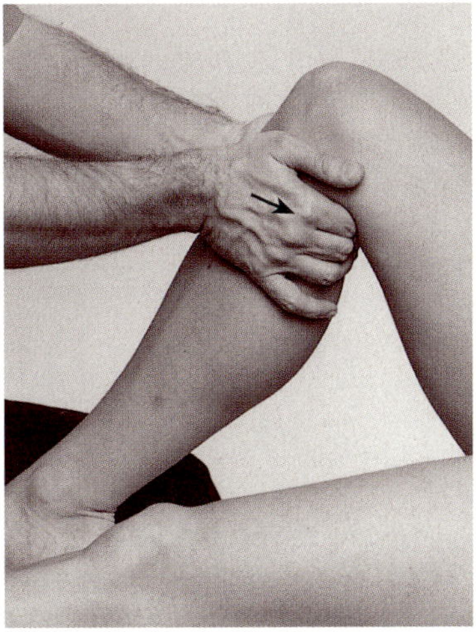

Behandlung der Tibia in Anteriorität

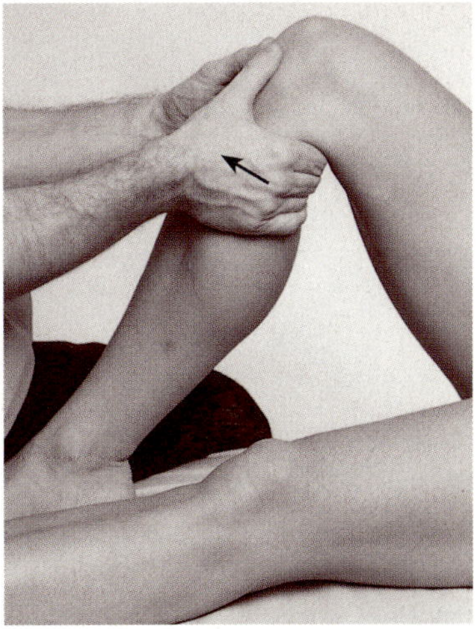

Behandlung der Tibia in Posteriorität

Handposition:

- unter dem Oberschenkel den Vorfuß fixieren
- bei einer Dysfunktion in Anteriorität die Daumenballen von medial und lateral an der Tuberositas tibiae plazieren, bei einer Dysfunktion in Posteriorität die Finger beider Hände in der Kniekehle verschränken

Ausführung:

- bei einer Dysfunktion in Anteriorität mit den Daumenballen eine schonende Reponierung der Tibia mit einer gezielten nach posterior gerichteten Bewegung ausführen
- bei einer Dysfunktion in Posteriorität mit den Zeigefingern eine schonende Reponierung der Tibia mit einer gezielten nach anterior gerichteten Bewegung ausführen

15.2.8 Dysfunktion der Tibia in extensionsnaher Posteriorität

Indikation: Bewegungsverlust der Tibia nach anterior in Extensionsnähe im Verhältnis zum Femur

Patient: in Bauchlage, Knie durch das Bein des Therapeuten unterlagert und daher leicht gebeugt

Therapeut: am Ende der Behandlungsliege auf der Seite des zu behandelnden Beins, patientenseitiges Bein mit maximaler Knieflexion auf der Liege unter dem Unterschenkel des Patienten, Blick nach kranial gerichtet

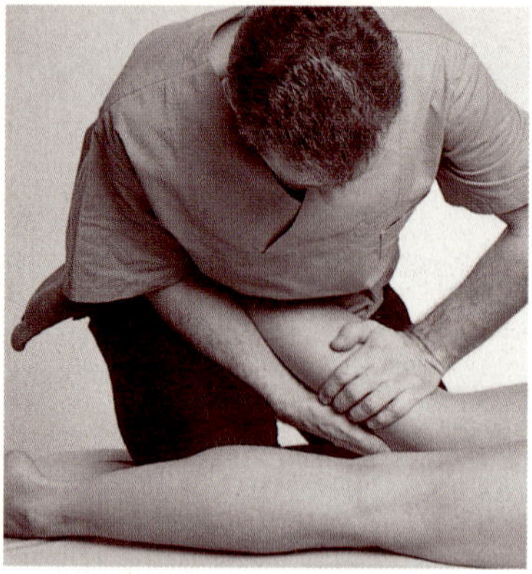

Behandlung der Tibia in extensionsnaher Posteriorität

Handposition:
- den distalen Unterschenkel des Patienten zwischen patientenseitigen Oberarm und Oberkörper klemmen
- mit Daumen und Zeigefinger der patientenseitigen Hand Kontakt mit dem Gelenkspalt von ventral aufnehmen
- mit der ulnaren Handkante der Außenhand Kontakt mit der proximalen dorsalen Tibia aufnehmen

Ausführung:
- über den mit dem patientenseitigen Arm eingeklemmten Unterschenkel eine Traktion im femorotibialen Gelenk induzieren
- dies kann durch leichte Rotation des Oberkörpers zum Patienten hin unterstützt werden
- mit der ulnaren Handkante der Außenhand Vorspannung nach anterior aufbauen
- einen kurzen Impuls mit dem außenseitigen Arm durchführen

15.3 Behandlung der Menisci (HVLA)

15.3.1 Dysfunktion des medialen Meniskus

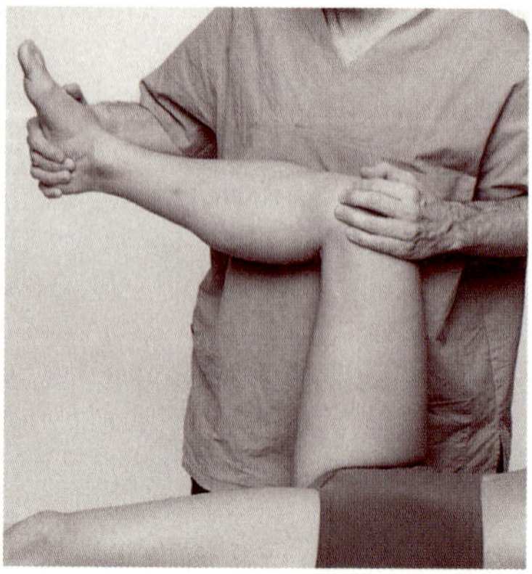

Behandlung des medialen Meniskus: Ausgangsstellung

Indikation: Schmerzen und Bewegungseinschränkung durch Einklemmung des medialen Meniskus

Patient: in Rückenlage, Knie und Hüfte ca. 90° gebeugt

Therapeut: auf Kniehöhe, auf der Seite der Dysfunktion, Blick diagonal zum Fußende des kontralateralen Beines

Handposition:
- das Bein des Patienten an den Thorax legen
- mit der kranialen Hand das Knie von ventral nach medial hin umgreifen

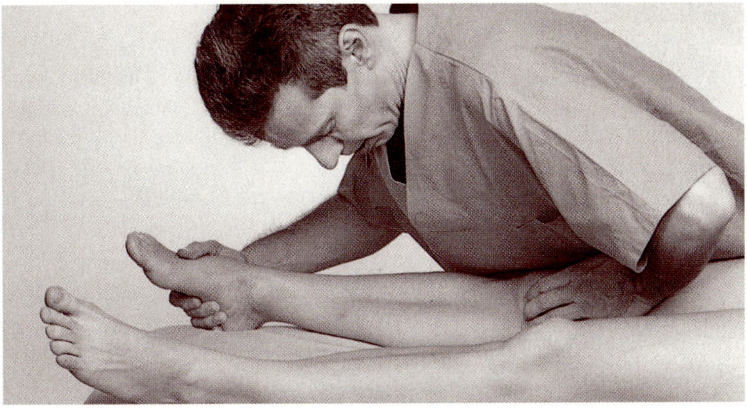

Behandlung des medialen Meniskus: Endposition

- mit der kaudalen Hand knöchelnah Kontakt mit dem distalen Unterschenkel aufnehmen

Ausführung:
- mit den Fingern der kranialen Hand den Gelenkspalt kontrollieren
- mit der kaudalen Hand eine Innenrotation und Abduktion (Valgusstreß) der Tibia durchführen, die Innenrotation mobilisiert den Meniskus nach anterior, die Abduktion erhöht seine Bewegungsfreiheit
- Rotation und Abduktion halten und eine schnelle Extensionsbewegung des Kniegelenks durchführen, indem man den Oberkörper über das Bein beugt, während man das Gewicht auf das Bein am Fußende verlagert
- in der Endstellung befindet sich das Bein des Patienten in einer leichten Hüftgelenksabduktion und Innenrotation, der Oberkörper liegt knapp über dem Unterschenkel

15.3.2 Dysfunktion des lateralen Meniskus

Indikation: Schmerzen und Bewegungseinschränkung durch Einklemmung des medialen Meniskus

Patient: in Rückenlage, Knie und Hüfte ca. 90° gebeugt

Therapeut: auf Kniehöhe, auf der Seite der Dysfunktion, Blick diagonal zum Fußende des kontralateralen Beines

Handposition:
- das Bein des Patienten an den Thorax legen
- mit der kranialen Hand das Knie von ventral nach lateral hin umgreifen
- mit der kaudalen Hand knöchelnah Kontakt mit dem distalen Unterschenkel aufnehmen

Ausführung:

- mit den Fingern der kranialen Hand den Gelenkspalt kontrollieren
- mit der kaudalen Hand eine Außenrotation und Adduktion (Varusstreß) der Tibia durchführen, die Außenrotation mobilisiert den Meniskus nach anterior, die Adduktion erhöht seine Bewegungsfreiheit
- Rotation und Adduktion halten und eine schnelle Extensionsbewegung des Kniegelenks durchführen, indem man den Oberkörper über das Bein beugt, während man das Gewicht auf das Bein am Fußende verlagert
- in der Endstellung befindet sich das Bein des Patienten in einer leichten Hüftgelenksadduktion und Außenrotation; der Oberkörper liegt knapp über dem Unterschenkel

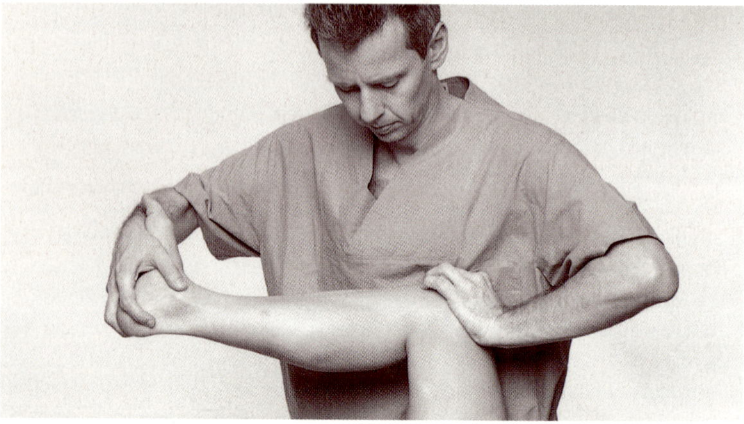

Behandlung des lateralen Meniskus: Ausgangsstellung

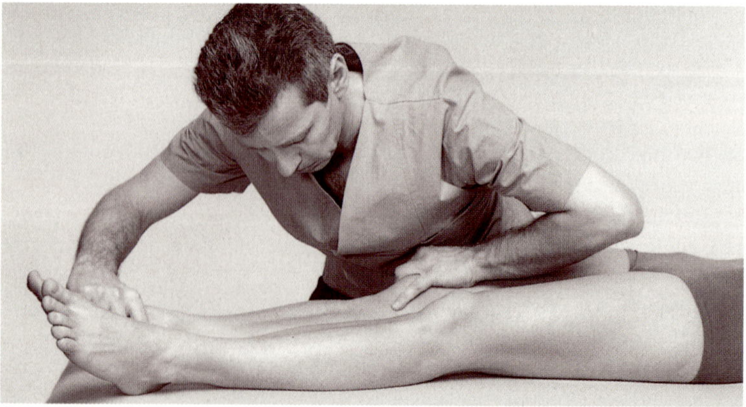

Behandlung des lateralen Meniskus: Endposition

16 Art. tibiofibularis, Syndesmosis tibiofibularis

Inhalt

Autor: T. K. Dobler
Therapeut auf den Fotos: T. K. Dobler

16.1 Diagnostik

16.1.1 Anamnese

Schmerzen, Bewegungseinschränkung

- Schmerzlokalisation, Druckempfindlichkeit
- Abhängigkeit von Bewegung, Belastung, Lage
- eingeschränkte Bewegungen, z. B. Treppensteigen, Hockbewegungen, Gehen von Steigungen

Andere Symptome

- Sensibilitätsstörungen in den Bereich des Unterschenkels
- Schwellungen
- Schwächegefühl z. B. bei Stand auf Zehenspitzen

Vor-, Begleiterkrankungen

- Traumata, Operationen, Vorbehandlungen, Medikamente
- frühere und aktuelle berufliche und sportliche Tätigkeit

16.1.2 Inspektion

- Gangbild
- Genu varum, valgum, recurvatum
- Muskelatrophien
- Schwellungen
- Hautveränderungen, Narben, Rötungen, Hämatome

16.1.3 Palpation

Knochenpalpation

- Caput fibulae
- Tuberositas tibiae
- Condylus medialis
- Condylus lateralis
- Margo anterior tibiae
- Malleolus medialis
- Malleolus lateralis

Weichteilpalpation

- M. tibialis anterior
- M. gastrocnemius
- Mm. fibularis longus und brevis

16.1.4 Tests und Bewegungsprüfung

Biomechanik

Art. tibiofibularis

- **Gelenkpartner:** Facies articularis fibularis tibiae (eher plan) und Facies articularis capitis fibulae (eher plan)
- **Gelenktyp:** Amphiarthrose
- **Bewegungsmöglichkeiten:** geringe Verschiebung in transversaler und vertikaler Richtung, geringe Rotation

Syndesmosis tibiofibularis

- **Gelenkpartner:** Incisura fibularis der Tibia (leicht konkav) und Facies articularis tibialis fibulae (leicht konvex)
- **Gelenktyp:** Syndesmose
- **Bewegungsmöglichkeiten:** geringe Verschiebung in transversaler und vertikaler Richtung

Aktive Bewegungsprüfung

Ist bei den Schienbein-Wadenbein-Gelenken nicht möglich.

Passive Bewegungsprüfung

Gelenkspiel Art. tibiofibularis

Patient: in Rückenlage, zu prüfendes Bein angestellt

Therapeut: sitzend, auf der Bank auf der zu prüfenden Seite, Blick nach kranial

Handposition:

- unter dem Oberschenkel den Fuß fixieren
- mit der patientennahen Hand die proximale Tibia von medial umfassen und fixieren

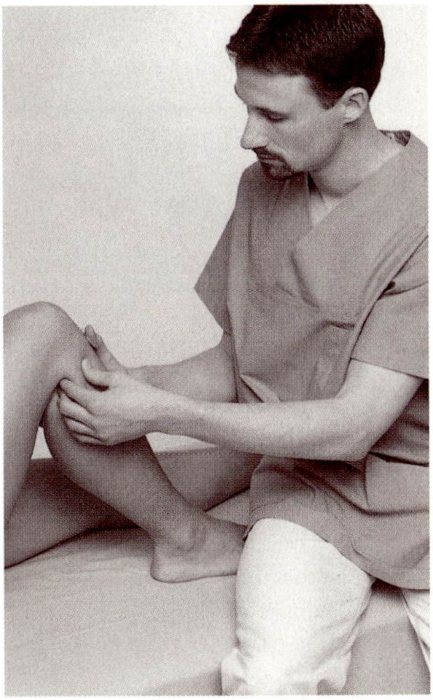

Gelenkspiel Art. tibiofibularis

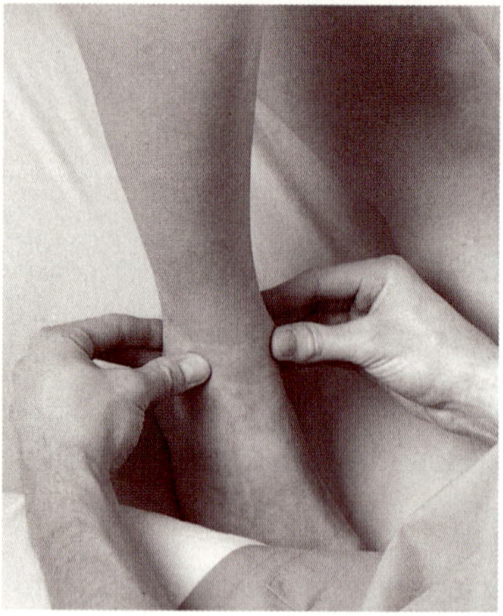

Gelenkspiel Syndesmosis tibiofibularis

- mit Zeige- und Mittelfinger der anderen Hand Kontakt mit dem posterioren Teil des Caput fibulae aufnehmen, den Daumen auf den anterioren Teil legen

Ausführung: das Caput fibulae nach antero-lateral und postero-medial gegen die Tibia verschieben

Bewertung: Auf die Qualität und Quantität der Bewegung achten.

- Normalbefund: Verschieblichkeit nach antero-lateral und postero-medial frei möglich.
- Eine Bewegungseinschränkung in eine Richtung deutet auf eine Dysfunktion hin.

Gelenkspiel Syndesmosis tibiofibularis

Patient: in Rückenlage, zu prüfendes Bein angestellt

Therapeut: sitzend, auf der Bank auf der zu prüfenden Seite, Blick nach kranial

Handposition:

- unter dem Oberschenkel den Fuß fixieren
- mit Daumen und Zeigefinger der patientennahen Hand den Malleolus medialis umfassen und fixieren
- mit Daumen und Zeigefinger der anderen Hand den Malleolus lateralis umfassen

Ausführung: durch Zug nach anterior und Schub nach posterior die Beweglichkeit zwischen Tibia und Fibula testen

16

Bewertung: Auf die Qualität und Quantität der Bewegung achten.

- Normalbefund: Verschieblichkeit der Malleolen nach anterior und posterior frei möglich.
- Eine Bewegungseinschränkung in eine Richtung deutet auf eine Dysfunktion hin.

16.1.5 Differentialdiagnosen

- **mechanisch/degenerativ:** Fraktur, Muskelzerrung, Muskelriß, Osteomalazie, Morbus Paget
- **neural/radikulär:** Läsionen des N. fibularis, N. saphenus, N. tibialis, N. ischiadicus
- **ausstrahlend:** Erkrankungen von Knie, Sprunggelenk

- **entzündlich/rheumatisch:** Kompartment-Syndrom, Bursitis
- **dysplastisch:** Osteosarkom, Osteoblastom
- **infektiös:** Osteomyelitis
- **vaskulär/lymphatisch:** chronisch venöse Insuffizienz, Thrombophlebitis

16.1.6 Osteopathische Beziehungen

☞ 17.1.6

16.2 Behandlung der Art. tibiofibularis und Syndesmosis tibiofibularis (HVLA)

16.2.1 Dysfunktion der Fibula in Superiorität

Indikation: Bewegungseinschränkung der Art. tibiofibularis und Syndesmosis tibiofibularis in alle Bewegungsrichtungen, schmerzhafte und eingeschränkte Supination des Fußes, Z.n. Pronationstrauma
Patient: in Rückenlage, Bein angestellt
Therapeut: stehend, auf Seite der Dysfunktion, auf Höhe des Knies, Blick nach kaudal
Handposition:

- das Hypothenar der patientennahen Hand inferior des Condylus medialis der Tibia legen, die Finger sind dabei nach lateral gerichtet
- mit der anderen Hand das Caput fibulae von superior zwischen Thenar und Hypothenar mit den Handwurzelknochen fixieren, die Finger sind dabei nach kaudal gerichtet
- den Oberschenkel gegen den Körper des Therapeuten lehnen

Ausführung:

- mit der Hand am Condylus medialis die Tibia nach superior fixieren
- mit der Hand am Caput fibulae die Bewegungseinschränkung nach inferior durch Schub nach inferior aufsuchen

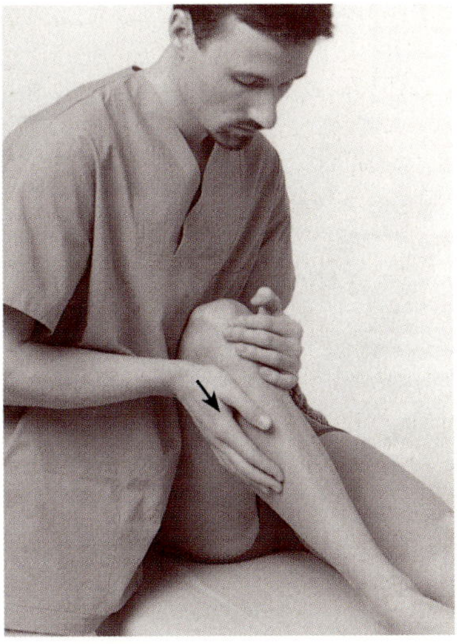
Behandlung der Fibula in Superiorität

16

- an der Bewegungsgrenze einen Impuls am Caput fibulae nach inferior bei gleichzeitigem leichten Zug am Condylus medialis der Tibia nach superior ausführen

16.2.2 Dysfunktion der Fibula in Inferiorität

Indikation: Bewegungseinschränkung der Art. tibiofibularis und Syndesmosis tibiofibularis in alle Bewegungsrichtungen, schmerzhafte und eingeschränkte Supination des Fußes, Z.n. Pronationstrauma
Patient: in Seitenlage, Seite der Dysfunktion oben, Knie ca. 45° gebeugt
Therapeut: stehend, hinter dem Patienten
Handposition:

- mit der kopfnahen Hand die proximale Tibia von unten umgreifen, der Daumen liegt dabei superior des Condylus medialis am medialen Gelenkspalt
- mit der fußnahen Hand das Caput fibulae von inferior zwischen Thenar und Hypothenar mit den Handwurzelknochen fixieren, die Finger sind dabei nach kranial gerichtet

Ausführung:

- mit dem Daumen am Gelenkspalt die Tibia nach inferior fixieren
- mit der Hand am Caput fibulae die Bewegungseinschränkung nach superior durch Schub nach superior aufsuchen
- an der Bewegungsgrenze einen Impuls am Caput fibulae nach superior bei gleichzeitigem leichten Zug des Daumens am Condylus medialis der Tibia nach inferior ausführen

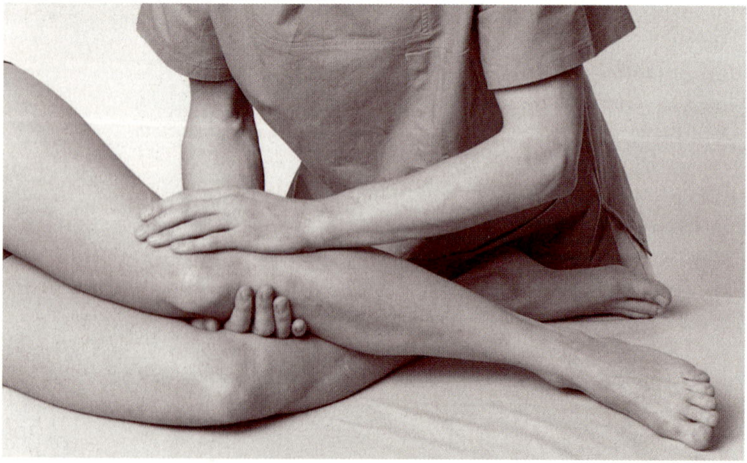

Behandlung der Fibula in Inferiorität

16.3 Behandlung der Art. tibiofibularis (HVLA und MET)

16.3.1 Dysfunktion des Caput fibulae in Anteriorität (HVLA)

Indikation: eingeschränkte Verschieblichkeit des Caput fibulae nach posterior
Patient: in Seitenlage, Seite der Dysfunktion oben, Knie ca. 45° gebeugt
Therapeut: stehend, hinter dem Patienten
Handposition:
- die Arme überkreuzen und mit dem Os pisiforme der fußnahen Hand Kontakt mit dem anterioren Teil des Caput fibulae aufnehmen, die Finger sind dabei nach posterior gerichtet
- mit dem Os pisiforme der kopfnahen Hand den Malleolus lateralis der Fibula von posterior fixieren, die Finger sind dabei nach anterior gerichtet

Ausführung:
- die Bewegungseinschränkung nach posterior durch Schub am Caput fibulae nach posterior aufsuchen
- an der Bewegungsgrenze einen Impuls nach posterior mit der Hand am Caput fibulae bei gleichzeitigem Schub am Malleolus lateralis nach anterior ausführen

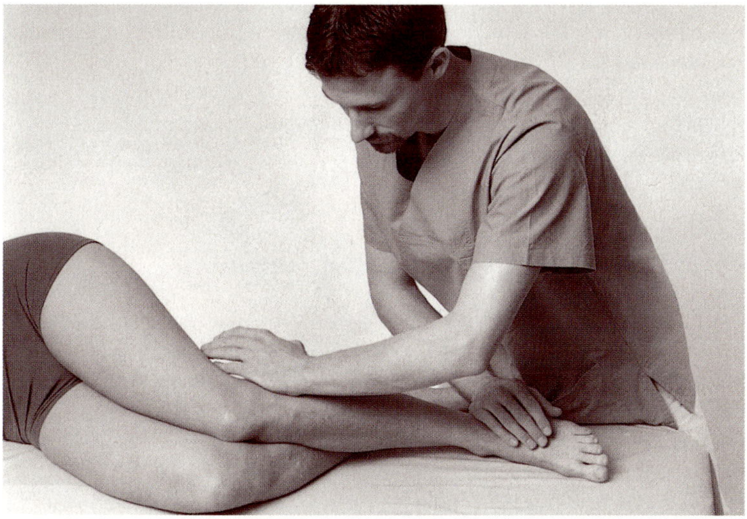

Behandlung des Caput fibulae in Anteriorität

16.3.2 Dysfunktion des Caput fibulae in Anteriorität (MET)

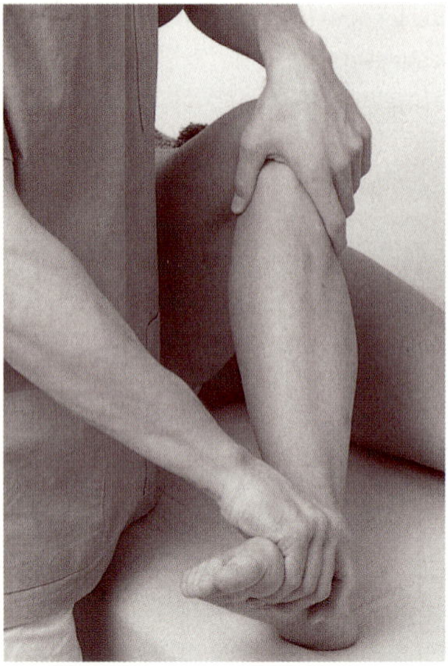

Behandlung des Caput fibulae in Anteriorität

Indikation: eingeschränkte Verschieblichkeit des Caput fibulae nach posterior
Patient: in Rückenlage, Beine angestellt
Therapeut: stehend, auf Seite der Dysfunktion
Handposition:
- die kopfnahe Hand auf das Knie legen, die Finger sind dabei nach medial gerichtet
- mit dem Daumen Kontakt mit dem anterioren Teil des Caput fibulae aufnehmen
- mit der fußnahen Hand den Fuß von medial umgreifen

Ausführung:
- den Fuß in Supination bringen
- den Fuß nach außen rotieren und die Bewegungsgrenze des Caput fibulae nach posterior aufsuchen
- den Patienten auffordern, den Fuß in Pronation und Dorsalflexion gegen den Widerstand des Therapeuten zu strecken
- die Spannung für 3 – 6 Sek. halten
- in der Entspannungsphase wird die neue Bewegungsgrenze durch weitere Außenrotation der Fußes erreicht
- diesen Vorgang 3 – 5× wiederholen

16.3.3 Dysfunktion des Caput fibulae in Posteriorität (HVLA)

Indikation: eingeschränkte Verschieblichkeit des Caput fibulae nach anterior
Patient: in Seitenlage, Seite der Dysfunktion oben, Knie ca. 45° gebeugt
Therapeut: stehend, hinter dem Patienten
Handposition:
- mit dem Os pisiforme der kopfnahen Hand Kontakt mit dem posterioren Teil des Caput fibulae aufnehmen, die Finger sind dabei nach anterior gerichtet

- mit dem Os pisiforme der fußnahen Hand den Malleolus lateralis der Fibula von anterior fixieren, die Finger sind dabei nach posterior gerichtet

Ausführung:
- die Bewegungseinschränkung nach anterior durch Schub am Caput fibulae nach anterior aufsuchen
- an der Bewegungsgrenze einen Impuls nach anterior am Caput fibulae bei gleichzeitigem Schub am Malleolus lateralis nach posterior ausführen

16.3.4 Dysfunktion des Caput fibulae in Posteriorität (MET)

Indikation: eingeschränkte Verschieblichkeit des Caput fibulae nach anterior
Patient: in Rückenlage, Beine angestellt
Therapeut: stehend, auf Seite der Dysfunktion
Handposition:
- mit den Fingern 2–4 der kopfnahen Hand Kontakt mit dem posterioren Teil des Caput fibulae aufnehmen, den Daumen auf den anterioren Teil legen
- mit der fußnahen Hand den Fuß von medial umgreifen

Ausführung:
- den Fuß in Supination bringen
- den Fuß nach innen rotieren und die Bewegungsgrenze des Caput fibulae nach anterior aufsuchen

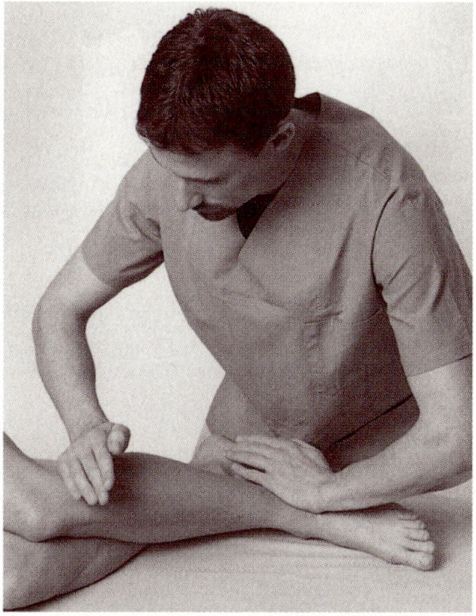

Behandlung des Caput fibulae in Posteriorität

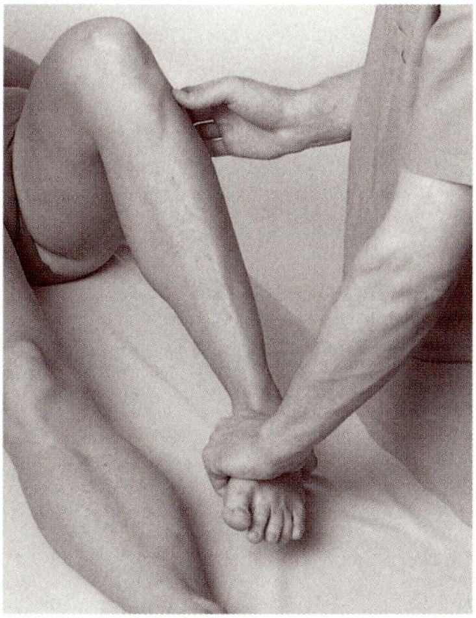

Behandlung des Caput fibulae in Posteriorität

- den Patienten auffordern, den Fuß in Pronation und Dorsalflexion gegen den Widerstand des Therapeuten zu strecken
- die Spannung für 3–6 Sek. halten
- in der Entspannungsphase wird die neue Bewegungsgrenze durch weitere Innenrotation der Fußes erreicht
- diesen Vorgang 3–5× wiederholen

16.4 Behandlung der Syndesmosis tibiofibularis (HVLA)

16.4.1 Dysfunktion des Malleolus lateralis in Anteriorität

Indikation: eingeschränkte Verschieblichkeit des Malleolus lateralis nach posterior

Patient: in Seitenlage, Seite der Dysfunktion oben, Knie ca. 45° gebeugt

Therapeut: stehend, hinter dem Patienten

Handposition:

- mit dem Os pisiforme der fußnahen Hand Kontakt mit dem anterioren Teil des Malleolus lateralis der Fibula aufnehmen, die Finger sind dabei nach posterior gerichtet
- mit dem Os pisiforme der kopfnahen Hand das Caput fibulae von posterior fixieren, die Finger sind dabei nach anterior gerichtet

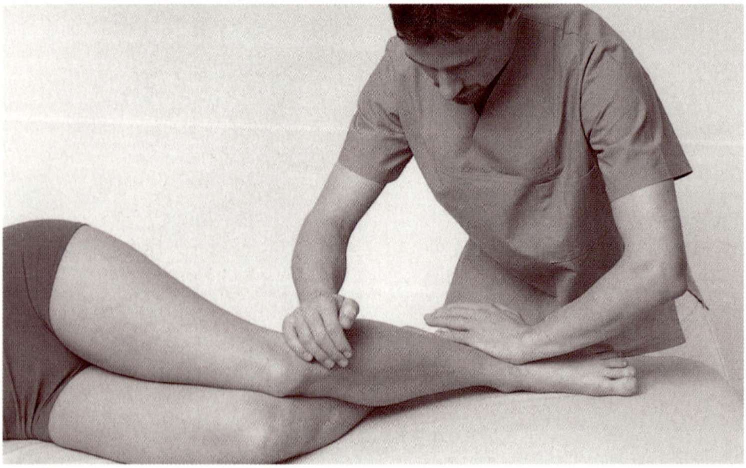

Behandlung des Malleolus lateralis in Anteriorität

Ausführung:
- die Bewegungseinschränkung nach posterior durch Schub am Caput fibulae nach posterior aufsuchen
- an der Bewegungsgrenze einen Impuls am Malleolus lateralis nach posterior bei gleichzeitigem Schub am Caput fibulae nach anterior ausführen

16.4.2 Dysfunktion des Malleolus lateralis in Posteriorität

Indikation: eingeschränkte Verschieblichkeit des Malleolus lateralis nach anterior
Patient: in Seitenlage, Seite der Dysfunktion oben, Knie ca. 45° gebeugt
Therapeut: stehend, hinter dem Patienten
Handposition:
- die Arme überkreuzen
- mit dem Os pisiforme der kopfnahen Hand Kontakt mit dem posterioren Teil des Malleolus lateralis aufnehmen, die Finger sind dabei nach anterior gerichtet
- mit dem Os pisiforme der fußnahen Hand das Caput fibulae von anterior fixieren, die Finger sind dabei nach posterior gerichtet

Ausführung:
- die Bewegungseinschränkung nach anterior durch Schub am Caput fibulae nach anterior aufsuchen
- an der Bewegungsgrenze einen Impuls nach anterior am Malleolus lateralis bei gleichzeitigem Schub am Caput fibulae nach posterior ausführen

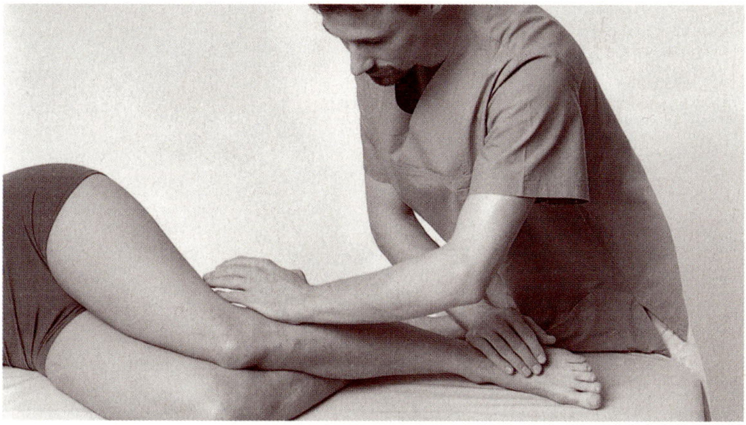

Behandlung des Malleolus lateralis in Posteriorität

17

Fuß- und Zehengelenke

Inhalt

Autor: T. K. Dobler, C. Fossum und P. Sommerfeld (17.1.6)
Therapeut auf den Fotos: T. K. Dobler

17.1 Diagnostik

17.1.1 Anamnese

Schmerzen, Bewegungseinschränkung

- Schmerzlokalisation, Druckempfindlichkeit
- welche Bewegungsrichtungen sind betroffen
- wann treten die Beschwerden auf, z.B. Morgensteifigkeit, Wetterabhängigkeit, in Ruhe oder bei Bewegung
- welche Gehstrecke kann schmerzfrei zurückgelegt werden
- eingeschränkte Bewegungen, z.B. Autofahren, längeres Stehen, Sportarten

Andere Symptome

- Instabilitätsgefühl
- Schwellungen: seit wann, wo begonnen
- Parästhesien: genaue Lokalisation (z.B. Dermatom betroffen)
- Hautverfärbungen, insbesondere der Akren
- Narben, Hämatome, Hinweise auf Durchblutungsstörungen

Vor-, Begleiterkrankungen

- Rheumatische Erkrankungen (z.B. Primär chronische Polyarthritis)
- Stoffwechselerkrankungen (z.B. Gicht, Diabetes mellitus)
- Bänderrisse, Traumata, Frakturen, Operationen
- Verwendung von Schuheinlagen

17.1.2 Inspektion

- Schwellungen: lokal (z.B. nach Außenbandriß) oder diffus (z.B. gesamter Fußrücken bei Rechtsherzinsuffizienz)
- Fußsohlenschwielen: Zeichen für Belastungszonen
- Fuß- und Zehenform: Senkfuß, Hohlfuß, Spreizfuß, Klumpfuß, Spitzfuß, Hakkenfuß , Hammer-, Krallenzehen, Hallux valgus, Hallux rigidus
- Gangbild: Hinken, Spastik, Zehenspitzen- oder Hackengang, Gehhilfen
- Ulkusbildung
- mykotische Veränderungen
- Verwachsungen von Gelenken
- Beinlängenunterschied
- Beckenstand
- Hautveränderungen, Narben, Rötungen, Hämatome, Plantarerythem
- Schuhinspektion: abgeflachte Innen- oder Außensohle, Fußbett

17.1.3 Palpation

Knochenpalpation

- Talus: Trochlea (vorderer Teil), Caput, Collum, Sustentaculum, Proc. posterior, Tuberculum mediale, Tuberculum laterale
- Calcaneus: Tuber, Proc. medialis tuberis, Proc. lateralis tuberis, Sustentaculum, Trochlea fibularis
- Os naviculare: Tuberositas ossis navicularis
- Ossa cuneiforme mediale, intermedium und laterale
- Os cuboideum: Tuberositas ossis cuboidei
- Ossa metatarsi I–V: Basis, Corpus, Caput, Tuberositas ossis metatarsi primi und quinti
- Ossa digitorum (Phalanges): Phalanx proximalis, media, distalis

Weichteilpalpation

- Tendo calcaneus (Achillessehne)
- Lig. tibiofibulare anterius, Lig. talofibulare anterius, Lig. talocalcaneum interosseum (lateraler Anteil), Lig. calcaneofibulare, Lig. tibiofibulare posterius, Lig. talofibulare posterius, Lig. collaterale mediale (Pars tibiotalaris posterior, Pars tibiocalcanea, Pars tibiotalaris anterior, Pars tibionavicularis)
- Mm. fibularis brevis und longus, M. flexor hallucis longus, M. flexor digitorum longus, M. tibialis posterior, M. tibialis anterior, M. extensor hallucis longus, M. extensor digitorum longus, M. fibularis tertius
- Bänder und Kapseln der Metatarsal- und Zehengelenke
- A. tibialis posterior, A. dorsalis pedis
- N. tibialis und Tarsaltunnel
- Bursa subcutanea calcanea (falls vergrößert)
- Sinus tarsi mit M. extensor digitorum brevis
- Aponeurosis plantaris, Schwielen und Neurome an der Fußsohle
- Fersensporn

17.1.4 Tests und Bewegungsprüfung

Biomechanik

Art. talocruralis (oberes Sprunggelenk)

- **Gelenkpartner:** Trochlea tali (konvex) und Malleolengabel (bestehend aus Facies articularis malleoli von Fibula und Tibia sowie Facies articularis inferior der Tibia; konkav)
- **Gelenktyp:** Scharniergelenk
- **Bewegungsmöglichkeiten:** Dorsalflexion, Plantarflexion

Art. talocalcaneonavicularis und Art. subtalaris (unteres Sprunggelenk)

- **Gelenkpartner Art. talocalcaneonavicularis (vordere Abteilung):** Facies articularis calcanea anterior und media sowie Facies articularis navicularis des Talus (konvex) und Facies articularis talaris anterior und media des Calcaneus sowie Os naviculare (konkav)
- **Gelenkpartner Art. subtalaris (hintere Abteilung):** Calcaneus (konvex) und Corpus tali (konkav)
- **Gelenktyp:** kombiniertes Zapfen-Kugel-Gelenk
- **Bewegungsmöglichkeiten:** Supination, Pronation

Art. tarsi transversa (Chopart Gelenklinie)

- **Gelenkpartner Art. talonavicularis:** Talus (konvex) und Os naviculare (konkav)
- **Gelenkpartner Art. calcaneocuboidea:** Calcaneus (leicht konvex) und Os cuboideum (leicht konkav)
- **Gelenktyp:** Amphiarthrosen
- **Bewegungsmöglichkeiten:** geringe Plantarflexion, Dorsalflexion

Art. cuneonavicularis, Artt. intercuneiformes, Art. cuneocuboidea

- **Gelenkpartner Art. cuneonavicularis:** Os naviculare (leicht konkav) und Ossa cuneiformia (leicht konvex)
- **Gelenkpartner Artt. intercuneiformes:** Os cuneiforme mediale und Os cuneiforme intermedium, Os cuneiforme intermedium und Os cuneiforme laterale
- **Gelenkpartner Art. cuneocuboidea:** Os cuneiforme laterale und Os cuboideum
- **Gelenktyp:** Amphiarthrosen
- **Bewegungsmöglichkeiten:** geringe Bewegungen bei der Verformung des Fußes bei der Anpassung an den Boden

Artt. tarsometatarsales (Lisfranc Gelenklinie)

- **Gelenkpartner:** Ossa cuneiformia sowie Os cuboideum (leicht konvex) und Basis ossis metatarsi I – V (leicht konkav)
- **Gelenktyp:** Amphiarthrosen
- **Bewegungsmöglichkeiten:** geringe Plantarflexion, Dorsalflexion, Verdrehung des Vorderfußes

Artt. intermetatarsales

- **Gelenkpartner:** Basis ossis metatarsi I – V mit jeweils benachbarten Basis
- **Gelenktyp:** Amphiarthrosen
- **Bewegungsmöglichkeiten:** Mitbewegung bei Verdrehung des Vorderfußes

Artt. metatarsophalangeae

- **Gelenkpartner:** Caput ossis metatarsi I–V (konvex) und Basis phalangis proximalis I–V (konkav)
- **Gelenktyp:** Kugelgelenke
- **Bewegungsmöglichkeiten:** Flexion, Extension

Artt. interphalangeae pedis

- **Gelenkpartner:** Caput phalangis proximalis I–V (konvex) und Basis phalangis distalis I bzw. mediae II–V (konkav), Caput phalangis mediae II–V (konvex) und Basis phalangis distalis II–V (konkav)
- **Gelenktyp:** Scharniergelenke
- **Bewegungsmöglichkeiten:** Flexion, Extension

Aktive Bewegungsprüfung

Den Patienten auffordern, den Fuß in Plantarflexion, Dorsalflexion, Supination und Pronation zu bringen.
Auf Qualität und Quantität der Bewegungen achten, die ungehindert und in vollem Umfang möglich sein sollten.

Passive Bewegungsprüfung

Dorsal- und Plantarflexion der Art. talocruralis (oberes Sprunggelenk)

Patient: in Rückenlage
Therapeut: stehend, am Fußende der Liege
Handposition:

- mit beiden Händen den Talus beidseitig inferior der Malleolen umgreifen

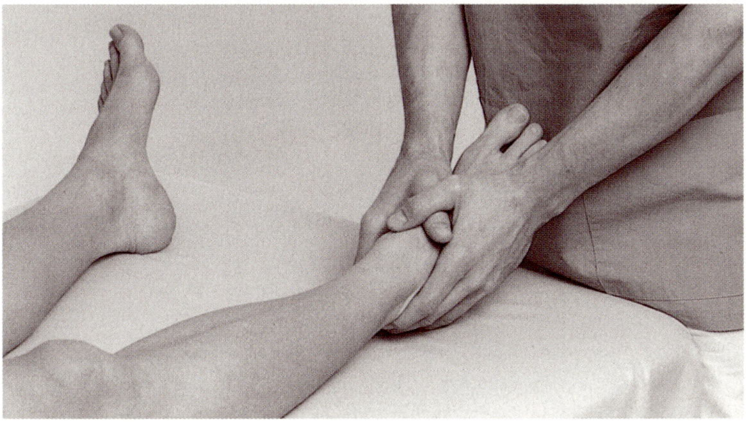

Dorsal- und Plantarflexion der Art. talocruralis (oberes Sprunggelenk)

Ausführung:
- das obere Sprunggelenk in Dorsal- und Plantarflexion bis an die Bewegungsgrenze bewegen

Bewertung: Auf die Qualität und Quantität der Bewegung achten.
- Normalbefund: Bewegung in Dorsal- und Plantarflexion frei möglich.
- Bewegungseinschränkungen in eine Richtung deuten auf eine Dysfunktion hin.

Pronation und Supination der Art. talocalcaneonavicularis und Art. subtalaris (unteres Sprunggelenk)

Patient: in Rückenlage
Therapeut: stehend, am Fußende der Liege
Handposition:
- mit einer Hand den Talus von anterior unterhalb der Malleolen umgreifen
- mit der anderen Hand den Calcaneus von inferior umgreifen

Ausführung:
- unter Fixieren des Talus mit der einen Hand den Calcaneus in Supination und Pronation bewegen

Bewertung: Auf die Qualität und Quantität der Bewegung achten.
- Normalbefund: Bewegung in Supination und Pronation frei möglich.
- Bewegungseinschränkungen in eine Richtung deuten auf eine Dysfunktion hin.

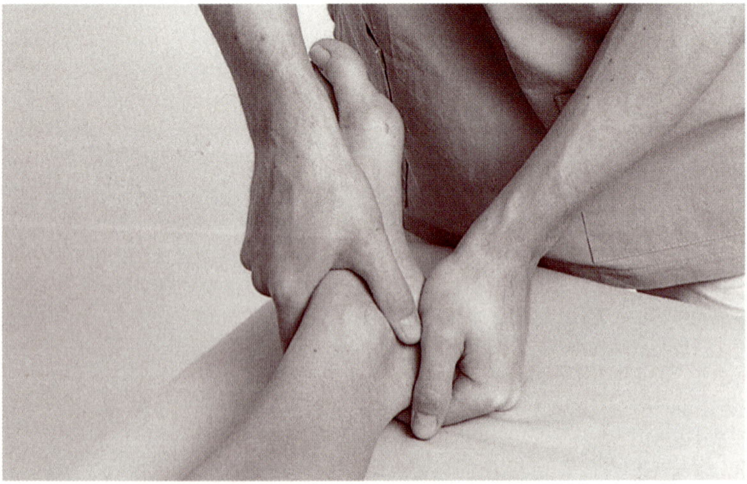

Pronation und Supination der Art. talocalcaneonavicularis und Art. subtalaris (unteres Sprunggelenk)

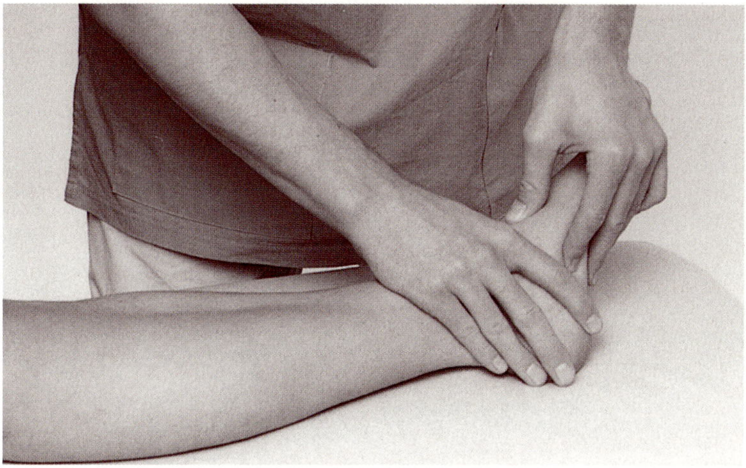

Plantar- und Dorsalflexion der Art. tarsi transversa (Chopart Gelenklinie)

Plantar- und Dorsalflexion der Art. tarsi transversa (Chopart Gelenklinie)

Patient: in Rückenlage

Therapeut: stehend, am Fußende der Liege

Handposition:

- mit einer Hand den Talus bzw. Calcaneus fixieren
- mit Daumen und Zeigefinger der anderen Hand das Os naviculare von medial bzw. das Os cuboideum von lateral umgreifen

Ausführung:

- mit Daumen und Zeigefinger das Os naviculare bzw. Os cuboideum in Plantar- und Dorsalflexion bewegen

Bewertung: Auf die Qualität und Quantität der Bewegung achten.

- Normalbefund: Bewegung in Plantarflexion und Dorsalflexion frei möglich.
- Bewegungseinschränkungen in eine Richtung deuten auf eine Dysfunktion hin.

17

Plantar- und Dorsalflexion der Art. cuneonavicularis, Artt. intercuneiformes, Art. cuneocuboidea

Patient: in Rückenlage

Therapeut: stehend, am Fußende der Liege

Handposition:

- mit Daumen und Zeigefinger der einen Hand das Os naviculare bzw. Os cuboideum bzw. ein Os cuneiforme fixieren
- mit Daumen und Zeigefinger der anderen Hand die zu testenden Ossa cuneiformia I–III umgreifen

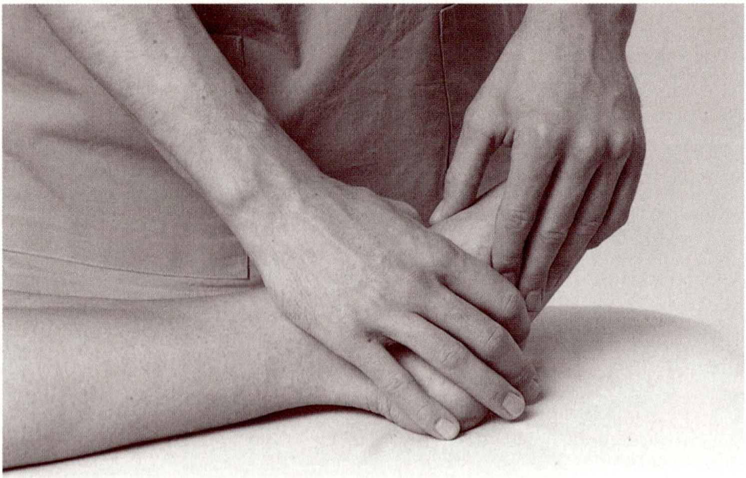

Plantar- und Dorsalflexion der Art. cuneonavicularis

Ausführung:
- unter Fixierung des einen Gelenkpartners (z.B. Os naviculare) den anderen (z.B. Os cuneiforme I) nach plantar und dorsal verschieben

Bewertung: Auf die Qualität und Quantität der Bewegung achten.
- Normalbefund: Bewegung nach plantar und dorsal frei möglich.
- Bewegungseinschränkungen in eine Richtung deuten auf eine Dysfunktion hin.

Plantar- und Dorsalflexion der Artt. tarsometatarsales (Lisfranc Gelenklinie)

Patient: in Rückenlage
Therapeut: stehend, am Fußende der Liege
Handposition:
- mit Daumen und Zeigefinger der einen Hand den proximalen Gelenkpartner fixieren
- mit Daumen und Zeigefinger der anderen Hand das zu testende Os metatarsale am Caput greifen

Ausführung:
- unter Fixierung des einen Gelenkpartners (z.B. Os cuboideum) den anderen (z.B. Os metatarsale IV) am Caput nach dorsal und plantar bewegen

Bewertung: Auf die Qualität und Quantität der Bewegung achten.
- Normalbefund: Bewegung nach plantar und dorsal frei möglich.
- Bewegungseinschränkungen in eine Richtung deuten auf eine Dysfunktion hin.

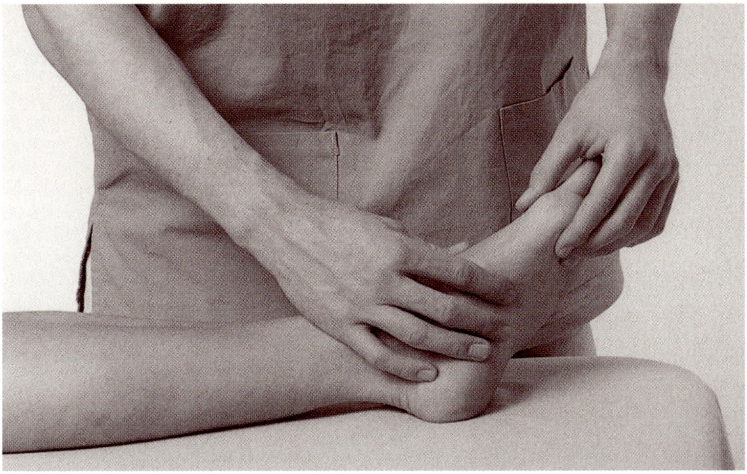

Plantar- und Dorsalflexion der Artt. tarsometatarsales (Lisfranc Gelenklinie)

Plantar- und Dorsalflexion der Artt. metatarsophalangeae, Artt. interphalangeae pedis

Patient: in Rückenlage
Therapeut: stehend, am Fußende der Liege
Handposition:

- mit Daumen und Zeigefinger der einen Hand den proximalen Gelenkpartner fixieren

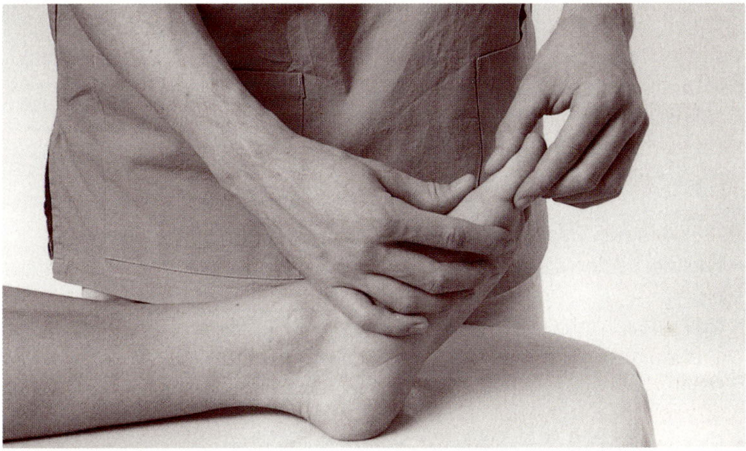

Plantar- und Dorsalflexion der Artt. metatarsophalangeae

- mit Daumen und Zeigefinger der anderen Hand den zu testenden distalen Gelenkpartner greifen

Ausführung:

- unter Fixierung des einen Gelenkpartners (z.B. Os metatarsale II) den anderen (z.B. Os phalangis proximalis II) nach dorsal und plantar bewegen

Bewertung: Auf die Qualität und Quantität der Bewegung achten.

- Normalbefund: Bewegung in Plantarflexion und Dorsalextension frei möglich.
- Bewegungseinschränkungen in eine Richtung deuten auf eine Dysfunktion hin.

Muskeltests

Sprunggelenke

- **Dorsalflexion:** M. tibialis anterior, M. extensor hallucis longus, M. extensor digitorum longus, M. fibularis tertius
- **Plantarflexion:** M. fibularis longus, M. fibularis brevis, M. gastrocnemius, M. soleus, M. plantaris, M. tibialis posterior, M. flexor digitorum longus, M. flexor hallucis longus
- **Supination:** M. tibialis anterior, M. extensor hallucis longus, M. gastrocnemius, M. soleus, M. plantaris, M. tibialis posterior, M. flexor digitorum longus, M. flexor hallucis longus
- **Pronation:** M. extensor digitorum longus, M. fibularis tertius, M. fibularis longus, M. fibularis brevis

Zehengrundgelenke

- **Flexion:** M. flexor digitorum brevis, Mm. lumbricales pedis I–IV, Mm. interossei plantares I–III, Mm. interossei dorsales pedis I–IV, M. abductor digiti minimi, M. flexor digiti minimi brevis, M. opponens digiti minimi
- **Abduktion:** Mm. interossei dorsales pedis I–IV, M. abductor digiti minimi, M. flexor digiti minimi brevis, M. opponens digiti minimi
- **Adduktion:** Mm. interossei plantares I–III
- **Opposition:** M. abductor digiti minimi, M. flexor digiti minimi brevis, M. opponens digiti minimi

Zehengelenke

- **Flexion:** M. flexor digitorum longus, M. flexor digitorum brevis, M. quadratus plantae
- **Extension:** M. extensor digitorum longus, M. fibularis tertius, M. extensor digitorum brevis, Mm. interossei dorsales pedis I–IV

Großzehengrundgelenk

- **Flexion:** M. abductor hallucis, M. flexor hallucis brevis, M. adductor hallucis
- **Extension:** M. extensor hallucis brevis

- **Abduktion:** M. abductor hallucis
- **Adduktion:** M. adductor hallucis

Großzehengelenke

- **Flexion:** M. flexor hallucis longus
- **Extension:** M. extensor hallucis longus

17.1.5 Differentialdiagnosen

- **mechanisch/degenerativ:** Fraktur, Luxation, Fersensporn, Bandrupturen, Fußdeformitäten (Hallux valgus, Hackenfuß, Hammer-, Krallenzehen), akzessorische Fußknochen, Arthrose des oberen Sprunggelenks (meist posttraumatisch), Hallux rigidus, Morbus Köhler I und II, Osteochondrosis dissecans
- **neural/radikulär:** Morton Neuralgie, Tarsaltunnelsyndrom, Polyneuropathien, Nervenwurzelreizung L5, S1, S2
- **ausstrahlend:** Erkrankungen von Knien, Hüfte
- **entzündlich/rheumatisch:** reaktive Arthritiden, primär chronische Polyarthritis, Gicht
- **dysplastisch:** Osteochondrom, Osteoidosteom, Kalkaneuszyste
- **vaskulär/lymphatisch:** diabetischer Fuß

17.1.6 Osteopathische Beziehungen

Neurologische Beziehungen

- sympathische Innervation des Fußgelenks: Th12–L2
- Muskelinnervation:
  - M. tibialis anterior: N. fibularis profundus (L4–S1)
  - M. extensor hallucis longus: N. fibularis profundus (L4/L5–S1)
  - M. extensor digitorum longus: N. fibularis profundus (L4/L5–S1)
  - M. fibularis tertius: N. fibularis profundus
  - Mm. fibulares logus und brevis: N. fibularis superficialis (L4–S1)
  - M. gastrocnemius: N. tibialis (S1/S2)
  - M. soleus: N. tibialis (L4–S1)
  - M. plantaris: N. tibialis (L4–S1(S2))
  - M. tibialis posterior: N. tibialis (L5–S1)
  - M. flexor digitorum longus: N. tibialis(L5–S1/S2)
  - M. flexor hallucis longus: N. tibialis (L5–S1/S2)
  - M. extensor digitorum brevis: N. fibularis profundus (L4/L5–S1)
  - M. extensor hallucis brevis: N. fibularis profundus (L4/L5–S1)

- M. abductor hallucis: N. plantaris medialis (L4/L5–S1)
- M. flexor hallucis brevis: N. plantaris medialis (medialer Anteil), N. plantaris lateralis (lateraler Anteil) (L4/L5–S1)
- M. adductor hallucis: N. plantaris lateralis (S1/S2)
- M. flexor digitorum brevis: N. plantaris medialis (L4/L5–S1)
- M. quadratus plantae: N. plantaris lateralis (S2/S3)
- Mm. lumbricales pedis: Nn. plantares medialis (I) und lateralis (II–IV) (L4/L5–S1/2)
- Mm. interossei plantares I–III und dorsales pedis I–IV: N. plantaris lateralis (S1/S2)
- M. abductor digiti minimi: N. plantaris lateralis (S1/S2)
- M. flexor digiti minimi: N. plantaris lateralis (S1/S2)

Vaskuläre Beziehungen

- venolymphatisch: Lymphabflußstörungen im Bereich des Fußes bei Verquellungen/Ödemen/Druckempfindlichkeit der Achillessehne

Mechanische Beziehungen

- Einfluß von Knie, Hüfte und Becken auf die Funktion des Fußes:
  - subtalare Dysfunktion bei Problemen der Hüftrotation
  - Dysfunktion der Fibula, des Os cuboideum, Os naviculare und indirekt des Talus bei Störungen des M. tibialis posterior und der Mm. peronei longus und brevis
  - Der Antetorsionswinkel des Femur beeinflußt die Rotationsstellung des Beins und somit die Funktion des unteren Sprunggelenks sowie die Fußarchitektur. Kindliche Fußfehlstellungen können durch abnorme Antetorsionswinkel bedingt sein.
- Dysfunktionen der Fibula, des Kniegelenks oder Sprunggelenks können Spannungen in der Membrana interossea cruris hervorrufen und dadurch eine Kompression der neurovaskulären Strukturen, die durch diese hindurchtreten

Triggerpunkte

Folgende Muskeln können Ursache sein von Schmerzen im Sprunggelenk und Fuß: M. tibialis anterior, M. peroneus tertius, Extensorengruppe, Flexorengruppe, M. soleus, M. quadratus plantae, M. abductor hallucis, Mm. peronei longus und brevis, M. gastrocnemius, M. tibialis posterior

17.2 Behandlung der Fußgelenke (HVLA)

17.2.1 Globale Dysfunktion des oberen Sprunggelenks

Indikation: eingeschränkte Bewegung des oberen Sprunggelenks
Patient: in Bauchlage, das zu behandelnde Knie 90° gebeugt
Therapeut: stehend, auf Seite der Dysfunktion
Handposition:
- mit Daumen und Zeigefinger beider Hände das Sprunggelenk distal der Malleolen umgreifen
- mit einem Knie den Oberschenkel auf der Bank fixieren

Ausführung:
- durch Zug mit beiden Hände nach oben das Sprunggelenk in Dekoaptation bringen
- mit den Händen durch kreisende Bewegungen eine Zirkumduktion des oberen Sprunggelenks durchführen

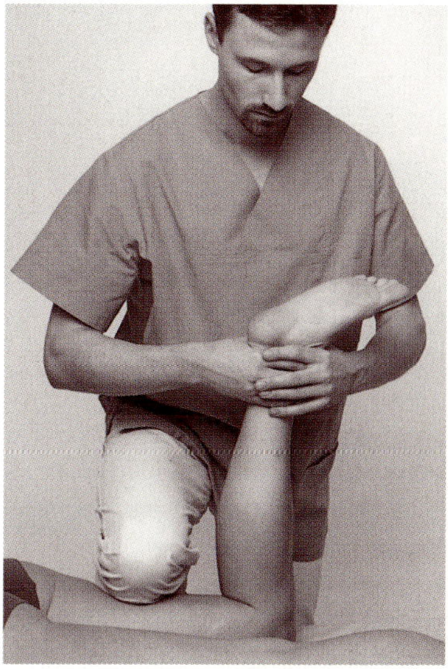
Behandlung des oberen Sprunggelenks in globaler Dysfunktion

17.2.2 Dysfunktion des Talus in Posteriorität (indirekte Technik)

Indikation: eingeschränkte Bewegung des Talus zwischen Malleolengabel nach anterior
Patient: in Rückenlage, das zu behandelnde Bein durch ein Kissen unter der Wade leicht angehoben
Therapeut: stehend, auf Seite der Dysfunktion
Handposition:
- mit der kopfnahen Hand die distale Tibia und Fibula umfassen
- dabei mit dem Zeigefinger Kontakt mit dem posterioren Teil des Malleolus medialis, mit dem Daumen Kontakt mit dem posterioren Teil des Malleolus lateralis aufnehmen

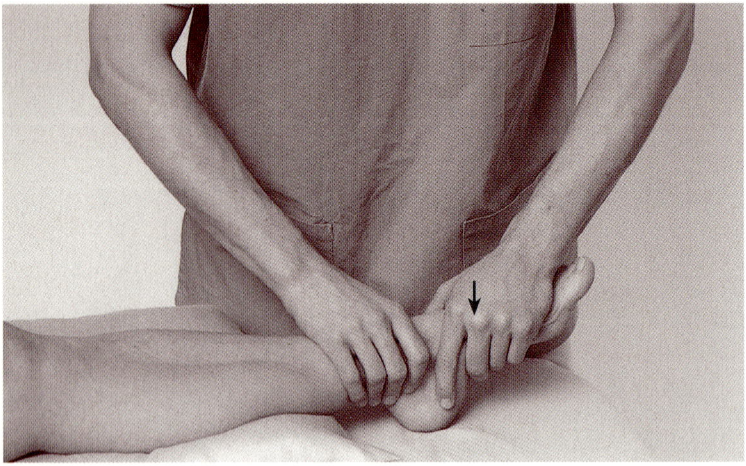

Behandlung des Talus in Posteriorität

- mit der fußnahen Hand die Fußwurzelknochen von medial umgreifen, der Zeigefinger liegt dabei inferior des Malleolus medalis, der Daumen inferior des Malleolus lateralis auf dem Talus

Ausführung:

- den Fuß in Plantarflexion bringen
- der Calcaneus ist in leichtem Kontakt mit der Bank
- mit beiden Händen eine Distraktion des oberen Sprunggelenks bei weiterer Plantarflexion und gleichzeitig einen Impuls mit beiden Händen in Richtung Behandlungsbank ausführen
- über den Kontakt des Calcaneus auf der Bank wird der Talus nach anterior bewegt

17.2.3 Dysfunktion des Talus in Posteriorität (direkte Technik)

Indikation: eingeschränkte Bewegung des Talus zwischen Malleolengabel nach anterior

Patient: in Rückenlage

Therapeut: stehend, am Fußende des Patienten

Handposition:

- den Fuß mit beiden Händen von medial und lateral umfassen
- mit den Mittelfingern Kontakt mit dem Collum tali aufnehmen, die Daumen auf der Fußsohle überkreuzen

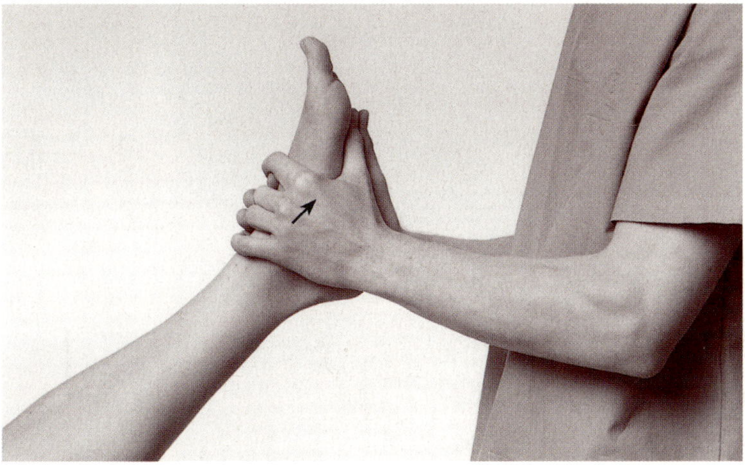

Behandlung des Talus in Posteriorität

Ausführung:
- das Bein anheben, damit der Therapeut aufrecht stehen kann, Knie bleibt dabei gestreckt
- eine leichte Plantarflexion des Fußes induzieren
- durch Zug mit beiden Händen in Richtung der Verlängerung der Beinachse einen Impuls mit den Mittelfingern auf den Talus ausführen, gleichzeitig eine weitere Anteriorisierung durch leichte Plantarflexion des Fußes mit den Händen induzieren

17.2.4 Dysfunktion des Talus in Anteriorität

Indikation: eingeschränkte Bewegung des Talus zwischen Malleolengabel nach posterior
Patient: in Rückenlage, der zu behandelnde Fuß liegt über dem Ende der Bank
Therapeut: stehend, auf Seite der Dysfunktion
Handposition:
- mit der fußnahen Hand den distalen Fuß am Calcaneus umgreifen, der Unterarm liegt entlang der Fußsohle
- die kopfnahe Hand mit der Handinnenfläche nach kranial richten, das Collum tali dabei mit Daumen und Zeigefinger flächig inferior der Malleolen umgreifen

Ausführung:
- den Fuß in unvollständige Dorsalflexion bringen

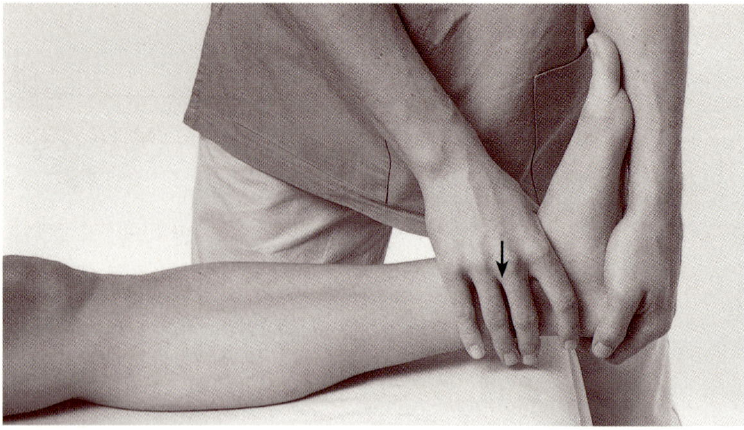

Behandlung des Talus in Anteriorität

- einen Impuls mit der kopfnahen Hand auf dem Talus in Richtung posterior bei gleichzeitiger Verstärkung der Dorsalflexion mit der fußnahen Hand ausführen

17.2.5 Dysfunktion des Calcaneus in Supination

Indikation: eingeschränkte Bewegung des Calcaneus in Pronation
Patient: in Rückenlage, Knie 90° gebeugt, Hüfte der zu behandelnden Seite ca. 30° abduziert und so außenrotiert, daß die Fußaußenseite auf der Liege liegt
Therapeut: stehend, am Fußende des Patienten

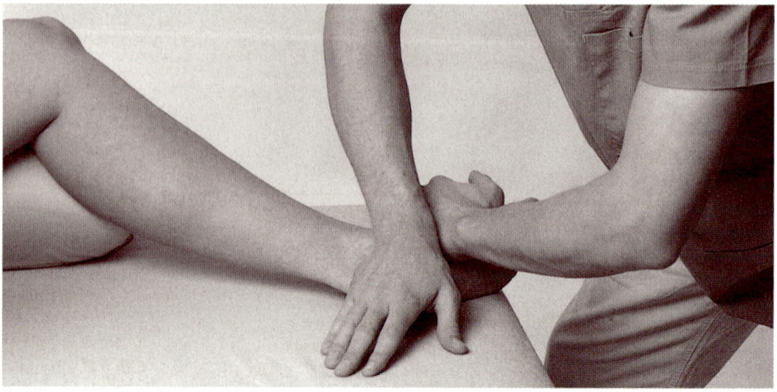

Behandlung des Calcaneus in Supination

Handposition:
- die mediale Hand mit nach lateral gerichteten Fingern auf die mediale Seite des Fußes legen, mit dem Hypothenar dabei Kontakt mit dem Os naviculare und Caput tali aufnehmen
- den lateralen Arm über den anderen legen, das Hypothenar mit nach medial gerichteten Fingern auf den medialen Calcaneus legen

Ausführung:
- mit der Hand auf dem Os naviculare und Caput tali den Fuß durch Druck in Richtung der Bank fixieren
- mit der Hand auf dem Calcaneus durch Druck nach posterior und lateral die Bewegungsgrenze aufsuchen
- einen Impuls nach posterior und lateral ausführen, gleichzeitig den Druck auf den Mittelfuß verstärken

17.2.6 Dysfunktion des Os naviculare in Supination oder Pronation

Indikation: eingeschränkte Bewegung des Os naviculare in Pronation oder Supination
Patient: in Bauchlage, das zu behandelnde Bein liegt über die Seite der Bank
Therapeut: stehend oder kniend, auf Seite der Dysfunktion, Blick nach kranial

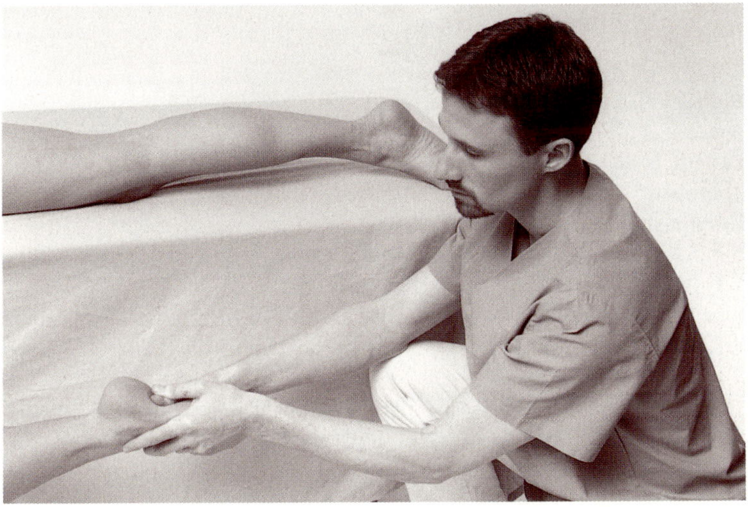

Behandlung des Os naviculare in Supination oder Pronation

Handposition:
- den Vorfuß mit beiden Händen von dorsal umgreifen, die Daumen auf die Fußsohle legen
- bei einer Dysfunktion in Pronation mit dem Daumen der lateralen Hand Kontakt mit dem inferioren und medialen Teil der Tuberositas ossis navicularis aufnehmen, den anderen Daumen auf den ersten legen
- bei einer Dysfunktion in Supination beide Daumen im Doppelkontakt auf den lateralen Anteil des inferioren Os naviculare legen

Ausführung:
- auf eine freie Beweglichkeit von Hüfte und Knie achten, der Fuß darf nicht zu weit in Plantarflexion gelangen
- bei einer Pronationsdysfunktion den Fuß in Supination bringen und nach Aufnahme der Vorspannung einen Impuls in Richtung medial und superior ausführen
- bei einer Supinationsdysfunktion den Fuß in Pronation bringen und nach Aufnahme der Vorspannung einen Impuls in Richtung superior ausführen

! Es handelt sich um eine sogenannte Peitschenschlagtechnik, bei der sich das Bein beim Impuls mitbewegt. Daher diese Technik mit hoher Geschwindigkeit ausführen, um die Trägheit des Beines als Gegenkraft auszunutzen.

17.2.7 Dysfunktion des Os cuboideum in Supination oder Pronation

Indikation: eingeschränkte Bewegung des Os cuboideum in Pronation oder Supination

Patient: in Bauchlage, das zu behandelnde Bein liegt über die Seite der Bank
Therapeut: stehend oder kniend, auf Seite der Dysfunktion, Blick nach kranial
Handposition:
- den Vorfuß mit beiden Händen von dorsal umgreifen, die Daumen auf die Fußsohle legen
- bei einer Dysfunktion in Supination mit dem Daumen der medialen Hand Kontakt mit der Tuberositas ossis cuboidei aufnehmen, den anderen Daumen auf den ersten legen
- bei einer Dysfunktion in Pronation beide Daumen im Doppelkontakt auf den medialen Anteil des inferioren Os cuboideum legen

Ausführung:
- auf eine freie Beweglichkeit von Hüfte und Knie achten, der Fuß darf nicht in Plantarflexion gelangen

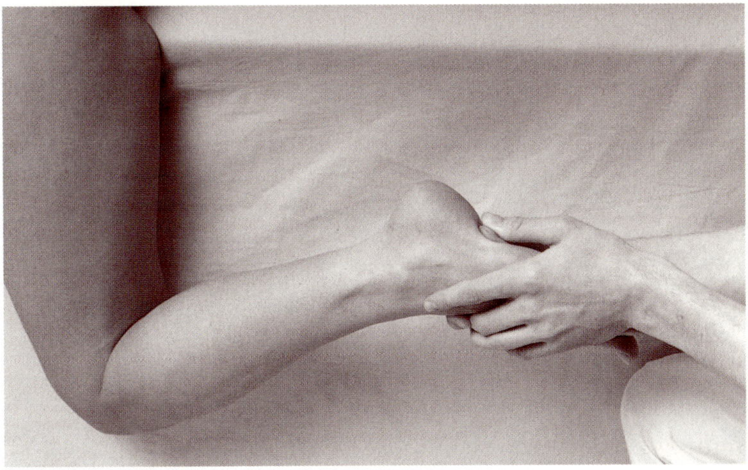

Behandlung des Os cuboideum in Supination oder Pronation

- bei einer Dysfunktion in Supination den Fuß in Pronation bringen und nach Aufnahme der Vorspannung einen Impuls in Richtung superior und lateral ausführen
- bei einer Dysfunktion in Pronation den Fuß in Supination bringen und nach Aufnahme der Vorspannung einen Impuls in Richtung superior ausführen

! Es handelt sich um eine sogenannte Peitschenschlagtechnik, bei der sich das Bein beim Impuls mitbewegt. Daher diese Technik mit hoher Geschwindigkeit ausführen, um die Trägheit des Beines als Gegenkraft auszunutzen.

17.2.8 Dysfunktion der Ossa cuneiformia in Inferiorität

Indikation: eingeschränkte Bewegung eines Os cuneiforme nach superior
Patient: in Bauchlage, Knie der zu behandelnden Seite 90° gebeugt
Therapeut: stehend, auf der kontralateralen Seite der Dysfunktion
Handposition:
- mit der fußnahen Hand den distalen Fuß von dorsal umgreifen
- mit dem Daumen der kopfnahen Hand Kontakt auf der Fußsohle mit dem inferioren Anteil des Os cuneiforme aufnehmen, den Daumen dabei strecken, so daß er eine Linie mit dem Handgelenk bildet

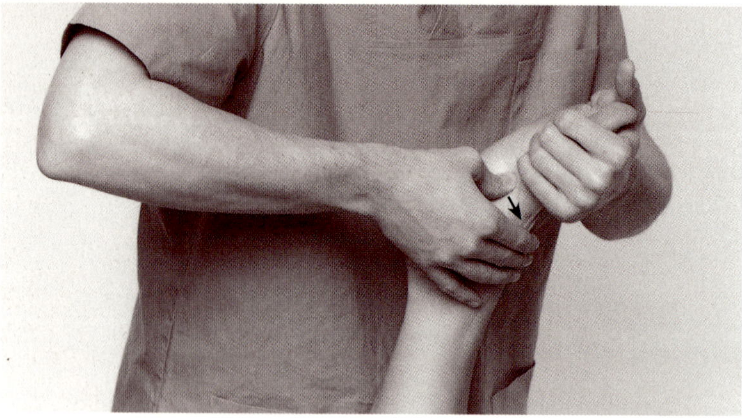

Behandlung der Ossa cuneiformia in Inferiorität

Ausführung:
- die Vorspannung durch Pronation des Fußes aufsuchen, bis die Bewegung am Os cuneiforme palpiert werden kann
- einen Impuls durch Druck des Daumens nach superior (Richtung Bank) bei gleichzeitiger Verstärkung der Pronation des Fußes mit der anderen Hand ausführen

17.2.9 Dysfunktion der Basis ossis metatarsalis II in Superiorität

Indikation: eingeschränkte Bewegung der Basis ossis metatarsalis II nach inferior, dadurch eingeschränkte Dorsalflexion des Os metatarsale II
Patient: in Rückenlage
Therapeut: stehend, am Fußende des Patienten
Handposition:
- den Fuß mit beiden Händen von medial und lateral umfassen, die Mittelfinger dabei auf dem dorsalen Teil der Basis ossis metatarsalis II überkreuzen
- die Daumen auf dem plantaren Teil des Caput ossis metatarsalis II überkreuzen

Ausführung:
- das Bein anheben, damit der Therapeut aufrecht stehen kann, Knie bleibt dabei gestreckt
- durch Dorsalflexion des Fußes die Bewegungsgrenze aufsuchen
- einen Impuls durch Zug mit beiden Mittelfingern an der Basis ossis metatarsalis II nach inferior in Richtung der Verlängerung der Beinachse bei gleich-

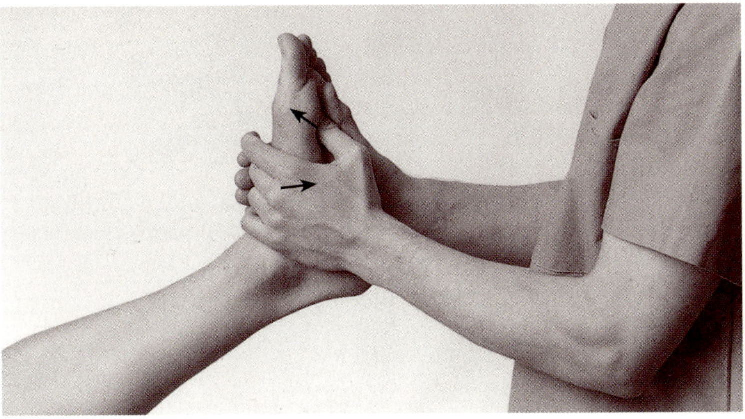

Behandlung der Basis ossis metatarsalis II in Superiorität

zeitiger Verstärkung des Drucks auf das Caput ossis metatarsalis II nach superior mit den Daumen ausführen
- mit den Händen während dieser Kombinationsbewegung eine leichte Drehung ausführen

17.2.10 Dysfunktion der Artt. metatarsophalangeae und Artt. interphalangeae pedis

Indikation: eingeschränkte Bewegung der Artt. metatarsophalangeae und Artt. interphalangeae pedis in Dorsalflexion und Plantarflexion

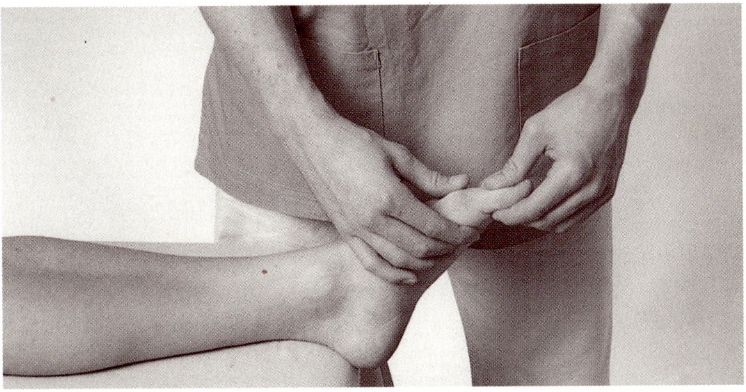

Behandlung der Artt. metatarsophalangeae und Artt. interphalangeae pedis

Patient: in Rückenlage
Therapeut: stehend, am Fußende der Liege
Handposition:
- mit der einen Hand den distalen Gelenkpartner greifen
- mit der anderen Hand den Fuß flächig umgreifen

Ausführung:
- durch Dorsalflexion oder Plantarflexion die Bewegungsgrenze aufsuchen
- an der Bewegungsgrenze einen Impuls in Traktion am distalen Gelenkpartner unter leichter Verstärkung der eingeschränkten Bewegungsmöglichkeit ausführen

Art. temporomandibularis

18

Inhalt

Autor: T. K. Dobler, T. Liem (18.1.6)
Therapeut auf den Fotos: T. K. Dobler

18.1 Diagnostik

18.1.1 Anamnese

Schmerzen, Bewegungseinschränkung
- Schmerzlokalisation, Druckempfindlichkeit
- Abhängigkeit von Bewegung, Belastung
- eingeschränkte Bewegungen, z. B. Kauen, Gähnen, Sprechen

Andere Symptome
- Schwellungen
- Parästhesien
- Tinnitus
- Zahnbeschwerden

Vor-, Begleiterkrankungen
- Traumata, Operationen, Vorbehandlungen, Medikamente
- Wirbelsäulenprobleme
- Zahnbehandlungen
- kieferorthopädische Behandlungen

18.1.2 Inspektion

- Abweichung von der Mittellinie bei weitem Öffnen und Schließen des Mundes
- Zahnfehlstellungen
- Zahnspangen

18.1.3 Palpation

Knochenpalpation
- Caput mandibulae
- Ramus mandibulae
- Corpus mandibulae
- Arcus zygomaticus

Weichteilpalpation
- M. temporalis
- M. masseter
- M. pterygoideus medialis (intraoral)

18.1.4 Tests und Bewegungsprüfung

Biomechanik

- **Gelenkpartner:** Caput mandibulae (konvex) und Fossa mandibularis des Os temporale (konkav), getrennt durch Discus articularis
- **Gelenktyp:** Scharniergelenk (mit beweglicher Pfanne)
- **Bewegungsmöglichkeiten:** Mundöffnen und -schließen (kombinierte Dreh- und Gleitbewegungen), Protrusion, Retrusion, Laterotrusion

Aktive Bewegungsprüfung

Palpation der Mundöffnung und des Mundschließens

Patient: sitzend oder in Rückenlage
Therapeut: sitzend oder stehend
Handposition: die Zeigefinger beider Hände in den äußeren Ohrkanal führen, so daß die anterior dazu liegenden Kiefergelenke palpiert werden können
Ausführung: den Patienten auffordern, den Mund mehrmals langsam zu öffnen und zu schließen
Bewertung: Auf die Qualität und Quantität der Bewegung achten, zudem auf Seitenabweichungen des Kiefers.

- Normalbefund: Das Kiefergelenk weist eine seitengleiche Gleit- und Drehbewegung auf.
- Falls eine Seite die Öffnung des Gelenks nicht zuläßt oder eine Seitenverschiebung während der Bewegung entsteht, deutet dies auf eine Dysfunktion hin.

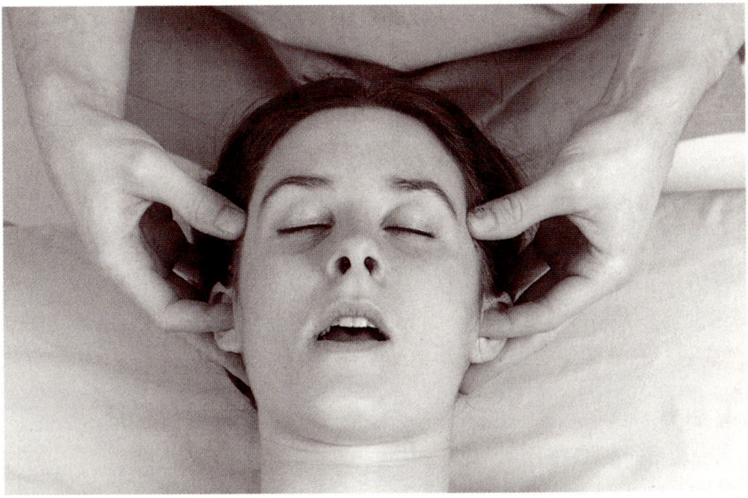

Palpation der Mundöffnung und des -schließens

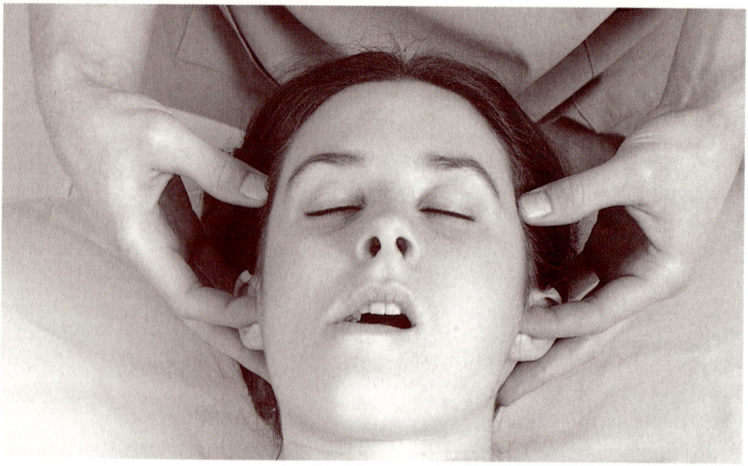

Palpation der Laterotrusion

Um die Bewegungseinschränkung genauer zu lokalisieren, wird die Palpation der Protrusion, Retrusion und Laterotrusion ausgeführt

Palpation der Protrusion, Retrusion und Laterotrusion

Patient: sitzend oder in Rückenlage
Therapeut: sitzend oder stehend
Handposition: die Zeigefinger beider Hände in den äußeren Ohrkanal führen, so daß die anterior dazu liegenden Kiefergelenke palpiert werden können
Ausführung:

- den Patienten auffordern, den Mund leicht zu öffnen
- in dieser Position den Kiefer nach links, rechts, vorne und hinten schieben lassen

Bewertung: Auf die Qualität und Quantität der Bewegungen achten.

- Normalbefund: Das Kiefergelenk weist seitengleiche Bewegungen auf.
- Eine seitenungleiche Bewegung deutet auf eine Dysfunktion der Kiefergelenke hin. Eine Seitabweichung nach links während der Protrusion und eine eingeschränkte Laterotrusion rechts deutet z.B. auf eine Dysfunktion des linken TMG hin.

Passive Bewegungsprüfung

Den Mund durch Kontakt an den unteren Schneidezähnen sanft öffnen und schließen, und bei leichter Öffnung in die Richtungen Protrusion, Retrusion und Laterotrusion bewegen.
Auf Qualität und Quantität der Bewegungen achten, die ungehindert und in vollem Umfang möglich sein sollten.

18.1.5 Differentialdiagnosen

- **mechanisch/degenerativ:** Fraktur, Luxation, Subluxation, Arthrose, Dentitio difficilis
- **neural/radikulär:** Läsionen des N. facialis, N. trigeminus
- **ausstrahlend:** Erkrankungen von Mittelohr, Innenohr, Zähnen
- **entzündlich/rheumatisch:** Arthritis, Abszeß, Mumps, Tetanus
- **dysplastisch:** Parotistumor, Osteosarkom
- **infektiös:** Osteomyelitis

18.1.6 Osteopathische Beziehungen

Neurologische Beziehungen

- vegetative Innervation der Gelenkkapsel über das Ganglion oticum:
  - präganglionäre parasympathische Fasern über den N. petrosus minor (IX)
  - sympathische Innervation aus dem Plexus carotideus ohne Umschaltung im Ganglion oticum
- Schmerzen des TMG und von Zahnstrukturen können sich auf das gesamte Innervationsgebiet des N. trigeminus bis zur Höhe des zervikalen Trigeminuskerns (C2–C3) ausbreiten

Vaskuläre Beziehungen

- venolymphatisch: Drainage über die Nll. retro-, sub- und praeauriculares, Nll. occipitales, Nll. cervicales
- der retroartikuläre Venenplexus kann bei posteriorer Verlagerung des Condylus mandibulae komprimiert werden, was Schmerzen verursacht
- die A. maxillaris (Ast der A. carotis externa) gibt Äste an den Unterkiefer und die Kaumuskeln ab

Mechanische Beziehungen

Funktionsstörungen des TMG durch Dysfunktionen von

- Mandibula, Synchondrosis/Synostosis sphenobasilaris, Zähnen (Okklusionsstörung), Maxilla, HWS, Os temporale, Os hyoideum und Schultergürtel
- M. masseter, M. pterygoideus lateralis, M. temporalis, der hyoidalen Muskulatur und Nakkenmuskulatur
- Lig. stylomandibulare und Lig. sphenomandibulare, z. B. nach Zahnextraktionen
- duralen (z.B. des Tentorium cerebelli) und faszialen Strukturen

Triggerpunkte

Folgende Muskeln können Ursache sein von

- TMG-Schmerzen: M. masseter, M. pterygoideus lateralis, seltener M. temporalis
- Schmerzen posterior des TMG: M: pterygoideus medialis

18.2 Behandlung der Art. temporomandibularis (TMG) (Mobilisation)

18.2.1 Dysfunktion der rechten Art. temporomandibularis (externe Technik)

Indikation: eingeschränkte Protrusion und/oder linke Laterotrusion des rechten TMG

Patient: in Rückenlage, kleines Kissen unter der oberen BWS, um die HWS in leichte Extension zu bringen, Kopf nach links rotiert

Therapeut: stehend, am Kopfende des Patienten

Handposition:

- den Zeige- und Mittelfinger der rechten Hand auf das Corpus mandibulae legen, die Finger sind dabei nach anterior gerichtet
- Ring- und kleinen Finger direkt inferior auf das Corpus mandibulae legen
- die linke Hand auf die Stirn legen, die Finger zeigen dabei in Richtung des rechten Ohrs

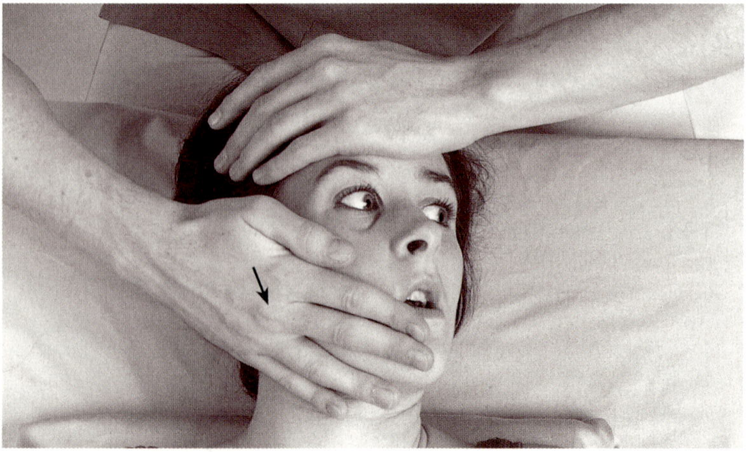

Behandlung der Art. temporomandibularis

Ausführung:
- den Patienten auffordern, den Mund leicht zu öffnen
- die Hände dabei parallel in entgegengesetzter Richtung bewegen, die rechte nach anterior und inferior, die linke nach posterior und superior

18.2.2 Dysfunktion der rechten Art. temporomandibularis (interne Technik)

Indikation: eingeschränkte Protrusion oder Öffnung des rechten TMG
Patient: in Rückenlage, Kopf leicht nach links gedreht
Therapeut: stehend, an der linken Seite des Patienten
Handposition:
- die rechte Hand auf die Stirn des Patienten legen und damit den Kopf fixieren
- den Daumen der linken Hand auf die hinteren unteren Backenzähne legen, mit den anderen Fingern den Unterkiefer von extern umgreifen

Ausführung:
- den Mund soweit schließen, daß der dorsale Teil des Daumens in Kontakt mit den oberen Backenzähnen ist
- durch Flexion des Daumenendglieds das Kiefergelenk über eine Hebelbewegung des Daumens gegen die oberen Backenzähne passiv mobilisieren
- um die Bewegung zu verstärken, kann die Hand eine Traktion nach anterior ausführen

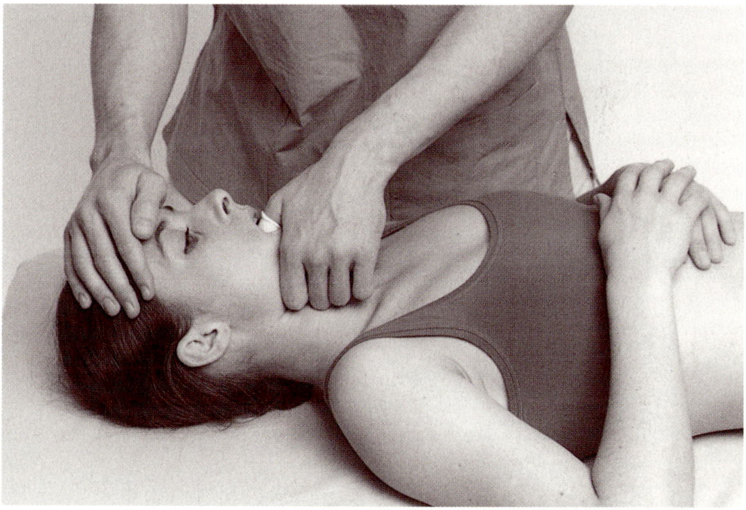

Behandlung der Art. temporomandibularis

Die Allgemeine Osteopathische Behandlung

19

Inhalt

Autor: T. K. Dobler (19.1.3), T. K. Dobler und N. Mitha (19.2, 19.3, 19.4), A. Reeve (19.1.1, 19.1.2)
Therapeut auf den Fotos: T. K. Dobler

19.1 Grundlagen

19.1.1 Definition

Die Allgemeine Osteopathische Behandlung (AOB) oder das General Osteopathic Treatment (GOT) stellt eine Synthese der Prinzipien und der Philosophie der osteopathischen Praxis dar, die hauptsächlich von Andrew Taylor Still, John Martin Littlejohn und John Wernham überliefert wurden. Wernham hat daraus ein **System zur Untersuchung, Diagnose und Behandlung** entwickelt, das zum ganzheitlichen Arbeiten dient, da der Teil des Körpers, in dem sich eine Dysfunktion ausdrückt, durch die Behandlung des gesamten Körpers beeinflußt wird.

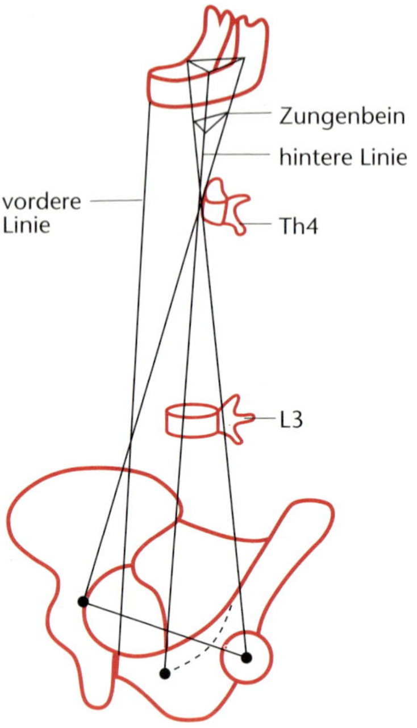

Abb. 19.1: Das Polygon der Kräfte, die an der Wirbelsäule wirken, nach Littlejohn. Die Linie vom Vorderrand des Foramen magnum zum Steißbein steht im Gleichgewicht mit den zwei Linien vom Hinterrand des Foramen magnum zu den Acetabula. Sie kreuzen sich auf Höhe von Th4, so daß sich ein oberes und ein unteres Dreieck bilden. Funktionelle Verbindungslinie zwischen Symphyse des Unterkiefers und Symphysis pubica. Die Dreiecke unterstützen die Wirbelsäule und die Organe.

Die Behandlung des Körpers bei der AOB fußt auf dem mechanischen Modell von Littlejohn, dem sogenannten **Polygon der Kräfte** (☞ Abb. 19.1). Dieses zeigt auf, wie scheinbar nicht in Verbindung stehende Segmente der Wirbelsäule zusammenarbeiten, um ein harmonisches, bewegliches Ganzes zu bilden, das die Wirbelsäule und das Becken in einer strukturellen und funktionellen Einheit verbindet. Bei richtiger Anwendung ist die AOB somit eine Methode, die über den bloßen Einsatz osteopathischer Techniken zur Verbesserung der Beweglichkeit eingeschränkter Gelenke hinausgeht, und kommt der Forderung nach einer osteopathischen Medizin nach. Ziel ist es, Zentralnervensystem und autonomes Nervensystem zu integrieren und dadurch die regenerative und heilende physische Kooperation zwischen den einzelnen Körpersystemen und dem Körper als Ganzem wiederherzustellen. Z.B. können durch eine Verände-

rung des Drucks zwischen den Körperhohlräumen des Thorax und Abdomens die Atmung oder Verdauung beeinflußt werden.
Die AOB wird immer nach demselben **Schema** durchgeführt und ist dadurch eine vollständige **Routine.** Je nach Therapeut und Patient wird eine Auswahl getroffen und die Reihenfolge bestimmt. Sie besteht aus Techniken für Gelenke und Weichteile, die in Bezug auf das Polygon der Kräfte angewendet werden und den **ganzen Körper in jeder Behandlung** einbeziehen. Die Routine kann zum vergleichenden Mittel der Diagnose von Behandlung zu Behandlung dienen und entspannt gleichzeitig den Patienten, indem er mit ihr vertraut wird.

19.1.2 Pathogenetisches Modell

Da skelettale muskuläre Bewegungen willentlich oder reflexhaft ausgeführt werden, beachtet der Therapeut jede willentliche oder unterbewußte Gelenkbewegung. Der Patient wird aufgefordert, sich zu entspannen, da das Ziel der Behandlung die **Entspannung** und **Wiedererziehung des gestörten Reflexkreises** ist. Dies wird durch Einsatz einer rhythmisch kreisenden Gelenkbewegung über den afferenten Eingang der Wirbelsäule erreicht, wodurch die efferente Reaktion beeinflußt wird. Aus diesem Grund muß der Patient möglichst passiv sein. Dies wird während der Behandlung vermittelt, um die besten Erfolge zu erreichen.
Jeder Körper und jedes Gewebe hat einen ihm eigenen **Vibrationsrhythmus**. Dieser kann als diagnostisches Werkzeug verwendet werden, da er Ausdruck des vitalen Status des Patienten ist. Denn jede Beeinträchtigung der Vitalität beeinflußt auch diesen Rhythmus. Die AOB wird eingesetzt, um diesen Rhythmus auf die für den Patienten normale Grundvibration zurückzubringen.
Das **Ziel** der AOB ist, eine Stabilität des Körpers zu erreichen, die in einer neu gefundenen Position unter **normaler Gewebespannung und Gelenkmobilität** liegt. Dieser Ausdruck von Gesundheit oder Vitalität stammt aus dem zellulären Bereich. Die Korrelation der chemischen Balance, die für das zelluläre Leben notwendig ist, hängt von der Motilität der Organe und der Mobilität der einzelnen Gelenkstrukturen ab. Eine Bewegungsfreiheit von miteinander verbundenen Strukturen ermöglicht eine koordinierte Funktion zwischen Gelenken und hat dadurch Einfluß auf Veränderungen der Teildrücke, die in den Körperhohlteilen bestehen und beeinflußt hierdurch den lymphatischen, venösen und Gasaustausch.
Befindet sich ein Patient in einem **stabilen Equilibrium**, besteht

- eine Balance innerhalb des Polygons der Kräfte, die sich darin ausdrückt, daß Schmerzfreiheit und eine funktionelle Interaktion zwischen weichen und knöchernen Geweben gegeben sind.
- eine balancierte koordinierte Funktion zwischen dem zentralen und autonomen Nervensystem.

- eine vitale Kraft, die alle Gewebe durchdringt, und ihren Ausdruck in Körper, Geist und Seele findet.

19.1.3 Durchführung

Die AOB dient zur systematischen **Untersuchung des gesamten Körpers** und kann bei allen Patienten ohne Kontraindikation durchgeführt werden. Die Bewegungen werden auf den Rhythmus und die Beschaffenheit der Gewebe des Patienten abgestimmt, und abhängig von Untersuchungsergebnis und Behandlungsziel konzentriert, variiert oder ergänzt.

So wird z.B. die LWS während der rhythmischen Zirkumduktion der Hüfte in Rückenlage (☞ 19.2.3) auf Beweglichkeit palpiert. Zur **Behandlung** einer Bewegungseinschränkung kann die Zirkumduktion so konzentriert werden, daß der betroffene Wirbel verstärkt rhythmisch an die Bewegungsgrenze heranbewegt wird. Alternativ kann an der Bewegungsgrenze mit der Zirkumduktion halt gemacht werden, bis eine Lösung der Blockade eintritt. Die Wahl des Vorgehens richtet sich dabei auch nach der Beschaffenheit der Dysfunktion, so z.B. ob es sich um eine Reizung handelt oder eine chronische Dysfunktion. Ergänzend können spezielle Techniken für die LWS in Seitenlage (☞ 19.4.4, 19.4.5, 19.4.6) zur Behandlung spezifischer Vektoren der Blockade eingesetzt werden.

Die folgenden Techniken werden somit nicht alle komplett durchgeführt. Die **Auswahl der Techniken** ist dem Therapeuten freigestellt und richtet sich nach dessen Fähigkeiten, dem Ziel der Behandlung und dem Patienten.

Klassisch führt der Therapeut die AOB erst in Rückenlage, dann in Bauchlage aus. Die Häufigkeit der **Wiederholung** einer rhythmisch durchgeführten Bewegung richtet sich dabei nach der Beschaffenheit der Gewebe. Bei einer Reizung wird das Ziel darin bestehen, das Gewebe durch langsame Bewegungen und wenig Stimulation zu beruhigen, bei chronischen Bewegungseinschränkungen durch schnellere Bewegungen und verstärkte Stimulation mehr Beweglichkeit zu erreichen. Um die Effizienz der Technik bewerten zu können, wird das zu untersuchende oder behandelnde Gewebe immer palpiert, und die Technik auf dessen Reaktion abgestimmt.

Behandlungsdauer und -frequenz richten sich nach dem Beschwerdebild und den Untersuchungsergebnissen. Eine AOB wird zwischen 15 und 45 Minuten dauern und je nach Patient und Therapeut nach 1–3 Wochen wiederholt. Dabei kann sowohl lindernd als auch vorbeugend behandelt werden.

Die AOB ist eine auf den Patienten abstimmbare Routine einer rhythmischen Behandlung, die gleichzeitig zur Diagnostik und Behandlung eingesetzt wird. Spezifische Eingriffe können eingeflochten werden oder dieser folgen. Somit ist das Spektrum der behandlungsfähigen Probleme kongruent mit dem anderer osteopathischer Methoden, und die AOB kann ergänzend oder komplett angewandt werden.

19.2 Behandlung in Rückenlage

19.2.1 Traktion der Wirbelsäule, Dehnung der dorsalen Muskelketten

Indikation: Schmerzzustände der Wirbelsäule, Muskelhartspann des M. iliopsoas und des M. erector spinae
Patient: in Rückenlage
Therapeut: stehend, am Fußende des Patienten
Handposition: die Sprunggelenke von posterior umfassen
Ausführung:
- die Beine leicht anheben
- durch leichtes Zurücklehnen eine Traktion entlang der Beine und Wirbelsäule ausüben
- Spannungsunterschiede und Restriktionen dabei seitenvergleichend bewerten
- durch leichtes Vor- und Zurücklehnen eine rhythmische Bewegung induzieren
- um die dorsale Rückenmuskulatur und den M. iliopsoas zu entspannen, kann die Dehnung solange aufrechterhalten werden, bis sich diese entspannt

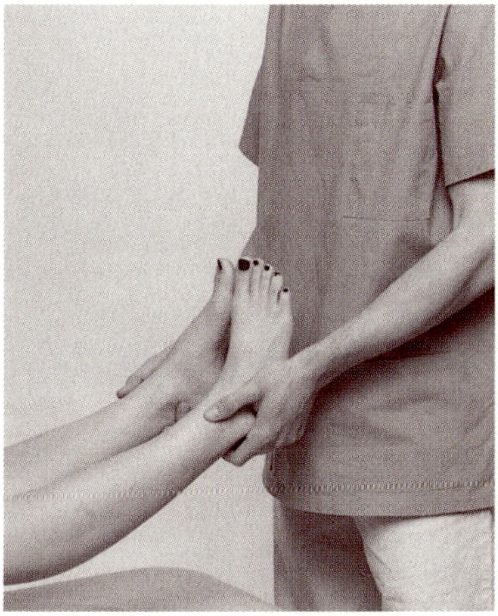
Traktion der Wirbelsäule, Dehnung der dorsalen Muskelketten

19.2.2 Lymphatische Pumpe der Beine

Indikation: Lymphstauung der Beine
Patient: in Rückenlage
Therapeut: stehend, am Fußende des Patienten
Handposition:
- mit beiden Händen ein Sprunggelenk umfassen
- die Fußsohle gegen das Abdomen des Therapeuten stützen

Ausführung:
- gegen den Fuß lehnen und diesen in Dorsalflexion bringen
- dann nach hinten lehnen und die Spannung vom Fuß nehmen
- diese beiden Bewegungen in rhythmischer Folge abwechselnd durchführen

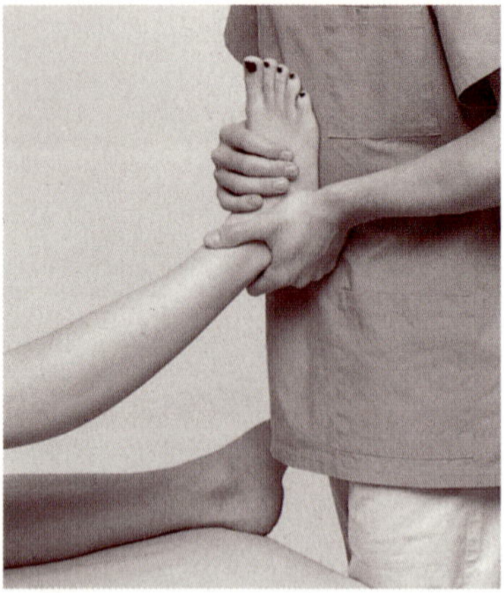

Lymphatische Pumpe der Bein

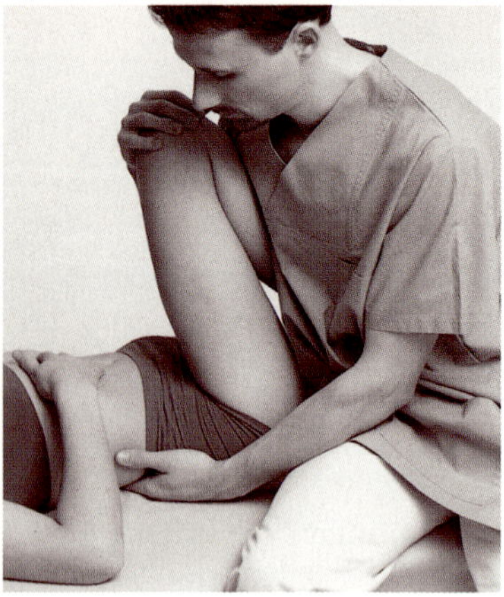

Zirkumduktion der Hüfte

19.2.3 Zirkumduktion der Hüfte

Indikation: Bewegungseinschränkungen des Hüftgelenks, Muskelhartspann des M. erector spinae
Patient: in Rückenlage, Knie komplett gebeugt
Therapeut: stehend oder auf der Bank sitzend, auf der Dysfunktionsseite
Handposition:

- mit dem fußnahen Arm das gebeugte Knie umgreifen
- mit der kopfnahen Hand die Lumbalregion zwischen 12. Rippe und Crista iliaca palpieren

Ausführung:

- eine rhythmische Zirkumduktion des Hüftgelenks in Richtung Flexion, Adduktion, Extension, Abduktion und zurück in Flexion induzieren
- bei einem erhöhten Muskeltonus der lumbalen Muskulatur kann ein sanfter inhibitorischer Druck im rechten Winkel zum Muskelfaserverlauf ausgeübt werden

19.2.4 Zirkumduktion der Hüfte zur Beeinflussung von Iliosakralgelenken und Lendenwirbelsäule

Indikation: Bewegungseinschränkungen der Iliosakralgelenke und LWS
Patient: in Rückenlage, Knie komplett gebeugt

Therapeut: stehend, auf der Dysfunktionsseite

Handposition:
- mit dem fußnahen Arm das gebeugte Knie umgreifen
- die kopfnahe Hand unter die LWS schieben

Ausführung:
- auf der Seite beginnen, auf der sich das Ilium in Anteriorität befindet
- eine rhythmische Zirkumduktion des Hüftgelenks in Richtung Flexion, Adduktion, Extension, Abduktion und zurück in Flexion induzieren (sog. Innenrotation)
- mit der palpierenden Hand die Bewegung der Dornfortsätze der LWS und zwischen SIPS und Os sacrum kontrollieren; durch stärkere Flexion oder Extension der Hüfte wird die Bewegung auf die gewünschten Gewebe fokussiert
- die Zirkumduktion ca. 4× durchführen
- dann die Rotationsrichtung umkehren: eine rhythmische Zirkumduktion des Hüftgelenks in Richtung Flexion, Abduktion, Extension, Adduktion und zurück in Flexion induzieren (sog. Außenrotation)
- dabei eine leichte Traktion auf die SIPS nach lateral ausüben, um das Iliosakralgelenk zu dekoaptieren
- auf der Seite, auf der sich das Ilium in Posteriorität befindet, wird umgekehrt verfahren: mit der Außenrotation beginnen und die Innenrotation anschließen
- um die Lumbalregion zu mobilisieren, mit der palpierenden Hand Kontakt mit den Dornfortsätzen der LWS aufnehmen
- Restriktionen durch sanften Zug oder Druck am Dornfortsatz während der rhythmischen Bewegung lösen

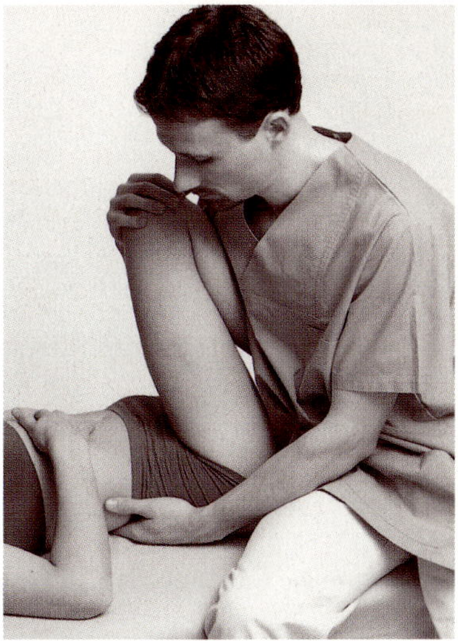

Zirkumduktion der Hüfte zur Beeinflussung von ISG und LWS

19.2.5 Befreiung der Fascia lata

Indikation: Hypertonizität der Fascia lata und des M. tensor fasciae latae

Patient: in Rückenlage

Therapeut: stehend, an der Dysfunktionsseite

Handposition:
- mit der fußnahen Hand den distalen Oberschenkel umgreifen

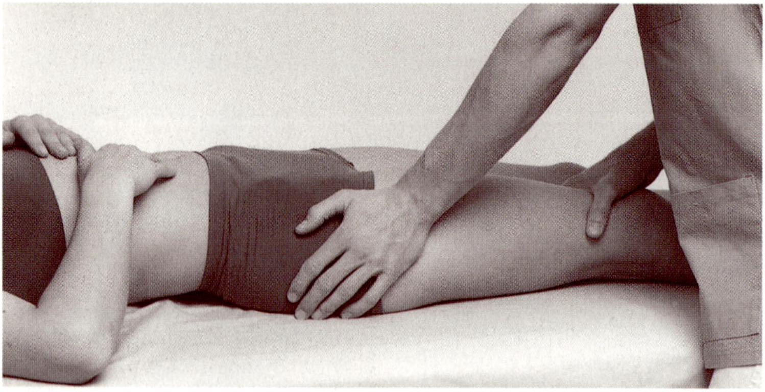

Befreiung der Fascia lata

- die kopfnahe Hand auf den lateralen Anteil des Oberschenkels über der Fascia lata legen, die Finger sind dabei nach posterior gerichtet
- die Gewebespannung der Haut aufnehmen

Ausführung:

- mit der fußnahen Hand durch Schub nach medial und leichten Zug nach lateral abwechselnd eine mediale und laterale Rotation der Hüfte induzieren
- die Bewegung nicht forcieren, eine rhythmische Bewegung des Beines sollte erreicht werden
- mit der kopfnahen Hand unter Körpereinsatz des Therapeuten einen Druck nach posterior auf die Fascia lata ausüben, um diese leicht zu dehnen
- die Hand von superior nach inferior entlang der Faszie verschieben, um alle Anteile zu behandeln

> ! Bei Patienten mit stark außenrotierter Hüfte in Rükkenlage wird diese erst in Neutralposition gebracht, um eine rhythmische Innen- und Außenrotation zu erleichtern.

19.2.6 Mobilisation der Seitenbänder des Knies

Indikation: Bewegungseinschränkungen des Knies
Patient: in Rückenlage, Hüfte und Knie der Dysfunktionsseite 90° gebeugt
Therapeut: stehend, auf Seite der Dysfunktion
Handposition:

- mit dem fußnahen Arm den Unterschenkel von medial untergreifen und gegen den Körper des Therapeuten halten

- mit der fußnahen Hand den proximalen Unterschenkel von medial umgreifen, mit der kopfnahen von lateral
- die Hände liegen direkt unterhalb des Gelenkspalts

Ausführung:

- unter Einsatz des ganzen Körpers eine kreisende Bewegung der Hüfte ausführen, dabei das Knie gebeugt lassen
- Bewegungseinschränkungen des Knies durch Verstärkung der Abduktion bzw. Adduktion oder Innen- bzw. Außenrotation des Unterschenkels während der rhythmisch kreisenden Bewegung lösen

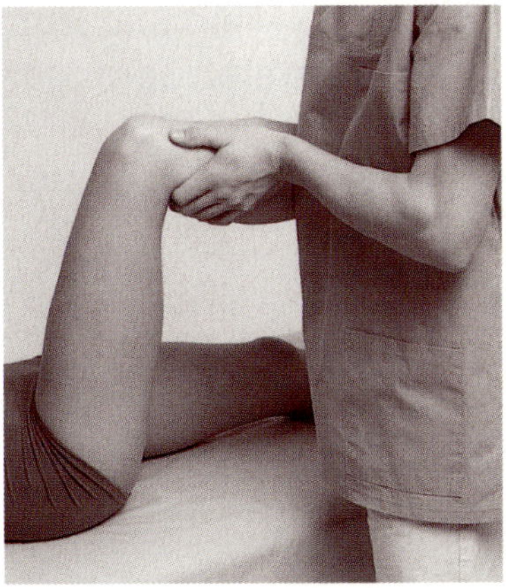

Mobilisation der Seitenbänder des Knies

19.2.7 Mobilisation der Kreuzbänder des Knies

Indikation: Bewegungseinschränkung des Knies

Patient: in Rückenlage, das zu behandelnde Bein angestellt

Therapeut: sitzend auf der Bank, auf Seite der Dysfunktion

Handposition:

- unter dem Oberschenkel den Fuß des Patienten fixieren
- mit der medialen Hand den proximalen Unterschenkel von medial umgreifen, mit der lateralen von lateral
- die Hände liegen direkt unterhalb des Gelenkspalts

Ausführung:

- durch sanften, rhythmisch abwechselnden Zug und Schub nach anterior und posterior Bewegungseinschränkungen des Knies lösen

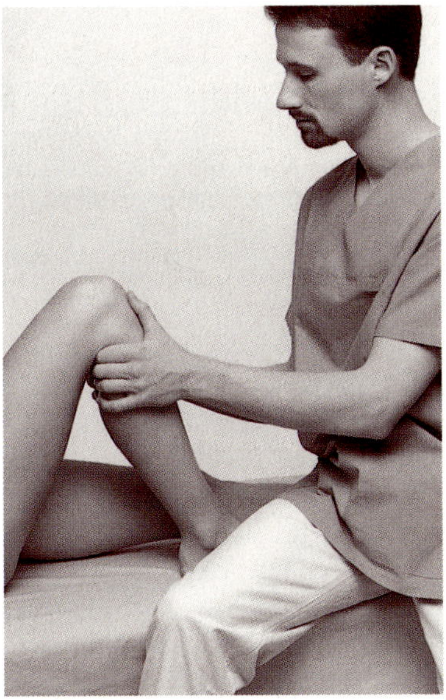

Mobilisation der Kreuzbänder des Knies

19.2.8 Traktion und Mobilisation des oberen und unteren Sprunggelenks

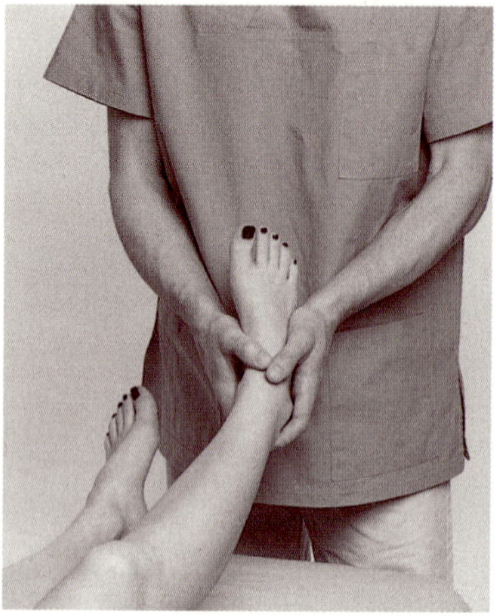

Traktion und Mobilisation des oberen und unteren Sprunggelenks

Indikation: Bewegungseinschränkungen des Sprunggelenks
Patient: in Rückenlage
Therapeut: stehend, am Fußende des Patienten
Handposition: mit beiden Hände das Sprunggelenk von posterior unterhalb der Malleolen von Tibia und Fibula umgreifen
Ausführung:
- das Bein etwas anheben
- einen Zug auf das Sprunggelenk induzieren
- eine kreisförmige, rhythmische Bewegung mit dem Sprunggelenk durch Bewegung des Beins im Hüftgelenk und nicht durch Kreisen der Handgelenke des Therapeuten ausführen

19.2.9 Mobilisation der Mittelfußgelenke und Zehen

Indikation: Bewegungseinschränkungen der Mittelfußgelenke und Zehen
Patient: in Rückenlage
Therapeut: stehend, am Fußende des Patienten
Handposition:
- mit beiden Händen den Fuß von medial und lateral umgreifen, die Zeigefinger sind dabei in Kontakt mit der plantaren Seite der Mittelfuß- oder Zehengelenke, die Daumen mit der dorsalen Seite
- die Hypothenar beider Hände auf den Oberschenkel des Therapeuten legen, dazu ein Bein etwas vor das andere stellen

Ausführung:
- durch Verlagern des Gewichtes auf das vorne stehende Bein einen Druck auf die Hände und dadurch auf die kontaktierten Gelenke ausüben
- gleichzeitig die Daumen nach inferior bewegen, wodurch die Bewegung auf die Gelenke fokussiert wird
- eine rhythmische Bewegung durch Verlagen des Gewichtes nach vorne und hinten ausüben

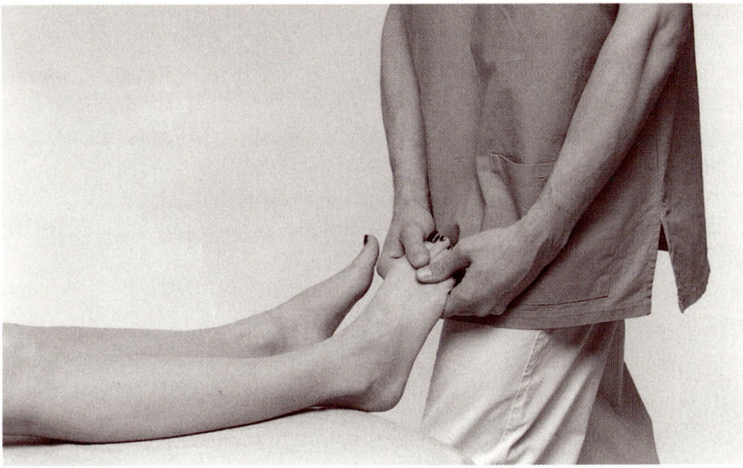

Mobilisation der Mittelfußgelenke und Zehen

19.2.10 Zirkumduktion des Schultergelenks

Indikation: Bewegungseinschränkungen des Schultergelenks
Patient: in Rückenlage, Ellenbogen 90° gebeugt
Therapeut: stehend, auf Seite der Dysfunktion, Blick nach kaudal
Handposition:

- mit der patientennahen Hand das Schultergelenk umgreifen, der Daumen liegt dabei auf dem anterioren Teil
- mit der anderen Hand das Handgelenk umgreifen

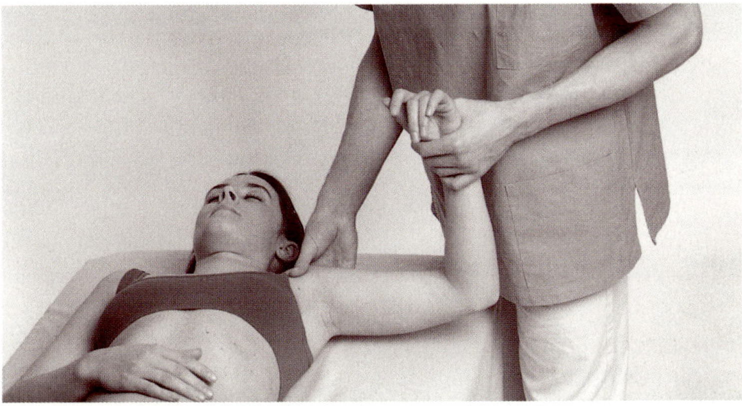

Zirkumduktion des Schultergelenks

Ausführung:
- die Schulter 90° abduzieren
- unter Einsatz des gesamten Körpers den Arm rhythmisch mit kleinen Zirkumduktionen bewegen
- die Zirkumduktion vorsichtig vergrößern, dabei Restriktionen wahrnehmen und vorsichtig durch die kreisende Bewegung lösen
- mit der palpierenden Hand die Beweglichkeit des Schultergelenks, des Akromioklavikulargelenks und die Ansätze der Muskulatur entlang der Clavicula prüfen

19.2.11 Traktion des Schultergelenks

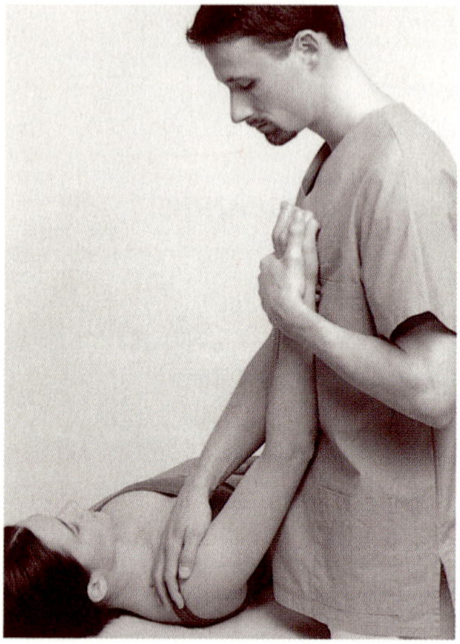

Traktion des Schultergelenks

Indikation: Bewegungseinschränkungen des Schultergelenks
Patient: in Rückenlage
Therapeut: stehend, auf Seite der Dysfunktion
Handposition:
- mit der einen Hand das Handgelenk umfassen
- mit der anderen Hand das Schultergelenk umfassen
- den gestreckten Arm entlang des Oberkörpers des Therapeuten halten

Ausführung:
- eine rhythmische Traktion durch den Kontakt am Handgelenk auf den Arm ausüben
- die Traktion kann mit einer Zirkumduktion abgewechselt werden
- die palpierende Hand vom Schultergelenk bis zum Sternoklavikulargelenk bewegen und die Beweglichkeit des Akromioklavikular- und Sternoklavikulargelenks prüfen

19.2.12 Mobilisation der Rippen

Indikation: Bewegungseinschränkungen der Rippen
Patient: in Rückenlage
Therapeut: stehend, auf Seite der Dysfunktion

Handposition:
- mit der kopfnahen Hand das Handgelenk umfassen
- mit der fußnahen Hand mit Daumen und Zeigefinger Kontakt entlang des Oberrands einer Rippe aufnehmen

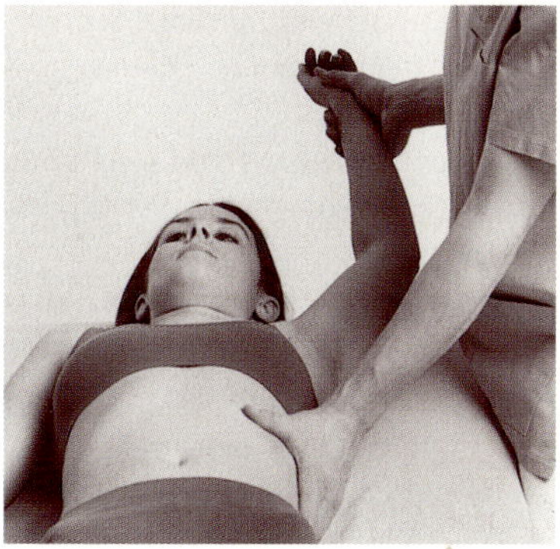
Mobilisation der Rippen

Ausführung:
- bei gestrecktem Ellenbogen den Arm in Anteversion bringen, bis die Spannung der Gewebe an den Rippen palpiert werden kann
- durch Fixieren der inferioren Rippe mit der fußnahen Hand die superior davon liegende über Traktion des Arms in Anteversion elevieren
- unter Einsatz des gesamten Körpers den Arm in der Anteversion in einer Zirkumduktion unter wiederholter Aufnahme der Spannung an der zu behandelnden Rippe rhythmisch bewegen
- die Mobilisation mit den unteren Rippen beginnen und nach superior fortsetzen
- der Kontakt der fußnahen Hand kann auf einer bewegungseingeschränkten Rippe belassen werden, bis die Spannung gelöst wurde

19.2.13 Mobilisation des Schultergelenks

Indikation: Bewegungseinschränkungen des Schultergelenks, besonders bei Schmerzzuständen, die keine große Bewegungsamplitude zulassen
Patient: in Rückenlage

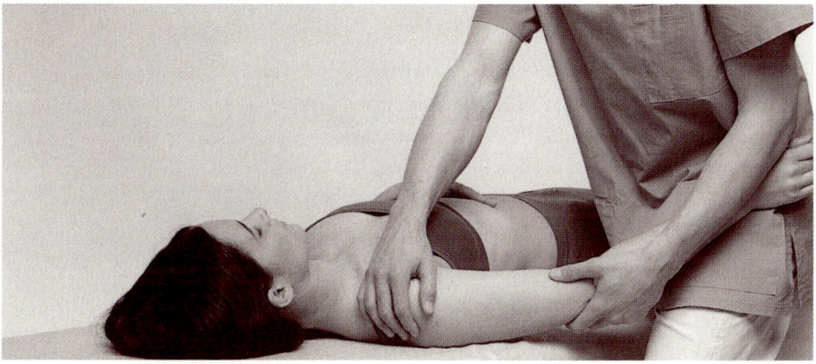
Mobilisation des Schultergelenks

Therapeut: stehend, auf Seite der Dysfunktion, zwischen dem leicht abduzierten Arm und dem Rumpf des Patienten

Handposition:

- mit der kopfnahen Hand den distalen Humerus umfassen
- mit der fußnahen Hand das Schultergelenk umfassen und palpieren

Ausführung:

- den Arm in ca. 30° Abduktion belassen und eine Rotation nach innen und außen mit der kopfnahen Hand ausführen
- um die Bewegung flüssig zu machen, durch Druck am Arm während der Außenrotation die Schulter elevieren und durch Zug während der Innenrotation wieder in Neutralposition bringen

19.2.14 Lymphatische Pumpe der oberen Extremitäten

Indikation: Stauung des Lymphflusses in den oberen Extremitäten und im oberen Thoraxbereich

Patient: in Rückenlage

Therapeut: sitzend, auf der Behandlungsbank, auf Seite der Dysfunktion, Blick nach kranial

Handposition:

- den proximalen Oberarm über das Knie des Therapeuten legen
- mit der körpernahen Hand das Schultergelenk umgreifen
- mit der anderen Hand das Handgelenk des supinierten und gestreckten Arms umgreifen

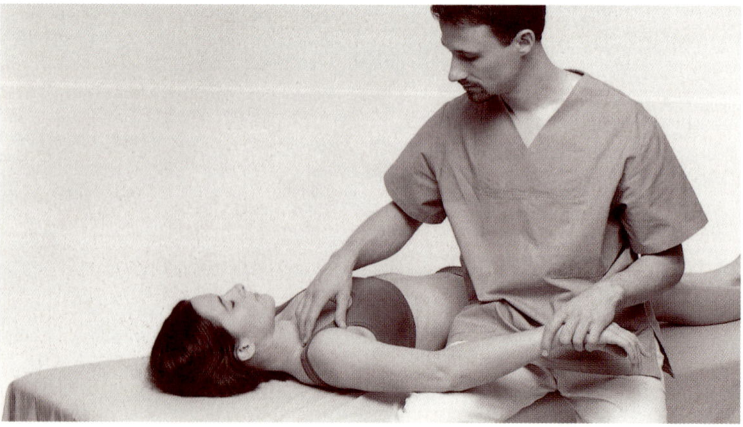

Lymphatische Pumpe der oberen Extremitäten

Ausführung:
- den Arm wie bei einer Handpumpe über den Angelpunkt am Knie rhythmisch nach oben und unten bewegen
- mit der Hand an der Schulter superior der Clavicula die Gewebe palpieren und durch zusätzlichen leichten Druck den Lymphfluß stimulieren

19.2.15 Befreiung des Schulterblatts

Indikation: erhöhter Tonus der Muskeln, die vom Thorax zum Schulterblatt verlaufen
Patient: in Rückenlage
Therapeut: stehend, seitlich des Patienten, auf Seite der Dysfunktion
Handposition:
- den Arm zwischen kopfnahen Arm und Rumpf des Therapeuten legen
- mit der fußnahen Hand den distalen Humerus von unten halten
- die kopfnahe Hand unter das Schulterblatt legen, mit den Fingern dabei Kontakt mit der Muskulatur zwischen Margo medialis scapulae und BWS aufnehmen

Ausführung:
- unter Einsatz des gesamten Körpers den Schultergürtel rhythmisch unter leichter Traktion nach lateral in Zirkumduktion führen
- mit den Fingern an der Margo medialis die Spannung der Gewebe palpieren
- durch leichten Druck nach anterior und Traktion an der Margo medialis nach lateral kann auf Verspannungen eingewirkt und die Muskulatur gedehnt werden

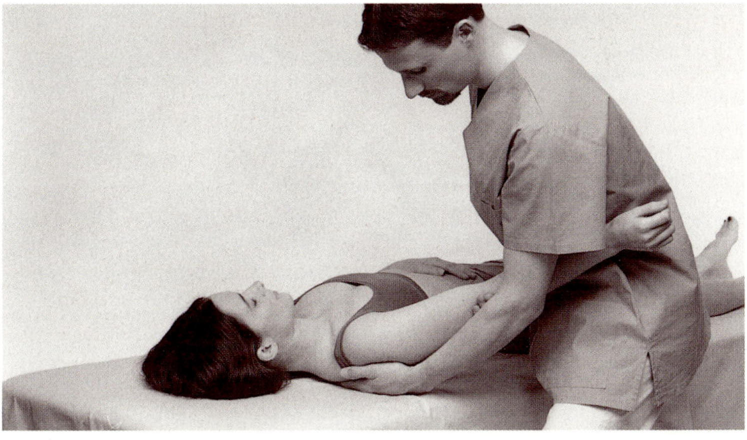

Befreiung des Schulterblatts

19.2.16 Traktion der Halswirbelsäule, Dehnung der lateralen Muskulatur

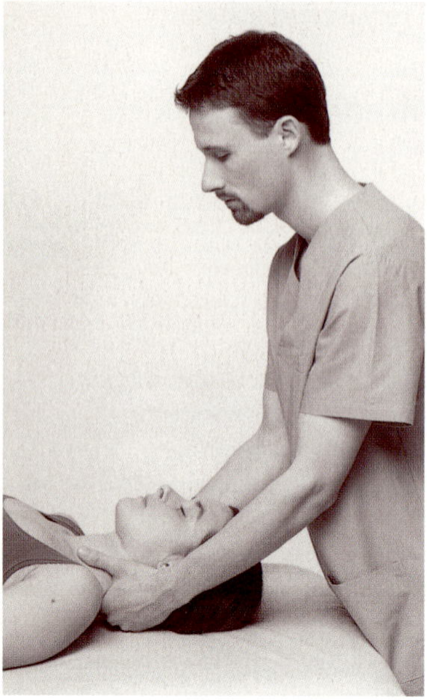
Traktion der HWS

Indikation: Schmerzzustände, muskuläre Verspannungen der HWS
Patient: in Rückenlage
Therapeut: stehend, am Kopfende des Patienten
Handposition: mit beiden Händen die dorsale HWS umgreifen, die Hypothenar liegen am Okziput
Ausführung:

- einen sanften Zug auf die HWS ausüben
- eine rhythmische Bewegung durch alternierenden Zug kann induziert werden
- um die Muskulatur einer Seite zusätzlich zu dehnen, mit der einen Hand die gleichseitige Schulter stabilisieren und mit der anderen Hand den am Occiput gehaltenen Kopf in die Richtung der kontralateralen Schulter bewegen

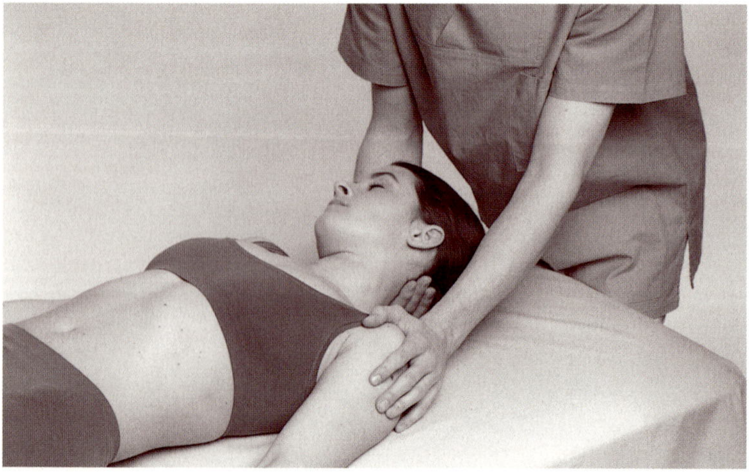
Dehnung der lateralen Muskulatur

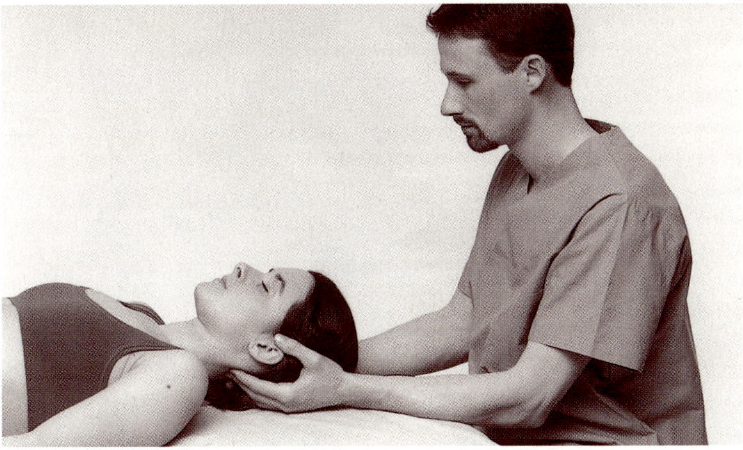

Subokzipitale Traktion

19.2.17 Subokzipitale Traktion

Indikation: Schmerzzustände, muskuläre Verspannungen der oberen HWS, Spannungskopfschmerzen
Patient: in Rückenlage
Therapeut: sitzend, am Kopfende des Patienten
Handposition:
- beide Hände unter das Okziput legen
- mit den Fingerspitzen von Zeige-, Mittel-, Ringfinger Kontakt mit der subokzipitalen Muskulatur aufnehmen

Ausführung:
- einen sanften Zug auf die HWS ausüben
- eine rhythmische Bewegung durch alternierenden Zug der Finger auf die subokzipitale Muskulatur induzieren
- durch weiteren leichten Druck mit den Fingern nach anterior kann auf Verspannungen eingewirkt werden

19.2.18 Behandlung der lateralen Muskulatur der Halswirbelsäule

Indikation: muskuläre Verspannungen der Mm. scaleni und des M. sternocleidomastoideus
Patient: in Rückenlage

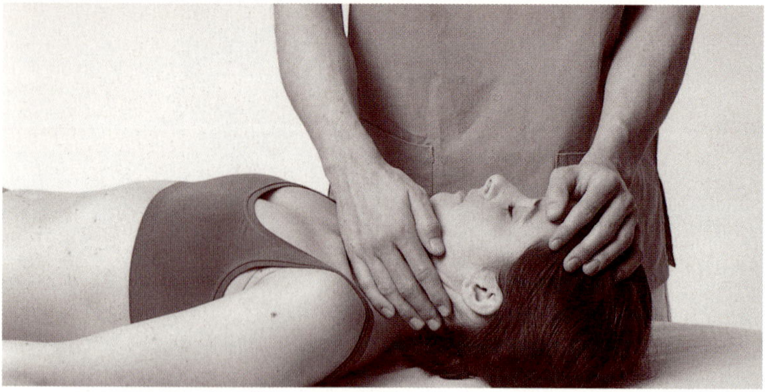

Behandlung der lateralen Muskulatur der HWS

Therapeut: stehend, seitlich des Patienten
Handposition:
- die kopfnahe Hand auf die Stirn legen
- mit der anderen Hand flächigen Kontakt mit den lateralen Muskeln der HWS aufnehmen

Ausführung:
- mit der Hand an der Stirn den Kopf zur Seite vom Therapeuten weg rollen
- gleichzeitig mit der anderen Hand die Spannung der Muskeln aufnehmen und in Richtung des Therapeuten ziehen
- den Kopf nur so weit rollen, wie es ohne Kraftaufwand möglich und angenehm für den Patienten ist
- um alle Anteile der Muskulatur zu behandeln, am kaudalen Ende beginnen und nach kranial weiterarbeiten
- den Kopf rhythmisch zur Seite und zurück in die Neutralposition bei gleichzeitigem rhythmischen Kontakt auf der Muskulatur rollen

Die Hand am Hals nicht über den Kehlkopf bewegen, da dies für den Patienten unangenehm ist.
Ferner darauf achten, daß nicht zu viel Druck auf die das Gehirn versorgenden Gefäße ausgeübt wird, um keine Unterversorgung mit Sauerstoff zu verursachen.

19.2.19 Beidseitige lymphatische Pumpe des Thorax

Indikation: Stauung des Lymphflusses im Thoraxbereich
Patient: in Rückenlage
Therapeut: stehend, am Kopfende des Patienten

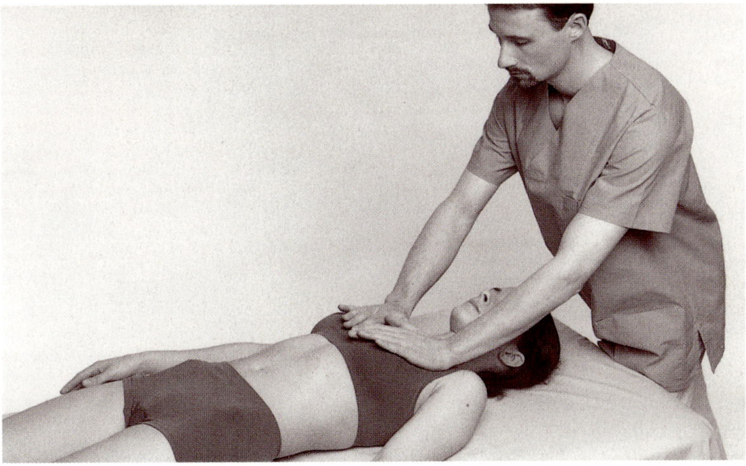

Beidseitige lymphatische Pumpe des Thorax

Handposition: beide Hände flächig auf den Thorax unterhalb der Schlüsselbeine plazieren, Finger sind dabei nach kaudal gerichtet

Ausführung:

- den Patienten auffordern, tief ein- und auszuatmen
- während der Ausatmung eine sanfte Vibration auf den Brustkorb ausüben
- den Vorgang 5 – 10× wiederholen
- danach die Hände weiter kaudal und lateral auf den unteren Brustkorb legen und eine Vibration wie zuvor ausüben

19.2.20 Befreiung des Zwerchfells

Indikation: erhöhter Tonus des Zwerchfells
Patient: in Rückenlage
Therapeut: stehend, seitlich des Patienten
Handposition: die Hände beidseitig flach auf die unteren Rippen legen, die Daumen liegen dabei unterhalb der Rippenbögen

Ausführung:

- mit den Daumen einen leichten Druck nach dorsal ausüben und dann nach kranial, um unter die Rippenbögen zu gelangen; dazu genug Gewebe des Oberbauchs aufnehmen, damit dieses nicht über die Rippenbögen in Spannung gerät
- den Druck nach kranial langsam mit Hilfe der Atmung erhöhen: während der Exspiration den Druck erhöhen, während der Inspiration die erreichte Position halten

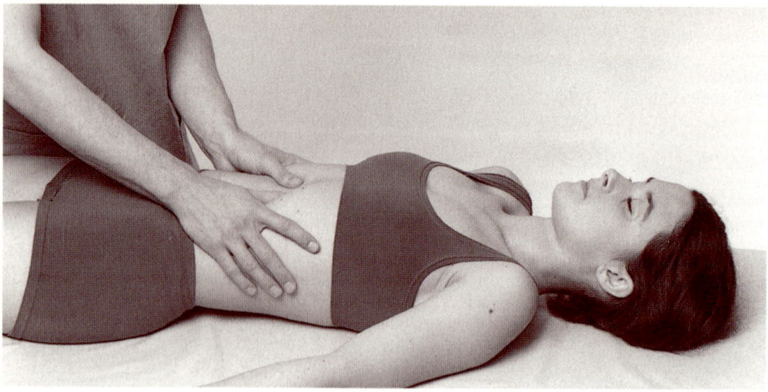

Befreiung des Zwerchfells

- ggf. den Patienten auffordern, etwas tiefer zu atmen, um die Bewegung nach kranial zu erleichtern

19.3 Behandlung in Bauchlage

19.3.1 Lymphatische Pumpe der Beine

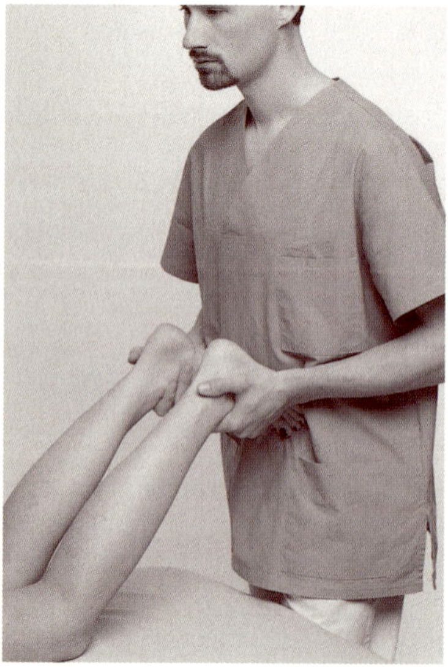

Lymphatische Pumpe der Beine

Indikation: Lymphstauung der Beine
Patient: in Bauchlage
Therapeut: stehend, am Fußende des Patienten
Handposition:
- beide Außenknöchel umfassen
- die Fußsohlen gegen das Abdomen des Therapeuten legen

Ausführung:
- gegen die Füße lehnen und diese in Dorsalflexion bringen
- dann durch leichtes Zurücklehnen eine leichte Traktion auf die Beine ausüben
- diese Bewegung rhythmisch ausführen, wobei die Füße abwechselnd nach innen und außen rotiert werden, um gleichzeitig die Hüftgelenke zu mobilisieren

19.3.2 Mobilisation der Hüfte und Iliosakralgelenke

Indikation: Bewegungseinschränkungen des Hüftgelenks und der Iliosakralgelenke

Patient: in Bauchlage, Knie 90° gebeugt

Therapeut: stehend, auf Seite der Dysfunktion

Handposition:

- mit der fußnahen Hand das Sprunggelenk von lateral umfassen
- die kopfnahe Hand mit Handwurzel oder Thenar auf das Os sacrum medial zur SIPS legen, die Finger sind dabei nach lateral gerichtet

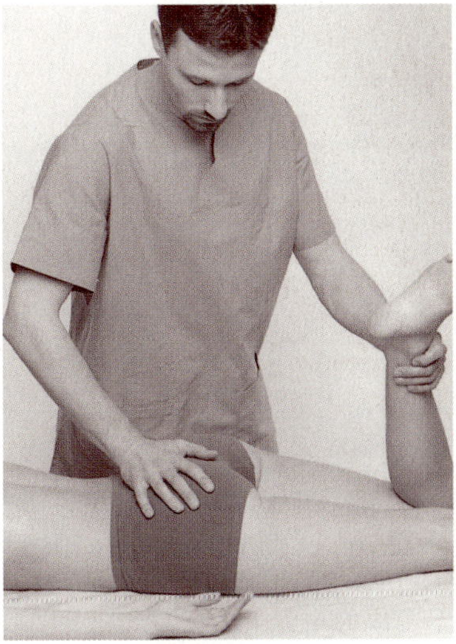

Mobilisation der Hüfte und Iliosakralgelenke

Ausführung:

- mit der Hand am Sprunggelenk eine kreisende Bewegung ausführen, die eine Innen- und Außenrotation der Hüfte bei gleichzeitiger Flexion und Extension des Knies bewirkt
- Bewegungseinschränkungen der Hüfte durch sanfte Annäherung an die Bewegungsgrenze und vorsichtiges Erweitern des Bewegungsradius behandeln
- in den Endzonen der Innen- und Außenrotation kann die Bewegung des Iliosakralgelenks derselben Seite palpiert werden
- durch Fixieren des Os sacrum mit der kopfnahen Hand kann die Bewegung auf das Iliosakralgelenk konzentriert werden

19.3.3 Mobilisation des Os sacrum und der Wirbelsäule

Indikation: Bewegungseinschränkungen des Os sacrum und der Wirbelsäule

Patient: in Bauchlage

Therapeut: stehend, seitlich des Patienten

Handposition:

- die fußnahe Hand (bei Rechtshändern am besten die rechte Hand) flächig auf das Os sacrum legen
- mit der kopfnahen Hand den lumbosakralen Übergang palpieren

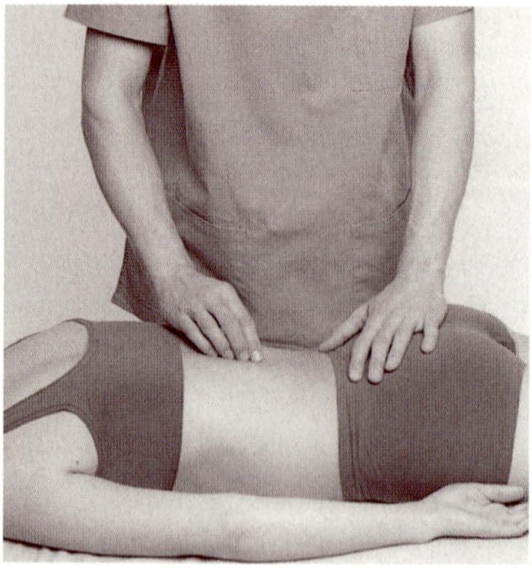

Mobilisation des Os sacrum und der Wirbelsäule

Ausführung:
- mit der fußnahen Hand die Wirbelsäule durch weiches laterales Hin- und Herschieben des Os sacrum in eine schaukelnde Bewegung versetzen
- mit der kopfnahen Hand die Dornfortsätze bis zum Übergang HWS/BWS palpieren und die Bewegung der Wirbelsegmente bewerten
- Restriktionen durch leichten Druck oder Zug an den jeweiligen Dornfortsätzen lösen

19.3.4 Entspannung der paraspinalen Muskulatur

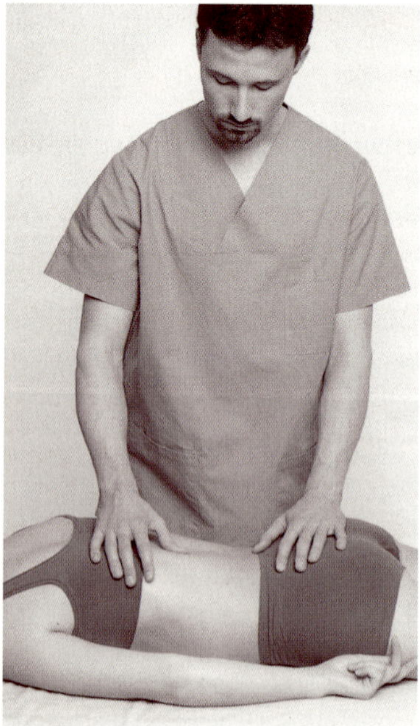

Entspannung der paraspinalen Muskulatur

Indikation: Schmerzen und Bewegungseinschränkungen in der lumbalen Region

Patient: in Bauchlage

Therapeut: stehend, seitlich des Patienten

Handposition:
- die fußnahe Hand (bei Rechtshändern am besten die rechte Hand) flächig auf das Os sacrum legen
- mit der kopfnahen Hand den lumbosakralen Übergang palpieren

Ausführung:
- mit der fußnahen Hand die Wirbelsäule durch weiches laterales Hin- und Herschieben des Os sacrum in eine schaukelnde Bewegung versetzen
- mit der kopfnahen Hand die paravertebrale Muskulatur palpieren
- Verspannungen durch vorsichtige Dehnung in Querrichtung zum Muskelfaserverlauf behandeln

19.3.5 Gekreuzte Traktion der Lendenwirbelsäule

Indikation: Schmerzen und Bewegungseinschränkungen der LWS
Patient: in Bauchlage
Therapeut: stehend, seitlich des Patienten
Handposition:
- die Arme überkreuzen
- mit der fußnahen Hand Kontakt mit dem thorakolumbalen Übergang aufnehmen, die Finger sind dabei nach kranial gerichtet
- die kopfnahe Hand auf den lumbosakralen Übergang legen, die Finger sind dabei nach kaudal gerichtet

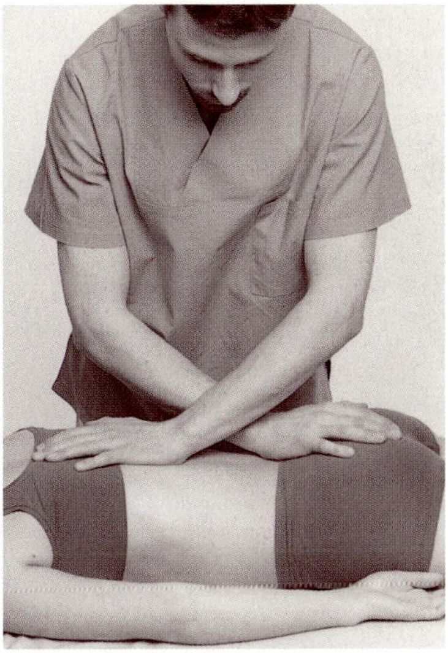

Gekreuzte Traktion der LWS

Ausführung:
- das Sternum über die LWS bringen, ohne sich darauf abzustützen
- durch Druck nach kranial mit der Hand auf dem thorakolumbalen Übergang bei gleichzeitigem Druck nach kaudal mit der Hand am lumbosakralen Übergang eine Traktion der LWS ausüben
- ein leichter Einsatz des Körpergewichts des Therapeuten erleichtert die Technik, sollte aber mit Vorsicht und kontrolliert verwendet werden
- der Kontakt am thorakolumbalen Übergang kann nach kranial und kaudal variiert werden, um vermehrt an BWS oder LWS zu dehnen

> **!** Eine niedrige Behandlungsbank erleichtert die Technik, weil der Therapeut das eigene Körpergewicht einsetzen kann, indem der Oberkörper über der Wirbelsäule des Patienten positioniert wird.

19.3.6 Mobilisation der 11. und 12. Rippe

Indikation: Bewegungseinschränkungen der 11. und 12. Rippe
Patient: in Bauchlage, den Kopf zum Therapeuten gedreht
Therapeut: stehend, seitlich des Patienten, auf der kontralateralen Seite der Dysfunktion

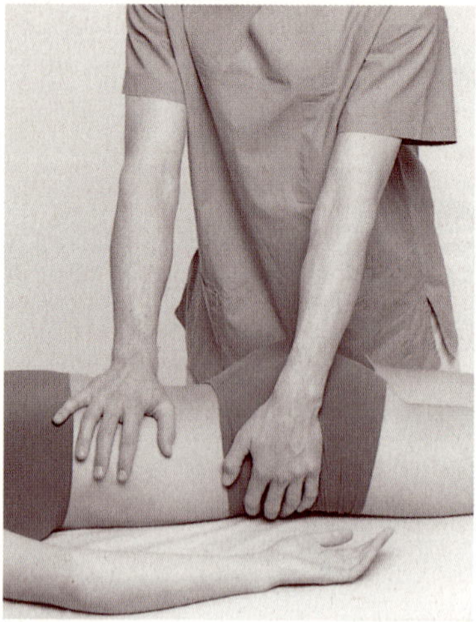

Mobilisation der 11. und 12. Rippe

Handposition:
- mit der fußnahen Hand die Crista iliaca und SIAS der kontralateralen Seite umfassen
- mit dem Daumen der kopfnahen Hand die zu behandelnde Rippe bzw. die superior dazu liegende fixieren

Ausführung:
- mit der Hand am Becken einen Zug nach posterior ausüben, bis die Spannung der Gewebe die zu behandelnde Rippe erreicht
- um die 11. und 12. Rippe in Exspirdysfunktion zu behandeln, den inferioren Teil der Rippe fixieren, während die Rotation der LWS ausgeführt wird
- um die 11. und 12. Rippe in Inspirdysfunktion zu behandeln, den inferioren Teil der superior dazu liegenden Rippe fixieren, während die Rotation der LWS ausgeführt wird
- durch eine alternierende Verdrehung des Oberkörpers eine rhythmische Bewegung ausführen, der Arm am Becken bleibt dabei gestreckt

19.3.7 Mobilisation des Schultergelenks und der Brustwirbelsäule

Indikation: Bewegungseinschränkungen des Schultergelenks
Patient: in Bauchlage, den Kopf zum Therapeuten gedreht, der Arm der Dysfunktionsseite über die Bank herabhängend
Therapeut: stehend, auf Seite der Dysfunktion, Blick nach kranial
Handposition:

- mit der patientennahen Hand die Dornfortsätze der BWS palpieren
- mit dem anderen Arm den Oberarm von inferior umgreifen, mit der Hand das Schultergelenk von anterior umfassen

Ausführung:
- den Arm rhythmisch in Zirkumduktion in Richtung Anteversion, Abduktion, Retroversion, Adduktion und zurück in Anteversion bewegen
- mit der palpierenden Hand diese Mitbewegung der BWS entlang der Dornfortsätze von BWK 1–12 verfolgen

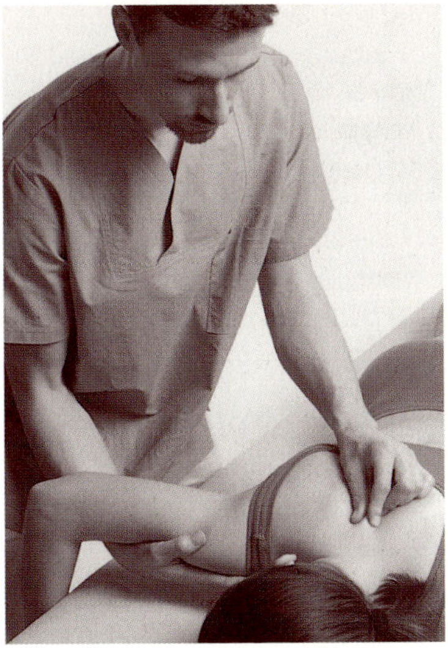

Mobilisation des Schultergelenks und der BWS

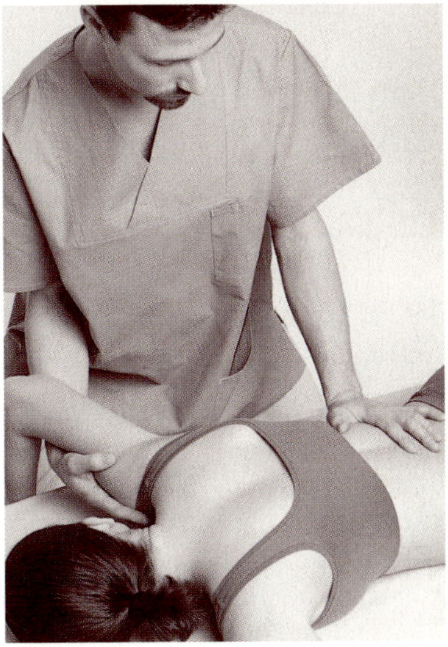

Mobilisation der Rippen

- den Kontakt der Hand ggf. auf beide Querfortsätze und den Dornfortsatz eines Segments ausdehnen
- Restriktionen durch leichten Zug oder Druck am Dornfortsatz lösen

19.3.8 Mobilisation der Rippen

Indikation: Rippen in Inspir- bzw. Exspirdysfunktion
Patient: in Bauchlage, den Kopf zum Therapeuten gedreht, der Arm der Dysfunktionsseite über die Bank herabhängend
Therapeut: stehend, auf Seite der Dysfunktion, Blick nach kranial
Handposition:
- mit der patientennahen Hand die Rippenwirbelgelenke palpieren
- mit dem anderen Arm den Oberarm von inferior umgreifen, mit der Hand das Schultergelenk von anterior umfassen

Ausführung:
- bei einer Exspirdysfunktion der Rippen den Arm rhythmisch in Zirkumduktion in Richtung Anteversion, Abduktion, Retroversion, Adduktion und zurück in Anteversion bewegen (sog. Außenrotation)
- dabei die untere Kante der Rippe nach kranial halten
- mit der palpierenden Hand diese Mitbewegung der Rippen an den Rippenwirbelgelenken und in den Interkostalräumen verfolgen

- bei einer Inspirdysfunktion der Rippen den Arm rhythmisch in Zirkumduktion in Richtung Anteversion, Adduktion, Retroversion, Abduktion und zurück in Anteversion bewegen (sog. Innenrotation)
- dabei die Rippe an der oberen Kante nach kaudal halten

19.4 Behandlung in Seitenlage

19.4.1 Befreiung des Schulterblatts

Indikation: Verklebungen der Schulterblattmuskulatur
Patient: in Seitenlage, Dysfunktionsseite oben, möglichst weit am Rand der Bank, Ellenbogen ca. 90° gebeugt
Therapeut: stehend, vor dem Patienten
Handposition:
- die kopfnahe Hand auf den superioren Anteil des Schulterblatts legen und den superioren Anteil der Margo medialis umfassen
- mit der fußnahen Hand zwischen Oberarm und Thorax hindurchgreifen und den inferioren Teil der Margo medialis umfassen

Ausführung:
- durch sanfte rhythmische Traktion nach lateral das Schulterblatt vom Thorax lösen
- dabei den Arm des Patienten als Hebel nutzen
- bei Bedarf kann auch eine Bewegung des Schulterblatts in Zirkumduktion oder nach kranial und kaudal eingesetzt werden

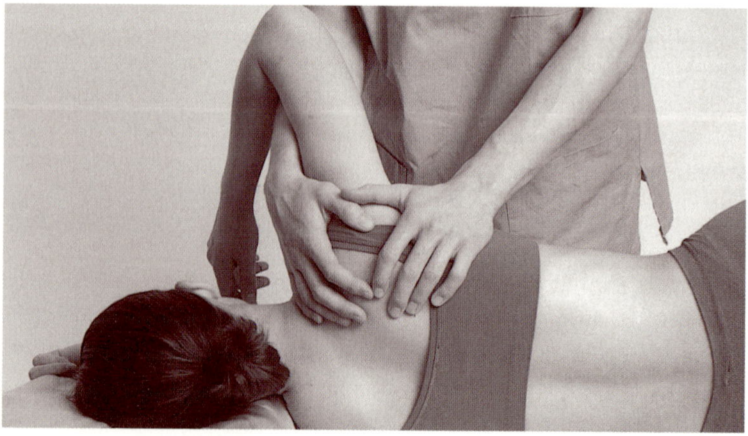

Befreiung des Schulterblatts

19.4.2 Mobilisation der Hüfte

Indikation: Bewegungseinschränkungen der Hüfte
Patient: in Seitenlage, Dysfunktionsseite oben
Therapeut: stehend, hinter dem Patienten
Handposition:
- mit dem fußnahen Arm Unterschenkel, Knie und Oberschenkel des oberen Beines umgreifen, die Hand liegt auf dem medialen Oberschenkel
- mit der kopfnahen Hand das Becken durch Kontakt an der Crista iliaca fixieren, die Finger sind dabei nach anterior gerichtet

Ausführung:
- das Bein anheben und eine Zirkumduktion (Flexion, Abduktion, Extension, Adduktion und zurück in Flexion) der Hüfte ausführen
- während der rhythmischen Zirkumduktion werden Bewegungseinschränkungen gelöst

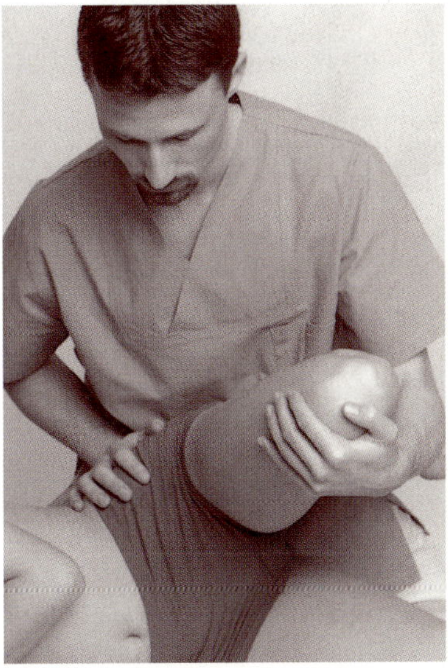

Mobilisation der Hüfte

> ! Bei dieser Technik ist es besonders wichtig, auf die eigene Körperhaltung zu achten, da das Gewicht des Beins komplett vom Therapeuten gehalten wird. Dazu mit den Oberschenkeln Kontakt mit der Liege aufnehmen und die Bankhöhe so einstellen, daß der Rücken relativ gerade gehalten werden kann. Durch leichtes Abstützen auf der Crista iliaca wird zusätzlich die Belastung der LWS gering gehalten.

19.4.3 Mobilisation des Iliosakralgelenks

Indikation: Bewegungseinschränkungen des Iliosakralgelenks
Patient: in Seitenlage, Dysfunktionsseite oben, untere Hüfte und Knie in ca. 45°, obere in 90° Flexion
Therapeut: stehend, vor dem Patienten

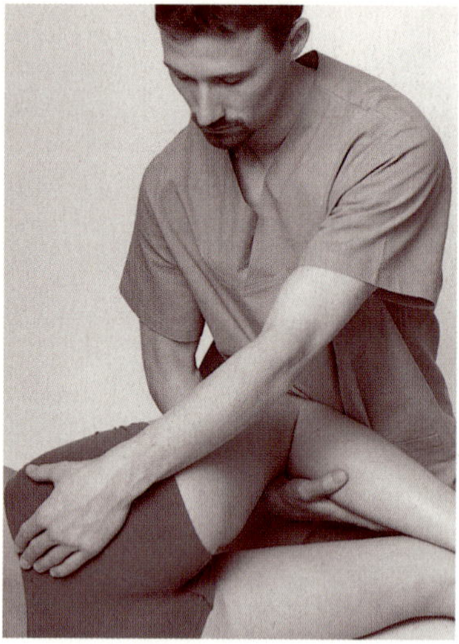

Mobilisation des Iliosakralgelenks

Handposition:

- mit dem kopfnahen Arm Oberschenkel, Knie und Unterschenkel des oberen Beines umgreifen, die Hand kommt auf dem medialen Unterschenkel zu liegen
- die fußnahe Hand auf SIPS und Os sacrum legen, die Finger sind dabei nach kranial gerichtet

Ausführung:

- das Bein anheben und eine rhythmische Bewegung der Hüfte in Flexion und Extension, in Abduktion und Adduktion sowie Zirkumduktion ausführen
- mit der anderen Hand einen leichten Druck auf das Os sacrum nach anterior ausüben und die Bewegung über dem Iliosakralgelenk palpieren
- während der rhythmischen Zirkumduktion werden Bewegungseinschränkungen gelöst

19.4.4 Mobilisation der Lendenwirbelsäule in Flexion und Extension

Indikation: Bewegungseinschränkungen der LWS in Flexion und Extension, Nervenwurzelreizung der lumbalen Nerven

Patient: in Seitenlage, Knie angezogen

Therapeut: stehend, vor dem Patienten

Handposition:

- die Knie auf die leicht gebeugten Knie und Oberschenkel des Therapeuten legen und fixieren
- die fußnahe Hand auf den lumbosakralen Übergang legen, die Finger sind dabei nach kranial gerichtet, der Unterarm liegt entlang des Os sacrum
- die kopfnahe Hand auf den thorakolumbalen Übergang legen, die Finger sind dabei nach kaudal gerichtet, der Unterarm liegt entlang der Wirbelsäule und superior auf der Scapula

Ausführung:

- eine Flexion der LWS induzieren: dazu die Knie durch eine Verschiebung des Körpers des Therapeuten Richtung Kopf nach kranial bewegen, bis die Bewegung in der LWS palpiert werden kann

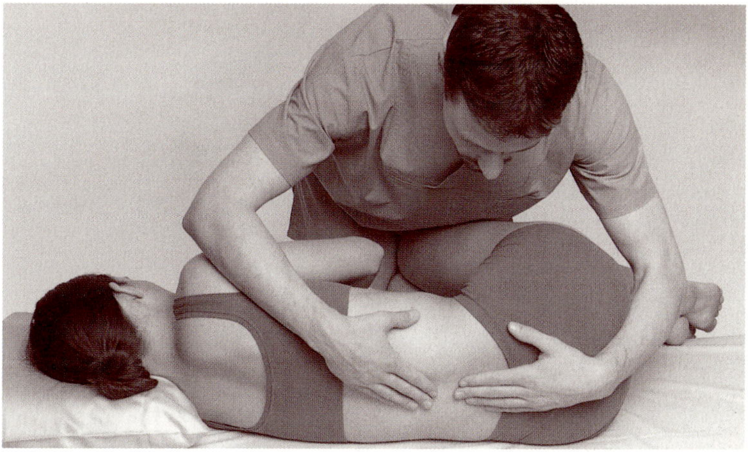

Mobilisation der LWS in Flexion und Extension

- eine Extension der LWS induzieren: dazu die Knie entlang der Achse der Oberschenkel nach posterior schieben und mit der kopfnahe Hand die obere Wirbelsäule durch gegenläufigen Zug nach anterior fixieren
- die Flexions- und Extensionsbewegung rhythmisch durch Verlagerung des Körpers ausführen
- bewegungseingeschränkte Segmente können durch eine Verlagerung der Kontakte der Finger spezifisch behandelt werden: dazu mit der kopfnahen Hand den oberen, mit der fußnahen Hand den unteren Wirbel palpieren und die Bewegungsamplitude auf das Segment konzentrieren und durch die Bewegung des Körpers kontrollieren

19.4.5 Mobilisation der Lendenwirbelsäule in Seitneigung

Indikation: Bewegungseinschränkungen der LWS in Seitneigung
Patient: in Seitenlage, Knie und Hüften 90° gebeugt
Therapeut: stehend, vor dem Patienten
Handposition:

- mit der fußnahen Hand das Sprunggelenk des unten liegenden Beins von posterior umfassen
- mit der kopfnahen Hand die Dornfortsätze der LWS palpieren

Ausführung:

- eine Seitneigung der Wirbelsäule induzieren: die Beine nach oben anheben, der führende Arm bleibt dabei gestreckt

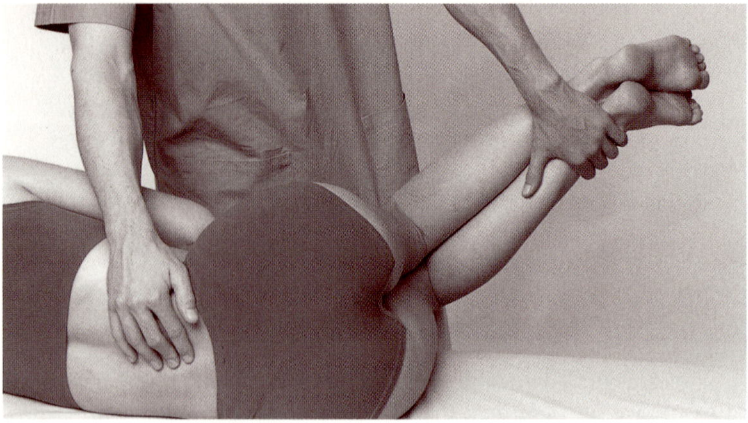

Mobilisation der LWS in Seitneigung

- die Bewegung kann auf ein Segment konzentriert und durch Fixieren des superior dazu liegenden Segments verstärkt werden

19.4.6 Mobilisation der Lendenwirbelsäule in Rotation

Indikation: Bewegungseinschränkungen der LWS in Rotation
Patient: in Seitenlage, Knie angezogen, oberer Ellenbogen ca. 90° gebeugt
Therapeut: stehend, vor dem Patienten

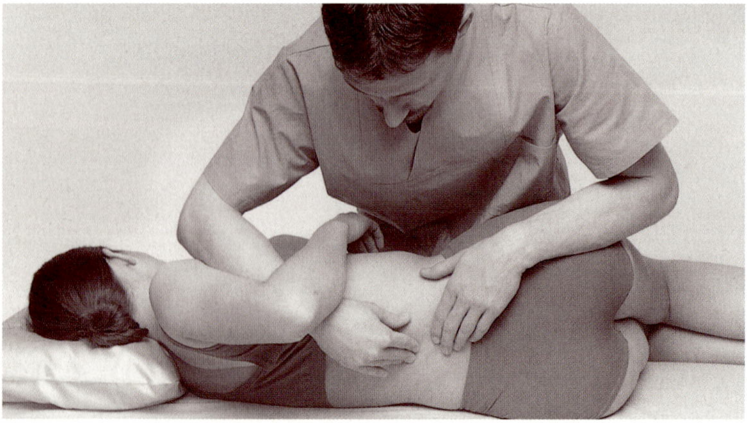

Mobilisation der LWS in Rotation

Handposition:
- den kopfnahen Arm zwischen Oberarm und Thorax durchführen, mit dem Ellenbogen Kontakt mit dem lateralen Anteil des M. pectoralis major aufnehmen, mit der Hand die Dornfortsätze der oberen LWS palpieren
- mit der fußnahen Hand die Dornfortsätze der unteren LWS palpieren

Ausführung:
- eine Rotation der Wirbelsäule induzieren: mit dem kopfnahen Arm den Oberkörper nach posterior bewegen
- eine rhythmische Bewegung von anterior nach posterior einsetzen
- um die Bewegung auf weiter kaudal gelegene Segmente zu erweitern, die Bewegung der Schulter nach posterior vergrößern, dazu kann eine Gegenrotation durch Zug der fußnahen Hand nach anterior hilfreich sein

19.4.7 Mobilisation des zervikothorakalen Übergangs

Indikation: Bewegungseinschränkungen des zervikothorakalen Übergangs
Patient: in Seitenlage, Schultern senkrecht zur Bank
Therapeut: stehend, vor dem Patienten
Handposition:
- mit der kopfnahen Hand den Kopf untergreifen, der Kopf des Patienten liegt auf dem Unterarm

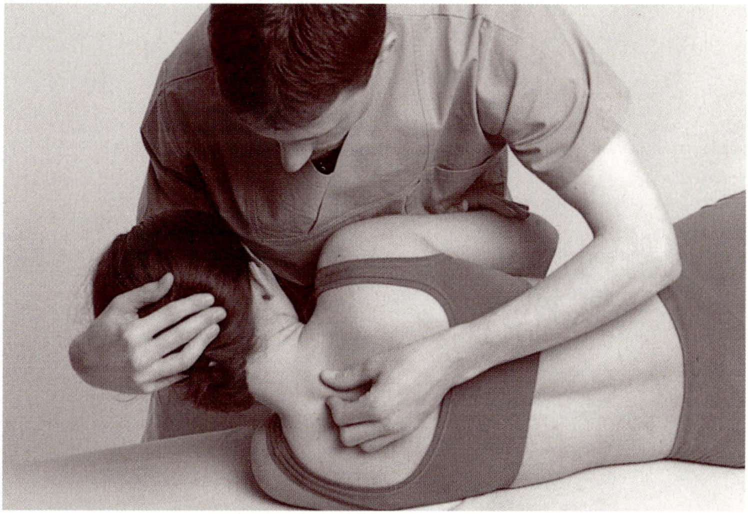

Mobilisation des zervikothorakalen Übergangs

- den Kopf zwischen Hand (am Okziput) und Oberarm (an der Stirn) fixieren
- mit der anderen Hand die Dornfortsätze des zervikothorakalen Übergangs palpieren

Ausführung:

- mit einer rhythmisch kreisenden Bewegung mit dem Kopf eine Bewegung im zervikothorakalen Übergang induzieren
- durch Druck oder Zug auf die Dornfortsätze nach lateral kann die Bewegung auf ein Segment konzentriert werden

19

Sutherland-Techniken

20

Inhalt

Autor: C. Fossum (20.1), N. Mitha
Therapeut auf den Fotos: N. Mitha

20.1 Balanced ligamentous tension (BLT)

„Ich glaube fest daran, daß der Vater der Osteopathie keine plötzlichen Manipulationstechniken unterrichtet hat ... daß er keine plötzlichen Einrenkungen benutzt hat. Er hat eine Technik eingesetzt, die primär das Gewebe von strukturellen Verwringungen befreit, so daß die Natur selbst das Gewebe zurück zum normalen Zustand bringen kann.“ [Schooley 1958].

20.1.1 Das palpatorische Feingefühl

Als Dr. **Sutherland** am Ende des 19. Jahrhunderts in Kirksville studierte, hatte Dr. A. T. Still die Verantwortung und den Unterricht in eigener Hand. Stills Behandlungsweise war sehr fein und **sanft**; diese Eigenschaften spiegeln sich in der Behandlungsmethode von Sutherland wieder. Die Techniken von Still verstärken die Läsion, um den Vorteil zu nutzen, daß die natürlichen Kräfte der Struktur die Bewegung zurück in Richtung der normalen Position einleiten (Recoil). [Hazzard 1905, Hulett 1922] Die Techniken benutzen **Kräfte**, die dem **Körper** des Patienten innewohnen, und keine Kraft von außen, um die Läsion zu beseitigen.

Für Still stand die **Palpation** absolut im Vordergrund und er schloß andere Methoden fast aus. Seine Fähigkeit, strukturelle Veränderungen problemlos mit seinen sensiblen Händen zu entdecken, wurde allgemein bewundert. [Hulett 1922]

Sutherland führte die Gedanken von Still weiter und konnte nie deutlich genug klar machen, wie wichtig eine geschickte Palpation bei der Diagnostik und Ausführung von Techniken ist.

Folgende Zitate zeigen, was er gemeint hat: „Die **Finger** sind **denkende – fühlende – sehende** Instrumente unter unserer Leitung. Das Fühlen und Sehen von Gewebe bei der Bewegung ist die Kunst, die man osteopathische Technik nennt.“ „Von Bedeutung ist mehr die anatomisch-physiologische Berührung bei der Diagnostik und Behandlung und weniger die voreilige Manipulation.“

Sutherland kam zu dem Schluß: „Osteopathische Techniken benötigen einen gut entwickelten **Tastsinn** und sollten sowohl bei der Diagnostik als auch bei der Behandlung mit Intelligenz eingesetzt werden.“ Denkende – sehende – fühlende – wissende Finger. Der „gut entwickelte Tastsinn“ ist ein essentielles Merkmal bei der Anwendung von BLT, die ein korrigierendes Vorgehen ist. Ebenso muß man neben dem taktilen Sinn den Verstand einsetzen. Die sensible Reaktion des Gewebes verlangt einen hoch entwickelten, palpatorischen Sinn, da BLT eine konstante Interaktion zwischen Diagnostik und Behandlung ist. Diese kann man als eine kybernetische Schleife von kontinuierlichen Inputs und Outputs mit Feedback während des gesamten Prozesses betrachten.

„Ein Grund, warum Osteopathie auch nach vielen Jahren der Arbeit so fasziniert, ist, weil jede Behandlung ein neues Abenteuer, ein unterschiedliches Gefühl von

Gewebe, einen bestimmten Komplex, ein neues Problem darstellt ..." [McConnell, 1930]

20.1.2 Die Therapie der ligamentären Gelenkspannung

Sutherland interpretierte die osteopathische **Läsion als Spannung der Körpergewebe**. Wenn sich Gelenke in Dysfunktion befinden, sind meistens die **Bänder** betroffen oder die Ursache. Deswegen entstand von Sutherland die Bezeichnung „ligamentous articular tension" (ligamentäre Gelenkspannung), die kranialen Läsionen wurden „membranous articular tension" (membranöse Gelenkspannung) genannt, da diese durch Einschränkungen der reziproken Spannung der Membrane entstehen. [Lippincott 1949, Kimberly 1950]

Sutherland war der Meinung, daß eine Läsion durch ein **Ungleichgewicht der reziproken Spannung der Ligamente** (bei Gelenken) oder Membranen (im Kranium) aufrechterhalten wird. Wenn man die Prinzipien der BLT in der Behandlung umsetzt, wird klar, daß nicht nur die Ligamente, sondern auch die Faszien, Muskeln und Flüssigkeiten betroffen sind: Das Gelenk wird in Richtung der Läsion positioniert, die Läsion wird dann so weit wie notwendig verstärkt, um die Spannung der schwachen Elemente der ligamentären Struktur gegenüber den nicht betroffenen Elementen auszugleichen oder sogar leicht in Vorteil zu bringen. Damit erreicht man den **Punkt der ausgeglichenen ligamentären Spannung** (point of balanced ligamentous tension = **PBLT**).

Die betroffenen Komponenten werden aktiv und passiv von der Barriere weg durch das noch vorhandene Bewegungsausmaß bewegt. Damit akkumuliert die Spannung, der Punkt der balancierten Spannung ist erreicht. In diesem Zustand der Balance des Gelenks kommen die **korrigierenden Kräfte** ins Spiel, die für das Gleichgewicht der Flüssigkeiten und Gewebe im betroffenen Gebiet sorgen. Die innewohnenden physiologischen Mittel und Potenz des Körpers können die Korrektur sichern. Dies wird durch den „Stillpunkt" und das „Fulcrum" erreicht (auf dem neurologischen, Flüssigkeitslevel und mit dem passiven Mechanismus). Wir reden von den stärksten selbstkorrigierenden Kräften des Körpers.

Das korrigierende Vorgehen besteht darin, das Gelenk in die freie Richtung zu dem Punkt zu bewegen, an dem das **Gewebe stressfrei** ist. Diese Position wird gehalten, um dem hydrostatischen Druck der Flüssigkeiten zwischen den Zellen zu erlauben, die normale Verbindung und Form des Gewebes zurückzugewinnen. [Schooley 1958] „Erlaube es der physiologischen Funktion des Körpers, ihre eigene, unfehlbare Potenz zu zeigen anstatt blinde Kraft von außen einzusetzen." [Sutherland 1990]

Wenn man diese sanfte Technik benutzt, wird der Körper des Patienten unterstützt, seine **eigene Energie aufzubauen**. Sie ist die einzige Energie, die eine dauerhafte Wirkung für den Patienten hat. Wir können diese Energie nicht mit Gewalt durch unsere Technik in den Körper hineinzwingen; eine Behandlung dieser Art wird über kurz oder lang nur weiteres Ungleichgewicht entwickeln. [O. M. Stretch 1981]

Die innewohnenden Kräfte haben die natürliche Tendenz des Körpers, nach **Homöostase** zu suchen. Diese macht sich als rhythmische Aktivität in allen lebenden Geweben bemerkbar, und scheint die Hydrodynamik und bioelektrischen Kräfte im betroffenen Gelenk zu beeinflussen, wenn die Gewebsspannung komplett aufgehoben wird. Dadurch wird die Bewegungseinschränkung reduziert oder entfernt. [Kimberly 1980]

PBLT ist der Punkt, an dem alle Komponenten einer Gelenksläsion versammelt und unterstützt sind, so daß **sämtliche Kräfte in jede Richtung gleich ausgeglichen** sind. An diesem Punkt erreicht man eine neurologisch neutrale Situation, so daß das ZNS alle hyperreaktiven, die Gelenksläsion entwickelnden und aufrechterhaltenden Informationen ausschalten kann. Die neuen, nicht alarmierenden Informationen erlauben dem Gelenk, sich neu zu organisieren, so daß es den Streß und die Spannung selbst bewältigen kann. [Nusselein 1999] Der Zustand des Gewebes verbessert sich, wenn es zu dem Punkt dieser Entspannung zurückgebracht wird. Dies stellt die Elastizität des Gewebes, eine normale Verbindung der Kapillaren und Zellen und daher den Fluß und Austausch der Flüssigkeiten wieder her.

Nach diesen Überlegungen ist die osteopathische Behandlung eines Patienten im Rahmen der Manipulation nicht nur die Durchführung einer einzigen manuellen Prozedur. Die **Dauer** des Behandlungsprogramms und ebenso die **individuelle Behandlung** erfordern ein jeweils unterschiedliches technisches Herangehen. Das Visualisieren und die Synthese von den mit den Fingern palpierten Informationen bilden die Basis für ein scharfsinniges, klinisches Verhalten. Die begriffliche Erfassung der anatomisch-physiologischen Dysfunktionen, die für einen bestimmten Patienten typisch sind, ist der Schlüssel zur Maximierung der manipulativen Reaktionen. Die anhaltende Wirkung dieser Reaktionen ist von der selektiven, kontrollierten unterschiedlichen Kraft und dem geeigneten Hebel abhängig. Wenn diese Bedingungen erfüllt sind, werden die innewohnenden neuroregulatorischen Mechanismen bei der Überwindung der Dysfunktion zu Tage treten. [Chila, 1985] Es gibt einige **Richtlinien** nach Chila [1985]:

1. Die angewandte Kraft ist variabel.
2. Die verwendete Zeit ist variabel.
3. Visualisierung und Synthese sind zwingend.
4. Die begriffliche Erfassung ist von großer Wichtigkeit.
5. Toleranz und Reaktion sind individuell verschieden.
6. Die innewohnende Kapazität ist der Standard für Gesundheit und Krankheit.
7. Energie folgt dem Gedanken.

20.1.3 Fulcrum und Stillpunkt

Wenn man mit dem Patienten arbeitet, ist es wichtig, daß die eigenen Erwartungen nicht in das Gewebe des Patienten hineininterpretiert werden. Man soll neutral spüren, was der Körper einem zu vermitteln hat.
Es ist wichtig, daß der Osteopath bei der Palpation aufmerksam ist, da diese zeigt, ob die Bewegung möglich und/oder eingeschränkt ist. Sobald man den Spielraum für Toleranz oder Widerstand hinsichtlich der Bewegung beurteilt hat, versucht der Osteopath, ein angemessenes Fulcrum zu nutzen, durch das eine Entspannung erzielt wird. [Becker 1963, Chila 1985]
Durch das Fulcrum fällt der Punkt der ausgeglichenen Spannung der Bänder mit dem **„Stillpunkt"** zusammen. Ein **Fulcrum** ist ein stiller Punkt, über den sich ein Hebel bewegt und von dem er seine Kraft erhält. Es kann zu verschiedenen Bereichen unterhalb des Hebels wechseln, bleibt aber ein stiller, balancierter Punkt, über den der Hebel arbeitet und seine Potenz sicherstellt. [Sutherland 1967]
Man kann diesen Punkt als **„neutralen Punkt"** verstehen: „Die Flüssigkeit beruhigt sich beim Stillpunkt oder Fulcrum, stellt den Punkt ein, bei dem die Membranen balanciert sind, und leitet damit die Korrektur ein. In diesem „Augenblick der Stille" manifestiert sich die Potenz der zerebrospinalen Flüssigkeit." [Magoun 1951]
Es ist ein rhythmischer balancierter Austausch; „der Zeitraum, in dem alle **Flüssigkeiten im Körper ausgetauscht** werden." [Sutherland 1967] „Der Punkt, an dem eine direkte Antwort auf die Gezeitenbewegung möglich ist; ein Balancepunkt in den reziproken Spannungen der Hirnhäute, der sich mit der primären Respiration verschieben kann." [Jealous 1997]
„Ich möchte, daß du die ganze Strömung fühlst, die diesen Balancepunkt erreicht, eine Balance zwischen zwei Skalen. Das ist der Punkt, an dem der Mechanismus stillsteht, er geht weder zurück noch strömt er, er ist ganz einfach genau bei diesem neutralen Punkt angekommen." [Sutherland 1967]

20.1.4 Der unwillkürliche Mechanismus (Involuntary Mechanism)

Wenn man mit dem Gewebe arbeitet, versucht man, alle Elemente davon zum Neutralpunkt oder Balancepunkt zusammenzubringen. Bei diesem kommt der unwillkürliche Mechanismus (Involuntary Mechanism = IVM) ins Spiel. Dieser ist einer der **stärksten selbstkorrigierenden Kräfte** des Körpers (Homöostase).
„Eine spontane Bewegung im Körper arbeitet durch das Aufrechterhalten von koordinierten, physiologischen Prozessen für die Homöostase und bezieht alle

Gewebe des Körpers in nächster Umgebung mit ein. An der Aufrechterhaltung der Homöostase sind mechanische, flüssige, chemische, elektrische und magnetische Veränderungen beteiligt. Die dem ZNS innewohnende, rhythmische Bewegung, der fluktuierende Rhythmus der zerebrospinalen, lymphatischen, intrazellulären und interzellulären Flüssigkeiten und die rhythmische Bewegung des primären respiratorischen Mechanismus sind **ständig da**, bis zum Lebensende. Sie können hinsichtlich Tempo, Rhythmus, Amplitude, Form oder Kraft unterschiedlich sein, aber müssen ständig weitergehen. Die homöostatischen Kräfte streben konstant nach der Wiederherstellung der normalen Funktion, und wenn ein Hindernis, das diese blockiert, entfernt werden kann, werden sie dies erreichen." [Cooper 1977]

Still sagte: „Finde Gesundheit und bringe sie in Bewegung, Krankheit kann jeder finden." Sutherland gab dieser Aussage eine neue Bedeutung. Die Anwendung von BLT entspricht ganz den fundamentalen Prinzipien der Osteopathie: der Körper ist eine Einheit, Struktur und Funktion hängen reziprok voneinander ab, der Körper kann sich selbst regulieren und hat selbstheilende Kapazitäten.

Wir erzwingen nicht, sondern **unterstützen** vielmehr die **angeborene Energie** des Körpers beim Lindern eines Zustands. Der Zustand des Gewebes wird verbessert, indem es zurück in die Position gebracht wird, an der es ursprünglich verspannt wurde. Die Position wird verstärkt eingenommen, um den Punkt der Entspannung zu erreichen. Dies stellt die geeigneten, propriozeptiven Reflexe, die Elastizität des Gewebes und die normalen kapillären und zellulären Beziehungen wieder her, was eine Homöostase im betroffenen Gebiet und im Mechanismus selbst zuläßt.

Quellen:

Becker R. E.: Diagnostic Touch – Its principles and application. Yearbook American Academy of Osteopathy, 1963

Cooper G. J.: Some clinical considerations of the fascia in diagnosis and treatment. Yearbook American Academy of Osteopathy, 1977

Chila A. G.: Connective continuity in diagnosis and treatment. Ohio University COM, 1985

Dumais C.: Lexique du language de l'enseignement de W. G. Sutherland. Canada, 1999

Frymann V. M.: Sutherland passes on the torch. 1986. Collected Papers of American Academy of Osteopathy, 1998

Greenman P. E.: Principles of Manual Medicine. Williams & Wilkins, Baltimore, 1996

Hazzard C.: The Practice and applied therapeutics of osteopathy. Journal Printind CO, Kirksville, 1905

Hulett G. D.: A textbook of the principles of osteopathy. A. T. Still research Institute, 1922

Kimberly P. E.: Outline of the Cranial Concept. Des Moines College of Osteopathy, 1950

Lippincott G. A.: The osteopathic technique of W. G. Sutherland. Yearbook American Academy of Osteopathy, 1949

Magoun, H. I.: Osteopathy in the Cranial Field. 1. Auflage, Journal Printings, Kirksville, 1951

Jordan R., Schuster T.: The selected writings of Carl P. McConnell. Squirrel Tail Press, Columbus, 1995
Schooley T.: The Osteopathic Lesion. Yearbook Academy of Applied Osteopathy, 1958
Stretch O. M.: Entrapments of fluid flow. In: Brookes D.: Lectures on Cranial Osteo. Thorsons Publishers Limited, Wellingborough, 1981
Sutherland W. G.: Teachings in the science of osteopathy. Rudra Press, Oregon, 1990
Sutherland A., Wales A.: Contributions of Thoughts. Sutherland Cranial Teaching F., 1967

20.2 Grundlagen

20.2.1 Pathogenetisches Modell

Die in diesem Kapitel beschriebenen Techniken gehen in ihren Prinzipien auf **Dr. William Garner Sutherland** zurück, der ein Schüler von Dr. Andrew Taylor Still war. Hauptsächlich bekannt wurde Sutherland durch die Entwicklung der Techniken für das Kranium. Bevor er sich allerdings damit beschäftigte, hatte er bereits eine spezielle Methode zur Behandlung der Gelenke erarbeitet.
Sutherland beschrieb dazu folgendes Modell: Die wichtigsten Strukturen, die ein Gelenk halten und schützen, sind die **Bänder**. Diese sind nie vollkommen entspannt, sondern befinden sich in einem physiologischen **Spannungsgleichgewicht**. Das Gelenk bewegt sich um ein neutrales, physiologisches **Fulcrum** (Drehpunkt), das innerhalb des Gelenkes liegt.
Bei äußerer Krafteinwirkung, z. B. durch einen Schlag gegen das Knie, kann sich dieses Fulcrum räumlich verschieben, so dass die Bänder des Gelenks in ein Spannungsungleichgewicht geraten. Dies kann zu Bewegungseinschränkungen, Schmerzen und Instabilität führen. Wird dieser Zustand chronisch, verlieren die kontraktilen Elemente der Bänder an Elastizität. Dies kann bei der Untersuchung eines Gelenkes als Qualitätsverlust der Bewegung innerhalb des Bewegungsspielraums, eingeschränkte Bewegungsgrenze mit hartem Endgefühl oder auch Erstarrtsein der Bänder palpiert werden.

20.2.2 Therapieprinzip

Um das Spannungsgleichgewicht der betroffenen Bänder wieder herzustellen, wird das Gelenk in eine Position geführt, in der die **Spannung aller Bänder gleich groß** ist. Durch das Unterstützen des Gelenks in dieser Position wird die Haltefunktion der Bänder vorübergehend übernommen. Diese Positionierung ermöglicht den Bändern, ihr eigentliches physiologisches Spannungsgleichgewicht wieder einzunehmen. Die Position, in der dieser unwillkürliche Prozess stattfinden kann, nennt man **point of balanced ligamentous tension** (**PBLT**; Punkt der ausgeglichenen ligamentären Spannung).

20.2.3 Behandlungsmethode

Die Behandlung nach den Prinzipien von Dr. Sutherland erfordert ein konzentriertes, ruhiges und einfühlsames Arbeiten. Bei der Durchführung der Sutherland-Techniken ist es besonders wichtig, daß der Therapeut seine Aufmerksamkeit auf die zu behandelnden Bänder und die dreidimensionale Struktur des Gelenks richtet und wahrnimmt, welche Veränderungen während der Behandlung stattfinden. Er palpiert dazu die Aktivität der Bänder in jedem Moment, bis die Korrektur vollendet ist. Ein gutes Verständnis des Körpers, der Prinzipien der Osteopathie und ein **geschultes Palpationsvermögen** sind unbedingte Voraussetzungen für die erfolgreiche Durchführung dieser Techniken. Daher können die nachfolgenden Beschreibungen eine hilfreiche Ergänzung, nicht jedoch Ersatz für einen praktischen Unterricht sein.

Die im Text angegebenen **Handpositionen** haben sich in der Praxis bewährt. Es ist jedoch sinnvoll, die Handpositionen zu benutzen, mit denen der Therapeut individuell am besten arbeiten kann. Wenn das Prinzip der Sutherland-Techniken verstanden ist, kann jeder mit ein wenig Übung mit diesen Techniken kreativ und innovativ am ganzen Körper experimentieren und arbeiten.

- Zuerst wird der **Bewegungsradius** des Gelenkes getestet, um festzustellen, wo Einschränkungen bestehen und in welche Richtungen es sich gut bewegt.

Nachdem die Komponenten der Dysfunktion bestimmt wurden, nimmt der Therapeut **Kontakt mit dem Gelenk** auf und paßt die Kraft seines Griffes den Kräften im Gelenk an. Dies ist von großer Bedeutung, da die Bewegung der Bänder nur dann palpiert werden kann und die Bänder auf die Positionierung reagieren, wenn ihnen mit gleicher Kraft begegnet wird. Der Therapeut übernimmt damit die **Haltefunktion** für die jeweils zu behandelnden Bänder. Um dies optimal zu gewährleisten, muß der Therapeut durch seinen Kontakt dem Patienten eine gute Unterstützung bieten, damit dieser die willentliche Kontrolle über das Gelenk abgeben kann. Der unwillkürliche Mechanismus kann nun die Korrektur durchführen.

Die Aufmerksamkeit wird dann auf die zu behandelnden Bänder gerichtet. Die meisten **Techniken** sind **indirekt**, d.h. daß das Gelenk in die Richtung(en) bewegt wird, in die es sich ohne Einschränkung bewegen läßt. Dr. Sutherland nannte dieses „to go into **ease**“ (in die bewegungsfreie Richtung gehen). In dieser Position wird palpiert, ob ein PBLT einsetzt. Um diesen Prozeß zu unterstützen, können zusätzlich folgende Parameter benutzt werden:

- **Disengagement:** Die Gelenkflächen des betroffenen Gelenkes werden in entgegengesetzter Richtung bewegt oder durch leichte Traktion sanft voneinander getrennt. Dies kann einerseits zur Verstärkung einer Dysfunktion notwendig sein, wird aber auch oft benutzt, um eine Grundspannung auf die beteiligten Bänder zu bringen.

- **Kompression:** Um eine Dysfunktion zu verstärken, kann es nötig sein, die Gelenkflächen durch gegenläufigen Druck anzunähern.
- **Körperhaltung:** Der Patient wird so positioniert, daß die Dysfunktionsstellung des betroffenen Gelenkes betont wird.
- **Atmung:** Die Einatmung wird zur Verstärkung einer Dysfunktion in Flexion und/oder Außenrotation eingesetzt, die Ausatmung zur Verstärkung einer Dysfunktion in Extension und/oder Innenrotation. Zudem kann das Anhalten der Atmung (Apnoe) bei voller Einatmung oder Ausatmung eingesetzt werden. Oft geschieht die Lösung einer Dysfunktion am Ende der inspiratorischen oder exspiratorischen Apnoe.

Wenn der **PBLT** erreicht ist, spürt der Therapeut, wie die **Bänder** beginnen, ein **neues Gleichgewicht** zu suchen. Es entsteht der Eindruck, als würden im Gelenk kleinste Bewegungen stattfinden. Nach einer Weile kommen die Bänder zur Ruhe. In dieser letzten Phase der Korrektur, die in der Regel mit einem Stillpunkt zusammenfällt, **verschiebt** sich das **Fulcrum** des Gelenks wieder in seine physiologische Neutralposition.

Wenn die rhythmische Bewegung des Gelenks während der Primäratmung wieder deutlich gefühlt werden kann, begleitet der Therapeut den Patienten in seine **Ausgangsstellung** zurück, der dann wieder die willkürliche Kontrolle seiner Haltung übernimmt.

Die Beweglichkeit des Gelenkes wird zur Kontrolle erneut getestet. Ggf. kann dann ein erneuter Versuch unternommen werden, wenn die Besserung nicht wie erwünscht erfolgt ist.

20.3 Techniken für das Becken

20.3.1 Behandlung des Ilium im Stehen (direkte Technik)

Indikation: Ilium in Anteriorität oder Posteriorität

Patient: stehend, mit den Händen an der Bank aufgestützt

Therapeut: kniend, seitlich des Patienten auf Seite der Dysfunktion

Handposition:

- mit einer Hand die Crista iliaca umfassen
- mit dem Handballen der anderen Hand inferior des Tuber ischiadicum Kontakt aufnehmen

Ausführung:

- den Patienten bitten, das Bein der Dysfunktionsseite gekreuzt vor das andere zu stellen und nur die laterale Fußkante aufzusetzen, das Knie sollte leicht gebeugt sein

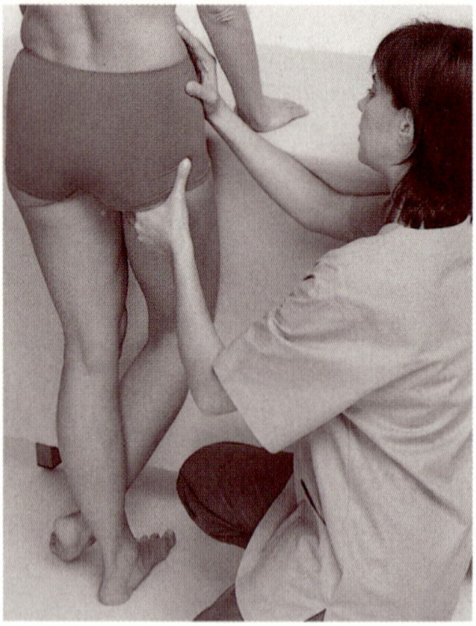
Behandlung des Ilium

- dann den Patienten bitten, sein Gewicht auf das nicht betroffene Bein zu verlagern, um eine Dekoaptation des Iliosakralgelenks der Dysfunktionsseite zu erreichen
- das Gelenk mit beiden Händen entgegengesetzt der Dysfunktion positionieren: bei einer Dysfunktion des Ilium in Posteriorität das Ilium nach anterior, bei einer Dysfunktion in Anteriorität das Ilium nach posterior führen
- in dieser Position entsteht ein PBLT; es sollte spürbar sein, wie sich die Bänder des betroffenen Iliosakralgelenks entspannen
- den Patienten nun bitten, seine Knie zu beugen und sich dabei in die Hand des Therapeuten hineinzusetzen, sich danach langsam wieder aufzurichten und die Füße nebeneinander zu stellen
- währenddessen den Kontakt beibehalten und das Ilium in die Korrekturrichtung bewegen
- nach vollendeter Korrektur den Kontakt lösen

20.3.2 Pelvic Lift

Indikation: Tonusveränderung der Beckenbodenmuskulatur, Beckenbodenschwäche
Patient: in Seitenlage
Therapeut: stehend, hinter dem Patienten, Blick nach kranial
Handposition: mit Zeige- und Mittelfinger der patientennahen Hand medial des oberen Tuber ischiadicum Kontakt aufnehmen, die Finger sind dabei nach kranial gerichtet
Ausführung:

- einen leichten, stetigen Druck nach kranial aufbauen, wobei sich Unterarm und Handgelenk in einer Linie befinden
- den Druck nach kranial nur in dem Maße erhöhen, wie eine Entspannung der Gewebe palpiert werden kann
- sobald sich der Beckenboden weich, aber dennoch elastisch anfühlt, den Kontakt langsam lösen

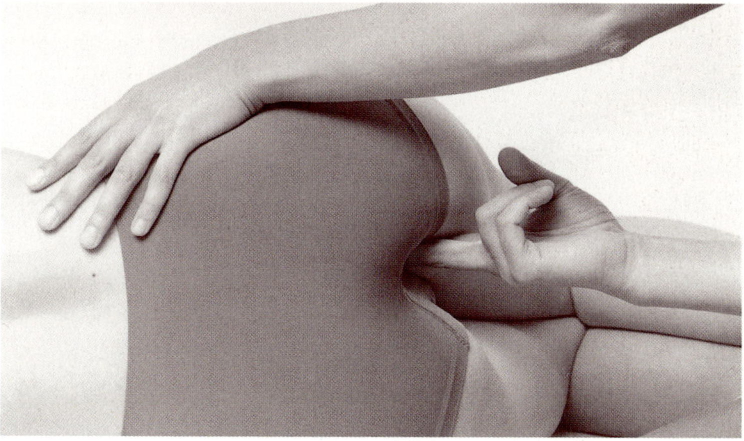

Pelvic Lift

20.4 Techniken für die Wirbelsäule

20.4.1 Behandlung des Os sacrum im Sitzen

Indikation: Dysfunktion in Flexion oder Extension des Os sacrum
Patient: sitzend, auf den Knien des Therapeuten, Ellenbogen auf der Bank aufgestützt
Therapeut: sitzend, auf einem Hocker vor der Bank, eventuell mit einem Sitzkissen auf den Knien
Handposition:

- mit einem Arm beide SIAS von vorne umgreifen
- die andere Hand auf das Os sacrum legen

Ausführung:

- den Patienten tief ein- und ausatmen lassen und dabei die Bewegung des Os sacrum palpieren
- bei Einschränkung der Mobilität des Os sacrum die Dysfunktion mit Hilfe von Positionierung und Atmung verstärken
- das Os sacrum dazu so positionieren, daß es sich freier von den Ilia bewegen kann: den Patienten bitten, sich auf den Ellenbogen soweit auf der Bank nach vorne zu bewegen, bis zu spüren ist, wie das Os sacrum nach anterior/superior aus der Umklammerung der Ilia bewegt wird (Disengagement)
- in dieser Position die Dysfunktion durch einen Druck nach ventral gegen die Apex ossis sacri bei einer Flexionsdysfunktion oder gegen die Basis ossis sacri bei einer Extensionsdysfunktion verstärken

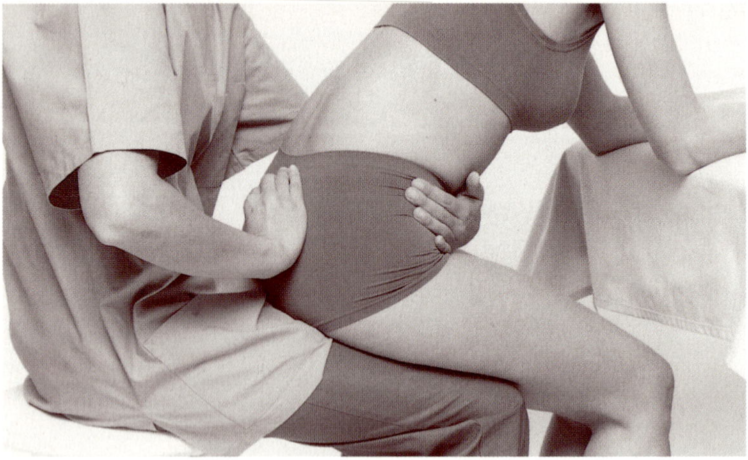

Behandlung des Os sacrum

- durch Bewegung der Knie die Position der Ilia verändern, um einen PBLT zu erreichen: ein oder beide Knie anheben, Knie nach vorne, hinten, zusammen oder auseinander bewegen
- die Atmung unterstützend einsetzen: bei einer Flexionsdysfunktion den Patienten bitten, tief einzuatmen und den Atem anzuhalten, bis er ausatmen muß, bei einer Extensionsdysfunktion auszuatmen und den Atem anzuhalten, bis er einatmen muß
- nach vollendeter Korrektur den Patienten in die Neutralposition zurückbegleiten und den Kontakt lösen

! Sutherland benutzt die Terminologie der kraniosakralen Osteopathie, um die Bewegung des Os sacrum zu beschreiben. Es soll eine freie Bewegung des Os sacrum in Flexion, d.h. die Basis ossis sacri bewegt sich nach dorsal (Einatmungsstellung), und Extension, d.h. die Basis ossis sacri bewegt sich nach ventral (Ausatmungsstellung), möglich sein.

20.4.2 Sacrum Lift von anterior

Indikation: Fixation des Os sacrum, Basis nach anterior und inferior fixiert, oft Folge von Geburt, Schleudertrauma
Patient: sitzend, Hände auf den Schultern des Therapeuten liegend
Therapeut: sitzend, auf einem Hocker vor dem Patienten, Knie jeweils lateral der Knie des Patienten

Handposition:

- mit den Händen die Ilia mit festem Griff umfassen
- mit den Daumen medial der SIAS vorsichtig in die Tiefe Richtung der Alae ossis sacri palpieren

Ausführung:

- den Patienten bitten, den Kopf hängen zu lassen und sich mit aufrechter LWS etwas in Richtung des Therapeuten zu lehnen, um die Dysfunktion des Os sacrum zu betonen
- die Daumen bei jeder Ausatmung tiefer in Richtung Os sacrum bewegen
- sobald sich ein PBLT eingestellt hat und das Os sacrum eine Bewegung nach kranial beginnt, mit den Knien die Knie des Patienten zusammendrücken und einen Druck auf den anterioren Teil der Ilia nach medial ausüben, um dem Os sacrum eine größere Bewegungsfreiheit zu geben, was den Bändern die Korrektur ermöglicht
- den Patienten bitten, tief einzuatmen und die Luft anzuhalten, während er sich aufrichtet, nach oben streckt und die Knie auseinander drückt
- die Bewegung des Os sacrum nach kranial und dorsal begleiten
- den Patient bequem hinsetzen lassen und langsam den Griff lösen

> ! Sutherland benutzt die Terminologie der kraniosakralen Osteopathie, um die Bewegung des Os sacrum zu beschreiben. Es soll eine freie Bewegung des Os sacrum in Flexion, d.h. die Basis ossis sacri bewegt sich nach dorsal (Einatmungsstellung), und Extension, d.h. die Basis ossis sacri bewegt sich nach ventral (Ausatmungsstellung), möglich sein.

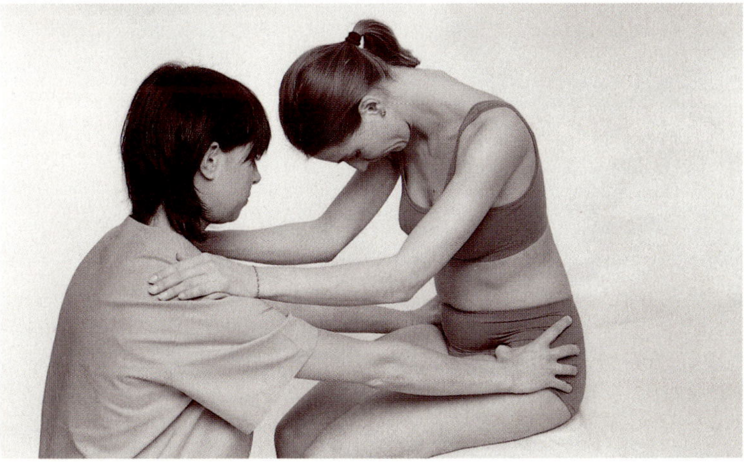

Sacrum Lift von anterior

20.4.3 Behandlung der Lendenwirbelsäule im Sitzen

Indikation: Dysfunktionen von Lendenwirbelsegmenten in Flexion, Extension, Rotation, Seitneigung
Patient: sitzend, auf den Knien des Therapeuten, Hände auf der Bank liegend
Therapeut: sitzend, auf einem Hocker vor der Bank, eventuell mit einem Kissen auf den Knien
Handposition:

- mit einem Arm die SIAS von vorne umfassen
- mit den Fingern der anderen Hand die Dornfortsätze der betroffenen Lendenwirbel palpieren

Ausführung:

- um eine Dysfunktionsposition des Wirbels in Flexion zu verstärken, den Patienten bitten, die Händen auf der Bank etwas nach vorne zu bewegen, bis sich die Bänder des betroffenen Wirbels anspannen, dann den Wirbel am Dornfortsatz nach kranial halten und für die Korrektur den Patienten tief einatmen und die Luft anhalten lassen
- um eine Dysfunktionsposition des Wirbels in Extension zu verstärken, den Patienten bitten, die Hände auf der Bank nach hinten zu bewegen, um den Oberkörper etwas aufzurichten, dann den Wirbel am Dornfortsatz nach kaudal halten und für die Korrektur den Patienten tief ausatmen und die Luft anhalten lassen
- um eine Dysfunktionsposition des Wirbels in Seitneigung zu betonen, auf der betroffenen Seite das Knie etwas anheben und für die Korrektur den Patienten tief einatmen und die Luft anhalten lassen

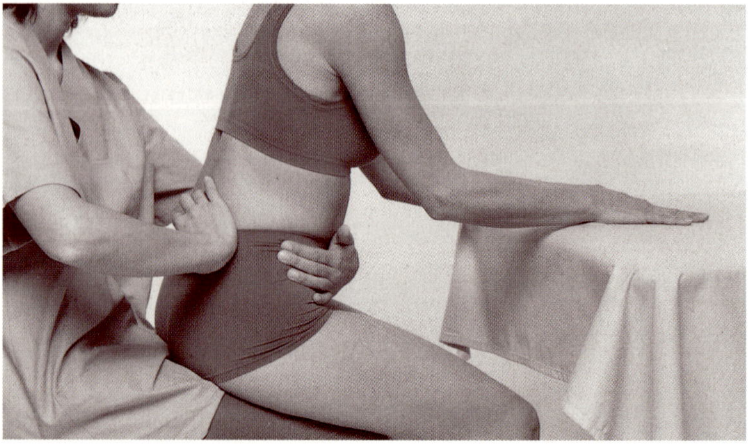

Behandlung der LWS im Sitzen

- um eine Dysfunktionsposition des Wirbels in Rotation zu betonen, ein Knie vor- oder zurückbewegen und für die Korrektur den Patienten tief einatmen und die Luft anhalten lassen
- den Patienten, wenn er weiteratmen muß, in die Neutralposition zurückbegleiten

> **!** Flexions- und Extensionsdysfunktionen vor Seitneigungs- und Rotationsdysfunktionen korrigieren.
> Nach Sutherland befindet sich ein Wirbel in Flexionsdysfunktion, wenn dessen Beweglichkeit gegenüber dem darüberliegenden Segment eingeschränkt ist, in Extensionsdysfunktion, wenn dessen Beweglichkeit gegenüber dem darunterliegenden Segment eingeschränkt ist.

20.4.4 Behandlung der Lendenwirbelsäule im Liegen

Indikation: Dysfunktionen von Lendenwirbelsegmenten in Flexion, Extension, Rotation, Seitneigung
Patient: in Rückenlage
Therapeut: sitzend, seitlich des Patienten
Handposition:
- beide Hände von lateral unter die LWS schieben
- mit den Fingern die Dornfortsätze des betroffenen Segmentes und der benachbarten Wirbel palpieren

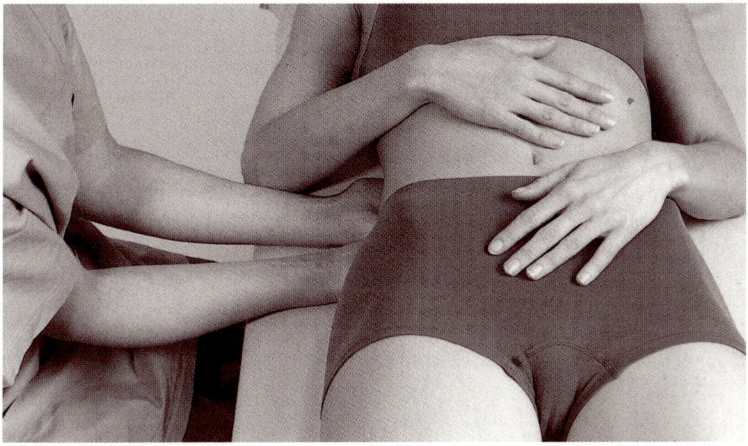

Behandlung der LWS im Liegen

Ausführung:
- um eine Flexion zu verstärken, die Hände tiefer in die Bank drücken und somit eine Delordosierung der Wirbelsäule zulassen
- um eine Extension zu verstärken, die Hände etwas nach ventral anheben
- um eine Seitneigung zu verstärken, den Patienten die Hüfte der Dysfunktionsseite etwas nach kranial bewegen lassen
- um eine Rotation zu verstärken, einen Druck auf die Querfortsätze induzieren
- mit obigen Komponenten den PBLT aufsuchen, dann warten, bis sich ein neues Gleichgewicht der Bänder des betroffenen Segmentes eingestellt hat
- nach vollendeter Korrektur den Patienten in die Neutralposition zurückbegleiten und den Kontakt lösen

> ! Flexions- und Extensionsdysfunktionen vor Seitneigungs- und Rotationsdysfunktionen korrigieren.

20.4.5 Behandlung der Brustwirbelsäule im Sitzen

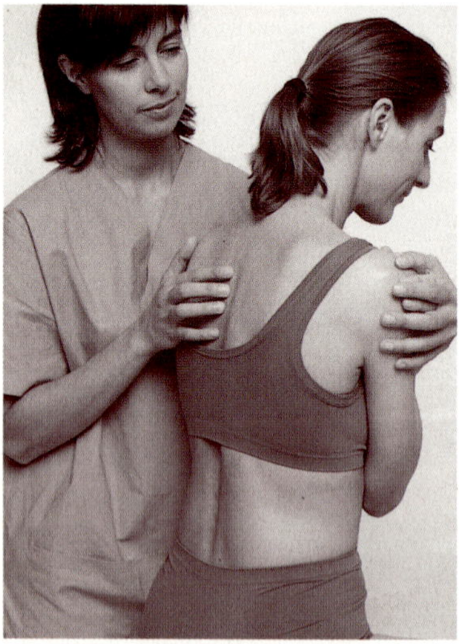

Behandlung der BWS im Sitzen

Indikation: Dysfunktionen von Brustwirbelsegmenten in Flexion, Extension, Rotation, Seitneigung

Patient: sitzend, beide Beine über gleiche Seite der Bank hängend

Therapeut: stehend, hinter dem Patienten

Handposition:
- mit einem Arm den Thorax umfassen und stabilisieren
- mit den Fingern der anderen Hand den Dornfortsatz des betroffenen Wirbels auf Seite der Posteriorität palpieren

Ausführung:
- um eine Flexion zu verstärken, den Patienten bitten, die Schultern leicht nach kranial zu heben, tief einzuatmen und die Luft anzuhalten
- dabei den Dornfortsatz des betroffenen Wirbels nach anterior und superior halten
- um eine Extension zu verstärken, den Patienten bitten, die Schultern nach kaudal zu bewegen und tief auszuatmen

20

- dabei den Dornfortsatz des betroffenen Wirbels nach inferior halten
- um eine Seitneigung nach rechts zu verstärken, den Patienten bitten, die rechte Schulter zu senken und die linke anzuheben
- um eine Rotationsdysfunktion zu verstärken, den Patienten bitten, den Kopf in Richtung der Rotationsdysfunktion zu drehen
- wenn die Bänder ein neues Gleichgewicht gefunden haben, den Patienten in die Ausgangsposition zurückbegleiten

> **!** Flexions- und Extensionsdysfunktionen vor Seitneigungs- und Rotationsdysfunktionen korrigieren.

20.4.6 Behandlung der Brustwirbelsäule im Liegen

Indikation: Dysfunktionen von Brustwirbelsegmenten in Flexion, Extension, Rotation, Seitneigung
Patient: in Rückenlage
Therapeut: sitzend, seitlich des Patienten
Handposition:

- beide Hände von lateral unter die BWS schieben
- mit den Fingern die Dornfortsätze des betroffenen Segmentes und der benachbarten Wirbel palpieren

Ausführung:

- um eine Flexion zu verstärken, die Hände tiefer in die Bank drücken und somit eine Delordosierung der Wirbelsäule zulassen

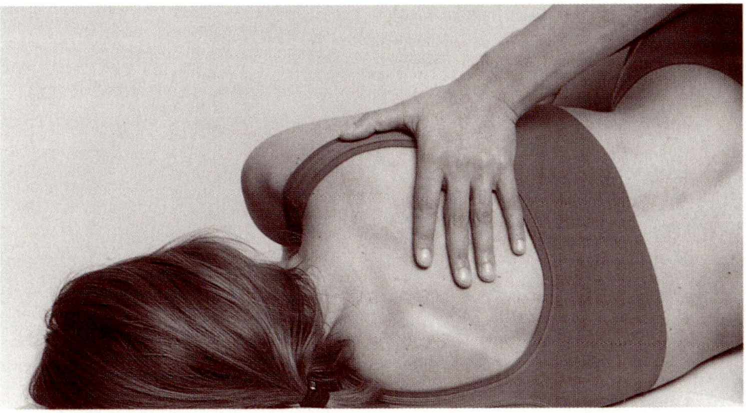

Behandlung der BWS im Liegen: Position der Finger

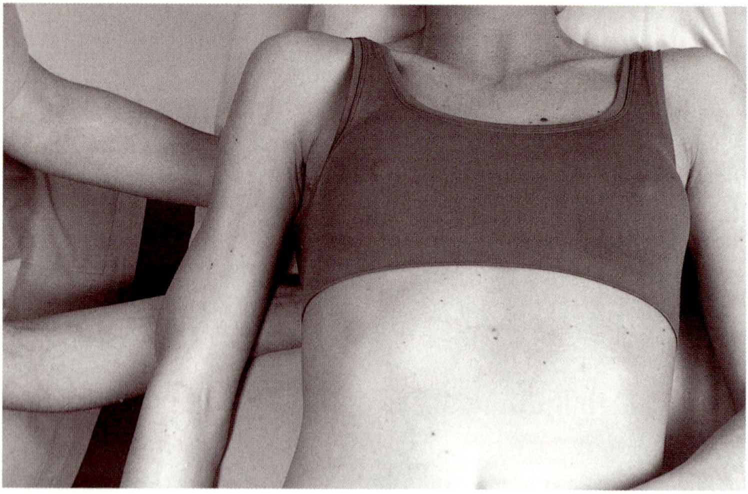

Behandlung der BWS im Liegen: Ausführung

- um eine Extension zu verstärken, die Hände etwas anheben
- um eine Seitneigung zu verstärken, den Patienten die Schulterposition verändern lassen: ein Senken der rechten Schulter bewirkt eine verstärkte Seitneigung nach rechts, ein Senken der linken Schulter nach links
- um eine Rotation zu verstärken, den Patienten den Kopf zur Dysfunktionsseite drehen lassen
- mit obigen Komponenten den PBLT aufsuchen, dann warten, bis sich ein neues Gleichgewicht der Bänder des betroffenen Segmentes eingestellt hat
- nach vollendeter Korrektur den Patienten in die Neutralposition zurückbegleiten und den Kontakt lösen

! Flexions- und Extensionsdysfunktionen vor Seitneigungs- und Rotationsdysfunktionen korrigieren.

20.4.7 Behandlung von C0/C1

Indikation: Dysfunktion des Okziput auf dem Atlas
Patient: in Rückenlage
Therapeut: sitzend, am Kopfende des Patienten
Handposition:
- die eine Hand befindet sich über der Squama occipitalis, mit dem Mittelfinger den Opisthion am posterioren Rand des Foramen magnum palpieren

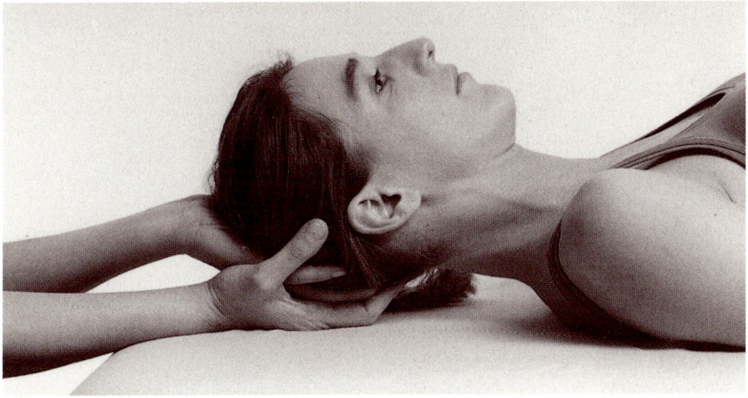

Behandlung von C0/C1

- die zweite Hand über die erste legen, mit dem Mittelfinger das Tuberculum posterius des Atlas palpieren

Ausführung:

- den Patienten bitten, das Kinn nach kaudal zu bewegen (Nickbewegung), bis ein Anspannen der Bänder zwischen C0/C1 palpiert werden kann
- dabei kann unterstützend ein leichter Zug nach kranial mit der Hand am Okziput ausgeführt werden
- fühlen, wie sich das Tuberculum posterius des Atlas dem Finger annähert, und einen PBLT suchen
- zusätzlich kann der Patient beide Füße in Dorsalflexion bringen, was eine Anspannung der posterioren Bänder der Wirbelsäule bewirkt und dadurch C2 in die Technik miteinbezieht, und einatmen
- bei gelungener Technik lösen sich die Facetten von Atlas und Okziput spürbar
- nach vollendeter Korrektur den Patienten in die Neutralposition zurückbegleiten und den Kontakt lösen

20.4.8 Behandlung von C2–C7

Indikation: Dysfunktionen von C2–C7 in Flexion, Extension, Seitneigung, Rotation

Patient: in Rückenlage

Therapeut: sitzend, am Kopfende des Patienten

Handposition:

- Zeige- und Mittelfinger beider Hände an die Procc. articulares des betroffenen Wirbels legen, bei einer Flexionsdysfunktion zusätzlich an die des darüber liegenden, bei einer Extensionsdysfunktion des darunter liegenden Wirbels

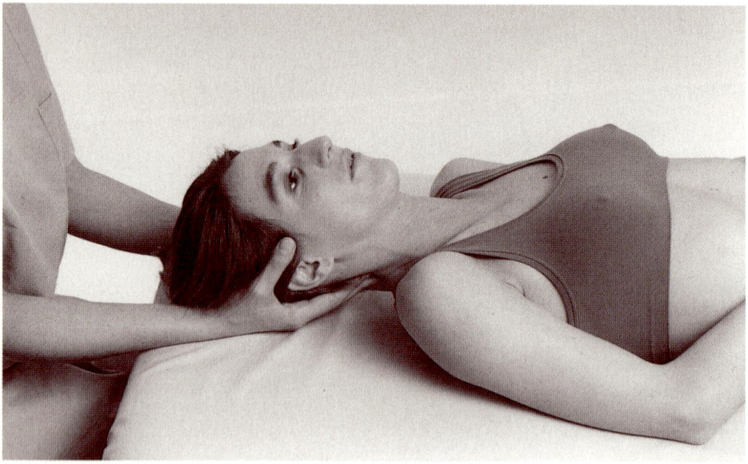

Behandlung von C2–C7

Ausführung:

- um eine Flexion zu betonen, den Patienten bitten, die Schultern nach kaudal zu bewegen, wobei eine Abduktion der Arme vermieden werden sollte, einzuatmen und den Atem anzuhalten
- dabei den betroffenen Wirbel nach anterior und superior halten
- um eine Extension zu betonen, den Patienten bitten, die Schultern nach kranial zu bewegen, auszuatmen und den Atem anzuhalten
- dabei den Wirbel unter dem in Dysfunktion nach anterior und superior halten
- um eine Seitneigung nach rechts zu betonen, den Patienten bitten, die rechte Schulter nach kranial zu bewegen, was eine kompensatorische Seitneigung der HWS nach rechts bewirkt
- um eine Rotation nach links zu betonen, die rechten Procc. articulares des Wirbels in Dysfunktion und des darunter liegenden nach anterior und superior halten
- nach vollendeter Korrektur den Patienten in die Neutralposition zurückbegleiten und den Kontakt lösen

> **!** Flexions- und Extensionsdysfunktionen vor Seitneigungs- und Rotationsdysfunktionen korrigieren.

20.5 Techniken für den Brustkorb

20.5.1 Behandlung der 1. Rippe

Indikation: Dysfunktionen der 1. Rippe in Exspiration, Inspiration
Patient: sitzend, am Ende der Bank
Therapeut: stehend, auf Seite der Dysfunktion
Handposition:
- die eine Hand auf die Margo medialis der Scapula legen, mit dem Zeigefinger dabei Kontakt mit dem Querfortsatz des 1. Brustwirbels aufnehmen
- die andere Hand ventral auf den Thorax legen, dabei mit dem Daumen Kontakt mit dem anterio-inferioren Rand des M. trapezius aufnehmen, mit dem Zeigefinger superior und posterior der Clavicula, mit dem Mittelfinger inferior der Clavicula

Ausführung:
- den Patienten bitten, sich zur Seite gegen die Hände des Therapeuten zu lehnen und den Kopf zur Gegenseite der Dysfunktion zu drehen; dadurch entsteht ein Disengagement, das gehalten wird, bis ein PBLT eintritt
- zusätzlich kann der Patient aufgefordert werden, tief ein- oder auszuatmen und die Luft anzuhalten, bis er weiteratmen muß; ob ein- oder ausgeatmet wird, entscheidet der Therapeut durch Palpation der Rippe, die dadurch in ihrem PBLT verstärkt werden sollte
- nach Vollendung der Technik den Patienten in die Neutralposition zurückbegleiten

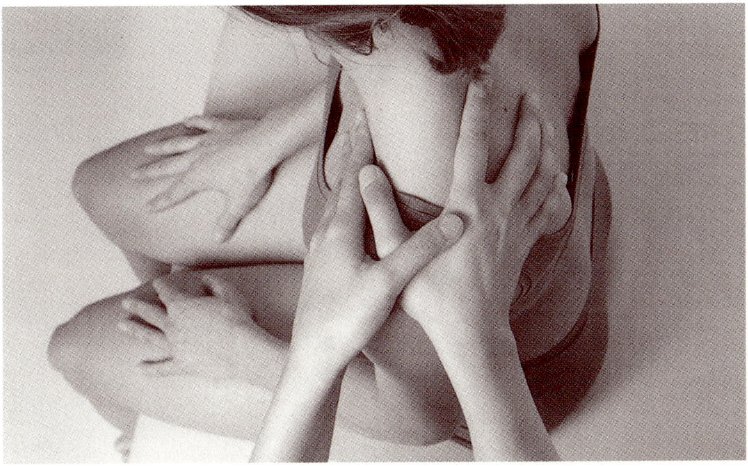

Behandlung der 1. Rippe

20.5.2 Behandlung der 2. und 3. Rippe

Indikation: Dysfunktionen der 2. und 3. Rippe in Exspiration, Inspiration
Patient: sitzend, am Ende der Bank
Therapeut: stehend, auf Seite der Dysfunktion
Handposition:

- die eine Hand auf die Margo medialis der Scapula legen, dabei mit Zeige- und Mittelfinger Kontakt mit dem Querfortsatz des Wirbels auf der Seite der Rippe in Dysfunktion aufnehmen
- die andere Hand von vorne in die Achselhöhle legen, dazu den Patienten den Arm etwas anheben lassen, um den Daumen in Richtung Angulus costae plazieren zu können
- Zeige- und Mittelfinger ventral auf die Rippe in Dysfunktion legen
- den Patienten bitten, den Arm hängen zu lassen; da die Strukturen in der Achselhöhle sehr empfindlich sind, sollte der Kontakt darin sanft sein

Ausführung:

- den Patienten bitten, sich gegen die Hände des Therapeuten zu lehnen, bis ein PBLT gefunden wird
- die Position kann unterstützt werden, indem der Patient die gegenüberliegende Schulter nach posterior bewegt und einatmet
- den Patienten bitten, ein- oder auszuatmen und den Atem anzuhalten, bis er weiteratmen muß; ob ein- oder ausgeatmet wird, entscheidet der Therapeut durch Palpation der Rippe, die dadurch in ihrem PBLT verstärkt werden sollte
- den Patienten danach in die Ausgangsposition zurückbegleiten

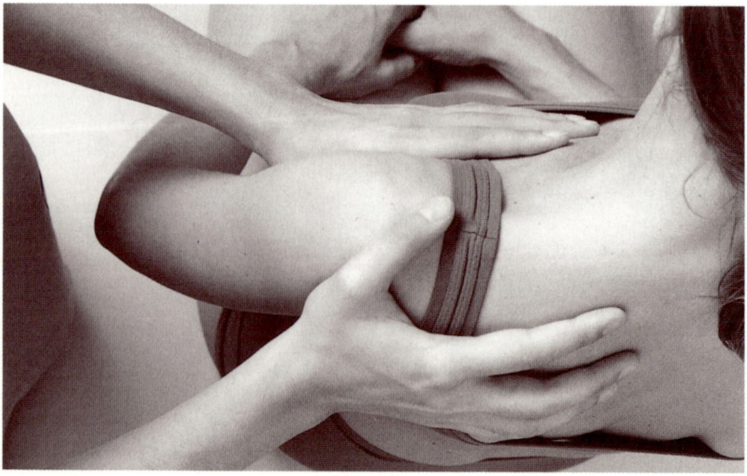

Behandlung der 2. und 3. Rippe

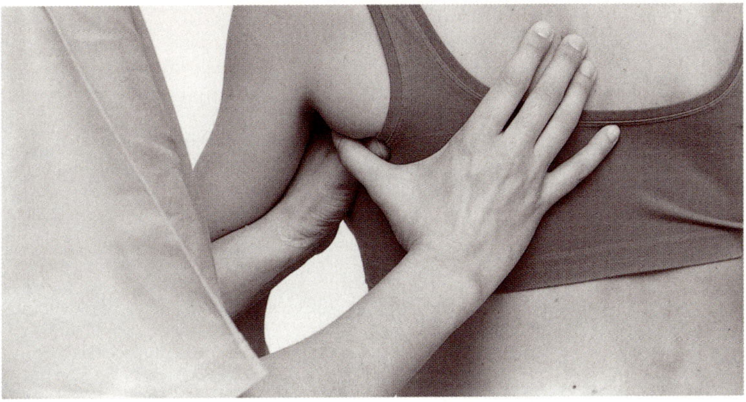

Behandlung der 4.–10. Rippe

20.5.3 Behandlung der 4.–10. Rippe

Indikation: Dysfunktionen der 4.–10. Rippe in Exspiration, Inspiration
Patient: sitzend, am Ende der Bank
Therapeut: stehend, auf Seite der Dysfunktion
Handposition:

- die Mittelfinger der einen Hand dorsal, der anderen Hand ventral auf die Rippe in Dysfunktion legen
- die Daumen berühren sich dabei in der Axillarlinie und bilden ein Fulcrum

Ausführung:

- den Patienten bitten, sich gegen die Hände des Therapeuten zu lehnen, wodurch ein Disengagement entsteht, bis ein PBLT eintritt
- die Einstellung kann optimiert werden, indem der Patient die gegenüberliegende Schulter nach posterior bewegt
- die Aufmerksamkeit auf das kostovertebrale und das kostotransversale Gelenk richten
- den Patienten bitten, tief ein- oder auszuatmen und den Atem anzuhalten, bis er weiteratmen muß; ob ein- oder ausgeatmet wird, entscheidet der Therapeut durch Palpation der Rippe, die dadurch in ihrem PBLT verstärkt werden sollte
- den Patienten danach in die Ausgangsposition zurückbegleiten

20.5.4 Behandlung der 11. und 12. Rippe

Indikation: Dysfunktionen der 11. und 12. Rippe in Exspiration, Inspiration
Patient: in Rückenlage

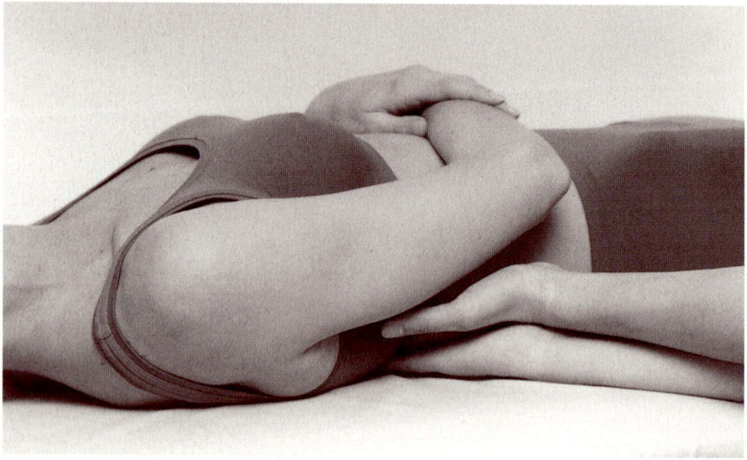

Behandlung der 11. und 12. Rippe

Therapeut: sitzend, seitlich des Patienten
Handposition:

- beide Mittelfinger übereinander auf die Rippe in Dysfunktion legen
- beim Doppelkontakt ist der Finger mit direktem Patientenkontakt der palpierende, der darüberliegende der motorische Finger, der die Bewegung ausführt

Ausführung:

- das Rippenköpfchen nach ventral und lateral bewegen, wodurch ein Disengagement erreicht wird
- den PBLT einstellen und solange halten, bis sich die Rippe nach lateral bewegt und neu positioniert
- dann den Kontakt langsam lösen

20.5.5 Diaphragma Lift

Indikation: Tonusveränderung des Zwerchfells, Zwerchfelltiefstand
Patient: in Rückenlage, Beine angestellt
Therapeut: stehend, am Kopfende des Patienten

Handposition:

- den Patienten bitten, die Hände auf die Rippenbögen zu legen, die Finger sind dabei nach medial gerichtet
- die Hände auf die des Patienten legen, was ein sanftes Arbeiten am empfindlichen Zwerchfell ermöglicht

Ausführung:

- den Patienten tief ein- und ausatmen lassen

- bei der Einatmung die Bewegung der Rippen nach lateral unterstützen
- bei der Ausatmung der Bewegung des Centrum tendineum des Zwerchfells durch leichten Zug mit den Händen nach kranial folgen
- die mit den Händen am Thorax aufgebaute Spannung halten und bei der nächsten Atmung verstärken
- wenn keine weitere Spannung aufgebaut werden kann, den Patienten bitten, tief auszuatmen und dann den Atem anzuhalten
- dann den Patienten bitten, den Thorax zu weiten, als würde er tief einatmen, jedoch ohne Luft zu holen
- diese Position so lange halten, bis der Patient wieder tief Atem holen muß
- dann den Kontakt lösen

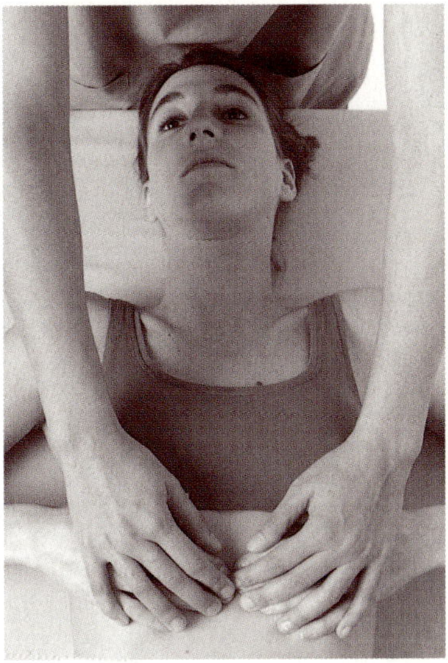
Diaphragma Lift

20.5.6 Manubrium Lift

Indikation: Dysfunktionen des Manubrium sterni
Patient: in Rückenlage
Therapeut: stehend, seitlich des Patienten
Handposition:
- die Hände übereinander auf das Manubrium legen, die Finger sind dabei nach kranial gerichtet
- mit der unteren Hand palpieren, mit der oberen die Bewegung durchführen

Ausführung:
- durch Induktion einer leichten Kompression nach dorsal und superior die Ligg. pericardiaca superior und inferior (Faserverlauf von festem Bindegewebe von Herz zu Sternum und zu Th3–5) unter Spannung bringen
- den PBLT einstellen lassen
- wenn das Manubrium seine neue Position eingenommen hat, langsam den Kontakt lösen

> ! Diese Technik vorsichtig ausführen, da sich viele Patienten durch den Druck in der Halsnähe beengt fühlen.

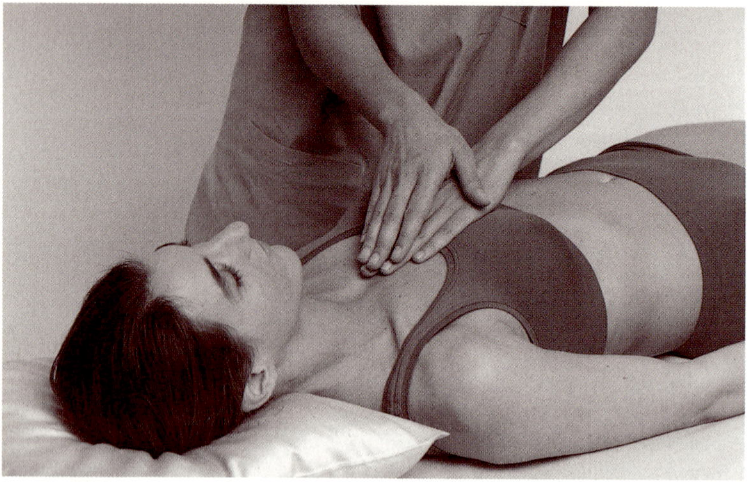

Manubrium Lift

20.6 Techniken für den Schultergürtel

20.6.1 Behandlung der Clavicula

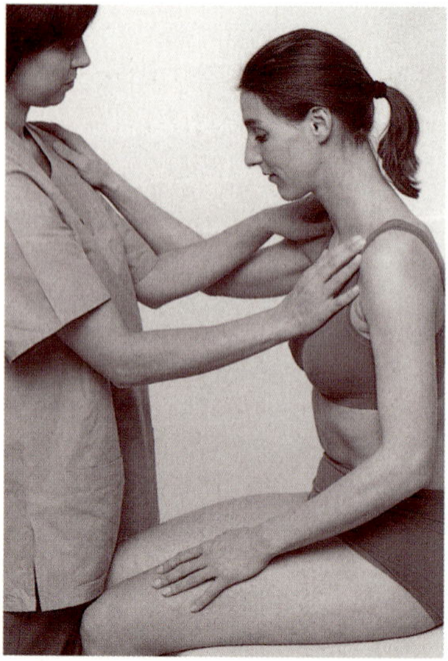

Behandlung der Clavicula

Indikation: Dysfunktionen der Clavicula in Innen-, Außenrotation

Patient: sitzend, die Hand der Dysfunktionsseite auf der Schulter des Therapeuten, der Ellenbogen ruht auf dem des Therapeuten

Therapeut: stehend, vor dem Patienten

Handposition:
- jeweils mit Daumen und Zeigefinger das distale und proximale Ende der Clavicula halten
- mit den Daumen die Clavicula nach kranial und lateral unterstützen

Ausführung:
- den Patienten bitten, sich gegen die Daumen des Therapeuten zu lehnen
- den PBLT durch Innen- oder Außenrotation aufsuchen

- um diesen zu verstärken, den Patienten die gegenüberliegende Schulter nach posterior bewegen lassen
- durch Heben oder Senken des Arms die Position am Akromioklavikulargelenk variieren, um eine Rotation der Clavicula über das Gelenk einzuleiten
- wenn nötig, den Patienten nun tief einatmen lassen
- bei gelungener Ausführung entsteht der Eindruck, als würde die Clavicula länger werden
- anschließend den Patienten in die Ausgangsposition zurückbegleiten

20.6.2 Behandlung der Scapula

Indikation: Dysfunktionen der Scapula
Patient: sitzend, am Ende der Bank, der Unterarm der Dysfunktionsseite auf dem Oberschenkel ruhend
Therapeut: stehend, auf Seite der Dysfunktion
Handposition:

- die eine Hand dorsal auf den Thorax legen, die Finger liegen dabei entlang der Margo medialis der Scapula
- die andere Hand ventral auf den Thorax legen, den Daumen vorsichtig in die Achselhöhle schieben, bis ein Kontakt mit der dorsalen Wand des Thorax zwischen den oberen Rippen und der Vorderseite der Scapula entsteht

Ausführung:

- den Patienten bitten, sich gegen die Hände des Therapeuten zu lehnen

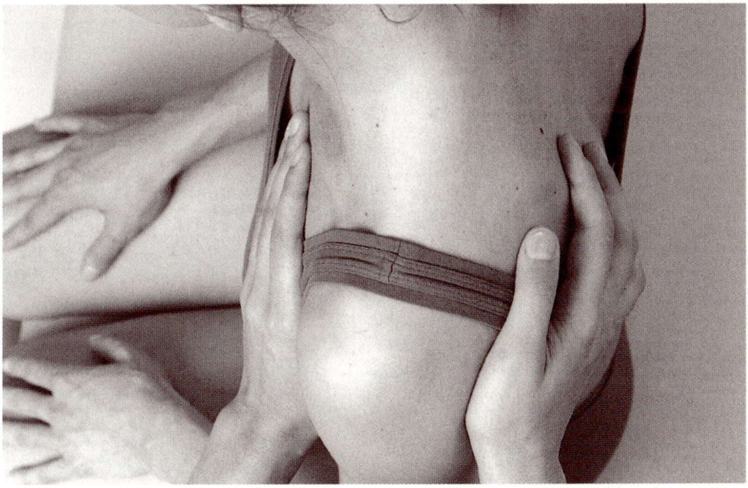

Behandlung der Scapula

- die Scapula an der Margo medialis leicht zu sich hinziehen und einen tiefen Kontakt mit dem Daumen entlang der Vorderseite der Scapula suchen
- den Patienten bitten, die kontralaterale Schulter nach posterior zu bewegen
- wenn der PBLT erreicht ist, entsteht das Gefühl einer Bewegung der Scapula nach lateral und kaudal
- diese Position solange einhalten, bis die Scapula ihre neue Position einnimmt
- dann langsam den Kontakt lösen und den Patienten in die Ausgangsposition zurückbegleiten

20.7 Techniken für die obere Extremität

20.7.1 Behandlung des Schultergelenks

Indikation: Dysfunktionen der Schulter
Patient: sitzend, am Ende der Bank
Therapeut: stehend, auf Seite der Dysfunktion
Handposition:
- mit beiden Händen das Schultergelenk von ventral und dorsal umfassen, die Daumen überkreuzen sich dabei in der Achselhöhle
- darauf achten, nicht mit den Daumen in die Achselhöhle zu drücken

Ausführung:
- den Patienten bitten, sich gegen die Hände des Therapeuten zu lehnen und die Hand der Dysfunktionsseite auf die kontralaterale Seite direkt unterhalb der Clavicula legen, der Ellenbogen ruht dabei auf dem Arm des Therapeuten

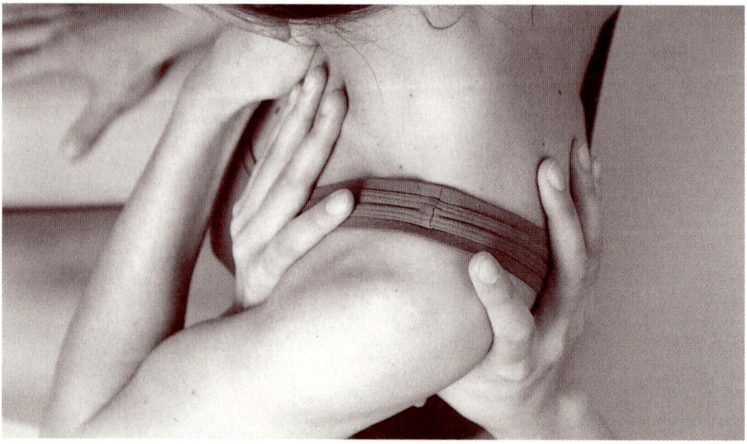

Behandlung des Schultergelenks

- in dieser Position den PBLT suchen
- zur feineren Einstellung kann der Patient gebeten werden, die kontralaterale Schulter nach posterior zu bewegen
- durch Heben und Senken des Arms des Therapeuten kann die Rotationskomponente im Schultergelenk verändert werden: ein Anheben bewirkt eine Innenrotation, ein Senken eine Außenrotation
- bei Bedarf den Patienten bitten, tief einzuatmen
- nach Beendigung der Technik den Patienten in die Ausgangsposition zurückbegleiten

20.7.2 Behandlung der Art. humeroulnaris

Indikation: Dysfunktionen des Ellenbogens, Epicondylitis
Patient: sitzend, am Ende der Bank, Ellenbogen 90° gebeugt, Unterarm auf dem Becken des Therapeuten ruhend
Therapeut: stehend, vor dem Patienten
Handposition:
- mit der einen Hand das Olecranon umfassen, dabei mit dem Arm den Patientenarm unterstützen
- mit der anderen Hand den distalen Humerus umfassen

Ausführung:
- mit leichter Traktion die Ulna fixieren
- mit der Hand am Humerus durch Kompression oder Traktion einen PBLT suchen

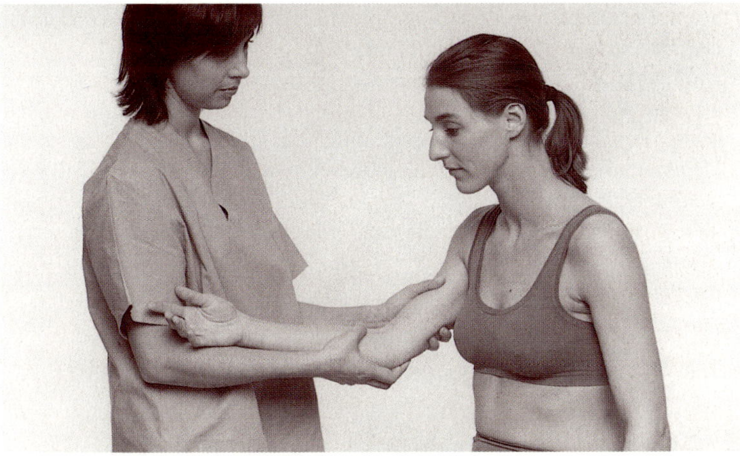

Behandlung der Art. humeroulnaris

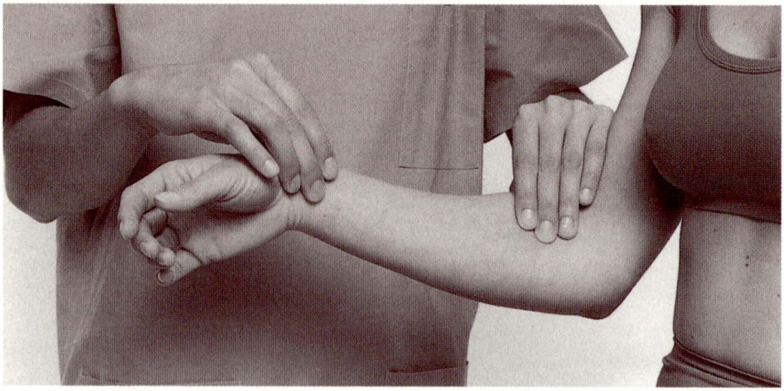

Radius Lift

- dazu kann sich der Patient zum Therapeuten hin- oder etwas zurücklehnen
- den PBLT halten, bis sich ein neues Gleichgewicht der Bänder eingestellt hat
- den Patienten in die Ausgangsposition zurückbegleiten

20.7.3 Radius Lift

Indikation: Durchblutungsstörungen, Lymphabflußstörungen, nervale Störungen der Hand
Patient: sitzend, am Ende der Bank, Ellenbogen 90° gebeugt
Therapeut: stehend, auf Seite der Dysfunktion
Handposition:

- jeweils mit Daumen und Zeigefinger proximal das Radiusköpfchen und distal den Proc. styloideus des Radius umgreifen

Ausführung:

- den Patienten bitten, den Arm zu entspannen, so daß der Unterarm von den beiden Kontaktpunkten herabhängt, durch das Gewicht des Unterarms die Membrana interossea unter Spannung gesetzt wird und den point of balanced membranous tension aufsucht
- diese Position halten, bis sich ein neues Gleichgewicht der Membran eingestellt hat
- den Patienten in die Ausgangsposition zurückbegleiten

20.7.4 Behandlung des Handgelenks (nach Still)

Indikation: globale und punktuelle Dysfunktionen des Handgelenks
Patient: sitzend

Therapeut: stehend, vor dem Patienten

Handposition:
- mit beiden Händen das Handgelenk von dorsal und ventral umfassen, die Finger greifen dabei ineinander

Ausführung:
- beide Hände mit relativ kräftigem Druck zusammendrücken, um eine Spannung auf die Bänder der Handwurzelknochen zu bringen
- den Patienten bitten, mit der Hand eine Dorsalextension auszuführen
- den Druck der Spannung im Handgelenk anpassen, die Handwurzelknochen bewegen sich dabei in ihre normale Position zurück
- dieser Vorgang kann wiederholt werden, wobei der Patient abwechselnd die Hand zur Faust ballt und sie wieder in Dorsalextension bringt

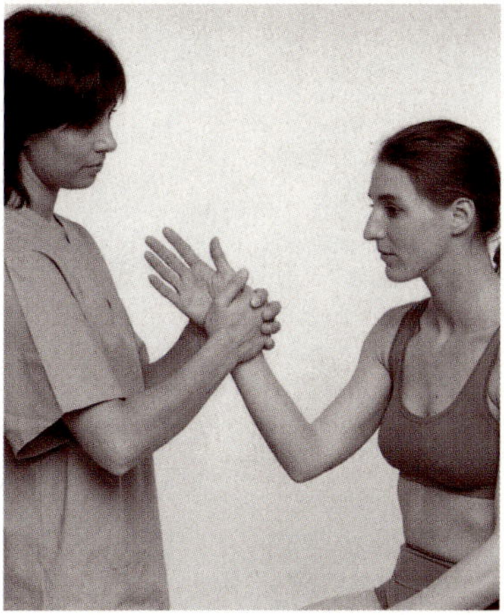
Behandlung des Handgelenks

20.8 Techniken für die untere Extremität

20.8.1 Behandlung des Hüftgelenks

Indikation: Dysfunktionen der Hüfte
Patient: sitzend, beide Beine über die gleiche Seite der Bank herabhängend
Therapeut: sitzend, vor dem Patienten

Handposition:
- die eine Handinnenfläche auf den Trochanter major der Dysfunktionsseite legen
- die andere Handinnenfläche auf die Innenseite des Oberschenkels legen und so nah wie möglich in Richtung des Femurkopfes schieben
- das Metakarpalgelenk des Zeigefingers befindet sich dabei dem Femurkopf am nächsten und stellt ein Fulcrum für die Korrektur dar

Ausführung:
- den Patienten bitten, den Außenknöchel der Dysfunktionsseite auf das kontralaterale Knie zu legen
- um eine Dysfunktion in Innenrotation verstärken, den Patienten bitten, das Knie nach oben anzuziehen, den Oberkörper nach vorne zu beugen und diesen zur Dysfunktionsseite zu drehen
- diese Position kann durch eine tiefe Ausatmung verstärkt werden

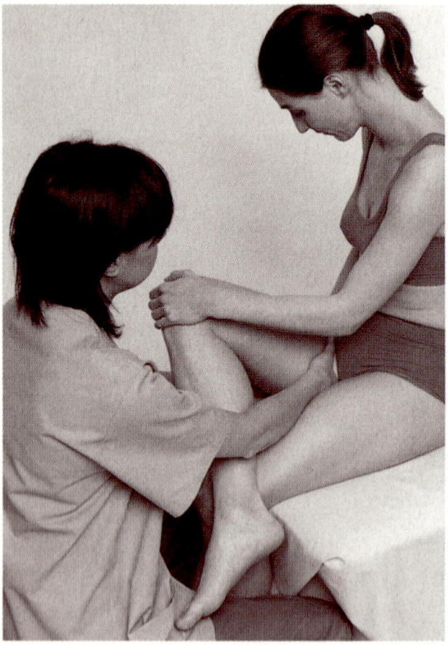

Behandlung des Hüftgelenks: Innenrotation

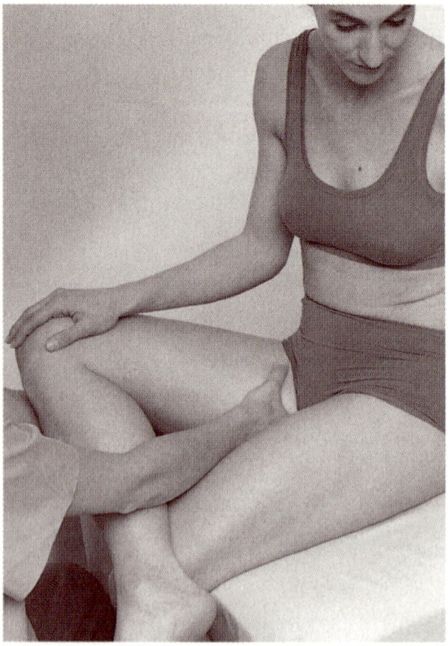

Behandlung des Hüftgelenks: Außenrotation

- um eine Dysfunktion in Außenrotation zu verstärken, den Patienten bitten, das Knie nach inferior und lateral zu drücken, sich zur Gegenseite zu neigen und den Oberkörper zur Gegenseite zu drehen
- diese Position kann durch eine tiefe Einatmung verstärkt werden
- am Trochanter major die Veränderung der Bänderspannung palpieren
- ist ein PBLT erreicht, diesen so lange halten, bis das Spiel der Bänder beendet ist
- den Patienten in die Ausgangsposition zurückbegleiten

! Nach Sutherland erfolgt die Ermittlung der Dysfunktionsrichtung, indem der stehende Patient bei gestreckter Hüfte eine Innen- und Außenrotation der Hüfte durchführt, während das Gewicht auf die nicht getestete Seite verlagert wird. Der Fuß dient dabei als Gradmesser. Die Richtung, in der eine größere Bewegung möglich ist, ist die Dysfunktionsrichtung.

20.8.2 Behandlung des Knies

Indikation: Dysfunktionen der Innen- und Außenbänder des Knies
Patient: sitzend, die Mitte der Fibula der Dysfunktionsseite auf dem kontralateralen Knie ruhend

Therapeut: sitzend, vor dem Patienten

Handposition:
- mit der einen Hand den Fuß umfassen
- mit der anderen Hand das Knie umfassen

Ausführung:
- bei einer Dysfunktion der Innenbänder mit dem Daumen auf dem lateralen Gelenkspalt ein Fulcrum bilden, das Knie etwas anheben, den Fuß nach unten bewegen und mit den Fingern am medialen Gelenkspalt diesen Vorgang palpieren
- bei einer Dysfunktion der Außenbänder mit dem Daumen am medialen Gelenkspalt ein Fulcrum bilden, das Knie nach unten und den Fuß nach oben bewegen und mit den Fingern am lateralen Gelenkspalt diesen Vorgang palpieren
- den PBLT durch Innen- oder Außenrotation über den Kontakt am Fuß suchen
- den Patienten bitten, Widerstand gegen die am Fuß drehenden Hand aufzubauen
- die Spannung so lange halten, bis das Spiel der Bänder spürbar aufhört und sich das Fulcrum im Knie verschiebt
- den Patienten in die Ausgangsposition zurückbegleiten

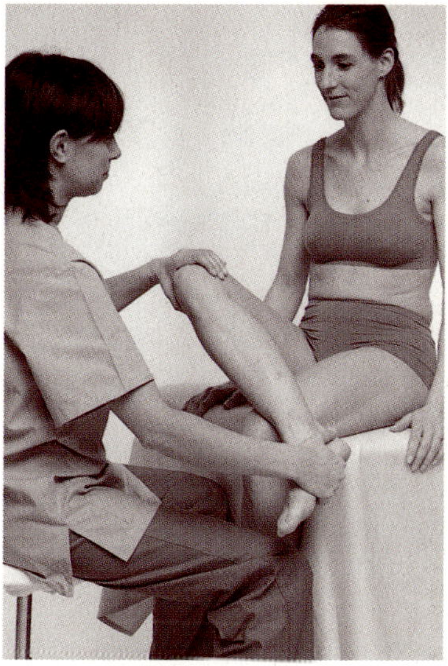

Behandlung des Knies

20.8.3 Patella Lift

Indikation: Dysfunktionen der Art. femoropatellaris
Patient: in Rückenlage
Therapeut: stehend, auf Seite der Dysfunktion
Handposition: mit Daumen und Zeigefinger beider Hände die Patella umfassen
Ausführung:
- die Patella nach anterior vom Kniegelenk abheben
- ein PBLT stellt sich ein
- wenn das Lig. patellae spürbar im Gleichgewicht ist, langsam den Kontakt lösen

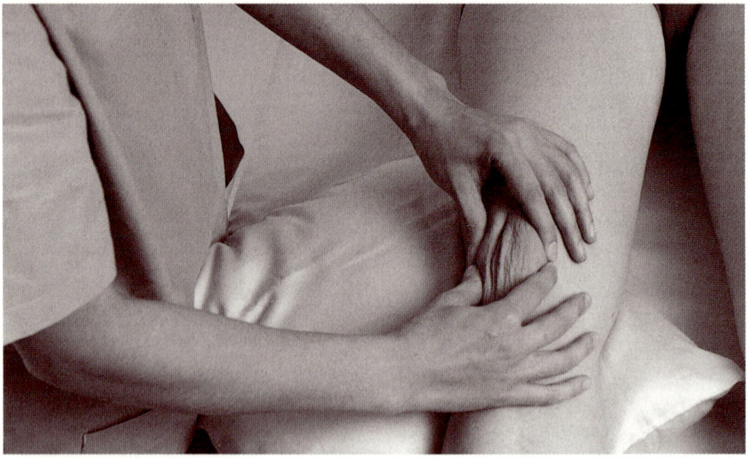

Patella Lift

20.8.4 Behandlung der Fibula

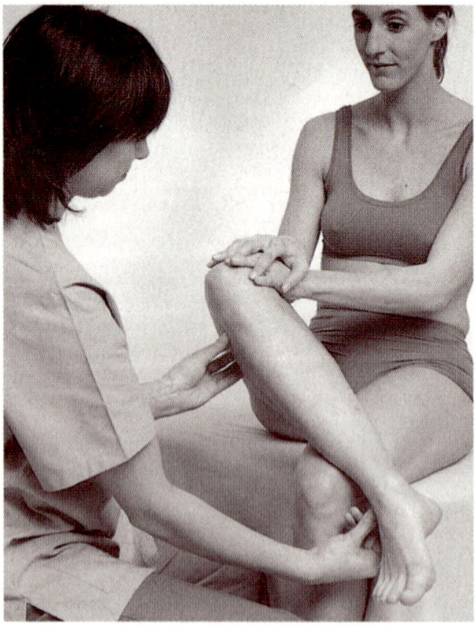

Behandlung der Fibula

Indikation: Dysfunktionen der Fibula in Superiorität, Inferiorität

Patient: sitzend, die Fibula der Dysfunktionsseite oberhalb des Außenknöchels auf dem kontralateralen Oberschenkel ruhend

Therapeut: sitzend, vor dem Patienten

Handposition: jeweils mit Daumen und Zeigefinger Außenknöchel und Fibulakopf umfassen

Ausführung:

- durch leichten Zug nach anterior eine Spannung der Membrana interossea zwischen Tibia und Fibula aufbauen
- den Patienten bitten, mit dem Fuß eine Pronation durchzuführen
- bei einer Dysfunktion in Superiorität das Knie mit beiden Händen Richtung Boden drücken
- bei einer Dysfunktion in Inferiorität das Knie mit beiden Händen leicht nach oben anheben

- der Patient kann die Korrektur noch unterstützen, indem er das Knie entlang der Längsachse des Unterschenkels nach oben zieht
- den Point of balanced Tension einstellen lassen
- anschließend den Patienten in die Neutralposition zurückbegleiten

20.8.5 Behandlung der Knöchelgabel

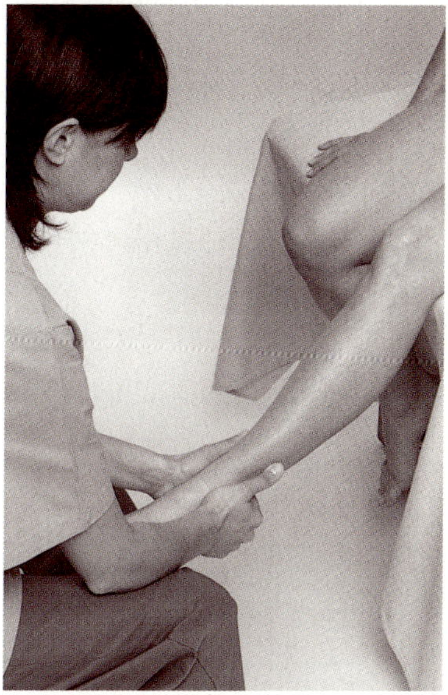

Behandlung der Knöchelgabel

Indikation: Dysfunktionen der Knöchelgabel
Patient: sitzend
Therapeut: sitzend, vor dem Patienten
Handposition:
- mit den gefalteten Händen den Calcaneus von inferior umfassen
- mit den Thenaren Kontakt mit den Malleoli aufnehmen

Ausführung:
- Talus und Calcaneus unter der Knöchelgabel leicht nach anterior bewegen, um die Spannung der Bänder zwischen Tibia und Fibulaknöchel zu erhöhen
- durch kleinste Bewegungen der Malleolen zwischen den Thenaren, Kompression und gegenläufige Verschiebung nach antero-posterior und superio-inferior, einen PBLT aufsuchen
- den PBLT halten, während die Knöchelgabel ein neues Gleichgewicht aufsucht
- anschließend den Patienten in die Neutralposition zurückbegleiten

20.8.6 Behandlung der Art. subtalaris (Bootjack-Technik)

Indikation: Dysfunktionen der Art. subtalaris
Patient: in Rückenlage
Therapeut: stehend, am Fußende des Patienten
Handposition:
- mit der einen Hand den Calcaneus von inferior umfassen

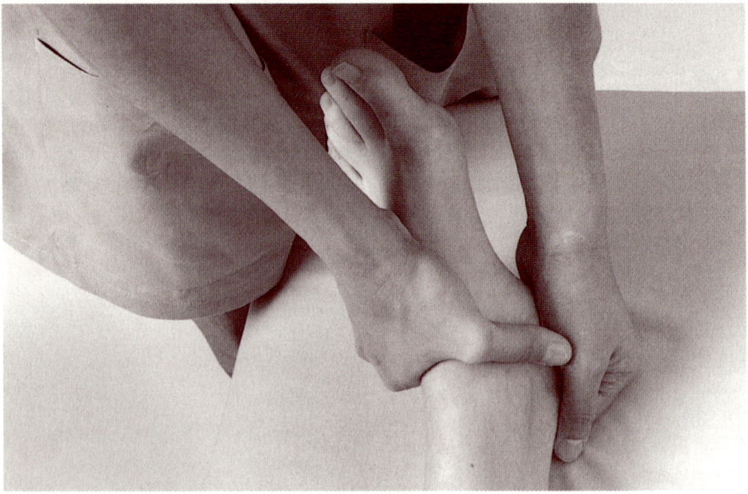

Behandlung der Art. subtalaris (Bootjack-Technik)

- mit den Grundgelenken des Zeigefingers und Daumens der anderen Hand (Daumengabel) Kontakt mit dem Collum tali aufnehmen

Ausführung:

- das Collum tali nach inferior, den Calcaneus gleichzeitig nach superior halten
- diese Bewegung findet im Subtalargelenk statt und spannt die Bänder zwischen Talus und Calcaneus an
- einen PBLT einstellen lassen
- anschließend den Patienten in die Neutralposition zurückbegleiten

20.8.7 Behandlung des Quergewölbes des Fußes

Indikation: abgesunkenes Quergewölbe des Fußes
Patient: in Rückenlage
Therapeut: sitzend, am Fußende des Patienten
Handposition:

- mit den überkreuzten Daumen Kontakt mit der plantaren Seite des Os cuboideum und Os cuneiforme mediale aufnehmen
- die Finger über dem Fußrücken ineinander verschränken

Ausführung:

- den Fuß in Supination bringen
- das Os cuboideum und Os cuneiforme mediale nach lateral auseinanderdrükken, um die Bänder der Fußwurzelknochen unter Anspannung zu bringen
- einen PBLT in dieser Position einstellen

- den Patienten bitten, eine Dorsalflexion des Fußes gegen den Widerstand der Finger durchzuführen
- der Bewegung des Os cuboideum und Os cuneiforme mediale mit den Daumen folgen
- diese Position halten, während der Patient den Fuß wieder entspannt
- den Patienten bitten, eine Plantarflexion gegen den Widerstand der Daumen durchzuführen
- die Position der Daumen halten und eventuell den Druck gegen Os cuboideum und Os cuneiforme mediale verstärken
- diesen Vorgang 2× wiederholen

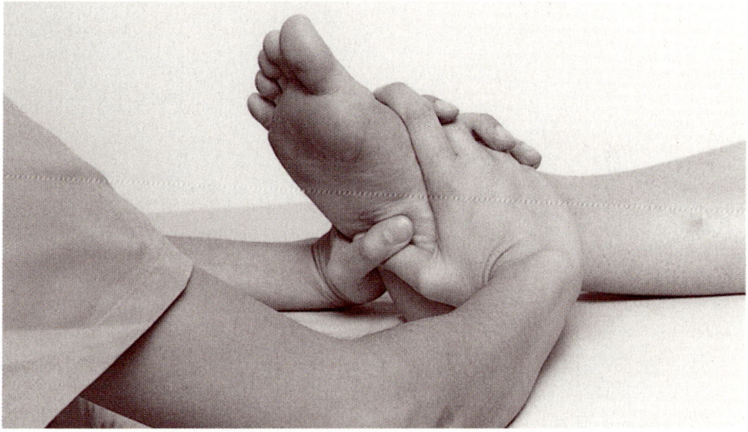

Behandlung des Quergewölbe des Fußes

Specific Adjustment Technique (SAT)

21

Inhalt

Autor: G. Lamb
Therapeut auf den Fotos: T. K. Dobler

21.1 Geschichte

Das Konzept der Specific Adjustment Technique (SAT) entstand durch einen Zufall. Es wird erzählt, daß während einer Grippe-Epidemie in England in den 50ern des 20. Jahrhunderts der Osteopath **Parnall Bradbury** der einzige Therapeut im Dienst war. Die Klinik, in der er arbeitete, war nur für Leute mit begrenztem Einkommen, und es gab noch insgesamt 40 Patienten zu behandeln. Es war also nur die Zeit, ***eine* Schlüsselläsion** zu finden und ***eine einzige* Manipulation** vorzunehmen. Die klinischen Ergebnisse waren erstaunlich, besonders bei denen, die in den atypischen Bereichen der Wirbelsäule, nämlich der **oberen Halswirbelsäule** und im **Becken**, manipuliert worden waren. Dieses Zufallsexperiment ermöglichte es Bradbury, die osteopathischen Prinzipien einzusetzen, die dem Satz von A. T. Still „Find it, fix it, leave it alone" am meisten gerecht werden. Innerhalb des Modells der Minimalen Behandlung (☞ 21.3) wurde die SAT geboren.

Bradbury hatte am Ende der Littlejohn-Ära an der British School of Osteopathy gelernt und nahm an Chiropraktikkursen teil, in denen ihn die Palmer-Methode „hole in one – Manipulationen der oberen Halswirbel" faszinierte. Er entwickelte ein System zur Diagnostik, die er „Spinology" nannte und von dem er dachte, daß sie Still's Prinzipien verkörperte und durch das es möglich wäre, eine Auswahl von **segmentalen Schlüsselläsionen** zu treffen (☞ 21.4). Er entwickelte das Konzept der **Positionalen Läsion** (☞ 21.5), einer Bewegungseinschränkung traumatischer Genese, die vor allem die atypischen Bereiche der Wirbelsäule betrifft. Wenn diese Läsionen durch präzisen Einsatz einer genauen Umkehr der Kraftvektoren, die in der Läsion vorhanden sind, behandelt werden, ermöglicht dies eine Resolution, die durch gewöhnliche Facettengelenk-Trenntechniken nicht erreicht werden kann.

Detailgenauigkeit und Präzision der Manipulationen ermöglichten es **Parnall Bradbury**, bemerkenswerte Veränderungen der Körpermechanik seiner Patienten und die Resolution ihrer Schmerzmuster zu erreichen. Er begann ein Forschungsprojekt mit Dr. **Dudley Tee**, um herauszufinden, welche Indikatoren es im Blutbild gibt, die beim Einsatz von **spezifischen Manipulationen bei Positionalen Läsionen** im Vergleich zur Verwendung gewöhnlicher Manipulationstechniken meßbar sind. Es zeigte sich, daß der **Blutzuckerspiegel stieg**, wenn die oberen Halswirbel unter Einsatz einer spezifischen positionalen Intention manipuliert wurden. Daraus wurde der Schluß gezogen, daß der Adrenalinspiegel in diesen Fällen gestiegen war und ein längere Zeit **erhöhter Adrenalinspiegel** im Blut einen größeren Heilungseffekt bewirkt. Bradbury veröffentlichte diese Ergebnisse und diskutierte die Heilungsreaktion 1967 in seinem Buch „Mechanics of Healing". Er hätte auch noch Experimente an der Lendenwirbelsäule und dem Becken vorgenommen, aber Krankheit und vorzeitiger Tod verhinderten den Fortschritt der Forschung.

Während dieser Zeit arbeitete **Tom Dummer** mit Bradbury. Er verbreitete die SAT, entwickelte sie weiter und verfeinerte sie über die Jahre bis zu seinem Tod im Mai 1998, während er an der European School of Osteopathy (ESO) in Maidstone unterrichtete. Er erreichte letztlich eine unterschwellige **Vereinigung von struktureller und funktioneller Technik**, bei der das Element des **High Velocity Thrust** (Impuls mit hoher Geschwindigkeit) mit solchem Können angewandt wird, daß sich die Bewegungseinschränkung des Wirbels und die Hände des Therapeuten innerhalb des Ruhepunkts der Kraftvektoren treffen können und durch den Widerstand gleiten, als ob sie nur den Raum dazwischen träfen. Die Ergebnisse dieser Behandlungsmethode waren unglaublich, und obwohl diese Technik nur von wenigen Therapeuten angewendet wird, verdient sie im neuen Jahrhundert ihren Rang unter den osteopathischen Techniken.
Tom Dummer konnte gegen Ende seines Lebens ein Buch über SAT veröffentlichen und vollendete ein Textbuch der Osteopathie, das nach seinem Tod erschien. Diese zwei Schriften beinhalten den Reichtum seiner über 40 Jahre Erfahrung in der Osteopathie und verkörpern die Weisheit, die er so könnerhaft durch die Anwendung von Spezifität bei Manipulationstechniken demonstrierte. Dieses Kapiel ist ihm gewidmet und ein Tribut an seine Freigiebigkeit und Demut, in denen er sein Wissen allen weitergab, die ihn fragten und das Privileg hatten, ihn bei der Arbeit zu sehen.

21.2 Definition

Der Ausdruck **„specific“** bedeutet „klar definiert, definitiv“ und sollte ein Bild von **Präzision** und **Akkuratesse** hervorrufen, die die für die generelle osteopathische Praxis benötigten Qualitäten übersteigen.
Der Begriff **„Adjustment“** bedeutet „in die **richtige Position** bringen, arrangieren“, in einer Art, die **Ordnung** und **Effizienz** impliziert. Im osteopathischen Sprachgebrauch ist der Begriff Adjustment zur Interpretation offen und kann alles bedeuten von einer einfachen Mobilisation bis zu einer spektakulären Auflösung paravertebraler Muskelspannung oder ligamentärer Spannung, die meistens von einem lauten und oft auch klickenden oder krachendem Geräusch begleitet wird. Im Falle von SAT bedeutet Adjustment eine solche **Veränderung einer segmentalen Beziehung**, daß eine physiologische Normalisierung zwischen zwei aneinandergrenzenden Wirbelsegmenten stattfindet. Dieses Konzept ist bei der Normalisierung von traumatisch induzierten Läsionen der atypischen Segmente der Wirbelsäule überaus wichtig, besonders bei den oberen Halswirbeln, und wird im Kapitel über Positionale Läsionen (☞ 21.5) detailliert behandelt.
Der Begriff **„Technique“** wird im Oxford Dictionary beschrieben als **„mechanisches Können** in einer Kunst, eine Methode, ein Ziel zu erreichen, im Besonde-

ren auf könnerhafte Art". Bei der SAT steht die Manipulation der Wirbelsäule bzw. das Auflösen einer somatischen Dysfunktion eines einzelnen Segmentes pro Behandlung im Vordergrund. Da nur dies während eines Behandlungstermins gemacht wird, ist es wichtig, ein effizientes System zur **Bestimmung des einzelnen zu behandelnden Segments** und eine Methode zu haben, die **Bewegungseinschränkung aufzulösen**, so daß dieses Segment nicht wieder blokkiert, zumindest nicht, bis der Behandlungsplan effektiv umgesetzt wurde. Es wird nicht behauptet, SAT sei das Allheilmittel für immer, aber es ist eine effektive Art, ein unstabiles Muster zu stabilisieren und gibt dem Patienten die Chance, wieder „normal" zu werden.
Um die SAT genauer zu ergründen, müssen folgende Punkte betrachtet werden:
- die Wahl des zu manipulierenden Segments (☞ 21.4)
- das Konzept der Positionalen Läsion (☞ 21.5)
- die Ausführung der Manipulationen (☞ 21.6)
- typische Behandlungsfolge (☞ 21.8).

21.3 Minimale Behandlung

Das Prinzip der Minimalen Behandlung ist so alt wie die ersten Konzepte von A. T. Still, der bei seinen Patienten grundsätzlich erst die exakte Ausrichtung der somatischen Dysfunktion identifizierte und dann die Propriozeptoren durch Einsatz eines spezifischen Handgriffs zur normalen Funktion zurückführte. Von derselben Art ist auch das Ziel der SAT, die **Schlüsselläsion** zu identifizieren, die meistens eine somatische Dysfunktion der Wirbel ist, und durch **eine einzige sehr präzise Manipulation** die Propriozeptoren zu normalisieren. Das Prinzip der **Minimalen Behandlung** wird dadurch mit Sicherheit eingehalten, doch der Grad der Spezifizität ist von anderen Faktoren abhängig, was im folgenden klarer wird.
Das Ideal in der Minimalen Behandlung besteht darin, den Körper zurück in eine erträgliche **Homöostase** zu führen. Bei einem Trauma, das eine zuvor gute Disposition des Patienten überlagert, reicht es oft aus, die Komponenten der induzierten somatischen Dysfunktion zu identifizierten und nur dieses Problem anzugehen. Wenn jedoch dem Körper Zeit bleibt, auf ein Trauma, die alltäglichen Kräfte der Körperhaltung oder Gewohnheiten zu reagieren, erfordert die Beseitigung der Adaptationen eine präzise Bewertung von primären und sekundären Läsionen und die Wiederherstellung der segmentalen Funktion durch eine Serie spezieller Manipulationen, die nacheinander und jeweils nur eine pro Behandlung eingesetzt werden, bis die Homöostase wiederhergestellt ist.
Der Anreiz einer präzisen und minimalen Behandlungsweise liegt nicht so sehr darin, daß nur das getan wird, was der Körper benötigt, um normalisiert zu werden. Er liegt vielmehr in der Tatsache, daß bei Einsatz einer solchen Präzision der

Körper nicht nur die Komponenten des Haltungsapparates neu balanciert, sondern daß die Körperintelligenz unter Einsatz aller zur Verfügung stehenden Energie auf die Behandlung reagiert. Kürzer ausgedrückt findet bei einem **minimalen Eingriff** von Seiten des Therapeuten eine **maximale Reaktion** auf Seiten des Patienten statt.
Das Prinzip ist leicht zu erklären. Die Minimalität in der Anwendung einer Behandlung erfordert einen Einblick in das, was der **Körper benötigt**, um eine bessere Balance zu erreichen. Zudem ist es notwendig, daß das, was der Osteopath macht, den Körper mit dem vollen Potential zur Veränderung beläßt, so wie es mit der inneren Intelligenz übereinstimmt. Daraus ergibt sich, daß jede Technik oder Behandlungsweise mit dem Fokus darauf angewendet wird, **wann genug getan** wurde, um dem Körper die maximale Reaktion zu ermöglichen. Bei der SAT wird der minimale Input an einem einzigen Wirbelsegment vollzogen, bei der funktionellen Technik an einem Gelenk, einer Extremität oder einer Faszie, in der viszeralen Technik an einem einzigen Organ und im kranialen Bereich an einem Schlüsselmuster oder einer einzigen Bewegung. Die Behandlungsmethode ist dabei nicht von so großer Bedeutung wie die Beurteilung, wann genug getan wurde. Die Anwendung einer **gerade ausreichenden Behandlung maximiert die Reaktion des Körpers** und gibt den kompensatorischen Mechanismen die Freiheit, sich auszudrücken. Man benötigt Erfahrung und Willen, diese Behandlungsweise effektiv anzuwenden, aber die Belohnung in bezug auf Gesundheit und Stabilität ist groß.

21.4 Die Wahl des Segments

Im Gegensatz zur segmentalen Mobilisation, die eine qualitativ andere Reaktion der Physiologie und eine Resolution segmentaler Kräfte bewirkt, impliziert die SAT die Manipulation eines einzigen Segmentes. Daher ist es essentiell, daß das gewählte Segment das **Schlüsselsegment** für die Anforderungen des Körpers zu diesem Zeitpunkt ist und die **diagnostische Routine**, die zur Bestimmung des Segments benutzt wird, konsistent zur richtigen Wahl führt. Die Routine, die Dummer unterrichtete, basierte auf Bradburys System der Spinologie, aber über die Jahre fügte er seine eigenen sehr speziellen Verfeinerungen hinzu, die die wirkliche funktionelle Signifikanz des Läsionsmusters zeigen.
Es ist hier nicht möglich, die diagnostische Routine im Detail zu beschreiben, die normale Standardprüfungen der Bewegung mit einigen speziellen Veränderungen verwendet, um die Schlüsselläsionen der Wirbelsäule zu bestimmen. Im folgenden sollen das Modell der Wirbelsäulenmechanik Littlejohns und die drei Einheiten beschrieben werden, auf denen die Segmentwahl zur Behandlung mit SAT beruhen.

21.4.1 Das Modell von Littlejohn

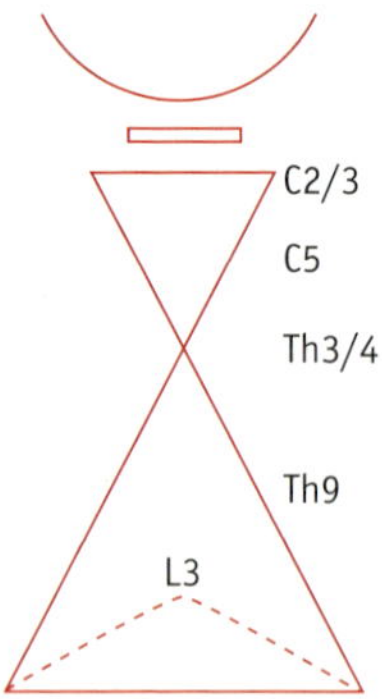

Abb. 21.1: Das Modell von Littlejohn. Zwischenkurven-Drehpunkte sind C5, Th9 und L5, atypische Wirbel C1, C2, C3 und L5/S1.

Die SAT verdankt ihr Verständnis der **Wirbelsäulenmechanik** John Martin **Littlejohn**, der ein Modell vorlegte, das die Effekte der Schwerkraft auf die Wirbelsäule erklärt. Obwohl diese Ideen von der heutigen Biomechanik vielfach kritisiert werden, gibt es bestimmte Prinzipien, die sich in der Praxis bestätigt haben. Littlejohn prägte die Begriffe Drehpunkt, Kurven, atypische Wirbel, Zentrum der Schwerkraft, antero-posteriore Balance, Schlüsselpunkte (von Kurven) sowie die oberen und unteren Kräftedreiecke.

Aus der Betrachtung der Wirbelsäulenmechanik geht hervor, warum den sog. Drehpunkt-Segmenten der Wirbelsäule in der SAT besondere Aufmerksamkeit zugeordnet wird. Die Aufgabe eines **Drehpunkts** in der Wirbelsäule besteht darin, den Übergang einer konvexen in eine konkave Kurve zu ermöglichen. Es ist das Segment, das in funktioneller Hinsicht die Kräfte beinhaltet, die durch den **Wechsel einer Lordose in eine Kyphose** (und umgekehrt) entstehen.

Das Diagramm stellt die **Drehpunkte** zwischen den **Kurven** und andere wichtige Segmente für die Funktion der Wirbelsäule dar (☞ Abb. 21.1). Es ist die Essenz des Modells von Littlejohn und zeigt die für die SAT nützlichen praktischen Elemente auf. Die Aufgabe des Osteopathen in Bezug auf die Wirbelsäule besteht darin, diese Kurven so auszubalancieren, daß sie harmonisch und ohne Überlastung funktionieren. Durch eine exakte Interpretation des Diagramms kann eine Methode zur Balance der Kurven gefunden werden.

Kurven und Drehpunkte

Klassisch werden z. B. in **Gray's** Anatomy die Kurven der Wirbelsäule im **strukturellen Sinn** definiert, in Bezug auf den Wechsel von Lordose zu Kyphose. Diese Kurven bestehen vom Atlas bis Th2, von Th2–Th12, von Th12–L5 (oder zum Übergang L5/S1) und von L5 bis zur Spitze des Os coccygis.

Das von **Littlejohn** entwickelte Modell der Drehpunkte und wichtigen Segmente ist eines aus **funktioneller Sicht**. Die Kurven sind definiert als Bereiche der Wir-

belsäule zwischen den Drehpunkten. Während die Funktion der Drehpunkte individuell beschrieben werden kann, bewegen sich die Kurven als ganzes, es sei denn, sie sind durch signifikante funktionelle Veränderungen aufgeteilt worden. Das Verständnis dieses Modells von Littlejohn und Erkennen der funktionellen Signifikanz dieser Segmente hängen davon ab, ob das Prinzip der Linien der Schwerkraft und die Interpretation der Funktion von Wirbeln akzeptiert werden, die auf der Form der Segmente und dem Wirken der Muskeln auf kleine Gruppen von Wirbeln basiert. Es ist jedoch auch möglich, dieselben Segmente praxisnah in ihrer Rolle und Funktion in der Wirbelsäule zu beurteilen und immer noch im großen und ganzen mit Littlejohns Modell übereinzustimmen.
Eine **Kurve** besteht von **C2–C4**. Bei dem Wechsel von der relativ frei und uneingeschränkt beweglichen Halskurve zur durch den Brustkorb relativ bewegungseingeschränkten Thoraxkurve stellt **C5/C6** den **Drehpunkt** dar.
Eine weitere **Kurve** gibt es von **C6–Th8**. Die Rotation des Kopfes (ohne Mitbewegung der Schultern) findet bis zu den Wirbeln Th3/Th4 statt, was nahelegt, Th3/Th4 als Drehpunktgegend anzusehen. Man kann dieses Segment auch als den untersten Punkt der Kompression des Halses in die BWS betrachten. Die Funktion von **Th9** als **Drehpunkt** zwischen BWS-Kyphose und LWS-Lordose rechtfertigte Littlejohn auf funktionelle Weise, indem er den Übergang der Anatomie der Brustwirbel in die Form, die den Lendenwirbeln ähnlich ist, bei Th10 beschrieb. Deshalb beginnt die LWS mit Th10, wodurch Th9 zum Drehpunkt zwischen den Kurven wird. In der Praxis stellt sich jedoch oft Th10 – und nicht Th9 – als ein wichtiger Drehpunkt für die Balance der Kurven heraus. An welcher Stelle der thorako-lumbale Übergang stattfindet, bleibt dabei zur Diskussion offen.
Die nächste **Kurve** besteht von **Th10–L4**. Der Hip-Drop-Test (☞ S. 181) kann verwendet werden, um den Scheitelpunkt der Seitneigung der Lendenwirbel zu bestimmen. Im Idealfall sollte der **Scheitelpunkt** der Kurve während des Tests bei **L3** liegen. Falls Littlejohn mit der Beschreibung von L3 als Zentrum der Schwerkraft falsch gelegen haben sollte, kann man dennoch erkennen, daß dies ein wichtiges Segment für eine gute Funktion der Seitneigung der LWS und ein zentraler Wirbel der lumbalen Kurve ist. **L5** stellt als Übergang zwischen der beweglichen LWS und der unbeweglichen Kurve des Os sacrum einen eindeutigen **Drehpunkt** dar.
Es folgt die feste **Kurve** vom **Os sacrum bis zum Os coccygis**.
Diese Drehpunkte **C5, Th9 und L5** nannte er **Zwischenkurven-Drehpunkte**. Mit derselben Logik könnte man den Atlas als Drehpunkt zwischen Okziput und zervikaler Kurve bezeichnen. Littlejohn jedoch betrachtete den Atlas als ein Knochenring, der als Einheit mit dem Okziput funktioniert und daher nicht als Teil der zervikalen Kurve gesehen wird.
Man kann die **Drehpunkte** als wichtig oder signifikant bezeichnen, weil sie eine **besondere Bedeutung** in der Wirbelsäule haben. Die Segmente C2/C3 sind

wichtig, weil sie eine atypische Struktur haben und von der hochsensiblen Muskulatur des subokzipitalen Dreiecks kontrolliert werden. Das Gelenk Th3/Th4 ist funktionell wichtig, da es der Schnittpunkt der Kräftelinien und daher der Punkt der Balance zwischen oberer und unterer Körperhälfte ist. Littlejohn definierte L3 aufgrund der Kräftelinien, die hier durch die Wirbelsäule gehen, als Zentrum der Schwerkraft für den ganzen Körper.

21.4.2 Diagnostik anhand der Einheiten

Basierend auf der Wirbelsäulenmechanik (☞ 21.4.1) entwickelte Tom Dummer eine Routine (vollständig in seinem „Textbook of Osteopathy, Vol. One" beschrieben) zur Diagnostik der primären Wirbelläsionen in jeder der **drei** mechanischen **Einheiten**. Jede Einheit ist durch ihre **Funktion** in der Körpermechanik definiert:

- **Einheit 1** = Becken und untere Extremitäten durch Lokomotion
- **Einheit 2** = Kopf, Hals, Schultern und obere Extremitäten durch die Kreativität von Kopf, Armen und Händen
- **Einheit 3** = Thorax, Rumpf, Zusammentreffen und Artikulation mit den Einheiten 1 und 2 durch die vegetativen Funktionen von Thorax und Abdomen.

Das Ziel der Routine besteht darin, die signifikanten Bewegungseinschränkungen in den jeweiligen Einheiten zu untersuchen und die primäre in jeder festzulegen. Danach muß entschieden werden, welche davon die **primäre Läsion im gesamten System** darstellt. Die anderen ergeben sich als die relativ sekundären dazu. Meistens befindet sich die primäre Läsion in Einheit 1 im lumbosakralen Übergang oder den Iliosakralgelenken, in Einheit 2 in den oberen Halswirbeln oder dem unteren zervikothorakalen Übergang und in Einheit 3 besteht am ehesten eine haltungsbedingte Gruppenläsion.

21.4.3 Therapeutisches Vorgehen

Die Auswahl, wo man mit einer Therapie beginnt, erfolgt durch die

- Bewertung der **Beweglichkeit der Drehpunkte** mittels Bewegungsprüfung in Seitneigung, Rotation, Flexion und Extension
- Beurteilung der generellen **Funktion und Koordination der Kurven** anhand der Inspektion der Kurvenform, Anteriorität oder Posteriorität einer der drei Einheiten und Bewegungstests
- Entscheidung, welches Segment nach der Manipulation der Wirbelsäule eine **bessere Balance** ermöglicht.

Das Modell selbst (☞ 21.4.1) hilft nicht bei dieser Wahl, aber in der Praxis gibt es einige Regeln.

Sind HWS oder Becken traumatisch betroffen, ist es essentiell, die primäre Störung zu beseitigen, die meistens in der **oberen HWS** oder in **L5/S1** zu finden ist. Eine traumatische Genese kann eine positionale Läsion verursachen, die später betrachtet wird (☞ 21.5).
Es ist üblich, von **oben nach unten** zu arbeiten, da nach Behandlung eines weiter kranial gelegenen Problems in der Wirbelsäule oft die darunterliegende Bewegungseinschränkung deutlicher wird, falls sie nicht vom Körper selbst gelöst werden kann. Normalerweise wird die Wirbelsäule behandelt, bis die Kurven ausbalanciert sind und die Drehpunkte ohne Belastung funktionieren. Selten müssen alle Drehpunkte behandelt werden, da die Wirbelsäule so dynamisch reagiert, daß eine natürliche Neubalance stattfindet, indem der Körper sein sekundäres Muster in Reaktion auf die Manipulation der primären Bewegungseinschränkungen an die Oberfläche bringt.
Ein Hinweis muß an dieser Stelle gegeben werden: Das Littlejohn-Modell muß als Ideal betrachtet werden, das lediglich die Auswahl des wichtigen Segments leitet, das in der Praxis der Schlüssel zur erfolgreichen Neubalance der Kurven der Wirbelsäule ist, und muß durch Erfahrung bei jedem Patienten verändert werden. Ein Drehpunkt-Segment ist in der Behandlung nämlich nur dann wichtig, wenn es bei dem zu behandelnden Patienten wirklich die Rolle des Drehpunktes innehat. Die endgültige Entscheidung, welches Segment therapiert wird, muß durch den Therapeuten selbst getroffen werden, wobei die Drehpunkte in der Praxis oft nur ein Segment nach oben oder unten verschoben sind. Manchmal ist kein individuelles Segment zur Veränderung bereit und in solchen Fällen gilt es, ausnahmslos eine Kurve zu behandeln, bevor die Drehpunkte für eine direkte Behandlung zugänglich werden.

21.5 Die Positionale Läsion

Das Konzept der „Positionale Läsion" ist der SAT eigen und nimmt einen zentralen Platz ein. Es handelt sich um **traumatisch induzierte Bewegungseinschränkungen der oberen HWS und des lumbosakralen Übergangs**, die auf Röntgenbildern sichtbar gemacht werden können. Die Behandlung beruht auf der Diagnostik anhand von Röntgenbildern und besteht in einer sehr präzisen HVLA-Manipulation einzig und allein am gestörten Segment. Dem Körper wird es dann überlassen, sein eigenes Equilibrium ohne weiteren Eingriff des Therapeuten zu finden.
Der Begriff **„positional"** wird in Bezug auf die Art verwendet, wie die atypischen Bereiche C1, C2, C3 und L5/S1 auf traumatische Kräfte reagieren, wie z.B. Schläge gegen den Kopf, Schleudertrauma oder Stürze auf das Becken. **Traumatisch induzierte Bewegungseinschränkungen** unterscheiden sich sehr von denen, die durch den täglichen Gebrauch des Körpers entstehen. Kaum ein The-

rapeut jedoch wird diese palpablen Unterschiede gleich beschreiben. Therapeuten, die SAT verwenden, benutzen deshalb eine gegenseitig abgestimmte Sprache, die in den folgenden Beschreibungen klar werden wird.
Nach einem Trauma der HWS wird die positionale Störung durch die Palpation der Gewebe und den speziellen Verlust der Bewegungsmöglichkeit des Gelenks klar. Es werden Begriffe verwendet wie stark blockiert, knöchern, kalt, hölzern, fehlende Vitalität, gespeicherte Energie u.a. Dies sind Bildworte, die das Gefühl der Palpation beschreiben, das den Therapeuten auf Veränderungen von Physiologie, Mobilität und Motilität hinweist, und die charakteristisch für ein Segment sind, das über die normalen Veränderungen der segmentalen Adaptation des täglichen Lebens hinausgegangen ist.
Um die **relative Position** des einen Wirbels zum anderen zu zeigen, müssen **Röntgenaufnahmen** der HWS angefertigt werden. Man benötigt eine a.p.-, eine laterale Aufnahme und eine durch den geöffneten Mund (zentriert auf den Dens axis), um die Position von Okziput, Atlas und Axis erkennen zu können. Anhand solcher Röntgenbilder kann im Fall einer traumatisch gestörten HWS der Begriff „positional" in Bezug auf das gegenseitige Verhältnis von C1, C2 und C3 benutzt werden, und eine Beschreibung der Einstellung der individuellen Segmente ist möglich, die flektiert, extendiert, rotiert, seitgeneigt oder translatiert sind. Mobilitätsbefunde werden üblicherweise bezüglich der Bewegungsfreiheit des Segmentes beschrieben, also z.B. Dysfunktionen in Flexion, Extension, Rotation usw. Bei Positionalen Läsionen werden jedoch die **statischen Begriffe** flektiert, extendiert, rotiert usw. verwendet, um anzudeuten, daß eine relative Permanenz der Beziehung dieser Segmente besteht, und diese in Bezug auf ihre Position, und nicht auf ihre Mobilität, behandelt werden.
Dieser letzte Punkt ist der Schlüssel zum Verständnis der Positionalen Läsion und die Rechtfertigung dafür, daß Röntgenaufnahmen gebraucht werden, da die Bewegungsprüfung oft im Gegensatz zu den positionalen Befunden steht. Der Erfolg der Technik liegt aber in der **Behandlung der Position, nicht der Beweglichkeit**. Dies stellt einen Gegensatz zu der Philosophie dar, nach der die Manipulation von Bewegungseinschränkungen die Umkehr des Befundes des Mobilitätstests ist. Hierbei wird ein Segment, das leichter nach links rotiert, mit einer Impulstechnik manipuliert, die es nach rechts bewegt.
Die **Rechtfertigung**, daß eine Position behandelt wird, ist hauptsächlich **empirisch** begründet; es funktioniert einfach. Die Vermutung ist, daß diese Ausnahme besteht, weil etwas Außergewöhnliches in der oberen Halswirbelsäule als Reaktion auf ein Trauma geschieht. Die Muskeln des subokzipitalen Dreiecks sind essentiell modifizierte Muskelspindeln. Sie entsprechen mehr Sinnesorganen mit ein paar Muskelfasern und sind daher bei kleinen Veränderungen der Wirbelposition höchst reaktionsfähig, was für die Einstellung des auf der Wirbelsäule balancierten Kopfes benötigt wird. Wenn dann eine Kraft, wie z.B. bei einem Unfall, auf die HWS einwirkt, hat dieser höchst sensible Bereich sehr we-

nig Möglichkeiten, diese zu absorbieren. Dies führt zu einer Verspannung in den sensiblen Muskeln und zu einem „Einfrieren“ der oberen Wirbel, so daß sich eine positionale Störung ergibt.
Da die Beweglichkeit zudem sehr eingeschränkt ist, mehr noch als dies bei sonstigen Adaptationen der oberen Halswirbelsäule der Fall ist, ist es sinnvoll, den wahrscheinlichen Grund dieser außergewöhnlichen Befunde zu suchen. Dadurch führt die Beachtung des Details der relativen Position zu Erfolg, wo vorher alles andere scheiterte.
Die selben Prinzipien werden auf das **Becken** oder **L5/S1** angewendet, wenn diese durch ein Trauma betroffen wurden. Dabei findet die Diagnostik der Positionalen Störung durch die Palpation der Qualität der Bewegungseinschränkung und der Position des Beckens, die sich zwischen Stehen, Sitzen und Liegen nicht verändert, statt. Wieder werden positionale Befunde und nicht Mobilitätsbefunde behandelt, um Erfolg zu haben.

21.6 Die Manipulation

Normal werden bei Positionalen Läsionen zur Therapie **HVLA-Impulstechniken** (high velocity low amplitude = große Geschwindigkeit und kleine Amplitude) benutzt, obwohl es unter bestimmten Umständen auch möglich ist, diese auf funktionelle Weise zu behandeln. Es ist aber meist notwendig, Gleiches mit Gleichem anzugehen, d. h. bei einer Positionalen Läsion wird ein Faktor benötigt, der die Trägheit des signifikant traumatisierten Segmentes überwindet. Die Erfahrung zeigt, daß es am effektivsten ist, alle Komponenten der Läsion in einem Manöver zu korrigieren, was am besten mit **einem einzigen Impuls** geschieht. Es besteht die Intention, die Reflexfähigkeit auszunutzen, die positionalen Komponenten umzukehren und die Kraft der Gewebe zu überwinden. So wird bei einem flektierten und links rotierten Axis versucht, unter Einsatz von Geschwindigkeit und Recoil zu extendieren und links zu rotieren. Der Kontakt bei der Ausführung des Manövers ist sehr leicht und die **Vorspannung** wird nur **minimal aufgenommen**.
Nach genauem Durchdenken der Mechanik der Manipulation erlaubt der Therapeut seinen Gedanken, **ruhig zu werden**, damit seine Reflexe und die Gewebe des Patienten harmonisch zusammenarbeiten können, um die Veränderung herbeizuführen, die das heilende Potential in einzigartiger Weise freisetzt. So werden die Normalisierung der Mobilität und das Lösen sekundärer Gewebespannungen erreicht. Wichtiger ist jedoch die Erfahrung des Patienten, daß er nie mehr derselbe sein wird. Auf einer inneren Ebene verändert sich etwas, was dem Patienten ermöglicht, sich von mehr als nur dem physiologischen Teil des Läsionsmusters zu befreien, und oft fühlen sich Patienten nach der Behandlung psychisch und emotional besser.

Nach der Korrektur einer Positionalen Läsion wird dem Körper eine Zeitspanne von **2–3 Wochen** gegeben, um sich zu **beruhigen**. Dann untersucht der Therapeut die Mechanik der Wirbelsäule erneut und wählt **das nächste Segment** für eine Manipulation aus. Auch in dieser Behandlung wird nur ein Segment manipuliert. Die Ausführung der Manipulation findet normalerweise durch eine Impuls- oder Lifttechnik statt, kann aber auch auf andere Weise geschehen, um dem Segment die Bewegungsfreiheit wiederzugeben. Vor allem wenn Kontraindikationen für Impulstechniken bestehen, werden funktionelle Techniken (MET, Sutherland-Techniken, Kraniale Techniken) eingesetzt, bis wieder eine gute Funktion möglich ist. Generell wird nur behandelt, bis die Symptome vergangen sind oder der Therapeut mit der erreichten Balance zufrieden ist.
An dieser Stelle soll etwas über **die Effizienz von manipulativen Impulstechniken** gesagt werden, wie sie in der SAT verwendet werden. Es wird vorausgesetzt, daß mit zunehmender Erfahrung des Therapeuten die Wahl des Segmentes durch die Fähigkeit geschieht, die Wirbelsäule und die Körpermechanik zu „lesen“, so daß das Segment, das manipuliert wird, auch dasjenige ist, durch das der Körper eine Veränderung einleiten kann.
Es ist hilfreich, die Funktion des Körpers als den besten Versuch zu betrachten, gesund zu sein. Dieser funktioniert durch Reflexe, die er besser organisieren würde, wenn er die Möglichkeit hätte. Daraus ergibt sich, daß der Osteopath den Prozeß erkennen sollte, in dem sich der Körper zum Zeitpunkt der Therapie befindet. Wenn man weiter annimmt, daß sich dieser Prozeß auf ein einziges Wirbelsegment konzentriert, dann **unterstützt** die Behandlung des Osteopathen, ob durch Manipulationen oder andere Techniken, die **Selbstheilungsversuche des Körpers**. Daher liegt der Erfolg einer Technik nach Wahl des Segments nicht so sehr an der Tatsache, daß genau dieses manipuliert wird, sondern vielmehr in der Art, wie das Segment angegangen wird. Dies verlangt eine genaue Positionierung und Anwendung eines flüssigen und minimalen Inputs durch die Hände des Therapeuten, ausgeführt mit Geschwindigkeit und einer Intention, die den blockierenden Kräften des Segments entspricht, sowie mit Gleichgesinnung und Respekt für die höhere Intelligenz der Körpers. Dies ruft eine Reaktion hervor, die sich sehr von der unterscheidet, die bei alltäglichen Manipulationen beobachtet werden kann, und es ist diese Reaktion, die den Erfolg der Technik sicherstellt.
Zuerst findet eine Aktivitätssteigerung im primär respiratorischen Mechanismus statt, der sich wie eine Flutwelle anfühlt und von Anzeichen erhöhter Nebennierenrindenaktivität und einem Gefühl der Befreiung von einem Schock, der vom Körper von vorhergehendem Traumen gespeichert wurde, begleitet wird. Nach einigen Minuten beruhigt sich der Mechanismus bis zu einem Stillpoint und kann mehrere Phasen der Veränderung durchlaufen, durch einen Stillpoint hindurch, bis ein gleichmäßiger Rhythmus erreicht wird. Die Behandlung wird als in sich ausreichend betrachtet und benötigt keinen weiteren Eingriff des Osteopathen zu diesem Zeitpunkt.

Es ist selbstverständlich, daß für diese Manipulationen keine **Kontraindikationen** (☞ 2.1.8) bestehen dürfen. Zudem muß die Wirbelsäule imstande sein, auf die Veränderungen durch Stabilisierung und die Verbesserung der Beweglichkeit zu reagieren, da am Ende des Vorgangs die Kurven der Wirbelsäule balanciert sein müssen und dieser Zustand nur durch eine angemessene Beweglichkeit der Drehpunkte erhalten wird.
Der wahrscheinlichste Grund für den **Erfolg einer Behandlung** ist die ideale Reaktion durch den Involuntary Mechanism (☞ 21.7), und ein Osteopath sollte sich nie mit weniger als diesen Zeichen der Reaktion zufriedengeben. Die Manipulation selbst ist nicht genug, es ist absolut notwendig, daß eine tiefere Reaktion stattfindet und vom Körper angenommen wird.
Um **spezifisch** bei der Behandlung der Wirbelsäule zu sein, müssen nicht unbedingt Manipulationen der Wirbelsäule angewandt werden. Es ist auch möglich, sehr spezifisch mit anderen Methoden zu sein. Wichtig ist, daß die begonnene Veränderung gerade genug sein muß, damit der Körper sie selbst weiterführen und beenden kann. Die Entscheidung, wieviel getan wird und wann es genug ist, ist eher eine Kunst als eine Wissenschaft und verlangt Zuwendung an die Reaktionen des Körpers, die nur der Therapeut selbst einschätzen kann. Die Mühe, diese palpatorischen Fähigkeiten zu verfeinern, wird jedoch durch die Erfolge in der Behandlung reich belohnt.

21.7 Der Involuntary Mechanism

Der Begriff Involuntary Mechanism beinhaltet die **unwillkürlich im Körper stattfindenden Aktivitäten des Stoffwechsels, des autonomen Nervensystems und die Bewegungen auf zellulärem Level**. Letzte werden innerhalb des Konzepts der Kranialen Osteopathie auch als Primärer Respiratorischer Mechanismus bezeichnet, als einem dem Atemmechanismus der Lunge (sekundärer respiratorischer Mechanismus) entwicklungsbedingt vorausgehender Anteil des Involuntary Mechanism. Diese unwillkürlichen Bewegungen der Zellen verursachen den kraniosakralen Rhythmus, eine am Schädel bis Kreuzbein (aber auch im Rest des Körpers) palpable rhythmische Bewegung der Gewebe.
Normalerweise besteht nur wenig Bedarf für die **Vorbereitung der Gewebe** vor einer SAT-Manipulation. Das Ideal ist, daß alle Potenz für die Behandlung bereits in diesem vorhanden sein sollte. Deshalb ist die spezifische Manipulation eines Schlüsselsegments ausreichend, um dem Körper das Auffinden einer neuen Balance zu ermöglichen. Eine solche Manipulation löst mit der richtigen Intention eine Aktivitätswelle des Primär Respiratorischen Mechanismus in Flexion und Extension aus und der Körper behandelt sich selbst, ohne daß sich die Hände des Therapeuten auf dem Körper befinden müssen. Beim Beobachten der Reaktion auf die Behandlung kann der Therapeut eine Serie von Veränderungen

palpieren, die oft von kleinen Stillpoints unterbrochen werden und mit einem starken Stillpoint enden, der erst von einer langen Extension und dann einer Flexion gefolgt wird, die schrittweise im Rhythmus normal werden, jedoch stärker als zuvor sind und eine größere Amplitude und Potenz als zuvor haben.
Manchmal ist jedoch eine sanfte und spezifische Behandlung mit dem primär respiratorischen Mechanismus notwendig, um den Körper auf die folgende spezifische Manipulation vorzubereiten. Die Entscheidung hierfür muß von dem Therapeuten getroffen werden. Sie hängt von dem Status der Gewebe und der Bereitschaft des Körpers ab, auf eine Manipulation der Wirbelsäule zu reagieren und sich zu verändern.

21.8 Typische Behandlungsfolge

Um die Logik hinter typischen SAT-Behandlungen zu verstehen, müssen folgende Voraussetzungen beschrieben werden:
1. Positionale Läsionen werden normalerweise zuerst korrigiert.
2. Drehpunktsegmente werden gewöhnlich von kranial nach kaudal behandelt.
3. Primäre Läsionen werden meistens in den oberen Halswirbeln oder dem Becken gefunden (atypische Gegenden).
4. Falls die thorakale Kurve die primäre Läsion ist, sollte diese vor den Drehpunkten behandelt werden.
5. Wird mit dem Becken begonnen, sollten danach die unteren Hals- und die oberen Brustwirbel vor der Korrektur der oberen Halswirbel behandelt werden.

Eine typische Behandlung **beginnt** mit der Korrektur einer Positionalen Läsion der **oberen HWS** oder einer einfachen Bewegungseinschränkung, die als primär eingeschätzt wird. Dann folgt bei jeder weiteren Behandlung die Manipulation des nächstwichtigen **kaudal dazu liegenden Segments** der Wirbelsäule. Dies sind meistens die Drehpunkte. Zuerst wird also C5/C6 behandelt, dann Th3, Th9, L3 und schließlich L5/S1. Danach werden die noch in der Wirbelsäule übrigen Bewegungseinschränkungen therapiert, wobei immer nur eine Manipulation pro Behandlung eingesetzt wird.
Bei einer primären Läsion der thorakalen Kurve wird diese zuerst behandelt, meistens durch sanfte Mobilisation speziell dieser **Kurve** während **2–3 Behandlungen**. Danach werden die Drehpunkte behandelt, durch die die Wirbelsäule wieder ausbalanciert wird.

21

Erfolgt zuerst eine positionale Korrektur des Os sacrum zwischen den Ilia oder eine andere primäre Bewegungseinschränkung, folgen in der nächsten Behandlung die unteren zervikalen **Drehpunkte** und dann Th3. Danach wird die obere HWS untersucht, wenn die HWS-Läsion sekundär zur ursprünglichen des Bekkens bestand. Normalerweise werden nach dieser Routine die übrigen wichtigen Bewegungseinschränkungen deutlich.

Eine übliche **Ausnahme** für die Behandlung der Drehpunkte von kranial nach kaudal bildet der Fall, daß sich nach einer Manipulation der oberen und unteren HWS und dem oberen Drehpunkt der BWS bis zur folgenden Behandlung das Becken in Dysfunktion befindet. Es ist dann absolut notwendig, zuerst das Becken zu korrigieren und danach nochmals die untere HWS zu behandeln, da diese meistens nach einer Korrektur des Beckens eine Dysfunktion entwickelt. Danach werden die übrigen wichtigen zu therapierenden Segmente deutlich sichtbar.

Diese Szenarien basieren auf den am häufigsten vorkommenden Präsentationen und erschöpfen keinesfalls die Möglichkeiten und Veränderungen, die in der Praxis gefunden werden können. Die Segmente, die mobilisiert werden sollten, werden vom Körper je nach Bedarf gezeigt, und die Leitlinien, die hier vorgestellt werden, entstanden aus jahrelangen Beobachtungen von Erfolg und Mißerfolg.

Der bemerkenswerte **Beitrag der SAT** besteht in einem Behandlungskonzept von Läsionen traumatischer Genese in atypischen Bereiche der Wirbelsäule, besonders der oberen HWS und dem Becken. Diese Läsionen sind positionaler Art und müssen als solche und nicht nach Mobilitätsbefunden behandelt werden. Nachdem diese korrigiert wurden, wird ein Segment pro Behandlung behandelt, normalerweise die Drehpunkte der Wirbelsäule, bis eine befriedigende Balance erreicht ist.

Obwohl die Behandlung auf positionale Art eine gewisse Reflexfertigkeit auf Seiten des Therapeuten benötigt, kann diese Fertigkeit mit Übung erlernt werden. Die Behandlung von jeweils nur einem Segment gibt den Körper mit nur geringem Eingriff des Therapeuten sich selbst zurück. Auf diese Weise ist SAT dem fundamentalen Konzept von A. T. Still treu: „Find it, fix it, leave it alone."

21.9 Positionale Manipulation von C1–C3

Indikation: Positionale Läsion C1, C2 und C3

Patient: In Bauchlage. Wenn eine starke Extensionskomponente von C2 oder C3 besteht, ist die Manipulation im Sitzen vorzuziehen. Die Bauchlage ermöglicht dem Therapeuten, sehr präzise bei der Positionierung des Segmentes vorzugehen, da beide Hände für die Derotation frei bleiben. Gleichzeitig besteht die Möglichkeit eines Recoils von Kopf und Hals, da beide Hände am Ende der Derotation loslassen können.

Therapeut: stehend, am Kopfende des Patienten

Handposition:

- mit dem Metakarpophalangealgelenk des Zeigefingers der einen Hand Kontakt mit dem Proc. articularis des Wirbels in Läsion auf der Seite in Posteriorität aufnehmen
- die andere Hand flach auf das Ohr und die umliegende Strukturen auf der kontralateralen Seite legen, die Finger sind dabei nach posterior gerichtet, der Kontakt muß angenehm für den Patienten, aber gleichzeitig fest sein

Ausführung:

- zuerst das Segment an die Bewegungsgrenze bringen, indem alle Vektoren der Läsion –so wie auf dem Röntgenbild diagnostiziert – einbezogen werden
- eine Umkehrung von Flexion und Extension durch eine geringe Veränderung der Einstellung des Kontakts herbeiführen, indem Hand und Arm mit Segmentkontakt entweder nach kranial (für Flexion) oder kaudal (für Extension) gerichtet werden
- wenn die Bewegungsgrenze erreicht und die Kraft der Blockierung eingeschätzt sind, den aufgebauten Druck etwas nachlassen, aber in einem schwebenden Zustand über den aufgebauten Kräften bleiben, so daß im nächsten Moment die Bewegungsgrenze durch einfaches Zusammendrücken der Hände wieder erreicht werden könnte
- das letzte Manöver findet in der Derotationsbewegung statt, dafür die Flexions- oder Extensionskomponente durch die Armrichtung aufrecht erhalten: durch Induktion einer schnellen Derotation wird die Bewegungsgrenze erreicht und durch das Moment der Ausführung überwunden
- im letzten Moment die Hände vom Kopf abheben, um einen natürlichen Recoil von Kopf und Hals und damit eine letzte Befreiung der in dem Läsionskomplex enthaltenen Kräfte zu ermöglichen
- dann den Patienten für 5 – 10 Min. ausruhen lassen, um die volle Reaktion auf die Manipulation zuzulassen

> **!** Das Geheimnis einer effektiven Manipulation des Segmentes liegt darin, die physiologische Bewegungsgrenze erst während des Moments des Manövers anzugehen. Aus diesem Grund wird dies eine „floating field-Manipulation" („schwebende Feld-Manipulation") genannt.

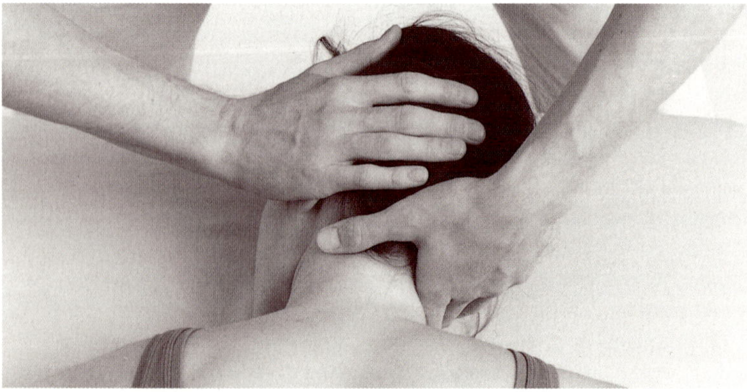

Positionale Läsion von C1 – C3

21.10 Sacral Toggle

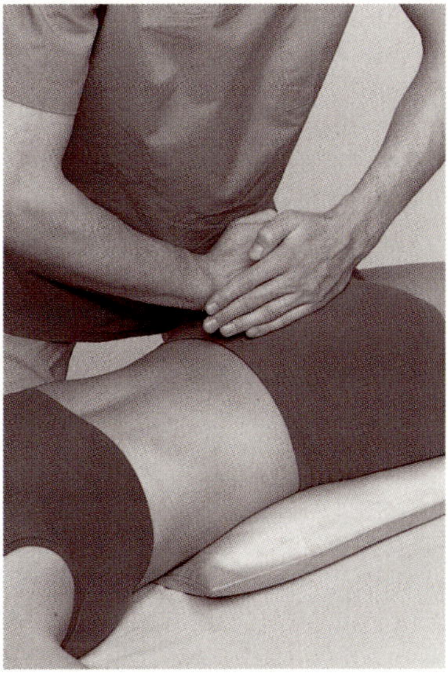
Sacral Toggle

Indikation: Positionale Veränderung im Becken. Dies ist eine Manipulation des Os sacrum innerhalb der Ilia und wird eingesetzt, wenn die positionellen Befunde im Stehen, Sitzen und Liegen gleich sind. Der einfachste Befund ist eine Seitneigung und Rotation zur selben Seite. Nach Freyette ist dies eine Dysfunktion ersten Grades. Bei einer Seitneigung und Rotation zu unterschiedlichen Seiten besteht eine Dysfunktion zweiten Grades. Die Prinzipien der Behandlung dieser beiden Dysfunktionen sind dieselben, vorausgesetzt daß die Komponenten der Dysfunktion umgekehrt werden.

Patient: in Bauchlage, mit einem Kissen unter dem Becken

Therapeut: stehend, neben dem Patienten

Handposition:

- jeweils mit dem Hypothenar beider Hände lateral der Crista sacralis mediana Kontakt mit dem Os sacrum aufnehmen
- die Seite der Posteriorität bestimmt den Kontakt: bei einer Rotation und Seitneigung rechts zeigen die Finger der posterioren Seite nach kaudal, bei Rotation rechts und Seitneigung links nach kranial

Ausführung:

- die Technik ist eine sanfte Derotation und De-Seitneigung, wobei die Hände auf dem Os sacrum die Richtung der Korrektur beschreiben, die diesem den Weg zur Neutralstellung zeigt
- keine Kraft anwenden, die Gelenke nicht voneinander trennen und kein knakkendes oder krachendes Geräusch erzeugen, wie oft bei HVLA-Behandlungen von Wirbelsegmenten der Fall
- diese Technik in der leichtesten möglichen Weise ausführen, wobei Geschwindigkeit und Wille eine große Rolle spielen
- durch Aufnehmen der Kraftvektoren der Dysfunktion das Os sacrum in die Läsion führen, um es auf den Moment der Veränderung vorzubereiten
- den Patienten auffordern, tief zu atmen und langsam auszuatmen, damit der ideale Moment für die Ausführung beurteilt werden kann
- wenn alle Vorbereitungen getroffen sind, auf die Gewebekräfte konzentrieren und im richtigen Moment während der Ausatmung die Hände in Richtung der

Korrektur bewegen, wodurch die Reflexe des Körpers des Patienten auf die ideale Berichtigung der Position des Os sacrum zwischen den Ilia ausgerichtet werden

- den Patienten 5 Min. ausruhen lassen, während sich der Körper neu organisiert
- in den folgenden Tagen wird der Körper sich auf die neue Einstellung des Bekkens einrichten und die Veränderungen sicherstellen

22 Blagrave-Techniken

Inhalt

Autor: P. Blagrave, J. Parsons
Therapeut auf den Fotos: P. Blagrave

22.1 Grundlagen

Der Begriff Blagrave-Techniken hat sich in den letzten Jahrzehnten entwickelt, um die Arbeitsweise von **Peter Blagrave** zu beschreiben. Peter Blagrave, selbst Sohn eines Osteopathen, praktiziert seit 1966, unterrichtet an der European School of Osteopathy (ESO) in England sowie weltweit an osteopathischen Schulen.

Die Blagrave-Techniken sind tief verwurzelt in der klassischen Osteopathie und eine Mischung aus Standard- und spezifischen von Blagrave entwickelten Techniken. Verwendet werden **Weichteil-, Mobilisations- und Manipulationstechniken** unter Einsatz von **low velocity thrusts** (Impuls niedriger Geschwindigkeit) anstatt von high velocity thrusts.

Hierbei spielt die Flüssigkeit der Bewegungen des Körpers des Therapeuten eine große Rolle. Anstelle von Kraft wird das Körpergewicht eingesetzt, um den gewünschten Effekt mit einer Technik zu erzielen.

Wichtig ist ferner die **Zuwendung zum Patienten**, die sich z. B. darin ausdrückt, daß der Therapeut die Augen und das Gesicht des Patienten beobachtet, um auf Schmerzen reagieren zu können.

Die hier beschriebenen Techniken sind nur eine Auswahl. Wie bei allen kreativen Therapeuten variieren diese zudem je nach Patient. Einige Techniken wurden auch in die Gelenkkapitel integriert, um sie im Kontext aufzuzeigen.

22.2 Weichteiltechniken

22.2.1 Dehnung der paraspinalen Muskulatur in Bauchlage

Indikation: Hypertonus der paraspinalen Muskulatur, Vorbereitung auf spezifische Wirbelbehandlungen

Patient: in Bauchlage

Therapeut: stehend, auf der kontralateralen Seite der Dysfunktionsseite

Handposition:

- die fußnahe Hand auf die Muskulatur direkt lateral der Dornfortsätze legen, Daumen und Thenar bilden dabei den Hauptkontaktpunkt, den Rest der Hand flächig auf den Rücken legen
- die kopfnahe Hand auf die andere legen

Ausführung:

- mit gestreckten Armen arbeiten
- einen Druck nach anterior und lateral induzieren, bis die Gewebevorspannung der Haut aufgenommen ist

- es muß genügend Bewegungsfreiheit der Haut bestehen, die nicht über die Dornfortsätze gespannt werden darf
- den Druck durch Verlagerung des Körpergewichts nach vorne graduell verstärken
- die Hände bleiben dabei in festem Kontakt und gleiten nicht über die Haut
- die Spannung der Gewebe kontinuierlich palpieren, den Druck nur so weit verstärken, wie es die Muskeln zulassen
- bei Entspannung der Muskulatur den Druck langsam verringern und den Kontakt nach kaudal oder kranial verschieben, ohne den Kontakt mit dem Patienten zu verlieren
- die Technik entlang der Wirbelsäule zwischen C4/5 und L5/S1 in einem Rhythmus von ca. 12 Wiederholungen/Min. ausführen und auf der anderen Seite wiederholen

Variationen:

- bei einer akuten Verspannung der Rückenmuskulatur die Muskeln durch denselben Kontakt leicht dehnen
- den Patienten auffordern, tief einzuatmen
- während der Ausatmung die Entspannung der Muskeln nutzen, um etwas weiter zu dehnen
- diese Position bei normaler Atmung des Patienten 20–30 Sek. halten, bis sich die Muskeln entspannen
- diesen Vorgang 2–3× wiederholen
- besonders wichtig ist hier, daß der Patient beim Lösen des Kontakts einatmet
- durch leichte Veränderung der Körperrichtung des Therapeuten können auch der M. trapezius oder der M. gluteus maximus behandelt werden, die Richtung des Drucks ist 90° zum Verlauf der Muskelfasern

22.2.2 Gekreuzte Dehnung der paraspinalen Muskulatur in Bauchlage

Indikation: Hypertonus der paraspinalen Muskulatur, Vorbereitung auf spezifische Wirbelbehandlungen

Patient: in Bauchlage

Therapeut: stehend, seitlich des Patienten

Handposition:

- die Handwurzel der kopfnahen Hand auf den lumbosakralen Übergang legen, die Finger sind dabei nach kaudal gerichtet
- mit der kopfnahen Hand Kontakt mit den Dornfortsätzen und benachbarten Geweben der unteren BWS aufnehmen, die Finger sind dabei nach kranial gerichtet

Ausführung:
- die Unterarme so horizontal wie möglich positionieren
- das Körpergewicht nach vorne verlagern, wodurch ein Zug am lumbosakralen Übergang nach kaudal und an der BWS nach kranial induziert wird, was eine Dehnung der paraspinalen Muskulatur und eine Distraktion der Gelenke bewirkt
- durch das abwechselnde Verlagern des Körpergewichts nach vorne und zurück rhythmisch dehnen und 3–5× wiederholen

Variationen:
- die Hände können auch homolateral auf der Muskulatur liegen, um die Dehnung einseitig auszuführen
- durch Kontakt auf der kontralateralen Seite kann eine Dehnung in Seitneigung oder Rotation erreicht werden

22.2.3 Dehnung der paraspinalen Muskulatur in Seitenlage

Indikation: Hypertonus der paraspinalen Muskulatur, Vorbereitung auf spezifische Wirbelbehandlungen
Patient: in Seitenlage, Dysfunktionsseite oben, das untere Bein angewinkelt, das obere gestreckt
Therapeut: stehend, vor dem Patienten

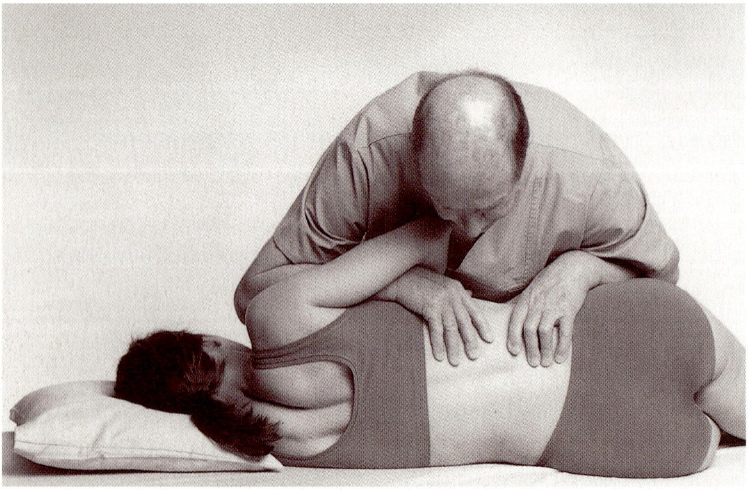

Dehnung der paraspinalen Muskulatur in Seitenlage

Handposition:
- den kopfnahen Arm zwischen Oberkörper und Oberarm des Patienten durchführen, der Ellenbogen kommt dabei in flächigem Kontakt zwischen Schulter und Brust des Patienten zu liegen, die Hand inferior der Scapula
- den fußnahen Unterarm auf die laterale Gesäßmuskulatur superior des Trochanter major legen

Ausführung:
- das Körpergewicht nach vorne verlagern, wodurch ein Zug an der Schulter nach kranial und am Becken nach kaudal induziert wird, was eine Dehnung der paraspinalen Muskulatur und eine Distraktion der Gelenke in Seitneigung bewirkt
- den Vorgang wiederholen, bis eine Entspannung der Gewebe palpiert werden kann

Variationen:
- um die Technik zu verstärken, kann durch Kontakt der Finger an der obenliegenden Muskulatur der Wirbelsäule zusätzlich eine leichte Dehnung nach lateral ausgeführt werden

22.2.4 Entspannung der subokzipitalen Muskeln

Indikation: Hypertonus der subokzipitalen Muskulatur, Vorbereitung auf spezifische Wirbelbehandlungen
Patient: in Rückenlage
Therapeut: stehend, am Kopfende des Patienten

Variation 1

Handposition:
- mit beiden Händen die HWS untergreifen
- die Hypothenaren sind dabei in Kontakt mit dem Okziput

Ausführung:
- mit gestreckten Armen arbeiten und durch leichtes Zurücklehnen eine Traktion der HWS induzieren, durch Vorwärtslehnen die Spannung wieder abbauen
- während dieser rhythmischen Bewegung zusätzlich eine kreisförmige

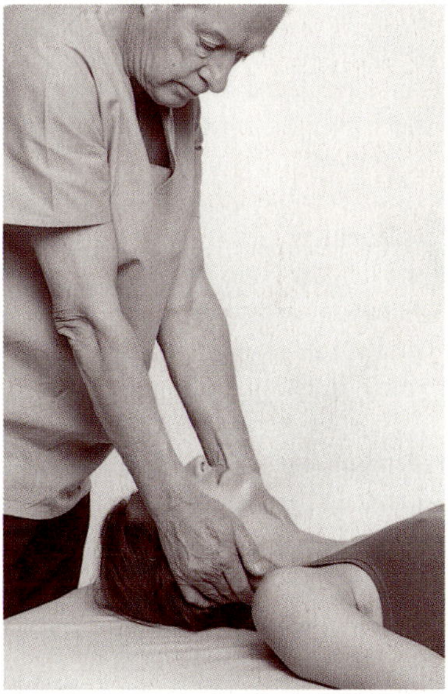

Entspannung der subokzipitalen Muskeln (Variation 1)

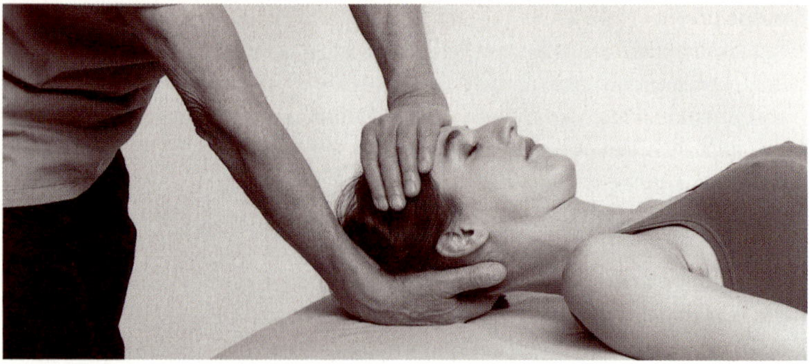

Entspannung der subokzipitalen Muskeln (Variation 2)

Bewegung mit den Händen ausführen: während der Traktion den oberen Halbkreis in Richtung kaudal nach kranial, während der Entspannung den unteren Halbkreis in Richtung kranial nach kaudal durchlaufen
- die Bewegung kann auch nur mit einer Hand ausgeführt werden, während die andere Hand ihre Position behält
- den Vorgang wiederholen, bis eine Entspannung der Gewebe palpiert werden kann

Variation 2

Handposition:
- mit einer Hand Kontakt mit dem Okziput aufnehmen, die Finger sind dabei nach lateral gerichtet, Daumen und Zeigefinger liegen am zervikookzipitalen Übergang
- die andere Hand auf die Stirn legen

Ausführung:
- mit der Hand am Okziput einen Zug nach kranial und leicht nach anterior ausführen, gleichzeitig mit der Hand auf der Stirn eine Kompression nach kaudal und posterior induzieren
- durch Rotation des Kopfes nach rechts oder links kann die Technik auf eine Seite konzentriert werden
- den Vorgang wiederholen, bis eine Entspannung der Gewebe palpiert werden kann

22.2.5 Entspannung und Dehnung des M. quadriceps femoris

Indikation: Hypertonus des M. quadriceps femoris
Patient: in Rückenlage

Therapeut: stehend, auf der kontralateralen Seite der Dysfunktion

Handposition:

- den Daumen der fußnahen Hand medial entlang der Sehne des M. rectus femoris inferior der SIAS legen
- mit der kopfnahen Hand diesen Kontakt verstärken

Ausführung:

- durch einen leichten Druck nach posterior die Spannung der Gewebe aufnehmen
- ohne über die Haut zu gleiten einen Druck nach lateral auf den Muskel ausüben
- den Muskel progressiv nach kaudal behandeln: den Druck jedesmal so lange aufrechterhalten, bis eine Entspannung zu fühlen ist

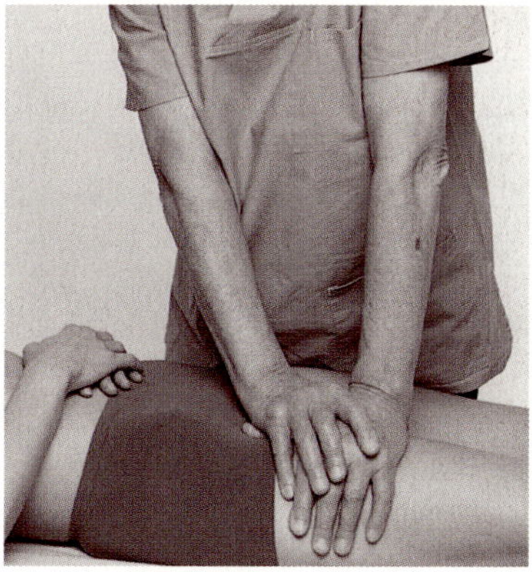

Entspannung und Dehnung des M. quadriceps femoris

22.2.6 Dehnung der Adduktoren und medialen ischiokruralen Muskulatur

Indikation: Hypertonus der Adduktoren und der medialen ischiokruralen Muskulatur

Patient: in Rückenlage

Therapeut: stehend, auf Seite der Dysfunktion

Handposition:

- das fußnahe Knie auf die Behandlungsbank legen und das leicht gebeugte Knie des Patienten darauf legen, die Hüfte befindet sich dabei in leichter Außenrotation
- mit der kopfnahen Hand den medialen distalen Oberschenkel umgreifen, die Finger nehmen dabei Kontakt mit dem M. semimembranosus und M. semitendinosus auf
- die fußnahe Hand umgreift den Oberschenkel oberhalb der Patella

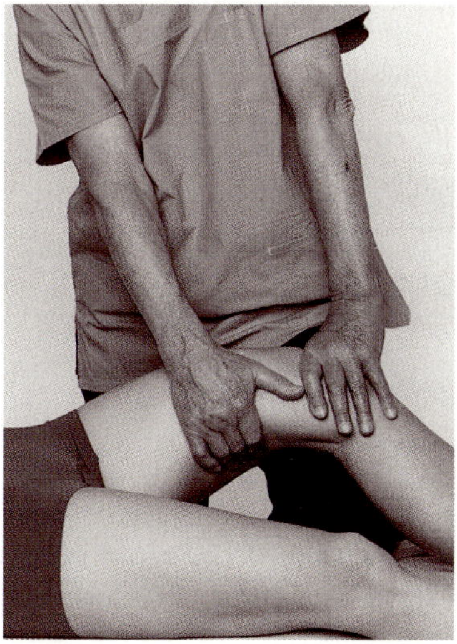

Dehnung der Adduktoren und medialen ischiokruralen Muskulatur

Ausführung:
- beide Arme strecken
- durch leichtes Zurücklehnen und Rotation des Körpers nach kranial Zug auf die Muskulatur bringen, dabei mit der einen Hand das Knie stabilisieren
- dies langsam und rhythmisch entlang der medialen Muskulatur des Oberschenkels ausführen indem die kopfnahe Hand den Kontakt nach proximal und distal verschiebt
- die Bewegung wird wiederholt bis eine Entspannung der Gewebe palpiert werden kann

22.3 Mobilisationstechniken der Wirbelsäule und des Beckens

22.3.1 Traktion der Halswirbelsäule

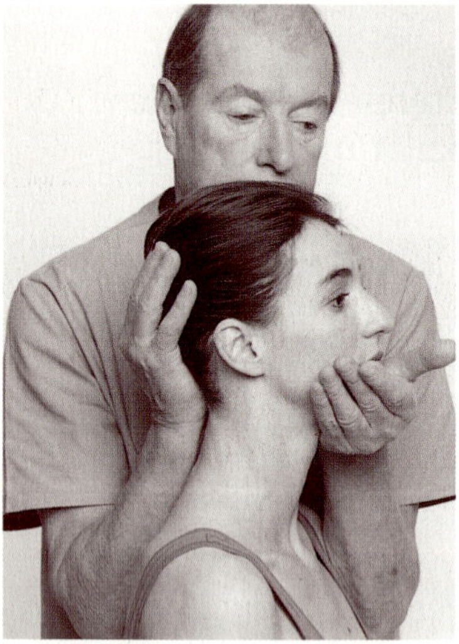

Traktion der HWS

Indikation: Hypertonus der Muskulatur der HWS, Vorbereitung auf spezifische Wirbelbehandlungen, Dysfunktionen der HWS

Patient: sitzend, am Ende der Bank

Therapeut: stehend, seitlich des Patienten

Handposition:
- die posteriore Hand unter das Okziput legen, die anteriore unter den Unterkiefer
- die Arme am Thorax anlegen, um die Position zu stabilisieren

Ausführung:
- die HWS mit beiden Händen in leichte Extension führen
- den Patienten auffordern, sich langsam zurückzulehnen, bis die optimale Traktion erreicht wird
- den Kopf mit den Händen auf derselben Höhe halten, indem das Zurücklehnen mit abgestützten Armen begleitet wird
- um dem Patienten während dieser Bewegung Stabilität zu geben, den Brustkorb gegen die Schulter lehnen
- diese Position für 5 – 10 Sek. halten, dann den Patienten wieder nach vorne begleiten

! Der Patient sollte relativ niedrig sitzen, um eine gute Traktion zu erreichen.
Die Ausrichtung der Ellenbogen während der Manipulation nicht verändern, um die maximale Stabilisierung des Patienten zu erreichen.

22.3.2 Mobilisation der Brustwirbelsäule in Seitneigung

Indikation: Vorbereitung auf spezifische Wirbelbehandlungen, Dysfunktionen der BWS in Seitneigung
Patient: sitzend, Arme vor dem Brustkorb verschränkt
Therapeut: stehend, hinter dem Patienten
Handposition:
- einen Unterarm quer über beide Schultern legen
- mit den Fingern der anderen Hand die Bewegung der Wirbel an den Dornfortsätzen palpieren

Ausführung:
- mit dem Brustkorb und Bauch einen Kontakt entlang des Rückens vom Thorax bis zum Becken herstellen, um eine aufrechte Haltung zu gewährleisten
- durch Druck mit dem Ellenbogen auf die Schulter eine Seitneigung zur selben Seite induzieren
- gleichzeitig mit dem Becken einen Schub des Beckens zur kontralateralen Seite induzieren, um die Seitneigung zu verstärken
- mit der palpierenden Hand kann die Bewegung segmental durch Druck auf den Dornfortsatz verstärkt werden
- die Bewegung findet rhythmisch unter Einsatz des gesamten Körpers statt
- um die obere BWS zu mobilisieren, findet die Bewegung primär an der Schulter statt, um die untere BWS zu mobilisieren, primär am Becken
- den Vorgang wiederholen, bis eine Entspannung der Gewebe und eine verbesserte Wirbelbewegung palpiert werden können

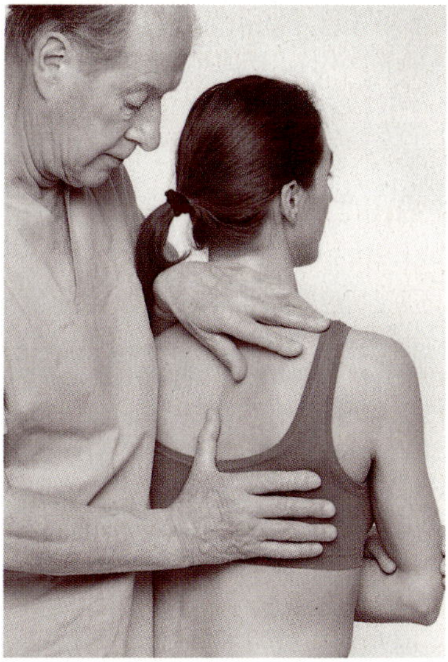

Mobilisation der BWS in Seitneigung

22.3.3 Mobilisation der Brustwirbelsäule in Rotation

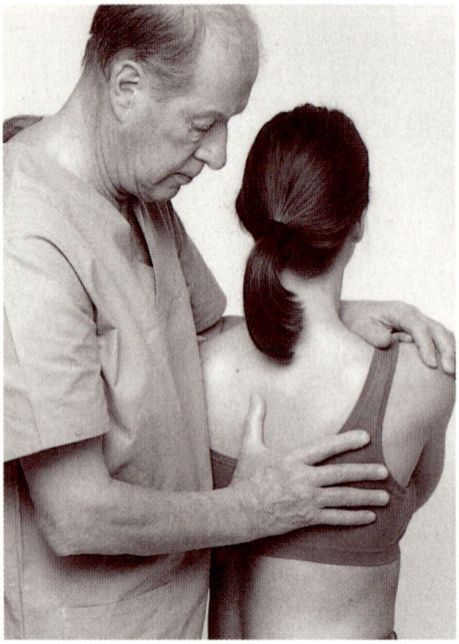
Mobilisation der BWS in Rotation

Indikation: Vorbereitung auf spezifische Wirbelbehandlungen, Dysfunktionen der BWS in Rotation
Patient: sitzend, Arme vor dem Brustkorb verschränkt
Therapeut: stehend, hinter dem Patienten
Handposition:
- einen Unterarm quer über beide Schultern legen
- mit den Fingern der anderen Hand die Bewegung der Wirbel an den Dornfortsätzen palpieren

Ausführung:
- mit dem Brustkorb und Bauch einen Kontakt entlang des Rückens vom Thorax bis zum Becken herstellen, um eine aufrechte Haltung zu gewährleisten
- durch Verlagerung des Gewichts von einem Fuß auf den anderen eine Rotation der BWS induzieren
- den Vorgang wiederholen, bis eine Entspannung der Gewebe und eine verbesserte Wirbelbewegung palpiert werden können

22.3.4 Mobilisation der Brustwirbelsäule in Flexion oder Extension

Indikation: Vorbereitung auf spezifische Wirbelbehandlungen, Dysfunktionen der BWS in Flexion oder Extension
Patient: sitzend, am Ende der Bank, Arme vor dem Brustkorb verschränkt
Therapeut: stehend, seitlich des Patienten
Handposition:
- mit einem Arm die Ellenbogen untergreifen und diesen am Körper des Therapeuten stabilisieren, die Hand liegt an der kontralateralen Schulter
- mit den Fingern der anderen Hand die Bewegung der Wirbel zwischen den Dornfortsätzen palpieren

Ausführung:
- durch Verlagerung des Gewichts von einem Fuß auf den anderen den Patienten in Flexion und Extension führen
- mit der Hand an den Dornfortsätzen die Bewegung unterstützend verstärken
- die Technik sollte keine Belastung für den Therapeuten darstellen, der Patient muß die Bewegung zulassen und teilweise selbst ausführen, damit der Therapeut nicht das ganze Gewicht zu tragen hat
- den Vorgang wiederholen, bis eine Entspannung der Gewebe und eine verbesserte Wirbelbewegung palpiert werden können

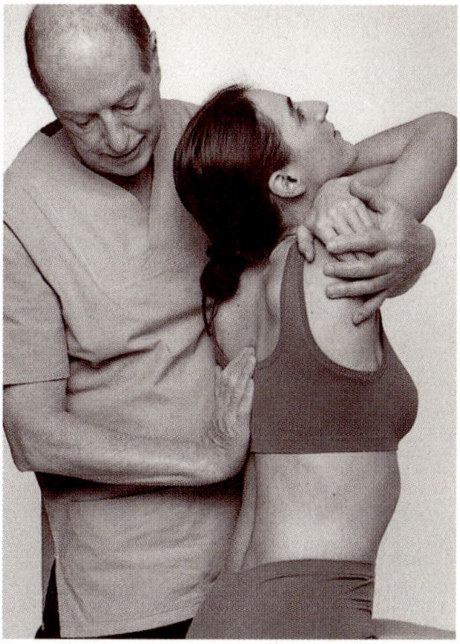
Mobilisation der BWS in Extension

22.3.5 Mobilisation der Lendenwirbelsäule in Flexion oder Extension

Indikation: Vorbereitung auf spezifische Wirbelbehandlungen, Dysfunktionen der LWS in Flexion oder Extension
Patient: in Seitenlage, Hüften und Knie 90° gebeugt, Knie über die Seite der Bank gelegt
Therapeut: stehend mit etwas gebeugten Knien, vor dem Patienten
Handposition:
- die Knie des Patienten auf die Oberschenkel des Therapeuten legen
- die fußnahe Hand bei einer Flexion flächig auf das Os sacrum, bei einer Extension auf die LWS legen
- mit flächigem Kontakt der kopfnahen Hand auf den Dornfortsätzen der unteren BWS diese stabilisieren, um die Bewegung auf die LWS zu beschränken

Ausführung:
- durch Verlagerung des Gewichts von einem Bein auf das andere eine Flexion und Extension der LWS induzieren
- bei einer Flexion mit den Händen einen Zug nach kaudal am Os sacrum und nach kranial an der BWS ausführen, dabei die Hüften in Flexion führen
- bei einer Extension mit der Hand auf der LWS einen Druck nach anterior induzieren, dabei die Hüften nach posterior bei gleichzeitiger Bewegung in Richtung Extension schieben

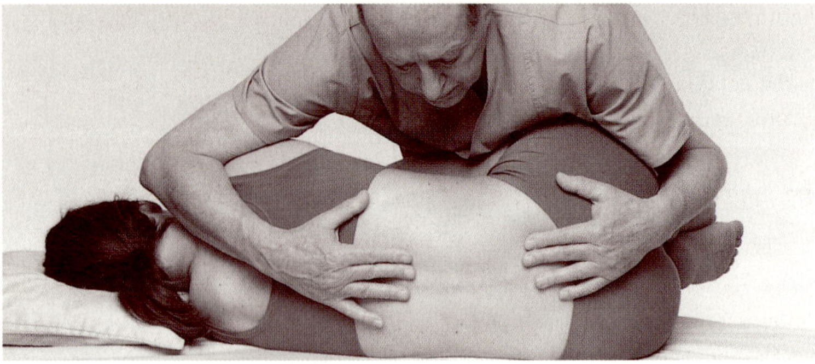

Mobilisation der LWS in Flexion

- um die Extension zu verstärken, mit beiden Händen den Rumpf von lateral (in der Lende) umgreifen und diese auf die LWS legen
- während der Bewegung der Hüfte in Richtung Extension und posterior mit beiden Händen einen Zug nach anterior ausüben
- den Vorgang wiederholen, bis eine Entspannung der Gewebe und eine verbesserte Wirbelbewegung palpiert werden können

22.3.6 Mobilisation der Lendenwirbelsäule in Seitneigung

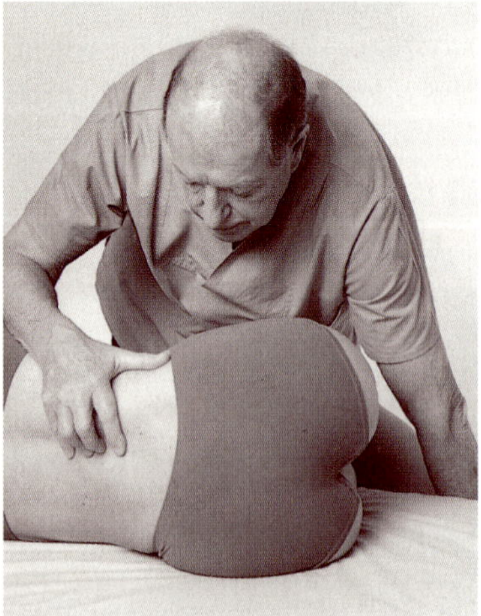

Mobilisation der LWS in Seitneigung

Indikation: Vorbereitung auf spezifische Wirbelbehandlungen, Dysfunktionen der LWS in Seitneigung

Patient: in Seitenlage, Hüften und Knie 90° gebeugt, Knie über die Seite der Bank gelegt

Therapeut: stehend, vor dem Patienten

Handposition:

- mit der fußnahen Hand die Sprunggelenke umgreifen
- die Finger der kopfnahen Hand auf die Dornfortsätze der LWS legen

Ausführung:

- die Füße über die Seite der Bank bringen und nach unten absenken, was eine Seitneigung der LWS bewirkt

- mit der anderen Hand die Bewegung durch leichten Zug an den Dornfortsätzen nach oben verstärken
- den Vorgang wiederholen, bis eine Entspannung der Gewebe und eine verbesserte Wirbelbewegung palpiert werden können

22.3.7 Mobilisation des Os sacrum

Indikation: Dysfunktionen des Os sacrum
Patient: in Bauchlage
Therapeut: stehend, seitlich des Patienten
Handposition:

- die Handwurzel der kopfnahen Hand auf die Sakrumbasis legen, die Finger sind dabei nach kaudal gerichtet
- mit Zeige- und Mittelfinger der fußnahen Hand die ISG palpieren

Ausführung:

- den Arm mit der Hand auf dem Os sacrum gestreckt halten und einen Druck nach anterior induzieren, was die Nutation des Os sacrum prüft und verstärkt
- die Bewegung rhythmisch wiederholen, um Blockaden zu behandeln
- um eine Gegennutation zu verstärken, die fußnahe Hand auf den unteren Teil des Os sacrum legen, die Finger sind dabei nach kranial gerichtet, mit der anderen Hand die ISG palpieren und durch Druck nach anterior die Gegennutation prüfen und verstärken
- einseitige Blockaden durch leichte Verschiebung der motorischen Hand zur Seite der Dysfunktion verstärkt behandeln
- den Vorgang wiederholen, bis eine Entspannung der Gewebe und eine verbesserte Bewegung des Os sacrum palpiert werden können

22.3.8 Mobilisation der Ossa ilia nach anterior oder posterior

Indikation: Dysfunktionen der Ilia in Anteriorität oder Posteriorität
Patient: in Bauchlage, an der Seite der Bank, das Bein der Dysfunktionsseite über die Seite der Bank gelegt
Therapeut: stehend mit etwas gebeugten Knien, auf Seite der Dysfunktion
Handposition:

- das über die Bank hängende Knie auf die Oberschenkel des Therapeuten legen
- die Hände von superior und inferior um das gleichseitige Ilium legen, die Finger verschränken

Ausführung:
- in die Knie gehen, um eine Abduktion des Beins zu minimieren und die Bewegung auf das ISG zu konzentrieren
- durch Verlagerung des Gewichts von einem Bein auf das andere die Hüfte in Flexion und Extension bewegen, dabei die Mitbewegung des Ilium durch die Hände verstärken
- den Vorgang wiederholen, bis eine Entspannung der Gewebe und eine verbesserte Bewegung des Ilium palpiert werden können
- für eine Impulstechnik bei einer Dysfunktion des Ilium in Rotation nach anterior die Hüfte in Flexion und das Ilium mit den Händen bis an die Bewegungsgrenze nach posterior führen und unter Verstärkung dieser Komponenten einen Impuls ausüben
- für eine Impulstechnik bei einer Dysfunktion des Ilium in Rotation nach posterior die Hüfte in Richtung Extension und das Ilium mit den Händen bis an die Bewegungsgrenze nach anterior führen und unter Verstärkung dieser Komponenten einen Impuls ausüben

22.3.9 Mobilisation des Os ilium nach anterior

Indikation: Dysfunktion eines Os ilium in Posteriorität
Patient: in Bauchlage
Therapeut: stehend, auf Seite der Dysfunktion
Handposition:
- mit der fußnahen Hand den Oberschenkel der Dysfunktionsseite oberhalb der Patella untergreifen, der distale Oberschenkel liegt dabei auf dem Unterarm auf, die Hand lieft auf dem kontralateralen anterioren Oberschenkel
- den kopfnahen Unterarm über das unilaterale ISG und posteriore Ilium legen

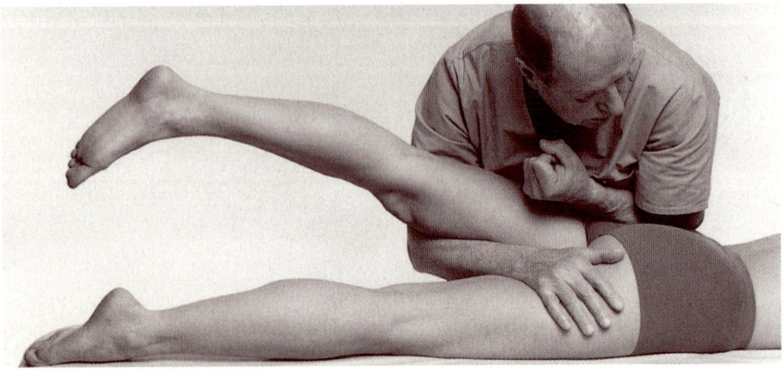

Mobilisation des Os ilium nach anterior

Ausführung:
- etwas aufstehen und die Hüfte in Extension bringen
- den Körper etwas in Richtung kranial rotieren, um die Bewegung in die Ebene des ISG zu fokussieren, das Bein dabei nach supero-medial bewegen
- mit dem kopfnahen Arm einen Druck nach anterior auf das Ilium ausüben, um die Bewegung nach anterior zu verstärken
- das Ilium darf den Kontakt mit der Bank nicht verlassen, da sonst die Bewegung in die LWS übertragen wird
- diese Bewegung rhythmisch wiederholen, bis eine Entspannung der Gewebe und eine verbesserte Bewegung palpiert werden können
- für eine Impulstechnik an der Bewegungsgrenze des Ilium unter Verstärkung der Hüftextension und des Drucks auf das Ilium einen Impuls nach anterior ausüben

22.4 Mobilisationstechniken der oberen Extremität

22.4.1 Mobilisation des Schultergürtels

Indikation: Dysfunktionen des Schultergürtels, Vorbereitung auf spezifische Schulterbehandlung
Patient: in Bauchlage, der Arm der Dysfunktionsseite über der Seite der Bank
Therapeut: stehend, auf Seite der Dysfunktion
Handposition:
- den distalen Oberarm auf den kopfnahen Arm legen
- mit der Hand das Schultergelenk von anterior umgreifen
- durch Kontakt auf der Muskulatur (Mm. rhomboidei und M. trapezius), der BWS oder auf dem Schulterblatt mit der fußnahen Hand die Bewegung auf die gewünschten Gewebe fokussieren

Ausführung:
- mit der Hand an der Schulter eine Zirkumduktion des gesamten Schultergürtels ausführen, dabei den gesamten Körper einsetzen
- das Schultergelenk darf dabei nicht über die anatomische Bewegungsgrenze hinaus bewegt werden, um die Kapsel und Bänder nicht zu überlasten
- um ein laterales Gleiten der Scapula zu verstärken, die fußnahe Hand auf die kontralaterale Rückenseite lateral der Dornfortsätze legen, mit dem ausgestreckten Daumen Kontakt mit dem medialen Rand der zu behandelnden Scapula aufnehmen, während der posterioren Phase der Zirkumduktion mit dem Daumen gegen die Scapula drücken, während der anterioren Phase die Position des Daumens nach kaudal oder kranial verschieben

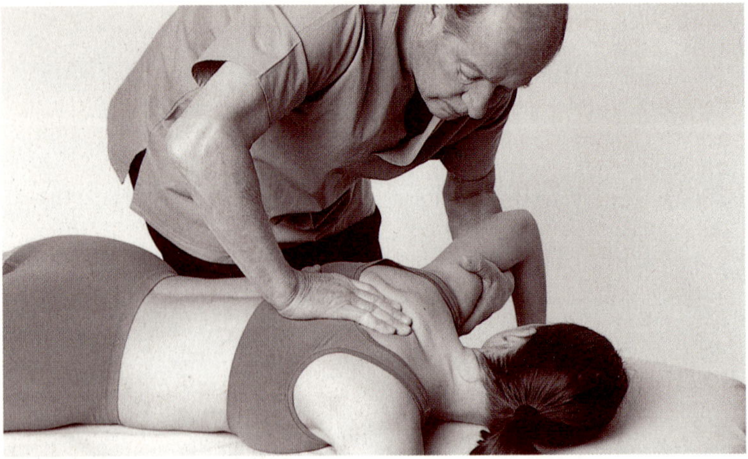

Mobilisation des Schultergürtels

- um eine Gleitbewegung der Scapula nach superior zu verstärken, die Hand auf die Scapula legen, während der posterioren Phase der Zirkumduktion durch leichten Druck auf die Scapula nach superior den Wiederstand überwinden
- um die Bewegung auf das Schultergelenk zu fokussieren, die Hand auf die Scapula legen und durch Druck nach anterior die Bewegung der skapulothorakalen Gleitebene minimieren und im Schultergelenk vergrößern
- diese Bewegung rhythmisch wiederholen, bis eine Entspannung der Gewebe und eine verbesserte Bewegung palpiert werden können

22.4.2 Traktion der Art. humeri in Bauchlage

Indikation: Dysfunktionen der Art. humeri, Vorbereitung auf spezifische Behandlung
Patient: in Bauchlage, der Arm der Dysfunktionsseite über der Seite der Bank
Therapeut: stehend, auf Seite der Dysfunktion
Handposition:
- mit den Händen den Arm unterhalb des Ellenbogens umgreifen, Daumen und Zeigefinger sind dabei in Kontakt mit dem Oberarm, die restlichen Finger mit dem Unterarm

Ausführung:
- durch leichtes Zurücklehnen mit gebeugten Knien eine Traktion des Schultergelenks induzieren, der Kontakt am Arm darf dabei nicht unangenehm für den Patienten werden

- um eine Extension des Ellenbogens zu vermeiden, die Hand gegen die Beine unterhalb der Knie ziehen
- durch Abduktion und Adduktion des Schultergelenks kann die Ebene der Bewegung verändert werden
- um eine Innen- und Außenrotation des Schultergelenks zu verstärken, den Unterarm auf das rechte oder linke Knie legen, während der Traktion die Rotation verstärken, indem sich der Therapeut in Richtung des Knies lehnt, auf dem sich der Unterarm befindet
- diese Bewegung wiederholen, bis eine Entspannung der Gewebe und eine verbesserte Bewegung palpiert werden können

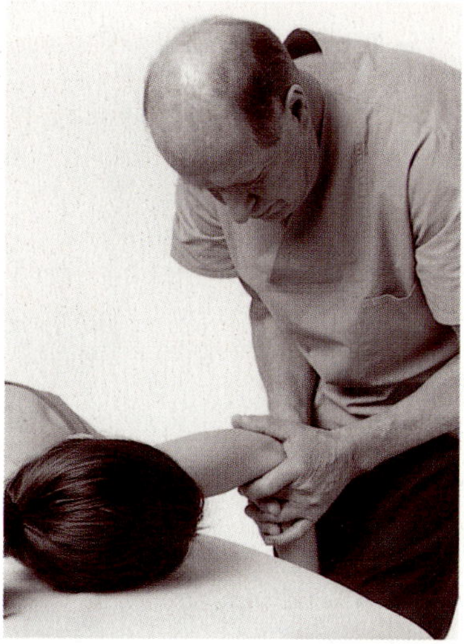
Traktion der Art. humeri in Bauchlage

22.4.3 Traktion der Art. humeri in Rückenlage

Indikation: Dysfunktionen der Art. humeri, Vorbereitung auf spezifische Behandlung
Patient: in Rückenlage
Therapeut: stehend, auf Seite der Dysfunktion

Variation 1

Handposition:
- die Hand supinieren und zwischen den Beinen oberhalb des Knies fixieren
- mit den Händen den Arm proximal des Ellenbogens umgreifen

Ausführung:
- durch leichtes Zurücklehnen und Beugen der Knie eine Traktion des Schultergelenks induzieren
- die Hände am Oberarm können die Traktion verstärken oder spezifische Mobilisationsbewegungen einbringen, z.B. anteriores und posteriores Gleiten, Zirkumduktion etc.
- diese Bewegung wiederholen, bis eine Entspannung der Gewebe und eine verbesserte Bewegung palpiert werden können
- Abduktion und Adduktion werden durch eine Veränderung der Standposition erreicht

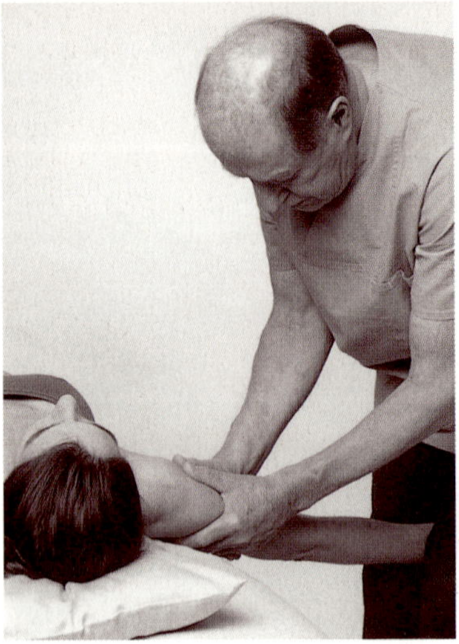

Traktion der Art. humeri in Rückenlage (Variation 1)

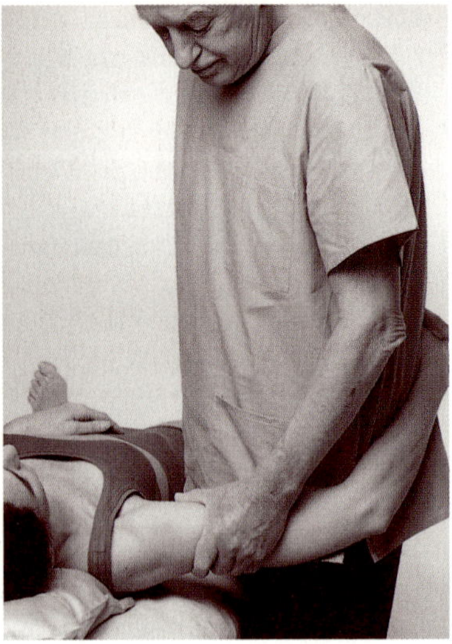

Traktion der Art. humeri in Rückenlage (Variation 2)

Variation 2

Handposition:

- den fußnahen Arm hinter den Rücken legen und mit der Hand die Hand des Patienten greifen
- mit der kopfnahen Hand den Oberarm umgreifen

Ausführung:

- eine Traktion des Schultergelenks durch Drehen des Körpers nach kranial ausüben
- die Hand am Oberarm kann die Traktion verstärken oder verschiedene Mobilisationsbewegungen einbringen, z. B. anteriores und posteriores Gleiten, Zirkumduktion etc.
- diese Bewegung rhythmisch wiederholen, bis eine Entspannung der Gewebe und eine verbesserte Bewegung palpiert werden können

22.4.4 Mobilisation der skapulothorakalen Gleitebene

Indikation: Dysfunktionen der Scapula, Vorbereitung auf spezifische Behandlung

Patient: in Seitenlage, Dysfunktionsseite oben, Ellenbogen inkomplett gebeugt

Therapeut: stehend, vor dem Patienten

Handposition:

- mit der fußnahen Hand zwischen Ellenbogen und Thorax durchgreifen und die Finger auf den medialen Rand der Scapula legen
- mit der kopfnahen Hand die Schulter von kranial umgreifen und die Finger auf den medialen Rand der Scapula neben die Finger der anderen Hand legen
- über den Patienten beugen, der Brustkorb nimmt dabei Kontakt mit dem Arm auf

Ausführung:

- die skapulothorakale Gleitebene durch eine Bewegung aus der Neutralposition nach superior, dann nach lateral, inferior, medial und wieder superior in Zirkumduktion bewegen
- durch Drehung des Körpers nach kranial die Spannung der postero-superioren Muskulatur erhöhen
- nach Aufnahme der Vorspannung die postero-superiore Muskulatur durch kleine Bewegungen in Zirkumduktion (s.o.) weiter dehnen
- durch Drehung des Körpers nach kaudal die Spannung der antero-superioren Muskulatur erhöhen
- durch Zug an der Scapula nach inferior und anterior verstärkt den M. levator scapulae und die oberen Anteile des M. trapezius dehnen
- um den M. subscapularis zu behandeln, das Gelenk in Protraktion bringen, bis die Mm. rhomboidei die Bewegung begrenzen; während das Gelenk wieder in Retraktion geführt wird, die Finger unter die Scapula bringen; in der Endposition kann eine Dekompression des Gelenks bei gleichzeitiger Dehnung des M. subscapularis durch Zug nach oben stattfinden
- diese Bewegung rhythmisch wiederholen, bis eine Entspannung der Gewebe und eine verbesserte Bewegung palpiert werden können

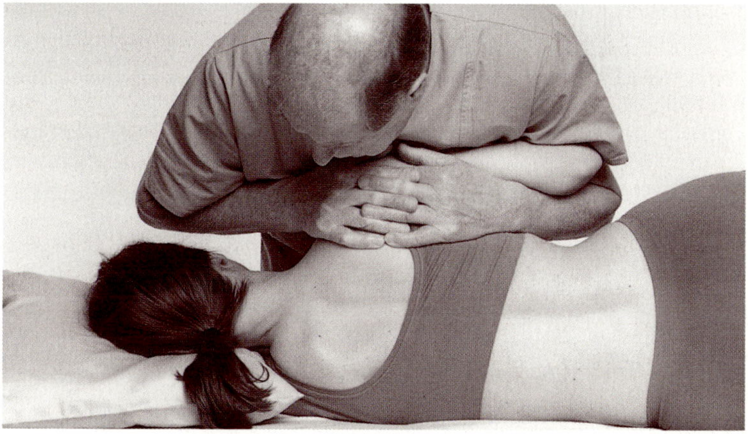

Mobilisation der skapulothorakalen Gleitebene

22.4.5 Dekompression der Artt. sternoclavicularis und acromioclavicularis

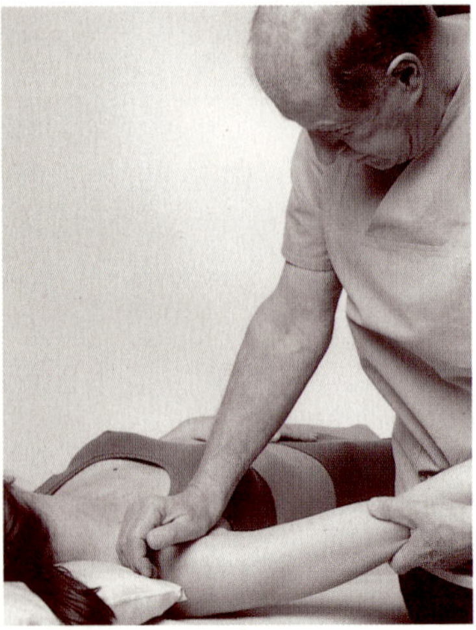

Dekompression der Artt. sternoclavicularis und acromioclavicularis

Indikation: Dysfunktionen der Artt. sternoclavicularis und acromioclavicularis, Vorbereitung auf spezifische Behandlung

Patient: in Rückenlage, den Kopf leicht zur kontralateralen Seite der Dysfunktion gedreht, Arm der Dysfunktionsseite 90° abduziert

Therapeut: stehend, auf Seite der Dysfunktion oberhalb des abduzierten Arms

Handposition:

- mit der fußnahen Hand den distalen Oberarm halten
- die Hand zwischen Oberarm und Thorax fixieren

Ausführung:

- zur Dekompression der Art. sternoclavicularis mit der kopfnahen Hand das Manubrium sterni neben der zu behandelnden Art. sternoclavicularis durch leichten Druck nach posterior stabilisieren
- den Körper nach hinten lehnen und eine Traktion auf die Art. sternoclavicularis bringen
- um ein Gleiten nach posterior zu verstärken, mit dem Hypothenar der kopfnahen Hand Kontakt auf der Klavikula aufnehmen und während der Traktion einen Druck nach posterior ausüben
- um ein Gleiten nach inferior zu verstärken, den Arm in unvollkommene Abduktion bringen, neben den Kopf stellen, Daumen oder Hypothenar der kopfnahen Hand auf den antero-superioren Teil der Klavikula möglichst weit medial legen und während der Traktion einen Druck nach posterior und inferior ausüben
- um die Art. acromioclavicularis verstärkt zu mobilisieren, mit der kopfnahen Hand die Klavikula am distalen Ende mit leichtem Druck nach medial stabilisieren und eine Traktion des Arms in 90° Abduktion ausführen
- diese Bewegung rhythmisch wiederholen, bis eine Entspannung der Gewebe und eine verbesserte Bewegung palpiert werden können

22.4.6 Mobilisation des Radiusköpfchens in Anteriorität

Indikation: Dysfunktionen des Radiusköpfchens in Anteriorität
Patient: in Rückenlage
Therapeut: stehend, auf Seite der Dysfunktion
Handposition:
- die kopfnahe Hand auf den anterioren Teil des distalen Oberarms legen und mit dem Karpometakarpalgelenk des Zeigefingers Kontakt mit dem anterioren Teil des Radiusköpfchens aufnehmen
- mit der anderen Hand das Handgelenk umgreifen

Ausführung:
- mit der Hand am Handgelenk den Ellenbogen beugen, bis das Radiusköpfchen mit dem Karpometakarpalgelenk des Zeigefingers in Kontakt ist
- an diesem Punkt das Radiusköpfchen durch wiederholte kleine Bewegungen in Richtung Flexion des Ellenbogens mobilisieren
- diese Bewegung rhythmisch wiederholen, bis eine Entspannung der Gewebe und eine verbesserte Bewegung palpiert werden können
- an der Bewegungsgrenze kann eine Impulstechnik durch eine Verstärkung der Flexion des Ellenbogens bei festem Kontakt am anterioren Radiusköpfchen ausgeführt werden

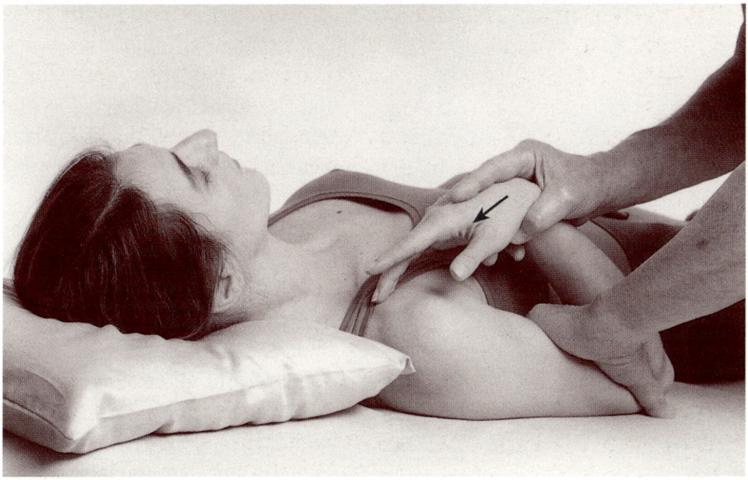

Mobilisation des Radiusköpfchens in Anteriorität

22.4.7 Mobilisation des Radiusköpfchens in Posteriorität

Indikation: Dysfunktionen des Radiusköpfchens in Posteriorität
Patient: in Rückenlage oder sitzend
Therapeut: stehend, auf Seite der Dysfunktion
Handposition:

- den Daumen der kopfnahen Hand auf den postero-lateralen Teil des Radiusköpfchens legen, die Hand unterstützt den proximalen Unterarm
- mit der anderen Hand das Handgelenk umgreifen, der Daumen liegt dabei auf der anterioren, die restlichen Finger liegen auf der posterioren Fläche des Handgelenks

Ausführung:

- das Handgelenk in Flexion und Pronation bringen und den Unterarm leicht adduzieren, um die Art. humeroradialis zu öffnen und eine Traktion zu induzieren
- den Arm gegen den Thorax fixieren
- den Körper nahe an das Handgelenk bringen, um während der Mobilisation eine Hyperextension des Ellenbogens zu vermeiden
- die Mobilisation besteht aus einer Verstärkung der induzierten Komponenten Pronation, Adduktion und Flexion der Hand, den Ellenbogen dabei strecken, mit dem Daumen am Radiusköpfchen dessen Position fixieren
- diese Bewegung rhythmisch wiederholen, bis eine Entspannung der Gewebe und eine verbesserte Bewegung palpiert werden können
- an der Bewegungsgrenze kann eine Impulstechnik in die Richtung der Mobilisation ausgeführt werden, wobei kein Impuls auf das Radiusköpfchen mit dem Daumen ausgeübt wird

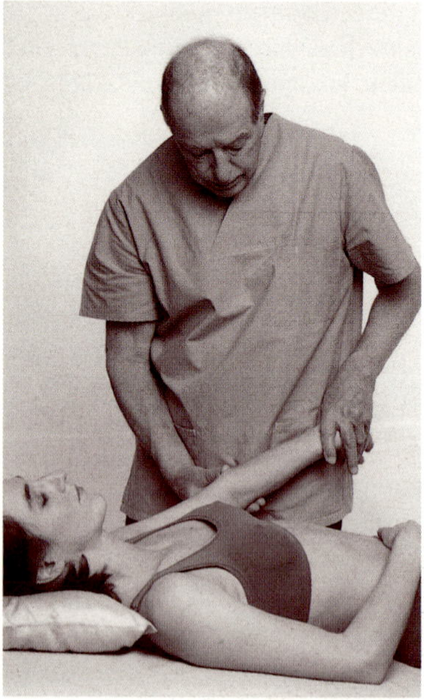

Mobilisation des Radiusköpfchens in Posteriorität

22.5 Mobilisationstechniken der unteren Extremität

22.5.1 Traktion der Art. coxae

Indikation: Dysfunktionen des Hüftgelenks, Vorbereitung auf spezifische Behandlung

Variation 1

Patient: in Rückenlage, das Knie der Dysfunktionsseite 100° gebeugt
Therapeut: sitzend auf der Bank, auf Seite der Dysfunktion
Handposition:
- den Fuß des gebeugten Knies unter dem Oberschenkel fixieren
- mit den Händen den distalen Oberschenkel von anterior umgreifen und die Finger verschränken

Ausführung:
- durch leichtes Zurücklehnen eine Traktion der Hüfte induzieren
- diese Bewegung durch Vor- und Zurücklehen rhythmisch wiederholen, bis eine Entspannung der Gewebe und eine verbesserte Bewegung palpiert werden können

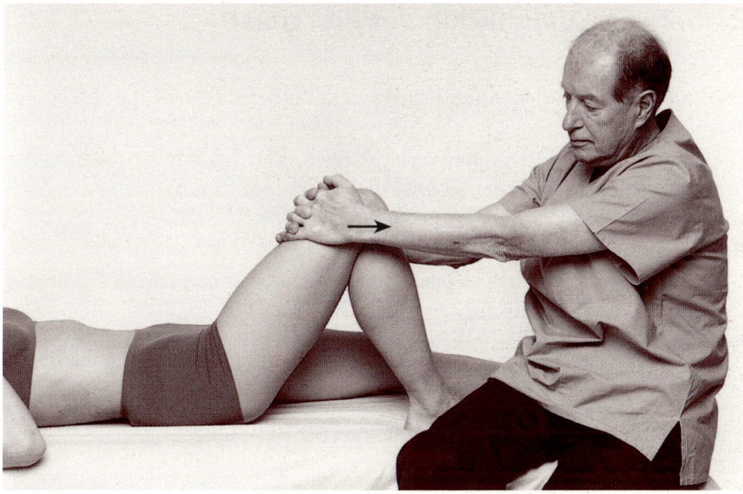

Traktion der Art. coxae (Variation 1)

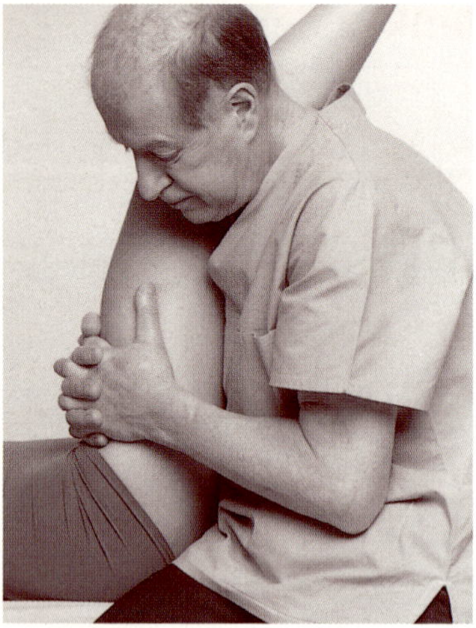
Traktion der Art. coxae (Variation 2)

Variation 2

Patient: in Rückenlage, das Knie der Dysfunktionsseite auf der banknahen Schulter des Therapeuten
Therapeut: sitzend oder stehend, auf Seite der Dysfunktion
Handposition: mit den Händen den proximalen Oberschenkel umgreifen und die Finger verschränken
Ausführung:
- durch leichtes Zurücklehnen eine Traktion der Hüfte induzieren
- diese Bewegung durch Vor- und Zurücklehnen rhythmisch wiederholen, bis eine Entspannung der Gewebe und eine verbesserte Bewegung palpiert werden können

> **!** Besonders nützlich ist diese Technik bei Patienten, die das Knie nicht beugen können.

22.5.2 Zirkumduktion der Art. coxae

Indikation: Dysfunktionen des Hüftgelenks, Vorbereitung auf spezifische Behandlung
Patient: in Seitenlage, Dysfunktionsseite oben, Knie inkomplett gebeugt, das Gesäß an den kopfnahen Oberschenkel des Therapeuten gelegt
Therapeut: stehend, hinter dem Patienten
Handposition:
- mit der fußnahen Hand das obere Knie untergreifen und den Oberschenkel umfassen, das Bein liegt auf dem Unterarm auf
- mit der kopfnahen Hand das obere Ilium durch flächigen Kontakt superior des Trochanter major fixieren

Ausführung:
- in die Knie gehen und eine Zirkumduktion der Hüfte unter Einsatz des gesamten Körpers ausführen
- diese Bewegung rhythmisch wiederholen, bis eine Entspannung der Gewebe und eine verbesserte Bewegung palpiert werden können

22.5.3 Mobilisation der Art. genus

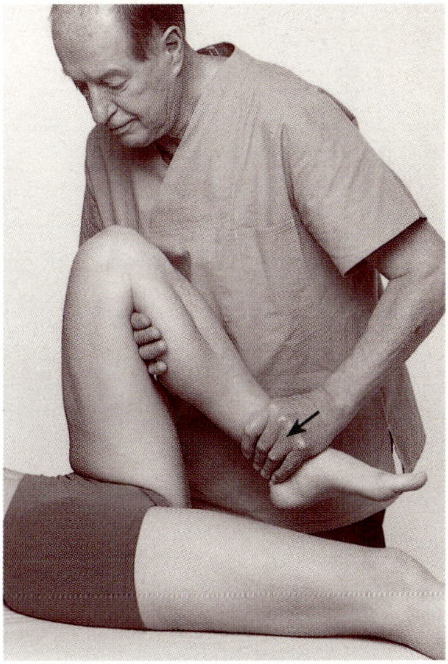
Mobilisation der Art. genus

Indikation: Dysfunktionen des Kniegelenks, Vorbereitung auf spezifische Behandlung
Patient: in Rückenlage
Therapeut: stehend, auf Seite der Dysfunktion
Handposition:
- die kopfnahe Hand unterhalb des Knies auf den proximalen Unterschenkel legen
- mit der fußnahen Hand das Sprunggelenk umgreifen

Ausführung:
- das Knie beugen, bis der Gelenkspalt durch die Hebelwirkung der Hand zwischen Ober- und Unterschenkel leicht geöffnet wird
- Rotationskomponenten können durch Außen- oder Innenrotation am Sprunggelenk integriert werden
- durch kleine Bewegungen in Richtung Flexion und Extension das Knie mobilisieren, bis eine Entspannung der Gewebe und eine verbesserte Bewegung palpiert werden können
- für eine Impulstechnik kann an der Bewegungsgrenze ein Impuls in Richtung Flexion (mit oder ohne Rotation) ausgeführt werden

22.5.4 Mobilisation des Fibulaköpfchens nach anterior

Indikation: Fibulaköpfchen in Posteriorität
Patient: in Rückenlage, das Knie der Dysfunktionsseite 90° gebeugt
Therapeut: stehend, auf Seite der Dysfunktion
Handposition:
- mit der kopfnahen Hand mit dem Thenar Kontakt mit dem posterioren Teil des Fibulaköpfchens aufnehmen
- mit der fußnahen Hand das Sprunggelenk umgreifen

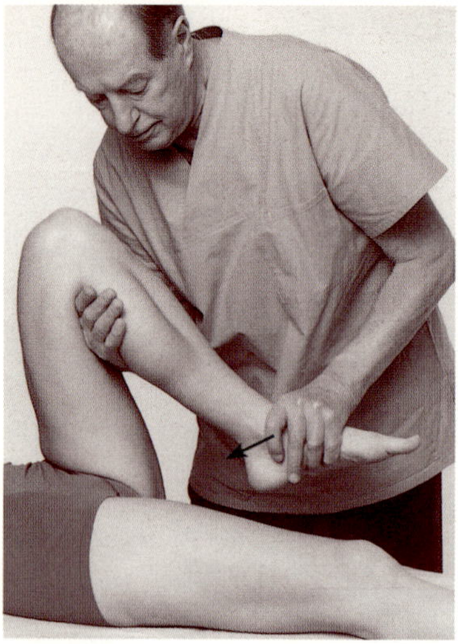

Mobilisation des Fibulaköpfchens nach anterior

Ausführung:
- um den Kontakt am Fibulaköpfchen zu verbessern, kann es hilfreich sein, Tibia und Fibula etwas nach außen zu rotieren
- das Knie beugen, bis die Bewegungsgrenze der Fibula nach anterior gespürt wird
- das Fibulaköpfchen durch kleine Bewegungen des Knies in Richtung Flexion und Extension mobilisieren, bis eine Entspannung der Gewebe und eine verbesserte Bewegung palpiert werden können
- eine Impulstechnik kann an der Bewegungsgrenze des Fibulaköpfchens nach anterior durch einen Impuls in Richtung Flexion des Knies ausgeführt werden

22.5.5 Mobilisation des oberen Sprunggelenks

Indikation: Dysfunktionen des oberen Sprunggelenks, Vorbereitung auf spezifische Techniken
Patient: in Rückenlage
Therapeut: stehend, auf Seite der Dysfunktion, Blick nach kaudal, kopfnahes Knie auf der Bank
Handposition:
- das Knie des Patienten auf das Knie legen
- mit beiden Händen das Sprunggelenk distal der Malleolen mit Zeigefingern und Daumen umgreifen
- den Ellenbogen der kopfnahen Hand an der medialen Seite des auf der Bank liegenden Knies stabilisieren

Ausführung:
- durch Zug am Sprunggelenk nach kaudal eine Traktion auf das obere Sprunggelenk ausüben
- durch leichte Flexion des Knies des Patienten kann die Hebelwirkung des am Knie des Therapeuten anliegenden Unterarms die Traktion verstärken
- während der Traktion eine Zirkumduktion des Sprunggelenks ausführen oder durch Dorsal-, Plantarflexion, Supination oder Pronation des Fußes Komponenten der Dysfunktion behandeln

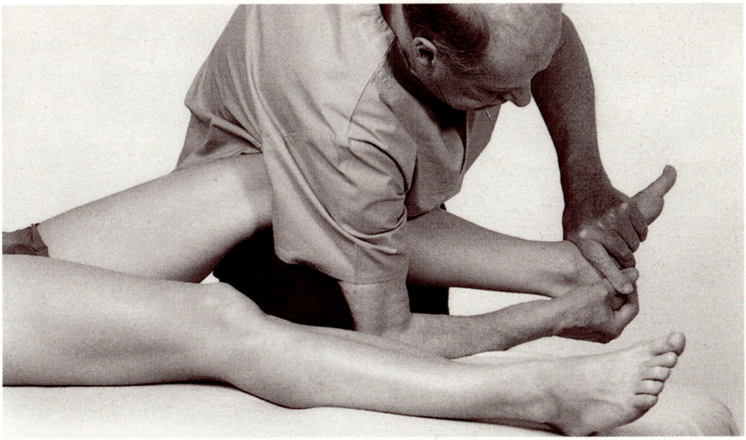

Mobilisation des oberen Sprunggelenks

- diese Bewegungen rhythmisch wiederholen, bis eine Entspannung der Gewebe und eine verbesserte Bewegung palpiert werden können

22.5.6 Mobilisation der Fußwurzel- und Mittelfußgelenke

Indikation: Dysfunktionen der Fußwurzel- und Mittelfußgelenke, Vorbereitung auf spezifische Behandlung
Patient: in Rückenlage
Therapeut: stehend, auf Seite der Dysfunktion
Handposition für die Art. tarsi transversa:

- den Fuß in Dorsalflexion bringen
- mit Daumen und Zeigefinger der kopfnahen Hand den Talus von anterior umgreifen und durch Druck nach posterior fixieren
- mit der anderen Hand den Fuß von anterior und medial umgreifen, Hauptkontaktpunkt ist dabei das Os naviculare

Handposition für die Art. cuneonavicularis:

- mit Daumen und Zeigefinger der kopfnahen Hand das Os naviculare umgreifen und fixieren
- mit der anderen Hand die Ossa cuneiformia umgreifen

Handposition für die Mittelfußgelenke:

- mit Daumen und Zeigefinger der kopfnahen Hand die Ossa cuneiformia umgreifen und fixieren
- mit der anderen Hand die Ossa metatarsalia umgreifen

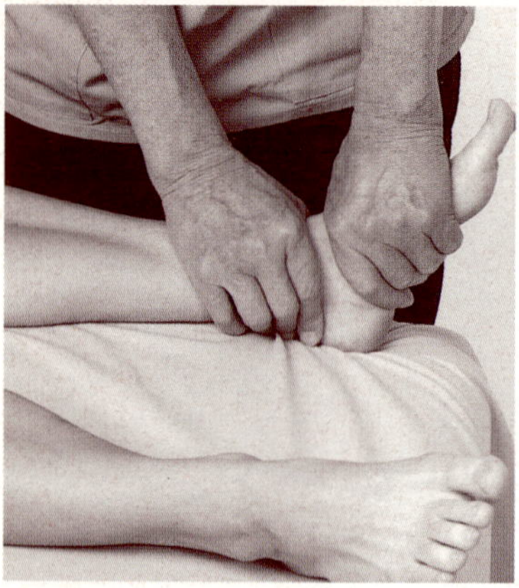

Mobilisation der Art. tarsi transversa

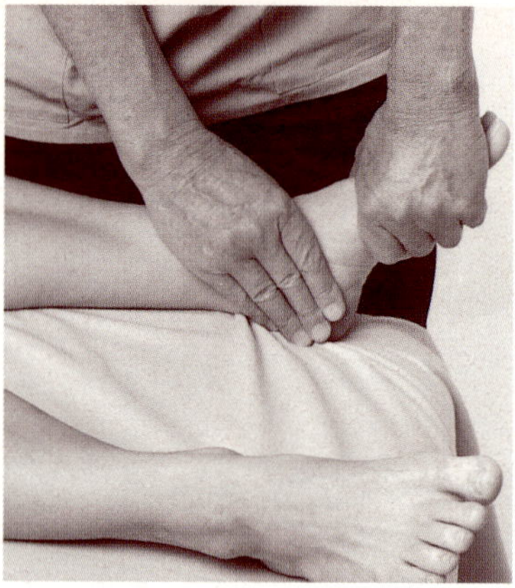

Mobilisation der Art. cuneonavicularis

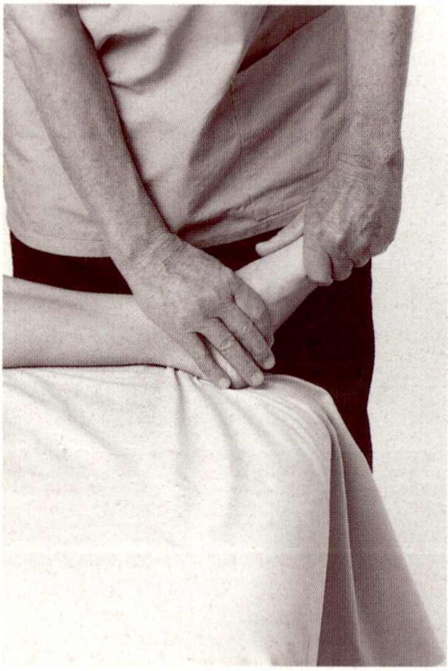

Mobilisation der Mittelfußgelenke

Ausführung:

- den fußnahen Arm strecken
- durch Druck nach medial und in Richtung Plantarflexion eine Zirkumduktion der jeweiligen Gelenke einleiten und durch Weiterbewegung nach lateral und in Richtung Dorsalflexion vollenden
- die Bewegung findet durch Einsatz der Schulter des Therapeuten statt, das Handgelenk bleibt fixiert, und wird rhythmisch wiederholt, bis eine Entspannung der Gewebe und eine verbesserte Bewegung palpiert werden können
- durch Verschiebung der Kontaktpunkte (Handpositionen) die Gelenke von proximal nach distal behandeln

Informationen

23

Inhalt

Autor: T. K. Dobler (23.1), T. Liem

23.1 Glossar

Adaption
Der Versuch des Körpers, in effektiver Weise auf veränderte Bedingungen zu reagieren und einen Ausgleich zu schaffen.

Aktive Methode*
Technik, bei der der Patient eine vom Therapeuten aufgeforderte Bewegung oder Kraftanwendung ausführt.

Anatomische Bewegungsgrenze
Definiert durch die Maximalspannung der Gelenkgewebe (Kapsel, Bänder, Sehnen) oder knöchernen Kontakt. Ein Durchbrechen der Grenze führt zur Verletzung der Gewebe.

Anteriorität
Position oder freie Bewegung einer Gelenkdysfunktion. Eine Struktur in Anteriorität ist verglichen mit der anatomischen Neutralposition nach anterior verschoben oder bewegt sich freier nach anterior als nach posterior.

Blockade
Bewegungseinschränkung eines Gelenks innerhalb des physiologischen Bewegungsumfangs. In der Osteopathie wird die bewegungsfreie Richtung einer Blockade benannt (☞ Fryette-Gesetze). Eine pathologisch eingeschränkte Bewegung wird nicht als Blockade bezeichnet.

Artikulationsbehandlung (Articulary treatment system)*
Mit geringer bis hoher Geschwindigkeit ausgeführte Technik, bei der ein Gelenk durch seine volle Beweglichkeit geführt wird, mit dem Ziel der Zunahme der Bewegungsamplitude.

Behandlungssystem der Weichteilgewebe*
System zur Diagnostik und Behandlung für nicht skelettale oder gelenkige Gewebe. Direkte Technik, die normalerweise laterales oder geradlieniges Stretching, tiefen Druck, Traktion und/oder Trennung von Muskelursprung und -ansatz mit einbezieht, während über die Palpation die Gewebereaktionen und Veränderungen der Beweglichkeit registriert werden. Auch als ☞ myofasziale Entspannungsbehandlung bezeichnet.

Bilaterale Flexion und Extension
Bilaterale Rotation des Os sacrum zwischen beiden Ossa ilia um eine horizontale Achse mit kompensatorischer Bewegung von L5, meistens in die entgegengesetzte Richtung des Os sacrum.

Dekoaptation
Sanftes passives Trennen von anliegenden Gelenkflächen durch Traktion. Synonym: Distraktion, Disengagement.

Direkte Methode
Technik, bei der das betroffene Gewebe nach genauer Bestimmung der eingeschränkten Bewegungsebenen in die Richtung der Bewegungseinschränkung hineingeführt wird, um diese zu lösen.

Disengagement
☞ Dekoaptation

Distraktion
☞ Dekoaptation

Dysfunktion
Eingeschränkte, anormale oder veränderte Funktion von Geweben, die sich in Körperteilen, Körpersystemen und Organen ausdrücken kann. In der Osteopathie wird die bewegungsfreie Richtung einer Blockade benannt (☞ Fryette-Gesetze).

Elastische Bewegungsgrenze
Der elastische Gewebewiderstand, der palpiert werden kann, bevor die ☞ anatomische Bewegungsgrenze erreicht wird.

ERS_L und ERS_R
Wirbeldysfunktion in Extension, Rotation und Seitneigung links bzw. rechts (☞ Fryette-Gesetze).

Exspir
Dysfunktion einer Rippe, bei der die Bewegung während der Inspirationsphase eingeschränkt, während der Exspirationsphase verstärkt ist.

Facilitated Positional Release*
System indirekter myofaszialer Releasetechniken, die von Stanley Schiowitz, D.O., entwickelt wurden. Die dysfunktionelle Körperregion wird in eine neutrale Position geführt, um die Gewebe und Gelenkspannung in allen Ebenen zu vermindern. Anschließend wird eine aktive Kraft (Kompression oder Torsion) hinzugefügt.

Fasziale oder myofasziale Behandlung*
Jede Technik, die an Faszien (oder Muskeln) ausgeführt wird. ☞ myofasziale Entspannungsbehandlung

Fasziales unwinding

Der Osteopath übt einen Druck oder Zug auf das betroffene Gewebe aus, bis Eigenbewegungen im Gelenk/Gewebe als Ausdruck inhärenter Gewebespannungen wahrnehmbar werden. Diesen Bewegungen folgt der Therapeut bis zur Lösung des dysfunktionellen Musters, oder bis eine größere Bewegungsfreiheit erreicht ist.

Fazilitation

Die durch eine akute oder chronische Dysfunktion oder Krankheit hervorgerufene herabgesetzte Reizschwelle benachbarter Gewebe oder Nerven (auch durch Reizüberlappung über Interneurone im Rückenmark), die z.B. zu erhöhter lokaler Drüsenfunktion, Schwellung der Gewebe, Schmerzen etc. führt.

FRS_L und FRS_R

Wirbeldysfunktion in Flexion, Rotation und Seitneigung links bzw. rechts (☞ Fryette-Gesetze).

Fryette-Gesetze

Von den amerikanischen Osteopathen Harrison H. Freyette und Virgil Halliday formulierte Beschreibung der physiologischen Bewegungen der Wirbelgelenke.
1. Gesetz: Seitneigung eines Wirbels in der Neutralposition erzeugt Rotation zur anderen Seite. Bezeichnet als NSR_L (Neutralstellung, Seitneigung rechts, Rotation links) oder NSR_R (Neutralstellung, Seitneigung links, Rotation rechts).
2. Gesetz: Aus Flexion oder Extension induzierte Seitneigung erzeugt Rotation zur gleichen Seite. Bezeichnet z.B. als FRS_L (Flexion, Rotation und Seitneigung links) oder ERS_R (Extension, Rotation und Seitneigung rechts).
3. Gesetz: Die Induktion einer Wirbelbewegung in eine Richtung (z.B. Flexion) reduziert die Beweglichkeit des Wirbels in den anderen Bewegungsebenen (z.B. Seitneigung und Rotation).
Dysfunktionen können entsprechend dieser Gesetze beschrieben werden, wobei die funktionell mögliche Bewegung festgehalten wird, nicht die Position. Ein Wirbel in ERS_L hat die Fähigkeit, sich in Extension, Rotation links und Seitneigung links zu bewegen, bei Einschränkung der Flexion, Rotation rechts und Seitneigung rechts.
Biomechanische Untersuchungen konnten Kopplungen von Wirbelbewegungen bestätigen. Neuere Untersuchungen weisen darauf hin, daß die von Fryette beschriebenen Bewegungskopplungen zwar möglich sind, allerdings nicht in allen Wirbelsäulenbereichen in gesetzmäßiger Regelmäßigkeit auftreten. So konnte z.B. gezeigt werden, daß im Gegensatz zur Annahme von Fryette die Richtung der Kopplung insbesondere in der LWS keiner Gesetzmäßigkeit folgt. Die am häufigsten anzutreffende Kopplung in der Wirbelsäule ist die gleichsinnige Rotation und Seitneigung.

Fulcrum
Englisch für Dreh-, Hebe-, Stützpunkt. Wird in unterschiedlichem Kontext verwendet, z. B. als Ruhepunkt eines Gewebes, aus dem eine Korrektur stattfinden kann, Drehpunkt eines Gelenks, über den die optimale Positionierung zur Behandlung stattfindet oder Kontakt- oder Ansatzpunkt, über den eine Technik ausgeführt wird. ☞ 20.1.3

Funktionelle Behandlung*
Behandlungssystem, bei dem der Osteopath den Manipulationsprozeß ausführt, während der dysfunktionelle Bereich palpiert wird, um ein kontinuierliches Feedback über die physiologische Antwort auf die induzierte Bewegung zu erhalten. Der Osteopath führt das Gewebe oder Gelenk in den dysfunktionellen Bereich, um eine Verminderung des Gewebewiderstandes zu erreichen.

Gegennutation oder Kontra-Nutation
Gegenbewegung zur ☞ Nutation. Das Promontorium des Os sacrum bewegt sich nach posterior/superior und das untere Kreuzbeinende nach anterior/inferior. Physiologisch z. B. während der Einatmung.

Gelenkspiel
Kleine Bewegungen eines Gelenks, die für die normale Funktion notwendig sind. Das Testen des Gelenkspiels erfolgt passiv. Dekoaption und Koaptation sind bei jedem Gelenk möglich, andere Ebenen sind Translation, Rotation, Seitneigung, Flexion und Extension.

High velocity low amplitude (HVLA)
Englisch für hohe Geschwindigkeit und geringe Amplitude. ☞ Impulstechnik, bei der eine hohe Geschwindigkeit bei kurzem Weg zur Korrektur einer Dysfunktion eingesetzt wird.

Impulstechnik
☞ high velocity low amplitude, Thrust

Indirekte Methode
Technik, bei der das betroffene Gewebe weg von der Bewegungseinschränkung in die Richtung des geringsten Widerstandes geführt wird. Ziel ist eine ausgeglichene Gewebespannung in einer oder allen Ebenen und Richtungen (z. B. Balanced Ligamentous Tension, Strain-Counterstrain).

Inflare
Dysfunktion des Beckens, bei der ein unterschiedlicher Abstand der Spinae iliacae anteriores superiores zur Mittellinie des Körpers gemessen werden oder eine

Bewegungseinschränkung in Richtung outflare palpiert werden kann. Die Seite mit nach medial verschobener Spina befindet sich positional in inflare.

Inhibition*
Anwendung eines konstanten Drucks auf Weichteilgewebe, um die Reflexaktivität zu vermindern und eine Entspannung zu erzielen.

Inspir
Dysfunktion einer Rippe, bei der die Bewegung während der Exspirationsphase eingeschränkt, während der Inspirationsphase verstärkt ist.

Integrierte neuromuskuläre Entspannung*
Behandlungssystem, bei dem Verfahren kombiniert sind, um dysfunktionelle Weichteilgewebe und gelenkbezogene Restriktionen zu dehnen und reflexartig zu entspannen. Indirekte und direkte Methoden werden abwechselnd kombiniert.

Koaptation
Passives Annähern von Gelenkflächen durch Kompression.

Kombinierte Methode*
1. Nach P. Kimberly eine Technik, bei der zu Beginn die Bewegung indirekt und am Ende direkt ausgeführt wird.
2. Behandlungssequenz, die sich aus mindestens zwei unterschiedlichen Techniken zusammensetzt, z. B. Spencer-Technik kombiniert mit MET.

Kompensation
Ausgleichsmechanismus des Körpers als Reaktion auf defekte oder chronisch überlastete Strukturen oder Funktionen. Findet unter hohem Energieaufwand statt und ist relativ irreversibel. Führt daher oft zu Abnutzung.

Kontra-Nutation
☞ Gegennutation

L/L-Torsion des Os sacrum
Torsion anterior des Os sacrum nach links auf der linken Achse. Die linke schräge Achse verläuft vom superioren Ende des kurzen Arms der linken Art. sacroiliaca zum inferioren Ende des langen Arms der rechten Art. sacroiliaca. Die Torsion findet zwischen Kreuzbein und L5 statt, der sich in Rotation rechts befindet, die Bewegung findet in Richtung Nutation statt. Physiologisch während des Gehens.

L/R-Torsion des Os sacrum

Torsion posterior des Os sacrum nach links auf der rechten Achse. Die rechte schräge Achse verläuft vom superioren Ende des kurzen Arms der rechten Art. sacroiliaca zum inferioren Ende des langen Arms der linken Art. sacroiliaca. Die Torsion findet zwischen Kreuzbein und L5 statt, der sich in Rotation rechts befindet, die Bewegung findet in Richtung Gegennutation statt.

Myofasziale Entspannungsbehandlung (myofascial-release-treatment, MRT) *

Von A. T. Still und seinen frühen Studenten zuerst beschriebenes diagnostisches und therapeutisches System, das kontinuierliches palpatorisches Feedback anwendet, um eine Entspannung myofaszialer Gewebe zu erreichen.
Bei der direkten MRT wird das myofasziale Gewebe an die Bewegungseinschränkung herangeführt; das Gewebe wird mit einer konstanten Kraft konfrontiert, bis eine Gewebeentspannung auftritt.
Bei der indirekten MRT wird das dysfunktionelle Gewebe in die Richtung des geringsten Widerstandes geführt, bis eine freie Bewegung erreicht ist.

NSR_L und NSR_R

Wirbeldysfunktion in Neutralstellung, Seitneigung rechts und Rotation links bzw. Seitneigung links und Rotation rechts (☞ Fryette-Gesetze).

Nutation

Gegenbewegung zur ☞ Gegennutation. Das Promontorium bewegt sich nach anterior/inferior und das untere Kreuzbeinende nach posterior/superior. Physiologisch z. B. während der Ausatmung.

Outflare

Dysfunktion des Beckens, bei der ein unterschiedlicher Abstand der Spinae iliacae anteriores superiores zur Mittellinie des Körpers gemessen werden oder eine Bewegungseinschränkung in Richtung inflare palpiert werden kann. Die Seite mit nach lateral verschobener Spina befindet sich positional in outflare.

Passive Behandlung*

Technik, bei der von Seiten des Patienten keine willkürliche Muskelkontraktion ausgeübt wird.

Posteriorität

Position oder freie Bewegung einer Gelenkdysfunktion. Eine Struktur in Posteriorität ist verglichen mit der anatomischen Neutralposition nach posterior verschoben oder bewegt sich freier nach posterior als nach anterior.

Progressive Inhibition neuromuskulärer Strukturen*
Von Dennis Dowling, D.O., entwickelte Inhibitionstechnik. Der Osteopath lokalisiert zwei in Beziehung zueinander stehende Punkte und übt nacheinander Druck auf eine Reihe von verwandten Punkten aus.

Range of motion-Technik*
Aktive oder passive Bewegung eines Körperteils in den physiologischen oder anatomischen Grenzen einiger oder aller bestehenden Bewegungsebenen.

Recoil
Englisch für „rückfedern". Technik, bei der ein Zurückfedern der Gewebe zur Korrektur der Dysfunktion eingesetzt wird.

Sideshift
Unphysiologische Bewegung eines Gelenks, wird z. B. zur passiven Testung der HWS eingesetzt, kann durch Trauma zu einer Dysfunktion werden. Die Bewegung findet durch Druck auf die lateralen Strukturen der HWS statt.

Sphinxposition
In Bauchlage, Oberkörper auf abgewinkelte Ellenbogen und Unterarme abgestützt, nach Bedarf Kopf in Extension.

Springing
Englisch für springen, federn. Eine mit moderater bis niedriger Geschwindigkeit ausgeführte Technik, bei der (meist wiederholt) eine federnde Bewegung auf der zu korrigerenden Struktur ausgeführt wird.

Stillpunkt
„Der Punkt, an dem eine direkte Antwort auf die Gezeitenbewegung möglich ist; ein Balancepunkt in den reziproken Spannungen der Hirnhäute, der sich mit der primären Respiration verschieben kann." [Jealous 1997]. ☞ 20.1.3

Still-Technik*
A. T. Still zugeschriebenes System der Diagnostik und Behandlung. Der Begriff wurde von R. V. Buskirk, D.O., Ph.D., geprägt. Die Technik bezeichnet eine spezifische, sich nicht wiederholende artikuläre Methode, die zu Beginn indirekt und am Ende direkt ist.

Thrust*
Englisch für Stoß, Schub. Technik, die mit hoher Geschwindigkeit und geringer Amplitude ausgeführt wird; direkte oder indirekte Ausführung möglich. ☞ Impulstechnik, high velocity low amplitude (HVLA)

Traktion
Dehnung eines Gewebes unter Zug.

Traktionstechnik*
Behandlungsmethode mit geringer oder großer Amplitude, bei der die beteiligten Anteile entlang einer longitudinalen Achse mit einer kontinuierlichen oder intermittierenden Kraftanwendung gedehnt oder voneinander getrennt werden.

Translation
Verschiebung in seitliche Richtung.

Übertreibungs-Methode (Exaggeration)*
Jede Technik, bei der die dysfunktionelle Struktur von der Bewegungseinschränkung durch und über die Amplitude der willkürlichen Bewegung hinaus zu einer Stelle von palpierter Spannungszunahme wegbewegt wird.

Unilaterale Flexion/Extension des Os sacrum
Dysfunktion des Kreuzbeins, durch unbalancierte Seitneigung hervorgerufen, bei der nur eines der beiden Iliosakralgelenke betroffen ist. Das Os sacrum weist bei einer linken unilateralen Flexion einen nach inferior verschobenen linken ILA auf (deutlicher als bei Torsion) bei tiefem linken Sulcus sacralis (weniger deutlich als bei Torsion). Das Os sacrum weist bei einer linken unilateralen Extension einen nach superior verschobenen linken ILA auf (deutlicher als bei Torsion) bei einem flachen linken Sulcus sacralis (weniger deutlich als bei Torsion).

Vorspannung
Spannung der Gewebe, die aufgenommen werden muß, um die Bewegungsgrenze einer betroffenen Struktur in Dysfunktion zu erreichen.

---

* *Aus dem Englischen veröffentlicht mit Genehmigung des Educational Council on Osteopathic Principles (ECOP).*

23.2 Literatur

23.2.1 Bücher

Abehsera A.: Traite de Medicine Osteopathique. Histoire et Principes de l'Osteopathie à ses débuts. Tome 1. OMC, Charleroi, 1986

Bourdillon J. F., Day E. A., Bookhout M. R.: Spinal Manipulation. 5. Auflage, Butterworth-Heinemann, Oxford, 1992

Chaitow L.: Palpationstechniken und Diagnostik. Urban & Fischer, München, 2001

Cloet E., Colot T., Ranson G., Schallier F., Verheyer M.: Praxis der Osteopathie. Hippokrates Verlag, Stuttgart, 1995

DiGiovanna E. L., Schiowitz S.: An osteopathic approach to diagnosis and treatment. J. B. Lippincott Company, Philadelphia, 1991

Dummer T.: Specific Adjustment Technique. Jotom Publications, Sussex, 1995

Dummer T.: A Textbook of Osteopathy. Vol. 1 und 2. Jotom Publications, Sussex, 1999

Fryette H. H.: Principles of osteopathic technique. Academy of Applied Osteopathy, Kalifornien, 1954

Greenman P. E.: Principles of manual medicine. Williams & Wilkins, Baltimore, 1996

Hartmann L. S.: Lehrbuch der Osteopathie. Pflaum, München, 1997

Hoppenfeld S.: Physical examination of the spine extremities. Appleton & Lange, Kalifornien, 1976

Jones L. H.: Strain-Counterstrain. Urban & Fischer, München, 2001

Johnston W. L., Friedman H. D.: Functional Methods. AAO, Indianapolis, 1994

Liem T.: Kraniosakrale Osteopathie. 3. Auflage, Hippokrates, Stuttgart, 2001

Liem T.: Praxis der Kraniosakralen Osteopathie. Hippokrates, Stuttgart, 2000

Liem T., Tsolodimos C.: Osteopathie, sanfte Lösung von Blockaden. 3. Auflage, Irisana, München, 2001

Maigne R.: Diagnosis and Treatment of pain of vertebral origin. A manual medicin approach. Williams & Wilkins, Baltimore, 1996

Mitchell F. L., Mitchell P. K. G.: The muscle energy manual. Vol. 1–3. MET Press, Michigan, 1995/1998/1999

Paoletti S.: Faszien. Urban & Fischer, München, 2001

Still A. T.: Philosophy and Mechanical Principles of Osteopathy. Hudson Kimberly, Kansas, 1902. Reprinted 1986 by Osteopathic Enterprise, Kirksville

Still A. T.: Autobiography of A. T. Still. American Academy of Osteopathy, Indianapolis, 1981

Still A. T.: Osteopathy, Research and Practice. Eastland Press, Seattle, 1992

Still A. T.: Philosophy of Osteopathy. 6th Reprint. American Academy of Osteopathy, Indianapolis, 1986

Sutherland W. G.: Teachings in the science of osteopathy. Rudra Press, 1991
Ward R. C.: Foundations for Osteopathic Medicine. Williams & Wilkins, Baltimore, 1997

23.2.2 Zeitschriften

ApoStill: 22 Éditions Sully, BP 171, 56000 Vannes, Frankreich
Australian Journal of Osteopathy: PO Box 699, Turramura 2074, New South Wales, Australia
British Osteopathic Journal: Langham House West, Mill Street Luton, LU1 2NA Bedfordshire, United Kingdom
Journal of the American Academy of Osteopathy: 3500 DePaul Boulevard, Suite 1080, Indianapolis, IN 46268–1136, USA
Journal of Osteopathic Medicine: AOMR Incorporated, c/o Faculty of Health, University of Western Sydney, PO Box 555, Campbelltown NSW 2560, Australien
Manuelle Medizin: Springer Verlag, Postfach 105280, 69042 Heidelberg
Osteopathische Medizin: Urban & Fischer Verlag, Niederlassung Jena, Postfach 100537, 07705 Jena
Osteopathy Today: Langham House West, Mill Street Luton, LU1 2NA Bedfordshire, United Kingdom
The Osteopath: General Osteopathic Council, Osteopathy House, 176 Tower Brigde Road, London SE1 3LU, United Kingdom

23.3 Internetadressen

Australische Osteopathie-Website: www.hammer.prohosting.com/ostium/Articles/index1.html
Diplomarbeiten der AOD, Stichwortverzeichnis und Grundlagen der Erstellung: www.osteopathie-akademie.de/diplom/diplom.html
Forschungen zum Iliosakralgelenk: www.kalindra.com
Klassische osteopathische Texte und Bücher: www.meridianinstitute.com/eamt/files/contents.html
Manipulative Untersuchungen von 1981–1998: www.rccm.org.uk/ciscmanip81-98.html
Osteopathic Research Web: www.osteopathic-research.com
Osteopathic Web Ring: www.osteopathicmedicine.org/htm/members.html
Osteopathie in Frankreich: www.osteopathie-france.net
Osteopathischer Buchversand Osteopathic Supplies Ltd: www.o-s-l.com
Studien der Osteopathie und Manuellen Therapie des Centre for Evidence-Based Physiotherapy: www.ptwww.cchs.usyd.edu.au/pedro/

Student Osteopathic Medical Association (SOMA): www.studentdoctor.net/index.asp
Traditionelle osteopathische Medizin: www.osteohome.com
Website der Zeitschrift Osteopathische Medizin: osteopathische-medizin.de
Website des British Medical Journal: www.bmj.com/searchball/

23.4 Verbände und Fachgesellschaften

Im folgenden werden nur die osteopathischen Organisationen erwähnt, die selbst keine Ausbildung anbieten. Alle ausbildenden Organisationen ☞ 23.5.

Deutschland

Akademie der Osteopathen Deutschlands (AOD): Georgenstraße 136a, 80798 München, Fax: +49 89 1238151, www.osteopathie-akademie.de
Deutsche Akademie für Osteopathie (DAO): Am Weinberg 10, 83115 Neubeuern, Tel.: +49 8035 1222, Fax: +49 8035 5832
Register der Osteopathen Deutschlands (ROD): Stadtrandstraße 125, 13589 Berlin
Register der traditionellen Osteopathen in Deutschland GmbH (ROD): Salinstraße 3, 83022 Rosenheim
Verband der Osteopathen Deutschland e.V. (VOD): Untere Albrechtstraße 5, 65185 Wiesbaden, Tel.: +49 611 9103661, Fax: +49 611 9103662, www.osteopathie.de

Argentinien

Institute of Argentinian Osteopaths: Tronador 1869 (1430), Buenos Aires, osteopath@sinectis.com.ar

Australien

Australian Osteopathic Association: PO Box 699, Turramurra 2074, New South Wales, Australia, Tel: +61 2 94494799, Fax: +61 2 94496587
Australian Register of Osteopaths: Eastern Suburbs Leagures Club Tower 3, Suite 3017-13, Bronte Road, Bondi Junction 2022, Tel.: +61 2 2810884

Belgien

Societé Belge d'Osteopathie (S.B.O.): 55-57 Rue Rempart des Moines, 1000 Bruxelles, Tel.: +32 2 5123589, Fax: +32 2 5118264, www.osteopathie.be

England

British Osteopathic Association (BOA): Langham House West, Mill Street Luton, LU1 2NA Bedfordshire, Tel.: +44 1582 488455, Fax: +44 1582 481533, www.osteopathy.org

General Osteopathic Council (GOsC): Osteopathy House, 176 Tower Brigde Road, London SE 1 3 LU, Tel.: +44 207 3576655, Fax: +44 207 3570011, www.osteopathy.org.uk

Europa

Europäische Förderation der Osteopathen (EFO): Pappenheimgasse 10–16/3/9, 1200 Wien, Tel.: +43 1 3308381, Fax: +43 1 3338340

Finnland

Registre des Ostéopathes Finlandais: Saunasuontie 32, 55100 Imatra, Tel.: +358 54 4762602

Frankreich

Académie d'Osteopathie de France: 22, rue Fondaudège, 33000 Bordeaux, Tel.: +33 5 56510195, Fax: +33 5 56792913, www.academie.osteopathie.org

Association Française Des Ostéopathes (AFDO): 9, boulevard du 1er RAM, 10000 Troyes, Tel. und Fax: +33 3 25737655, www.multimania.com/afdo

Registre des Ostéopathes de France (ROF): 22, rue Fondaudège, 33000 Bordeaux, Tel.: +33 5 56009009, Fax: +33 5 56009, www.osteopathie.org

Union Fédérale des Ostéopathes de France (UFOF): 13, rue des Trois capitaines, 26400 Crest, Tel.: +33 4 75257904, Fax: +33 4 75257905, www.osteofrance.org

Griechenland

Greek Delegation of the European Register of Osteopaths: Koroneou 5, 71202 Iraklion, Crete, Tel. und Fax: +30 8128 2832

Holland

Nederlandse Vereiniging voor Osteopathie: J. Brasserstraat 27, 4333 MA Middelburg

Irland

Irish Osteopathic Association: 5 Devon Place, The Crescent, Galway, Co Galaway, Tel.: +353 91 589417

Israel

Israeli Osteopathic Association: Remez Street, PO Box 360, Kadima 60920

Italien

Instituto Superiore Di Osteopatia: Via Guido Capelle 12, 20125 Milano, Fax: +39 2 2571001

Italian delegation of the European Register of Osteopaths: Spelgati, Via San Remigio 18a, Endine Galano Gergamo

Japan

All Japan Osteopathic Association (AJOA): 101 Bira Kaede, 2-21-8 Sakurgaoka, Setagayaku, Tokyo, Japan 156-0054, Tel. und Fax: +81 3 34278129

Japan Osteopathic Academy (JOA): 2nd Floor, Tani building 2-1, 1-15-1 Akebono-Cho, Tachikawa, Tokyo, Japan 190-0012, Tel: +81 42 5295133, Fax: +81 42 5295143, www.joa-jco.com

Japan Osteopathic Federation (JOF): www.osteopathy.gr.jp

Kansai Osteopathic Association (KOA): 32-16 Kinugasakaido-Cho, Kita-Ku, Kyoto-Shi, Kyoto, Japan 603-83 72, Tel. und Fax: +81 75 4634660

Kanada

Registre des Ostéopathes de Québec Kanada: 39 Alvin Avenue, Toronto, M4T 2A7, Canada, Tel.: +1 416 3231465, Fax: +1 416 3231864, E-mail: ceo@ceo.edu

Luxemburg

Association Luxembourgeoise des Osteopathes (ALDO): 39 Route de Mondercange, 4395 Pontpierre

Neuseeland

New Zealand Register of Osteopaths Inc. (NZRO): Secretariat, PO Box 14-697, Wellington, New Zealand, Tel.: +64 3873454, Fax: +64 3873454

Society of Osteopathic Practice Inc. (ISOP): PO Box 1055, Palmerston North, Tel.: +64 3567951, Fax: +64 3567951

Norwegen

Norwegian Association of Osteopathy: Postfach 1081 – Flattum, 3503 Hønefoss, Tel.: +47 32129600

Österreich

Österreichische Gesellschaft für Osteopathie (OeGO): Pappenheimgasse 10-16/3/9, 1200 Wien, Tel.: +43 1 3308381, Fax: +43 1 3338340, www.oego.org

Portugal

Centro Medico Portobelo: Edifico Portobelo, 8125 Vilamoura, Tel.: +351 8 9314162, Fax: +351 8 9314194

Portuguese Osteopathic Assocciation: President, Rua Penedo de Lechim 13, 2855 Virdizela, Tel.: +351 1 3151143, Fax: +351 1 2971515

Schweden

Swenska Osteopat Forbundet: St. Eriksplan, Stockholm, 2 A – 11320, Tel. und Fax: +46 8 301755

Schweiz

Schweizerisches Register der Osteopathen (RSO): Chemin de le Venoge 7, 1025 St. Sulpice, Tel.: +41 69 75454, Fax: +41 69 7545455, www.osteopathy.ch

Swiss Association of Osteopathic Medicin (SAOM): Feldstr. 48, 4600 Olten, Tel.: +41 62 2969377, Fax: +41 62 2969376, www.saom.ch

Spanien

El Secretario General Feonico del Ministerio de sanidad y Consumo: Paseo del Prado, 18-20, 28071, Madrid

Registro de los Osteopatas de Espana: c/Diputacio 273 1°, 2z – 08007, Barcelona, Tel.: +34 3 2158485, Fax: +34 4 8157917

USA

American Academy of Osteopathy (AAO): 3500 DePaul Boulevarrd, Suite 1080, Indianapolis, IN 46268-1136, Tel.: +1 317 8791881, Fax: +1 317 8790563, www.academyofosteopathy.org

23.5 Osteopathieausbildung

Ärzteseminar Berlin (ÄMM) e.V.: Frankfurter Allee 263, 10317 Berlin, Tel.: +49 30 52279440, Fax: +49 30 52279442, E-Mail: AEMM.Berlin@t-online.de

Arbeitsgemeinschaft für Chiropraktik, Osteopathie und Neuraltherapie Deutscher Heilpraktiker e.V. (ACON): Fehlerstraße 5, 12161 Berlin, Tel.: +49 30 85999225, Fax: +494 30 85999226, E-Mail: acon-college@acon-ev.de

College Sutherland: Rheingauer Straße 13, 65388 Schlangenbad, Tel.: +49 6129 506070, Fax: +49 6129 506090, E-Mail: mail@college-sutherland.de

Deutsch Amerikanische Akademie für Osteopathie (DAAO): Riedstraße 5, 88316 Isny, Tel.: +49 7562 97180, Fax: +49 7562 971822, E-mail: info@aerzteseminar-mwe.de

Deutsche Akademie für Osteopathische Medizin e.V. (DAOM): Caldenhofer Weg 27, 59065 Hamm, Tel.: +49 2381 436365, Fax: +49 2381 436364, E-Mail: DAOM@supa.net

Deutsche Gesellschaft für Osteopathische Medizin e.V. (DGOM): Schillerstraße 14, 79331 Teningen, Tel.: +49 7641 92240, +49 7641 922419, E-Mail: Graf-Bau mann@online.de

Deutscher Arbeitskreis für Manuelle Therapie (DAMT): Obere Rheingasse 3, 56154 Boppard, Tel.: +49 6742 80010, Fax: +49 6742 800127, E-Mail: schlag@aerzteseminar.de

Deutsches Fortbildungsinstitut für Osteopathie: Eifelstraße 37, 93057 Regensburg, Tel.: +49 9401 79222, Fax: +49 941 696609, E-Mail: dfo-lutz.m.scheue rer@online.de

Deutsches Osteopathie Kolleg GmbH: Tinning 19, 83083 Riedering, Tel.: +49 8036 7808, Fax: +49 8036 3610, E-Mail: info@osteopathie-kolleg.com

Europäisches Colleg für Osteopathie (COE): Büro, Sonnenstraße 12/4, 80331 München, Tel.: +49 89 553727, Fax: +49 89 5501282, E-Mail: info@coe-osteopathie.de

Institut für angewandte Osteopathie (IFAO): Lucas-Cranach-Straße 1, 54634 Bitburg, Tel.: +49 6561 670457, Fax: +49 6561 670456, E-Mail: info@ifaop.com

Osteopathie Akademie München: Sendlinger Straße 24, 80331 München, Tel.: +49 89 268199, Fax: +49 89 2606080, E-Mail: info@oam-online.de

Osteopathie Schule Deutschland (OSD): Sekretariat, Eimsbütteler Chaussee 37, 20259 Hamburg, Tel.: +49 40 46882397, Fax: +49 40 46882399, E-Mail: OSD@osteopathie-schule.de

Schule für klassische Osteopathische Medizin (SKOM): Heidenkampsweg 32, 20097 Hamburg, Tel.: +49 40 230066, Fax: +49 40 234522, E-Mail: info@osteopathie.com

Still Academy GmbH: Spiekerhof 44, 48143 Münster, Tel.: +49 251 511565, Fax: +49 251 44689, E-Mail: info@still-academy.de

The International Academy of Osteopathy (I.A.O.): Schipholpoort 100, 2034 MC Haarlem, Holland, Tel.: +31 235300485, Fax: +31 235300437, E-Mail: iao@pi.be

Universum Schule Bonn: Bertha-von-Suttner-Platz 1-7, 53111 Bonn, Tel.: +49 228 633288, Fax: +49 228 631967, E-Mail: schulleitung@universum-schule.de

Wiener Schule für Osteopathie: Frimberger Gasse 6, 1130 Wien, Österreich, +43 1 87938260, Fax: +43 1 879382619, E-Mail: office@wso.at

24

Index

A

B

J

K

L

M

N

Q

R

T

U

V

W

Z

Verfeinern Sie Ihre Untersuchungstechnik

Lehr- und Arbeitsbuch für Osteopathen: Palpieren erfordert Feingefühl, Fingerfertigkeit, Technik und das Wissen über die exakte Auswertung und Interpretation der Befunde. Dieses Lehr- und Arbeitsbuch hilft mit seinen ausführlichen Erklärungen und zahlreichen praktischen Übungen sowohl Einsteigern als auch Fortgeschrittenen, ihre Untersuchungstechnik zu verfeinern. Ein Muß für jeden, der osteopathisch/manualtherapeutisch tätig ist.

Leon Chaitow
Palpationstechniken und Diagnostik
Übersetzung aus dem Englischen.
2001. 364 S., 89 Abb., kt.
ISBN 3-437-55950-8
Euro 54,95 / SFr 97,–

Faszien im Zentrum des Geschehens

Faszien verbinden alle Körperstrukturen miteinander, ihnen kommt als formgebendes Organ eine zentrale Rolle in der osteopathischen Behandlung zu. „Faszien" – das erste Werk zum Thema – bietet

- Grundlagen der Embryologie, Anatomie und Histologie
- detailliertes Wissen über Aufgaben und Funktionsweise von Faszien und Faszienketten
- präzise Anleitungen zu unterschiedlichen Testverfahren
- gut umsetzbare allgemeine und lokale Behandlungstechniken

Dieses Buch ist Kursbegleitung und offizielles Lehrbuch der Osteopathie Schule Deutschland (OSD).

Serge Paoletti
Faszien
2001. Ca. 320 S., 155 Abb., kt.
ISBN 3-437-56100-6
Euro 69,95 / Sfr 120,–

Unverzichtbar in der Osteopathie

Die Strain-Counterstrain Methode ist inzwischen unverzichtbarer Bestandteil des osteopathischen Behandlungskonzepts.
H. L. Jones, Osteopath und Begründer der Methode, stellt in diesem abbildungsreichen Buch sein System an leicht zu erlernenden Positionen vor, die eine effiziente Behandlung garantieren.

- Physiologische Grundlagen und Pathogenese der Gelenkdysfunktionen
- Praktische Anleitung zum Auffinden und Behandeln der Tenderpoints am gesamten muskuloskelettalen System anhand von Abbildungen

Lawrence H. Jones
Strain-Counterstrain
Übersetzung aus dem Englischen
2001. 178 S., 188 Abb., geb.
ISBN 3-437-56220-7
Euro 44,95 / SFr 77,60

Untersuchung und Technik auf Video

Obere und untere Extremitäten
Dieses Videoband konzentriert sich auf die Osteopathie im Bereich der oberen und unteren Extremitäten. Ferdinand Schallier, Diplom-Osteopath, vermittelt seine langjährigen Erfahrungen in den Bereichen Biomechanik, Diagnostik und Therapie.

Schallier
Strukturelle Techniken der Osteopathie – obere und untere Extremität
Video, Laufzeit ca. 95 Min.
ISBN 3-932190-72-6
Euro 79,95 / SFr 138,–

Meßbare Therapieerfolge

Diese Technik arbeitet mit „Tender Points", schmerzhaften Körperpunkten, die eine Fehlfunktionen im Bereich von Gelenken und Muskeln repräsentieren. Die betroffenen Körperbereiche werden entgegen der Beeinträchtigung in die freie Richtung positioniert und gehalten. Der Therapieerfolg kann nach passiver Wiedereinnahme der Neutralstellung unmittelbar abgelesen werden.

Tempelhof
Strain-Counterstrain nach Dr. Lawrence Jones, D.O.
Video, Laufzeit 60 min.
ISBN 3-932190-81-5
Euro 99,95 / SFr 172,–

Becken und Wirbelsäule

Beschwerden lindern, Fehler korrigieren. Schwerpunkt sind die hauptsächlich strukturellen osteopathischen Techniken im Becken- und Wirbelsäulenbereich.

Ranson
Strukturelle Techniken der Osteopathie – Becken und Wirbelsäule
Video, Laufzeit ca. 80 Min.
ISBN 3-932190-70-X
Euro 79,95 / SFr 138,–

Visceraler Bereich/Abdomen

Die Behandlungsmöglichkeiten im Abdomen sind integrativer Bestandteil der konzeptionellen Osteopathie. Hier wird aus didaktischen Gründen eine Einzelthemenbesprechung vorgenommen. Hauptaugenmerk ist die korrekte Positionierung, das Ziel der individuellen Annäherung und Dauer der Behandlungstechnik.
M. Fuhrmann betreibt als Heilpraktikerin eine Osteopathie-Praxis in Wiesbaden sowie ein ambulantes Klinikum für Osteopathie.

Fuhrmann
Strukturelle osteopathische Techniken im visceralen Bereich/Abdomen
Video, Laufzeit ca. 67 Min.
ISBN 3-932190-69-6
Euro 79,95 / SFr 138,–

Die integrative Methodik

Darstellung des systematischen Untersuchungsvorgangs, die parietalen, visceralen und kranialen Aspekte sind integriert. So finden Sie gezielt die dirigierenden Dysfunktionen. Die einzelnen Techniken sind aus drei verschiedenen Blickwinkeln aufgenommen, die einheitliche Untersuchungssystematik vereinfacht die Kommunikation zwischen den Osteopathen.

Fieuw/Kenter
Integrative osteopathische Untersuchung
Video, Laufzeit ca. 65 Min.
ISBN 3-932190-68-8
Euro 79,95 / SFr 138,–

Craniosacrale Osteopathie

Eine der drei Säulen der Osteopathie ist die craniosacrale Behandlungsform. Hier sehen Sie die manuellen Techniken durch Computeranimationen unterstützt. Dies verdeutlicht das theoretische Denkmodell der Beweglichkeit des Schädels, seiner Anteile und der Wirbelsäule.
Für Studierende eine sehr gute Verdeutlichung, dem Therapeuten eine hervorragende Wissensauffrischung.

Schröter
Die craniale Osteopathie
Video, 2 Kassetten, Laufzeit je ca. 45 Min.
ISBN 3-932190-77-7
Euro 149,– / SFr 257,–

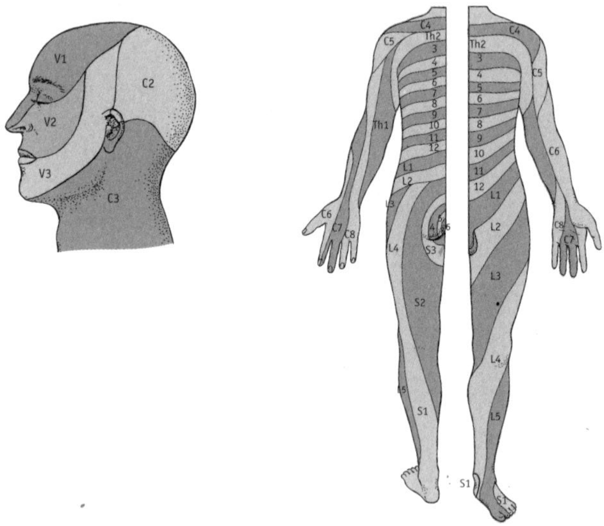

Segmentale Innervation der Haut (Dermatome der einzelnen Rückenmarkssegmente)

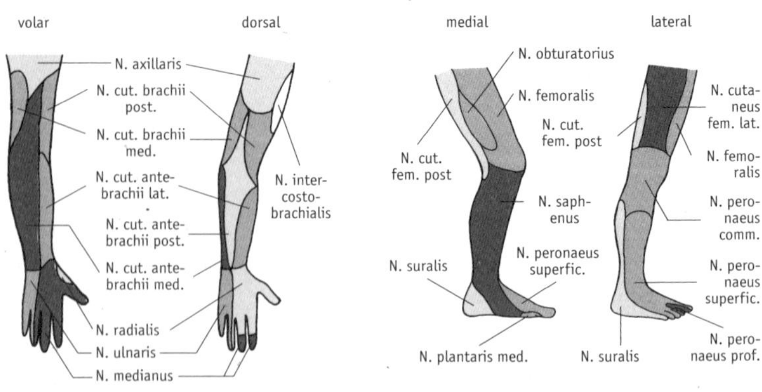

Sensible Innervation der Extremitäten (Versorgungsgebiete der peripheren Nerven)